临床内科疾病综合诊疗

主 编 矫丽丽 蔡和伦 和 烨 尹 歆
　　　 李 蕊 连素菊 周国云 马栋娥

中国海洋大学出版社
·青岛·

图书在版编目(CIP)数据

临床内科疾病综合诊疗 / 矫丽丽等主编. —青岛：中国海洋大学出版社，2019.12
ISBN 978-7-5670-2483-0

Ⅰ.①临… Ⅱ.①矫… Ⅲ.①内科一疾病一诊疗 Ⅳ.①R5

中国版本图书馆 CIP 数据核字(2020)第 049670 号

出版发行	中国海洋大学出版社
社　　址	青岛市香港东路 23 号　　邮政编码　266071
出 版 人	杨立敏
网　　址	http://pub.ouc.edu.cn
电子信箱	369839221@qq.com
订购电话	0532－82032573(传真)
策划编辑	韩玉堂
责任编辑	赵　冲　矫　燕　　　　　电　话　0532－85902349
印　　制	北京虎彩文化传播有限公司
版　　次	2020 年 5 月第 1 版
印　　次	2020 年 5 月第 1 次印刷
成品尺寸	185 mm×260 mm
印　　张	19.125
字　　数	475 千
印　　数	1～1000
定　　价	116.00 元

发现印装质量问题，请致电 18600843040，由印刷厂负责调换。

《临床内科疾病综合诊疗》编委会

主　编　矫丽丽　山东省邹平市人民医院
　　　　　蔡和伦　湖北医药学院附属襄阳市第一人民医院
　　　　　和　烨　北京明德医院
　　　　　尹　歆　北京市健宫医院
　　　　　李　蕊　河南省三门峡市精神卫生中心
　　　　　连素菊　山西太谷程氏骨科医院
　　　　　周国云　遵化市人民医院
　　　　　马栋娥　新疆维吾尔自治区第二济困医院

副主编　孙　博　乌鲁木齐市中医医院
　　　　　刘厚勇　山东省惠民县人民医院
　　　　　季艳丽　赤峰市第二医院
　　　　　郭　夏　清镇市中医医院
　　　　　张自成　聊城市茌平区杨官屯乡卫生院
　　　　　殷智晔　河北省胸科医院
　　　　　刘淑艳　威海海大医院
　　　　　张艳玲　烟台海港医院
　　　　　李冠新　德州联合医院
　　　　　闫俊红　晋中市第一人民医院
　　　　　许昱东　梁山县人民医院
　　　　　张颖懿　乳山市人民医院
　　　　　顾华丽　青岛大学附属医院
　　　　　周秀梅　青岛大学附属医院
　　　　　张正委　贵州省思南县卫生健康局

编　委　姚海文　贵州省铜仁市人民医院
　　　　　殷瑞霞　湖北省十堰市太和医院
　　　　　　　　　湖北医药学院附属医院
　　　　　孙　超　齐河县安头乡卫生院
　　　　　陶晓飞　乳山市人民医院
　　　　　李　婧　威海市文登区天福社区卫生服务中心
　　　　　宋晓荣　河北井陉县医院
　　　　　孙晓燕　青岛市海慈医疗集团

前 言

内科学是利用现代医学的科学方法,研究疾病的病因和发病机制、临床表现、诊断和鉴别诊断、治疗、预防及护理的一门学科。近年来,内科领域各专业不仅在理论上,而且在临床实践等方面,都得到了日新月异的发展,临床医师必须不断学习,才能跟上发展的步伐。

本书从认识疾病和防治疾病入手,详细阐述内科常见疾病的诊断、治疗、护理等方面的相关知识。主要包括呼吸、消化、内分泌、泌尿等疾病,其内容大致包括病因、临床表现、实验室与其他检查、鉴别诊断、治疗等,使读者能够较全面系统地学习相关知识。本书在编写中我们结合自己多年较丰富的临床经验,并参考国内有关书籍和论文文献,详细总结、深入思索并加以汇总,尽量做到资料翔实、内容全面、深入浅出、明了易懂,有助于临床医师对疾病做出正确诊断和恰当的处理。衷心希望本书能对从事临床、教学和科研的医务人员在实际工作中有一定的帮助。

由于我们水平有限,加之医学科学发展迅速,书中一定会存在不妥之处,希望广大医学工作者能提出宝贵的意见,以便今后改进和修订。

编者

2020 年 1 月

目 录

第一章 呼吸内科疾病 ……………………………………………………………………（1）
- 第一节 呼吸衰竭 ………………………………………………………………………（1）
- 第二节 急性呼吸窘迫综合征 …………………………………………………………（5）
- 第三节 严重急性呼吸综合征 …………………………………………………………（10）
- 第四节 病毒性肺炎 ……………………………………………………………………（15）
- 第五节 肺炎支原体肺炎 ………………………………………………………………（17）
- 第六节 衣原体肺炎 ……………………………………………………………………（19）
- 第七节 葡萄球菌肺炎 …………………………………………………………………（20）
- 第八节 克雷伯杆菌肺炎 ………………………………………………………………（22）
- 第九节 肺结核 …………………………………………………………………………（25）
- 第十节 肺脓肿 …………………………………………………………………………（28）

第二章 消化内科疾病 ……………………………………………………………………（30）
- 第一节 急性胃炎 ………………………………………………………………………（30）
- 第二节 萎缩性胃炎 ……………………………………………………………………（33）
- 第三节 胆汁反流性胃炎 ………………………………………………………………（35）
- 第四节 急性肠炎 ………………………………………………………………………（38）
- 第五节 溃疡性结肠炎 …………………………………………………………………（41）
- 第六节 炎症性肠病 ……………………………………………………………………（44）

第三章 血液内科疾病 ……………………………………………………………………（47）
- 第一节 慢性髓系白血病 ………………………………………………………………（47）
- 第二节 慢性淋巴细胞白血病 …………………………………………………………（64）
- 第三节 多发性骨髓瘤 …………………………………………………………………（67）

第四章 内分泌系统与代谢疾病 …………………………………………………………（87）
- 第一节 甲状腺肿 ………………………………………………………………………（87）
- 第二节 甲状腺功能亢进症 ……………………………………………………………（91）
- 第三节 甲状腺功能减退症 ……………………………………………………………（111）
- 第四节 亚急性甲状腺炎 ………………………………………………………………（115）
- 第五节 慢性淋巴细胞性甲状腺炎 ……………………………………………………（119）

第六节　甲状旁腺功能减退症 …………………………………………… (133)
　　第七节　糖尿病 …………………………………………………………… (138)
　　第八节　慢性糖尿病并发症 ……………………………………………… (154)
第五章　泌尿内科疾病 ………………………………………………………… (159)
　　第一节　肾小球疾病 ……………………………………………………… (159)
　　第二节　尿路感染 ………………………………………………………… (162)
第六章　心内科疾病 …………………………………………………………… (165)
　　第一节　高血压病 ………………………………………………………… (165)
　　第二节　先天性心血管病 ………………………………………………… (170)
　　第三节　心脏瓣膜病 ……………………………………………………… (176)
　　第四节　感染性心内膜炎 ………………………………………………… (180)
　　第五节　冠心病 …………………………………………………………… (183)
第七章　中医内科疾病 ………………………………………………………… (191)
　　第一节　感　冒 …………………………………………………………… (191)
　　第二节　咳　嗽 …………………………………………………………… (194)
　　第三节　胃　痛 …………………………………………………………… (198)
　　第四节　呃　逆 …………………………………………………………… (203)
　　第五节　腹　痛 …………………………………………………………… (207)
　　第六节　头　痛 …………………………………………………………… (210)
　　第七节　眩　晕 …………………………………………………………… (213)
　　第八节　中　风 …………………………………………………………… (216)
　　第九节　痫　病 …………………………………………………………… (222)
　　第十节　痴　呆 …………………………………………………………… (225)
第八章　精神科疾病 …………………………………………………………… (229)
　　第一节　精神分裂症 ……………………………………………………… (229)
　　第二节　焦虑症 …………………………………………………………… (236)
　　第三节　抑郁症 …………………………………………………………… (243)
　　第四节　恐惧症 …………………………………………………………… (246)
第九章　内分泌患者的护理 …………………………………………………… (250)
　　第一节　尿崩症患者的护理 ……………………………………………… (250)
　　第二节　垂体瘤患者的护理 ……………………………………………… (254)
　　第三节　腺垂体功能减退症患者的护理 ………………………………… (258)
　　第四节　肾上腺皮质功能减退症患者的护理 …………………………… (264)
　　第五节　原发性醛固酮增多症患者的护理 ……………………………… (267)
　　第六节　嗜铬细胞瘤患者的护理 ………………………………………… (271)

第七节　骨软化症与佝偻病患者的护理……………………………………（278）
第十章　心内科患者的护理……………………………………………………（283）
　　第一节　慢性心力衰竭患者的护理……………………………………………（283）
　　第二节　心律失常患者的护理…………………………………………………（285）
第十一章　康复治疗及护理……………………………………………………（288）
　　第一节　物理因子疗法…………………………………………………………（288）
　　第二节　作业治疗………………………………………………………………（292）
　　第三节　骨质疏松的康复护理…………………………………………………（295）
参考文献…………………………………………………………………………（297）

第一章 呼吸内科疾病

第一节 呼吸衰竭

一、定义

当呼吸功能损伤到气体交换不能维持正常的动脉血气水平,PaO_2 降低和(或)$PaCO_2$ 增高并超越正常范围时,即有呼吸衰竭存在。

通常呼吸衰竭的血气诊断标准是在海平面、静息状态及呼吸空气的情况下,$PaO_2 < 60$ mmHg[①],伴有(或不伴有)$PaCO_2 > 50$ mmHg。

二、病因和分类

(一)病因

呼吸衰竭的病因繁多,脑、脊髓、神经肌肉系统,胸廓或胸膜,心血管,上气道,下气道和肺泡,其中任何一个环节的异常均可导致呼吸衰竭。通常引起急、慢性呼吸衰竭的主要病因有以下几种。

1. 气道阻塞性疾病

①急性发病:如会厌炎、喉水肿、异物、细支气管炎、支气管哮喘;②慢性起病:如 COPD 及睡眠呼吸暂停综合征、支气管扩张等。

2. 肺实质浸润性疾病

①急性起病:重症肺炎;②慢性发病:结节病、尘肺、弥散性肺间质纤维化。

3. 肺水肿性疾病

①心源性:心肌梗死、二尖瓣或主动脉瓣疾患、左心衰竭;②肺泡—毛细血管膜通透性增加:各种原因引起的休克、海洛因中毒、吸入化学物质、败血症、急性呼吸窘迫综合征(ARDS)等。

4. 肺血管疾病

①急性发病:肺血栓栓塞、空气、脂肪栓塞等;②慢性发病:肺血管炎、多发性微血栓形成等。

5. 胸壁与胸膜疾病

①急性:气胸;②慢性:脊柱后侧凸、胸膜纤维化、胸腔积液等。

6. 神经肌肉系统疾病

①脑部:镇静药和麻醉药的应用、脑血管疾病、感染、肿瘤;②外周神经:多发性神经炎、多发性脊髓炎;③肌肉:肌萎缩症、重症肌无力、肥胖和格林—巴利综合征等。

---

①临床上仍习惯用毫米汞柱(mmHg)做为某些压力单位,1 kPa=7.5mmHg。全书同。

(二)分类

虽然临床上有许多疾病可以引起呼吸衰竭,但如果按照其原发异常改变对呼吸系统的效应分类,通常能将上述各种疾病分类如下。

1. 中枢神经系统的异常

由于药物作用,结构病变和代谢疾病对中枢神经系统的影响,均可导致中枢呼吸驱动的抑制,可产生低通气综合征和高碳酸血症,临床上可为慢性或急性呼吸衰竭的表现。

(1)麻醉药物或其他镇静药物过量可导致急性呼吸衰竭;长期应用某些制剂(如美沙酮),可产生慢性高碳酸血症呼吸衰竭。

(2)"结构型"的中枢神经系统异常所产生的高碳酸血症,常见疾病有脑膜脑炎、局部的肿瘤或髓质的血管异常或影响髓质控制系统的脑卒中。

(3)各种代谢异常通过抑制呼吸中枢而产生高碳酸血症。原因有黏液性水肿、肝衰竭和晚期尿毒症。

中枢神经系统的 PCO_2 升高可使中枢神经系统进一步抑制,并促使 CO_2 潴留。慢性代谢性碱中毒时,常有 $PaCO_2$ 的升高,其原因常与利尿剂的应用有关。

2. 周围神经系统或胸壁的异常

各种周围神经系统疾病,神经肌肉疾患和胸壁的异常,常伴有高碳酸血症和低氧性呼吸衰竭。这类疾病主要特征是患者不能维持适当的每分钟通气量水平以排出机体所产生的 CO_2,且常伴随有呼气肌群的损害,肺不张和吸入性肺炎。神经肌肉疾病所致高碳酸血症呼吸衰竭的常见原因有以下几种。

(1)格林—巴利综合征、重症肌无力、多发性肌炎、肌萎缩和代谢性肌肉疾病。

(2)急性脊髓灰质炎和创伤性脊髓损伤。

(3)药物所致的高碳酸血症,其原因包括应用去极化和非去极化的麻醉制剂,尤其是在应用皮质类固醇激素时(如处理哮喘持续状态)、重症肌无力治疗时出现胆碱能危象,肌无力的患者应用氨基糖苷类抗生素等。

(4)胸壁异常,如严重的脊柱侧凸、连枷胸、广泛的胸廓成形术和重度肥胖等。

上述各种原因导致的呼吸衰竭,其共同特点为吸气肌群的衰弱或胸廓活动程度受限制,从而造成潮气量的降低。

3. 气道的异常

上气道或下气道的阻塞性疾病,均为慢性高碳酸血症的常见原因。

上气道阻塞的病因有急性会厌炎、异物吸入、气管内肿物和气管狭窄等。

下气道阻塞的疾病有 COPD、哮喘和晚期囊性肺纤维化。

4. 肺泡异常

常见病因有心源性和非心源性肺水肿、弥散性肺炎、广泛的肺出血、胃内容物吸入和溺水。

三、分型

根据有无 CO_2 潴留将急性和慢性呼吸衰竭划分为两大类型。

(一)低氧性呼吸衰竭(Ⅰ型呼吸衰竭)

血气特点是 $PaO_2<60$ mmHg,$PaCO_2$ 正常或降低。常见于支气管炎、肺气肿、肺泡纤维化、支气管哮喘、肺炎、肺水肿、ARDS 及肺不张等疾病。

(二)高碳酸—低氧性呼吸衰竭(Ⅱ型呼吸衰竭)

主要是有效肺泡通气量不足,血气特点除低氧血症外,$PaCO_2 > 50$ mmHg。常见病因是慢性阻塞性肺疾病(COPD)。

根据临床经过,呼吸衰竭又可分为以下3种情况。

1.急性呼吸衰竭

既往无慢性呼吸道疾病,从中枢神经系统到肺泡之间任何急性损伤和功能障碍均可致急性呼吸衰竭,常在数分钟到数小时内发生。同样可分为Ⅰ型和Ⅱ型。

2.慢性呼吸功能不全发展的慢性呼吸衰竭

早期可呈Ⅰ型特点,为低氧血症和呼吸性碱中毒;晚期发展到Ⅱ型,但进展缓慢,发生在几日或更长时期内,体内已充分代偿。除 PaO_2 进一步下降外,$PaCO_2$ 升高,HCO_3^- 增加。

3.慢性呼吸衰竭的急性发作

慢性呼吸衰竭的急性发作多见于 COPD 患者,在低氧血症或低氧血症合并高碳酸血症的基础上,PaO_2 进一步下降,$PaCO_2$ 明显升高,酸碱代偿机制不充分,pH 改变明显,常伴有复合性酸碱紊乱。

四、诊断

根据呼吸衰竭的定义,临床表现并结合动脉血气分析,在综合判断的基础上,可做出确切的诊断。应包括病因、类型和程度以及相关的肺功能、酸碱改变和氧运输等情况。

(1)导致呼吸衰竭的基础疾病和临床表现。

(2)低氧血症的临床表现:主要为呼吸困难和发绀。呼吸困难是最早出现的临床症状,随呼吸功能的减低而加重,可以有呼吸频率及节律的改变,辅助呼吸肌参与时可有"三凹征",也可表现为呼吸浅速、点头样呼吸等。进入 CO_2 麻醉后,呼吸困难表现可能不明显。发绀是缺氧的典型症状。

(3)神经精神症状:缺氧和 CO_2 潴留均可引起神经精神症状,急性缺氧可出现精神错乱、狂躁、昏迷、抽搐等。慢性缺氧只表现为智力、定向力障碍。CO_2 潴留主要表现为中枢神经系统抑制。

$PaCO_2 > 80$ mmHg 时,患者有表情呆滞、精神错乱。$PaCO_2 > 120$ mmHg 时,患者进入昏迷,对各种反射均无反应。"肺性脑病"为 CO_2 潴留的典型临床表现。

(4)血液循环系统症状:心率增快、心搏出量增加,血压上升,心律失常。如缺氧加重、心肌可受累,此时心搏出量减少,血压下降,可导致循环衰竭。另外,CO_2 潴留使血管扩张,皮肤温暖、红润、多汗。

(5)消化系统和肾功能的改变:缺氧可使肝细胞变性坏死,导致血清谷丙转氨酶升高;严重缺氧和 CO_2 潴留时可导致胃肠道黏膜充血水肿或应急性溃疡,临床上可发生呕血、便血。严重缺氧可损害肾功能,出现少尿、无尿,甚至急性肾衰竭。

(6)值得警惕的呼吸衰竭早期表现:①睡眠规律倒转;②头痛,晚上加重;③多汗;④肌肉不自主地抽动或震颤;⑤自主运动失调;⑥眼部征象:球结膜充血、水肿,是反映 $PaCO_2$ 升高的敏感征象。

(7)动脉血气测定:动脉血气和酸碱指标的测定是确定诊断、判断呼吸衰竭病情轻重和酸碱紊乱类型及指导治疗的重要依据。

五、治疗

呼吸衰竭的治疗原则是首先治疗原发的基础疾病，尽快消除诱发因素。即使对呼吸衰竭本身的治疗，也因患者的原发病不同、病情的轻重不同，并发症的多少及严重程度不一而不同。

（一）药物治疗

1. 氧疗

无论是何种原因导致的急、慢性呼吸衰竭，给氧并将 PaO_2 提高到较安全水平，使 $PaO_2 \geqslant 60 mmHg$ 都相当重要。

2. 呼吸兴奋剂

用于刺激呼吸中枢或外周化学感受器，以下药物可试用，但目前由于机械通气治疗的进展，此类药物在临床上已不常应用。

(1)尼可刹米：0.375～0.75 g 加莫菲管，每 1～2 h 1 次，或 3.75 g＋5％葡萄糖或生理盐水 300～500 mL 静脉点滴。

(2)纳洛酮 4～6 mg，每 2～6 h 1 次，加莫菲管。

3. 烯丙哌三嗪

50～150 mg，每日 2 次到每日 3 次。需注意该药可引起肺动脉高压，并且增加低氧血症而产生的肺血管收缩反应。

4. 安宫黄体酮

20 mg，每日 3 次，有血栓形成倾向者慎用。

（二）建立人工气道和辅助通气

氧疗及一般治疗后，血气分析未见好转，且进行性恶化者、突发昏迷者应尽快建立人工气道，必要时进行辅助通气（无创通气或常规有创通气）治疗。

建立人工气道可采用面罩、经鼻或口气管内插管和气管切开三种方法，选择何种方法，取决于设备、技术条件和患者气道阻塞的部位及病情。呼吸衰竭患者选择何种机械通气模式，应该根据其基础病变、肺功能、血气分析结果及重要脏器的功能来决定。

（三）对症治疗

1. 支气管扩张剂

有茶碱类、β_2 受体兴奋剂类，种类较多，其作用是扩张支气管，促进纤毛运动、增加膈肌收缩力，从而改善通气功能。

2. 祛痰药

促进痰液稀释，便于患者咳出或吸出，利于支气管腔通畅。

3. 糖皮质激素

COPD、支气管哮喘等以小气道病变为主的呼吸衰竭者，支气管平滑肌的痉挛、黏膜水肿是影响通气的病理基础，糖皮质激素的应用对上述变化是针对性治疗。

4. 抗感染治疗

支气管、肺感染是呼吸衰竭最常见的诱发和加重因素，及时有效地控制感染也是治疗呼吸衰竭的根本措施。

5. 清除呼吸道分泌物

有效的呼吸道湿化、体位翻动、拍背、清醒患者鼓励咳嗽，行气管插管的患者，积极吸痰均为解除分泌物潴留的有效方法。

对于昏迷、无咳嗽反射者,可用纤维支气管镜进行气道清理,可在直视下清除段以上气道内的分泌物、血痂、痰痂,对由于分泌物堵塞所致的肺叶、段不张行抽吸、冲洗治疗,从而解除肺不张。

6.营养治疗

慢性呼吸衰竭者,多合并营养不良,后者导致非特异性免疫功能低下,易诱发感染,使病情进一步加重。同时由于呼吸肌的营养不良,尤其是膈肌的受累,导致呼吸肌群的衰竭,其本身就是导致呼吸衰竭的一个独立因素。

经口、肠道外给予充分的营养,保证热量的供应,避免负氮平衡,碳水化合物的给予量应占热量的50%以下,以降低呼吸商,减少CO_2的产生,支链氨基酸的给予,有利于呼吸肌疲劳的恢复;谷氨酰胺的给予,有利于保证肠黏膜上皮的再生和完整性,注意磷、镁的补充及维生素、纤维素的补充。

7.肝素的应用

慢性呼吸衰竭者由于缺氧等因素刺激常并发继发性红细胞增多症,血液处于高黏稠状态,易发生静脉血栓,且肺栓塞本身就是COPD急性加重或诱发呼吸衰竭的一个重要因素。若无禁忌证,肝素50 mg,经静脉或肌肉给药,每6~8 h 1次,有利于换气功能的改善,应用时应监测凝血指标。低分子肝素0.4~0.6 mL皮下注射每日1次或12 h 1次,较普通肝素安全。

8.纠正酸碱失衡和电解质紊乱

患者治疗过程中还应及时纠正酸碱失衡和电解质紊乱。

第二节　急性呼吸窘迫综合征

一、定义

急性呼吸窘迫综合征(ARDS)是一种以进行性呼吸困难和顽固性低氧血症为主要特征的急性呼吸衰竭。其实质是多种原因所引起的急性肺损伤(ALI)。ARDS实质就是ALI,只是程度不同而已。

ALI是指严重感染、创伤、休克等之后出现的,以肺实质损伤为主要表现的临床综合征,包括从轻到重度的全部病理生理过程;而ARDS特指重度的急性肺损伤。

二、病因

ARDS的常见病因可分为两大类,即直接损伤和间接损伤。

(一)直接损伤

1.肺误吸胃内容物

34%的ARDS是因肺误吸入胃内容物质所致。胃酸pH值低于2.5时特别易导致ARDS。

2.溺水

水进入肺泡使肺泡表面活性物质损伤所致。

3.毒性气体吸入

毒性气体、二氧化氮、氨、氯、二氧化硫等均能诱发ARDS。

4.弥散性肺部感染

例如,细菌、病毒和肺囊虫等所致的重度肺部感染。

(二)间接损伤

1.休克

如败血症、出血、心源性、过敏性休克等各类型休克,均可导致ARDS。

2.创伤

烧伤、脂肪栓、肺部挫伤、胸部外伤,特别是头部外伤容易导致ARDS。

3.药物

麻醉剂过量,特别是使用毒品,如海洛因等,均可引起肺水肿,导致ARDS。

4.输血

大量长期库存血输入。

5.其他

如急性胰腺炎、肝衰竭、尿毒症、糖尿病酮症酸中毒、羊水栓塞、放射等。

三、诊断

(一)病史

ARDS的原发病或诱因是诊断ARDS必不可少的条件。吸入有毒气体或摄入某些药物剂量过大,严重的病毒性肺炎,吸入胃内容物,心脏复苏后等。发生这些病程之后,突然迅速发生的呼吸窘迫和双侧肺泡性浸润(胸部X线),只有ARDS能解释这些临床表现。

(二)症状

ARDS起病隐匿,症状大多在各种原发病过程中逐渐出现。典型的症状为呼吸频数,呼吸窘迫,呼吸频率>20次/分,并可呈进行性加快,最快可达60次/分以上。随着呼吸频率的加快,呼吸困难逐步明显,以至于所有的辅助呼吸肌均参与呼吸运动。可有不同程度咳嗽、少痰,晚期可咳出典型的血水痰。

缺氧明显,口唇、甲床发绀,患者烦躁、不安、心率加快。吸入纯氧或间歇正压给氧亦难纠正缺氧,称为顽固性低氧血症。可有神志恍惚或淡漠。

(三)体征

早期可无明显呼吸系统体征。以后可出现吸气"三凹征",唇甲发绀。晚期可闻及支气管呼吸音,干性啰音,捻发音以致水泡音。查体可发现呼吸急促、心动过速、呼吸肌参与呼吸(肋间肌等其他辅助呼吸肌)。患者可极度烦躁,可有低血压和休克的表现,尤其ARDS发生于败血症或严重的创伤时。肺部听诊有干啰音(羊鸣音)或湿啰音。

(四)辅助检查

1.外周血白细胞计数

ARDS早期外周血白细胞常呈短暂的、一过性下降。随着病情的发展,外周血白细胞很快回升至正常;由于合并感染或其他应激因素,亦可显著高于正常。

2.动脉血气分析

PaO_2<60 mmHg,有进行性下降趋势时,早期 $PaCO_2$ 多不升高,甚至可因过度通气而低于正常;早期多为单纯呼吸性碱中毒;随着病情进展,可合并代谢性酸中毒;晚期可出现呼吸性酸中毒,甚或三重酸碱失衡。

3.X 线检查

早期(发病<24 h)胸片检查可无异常表现,或仅见肺纹理增多呈网状,边缘模糊。发病的 1～5 d,X 线表现以肺实变为主要特征,两肺散布大小不等、边缘模糊的斑片状密度增高影且常融合成大片,成为均匀致密的"磨玻璃样影",有时可见"支气管气相"。心缘尚清楚。实变影常呈区域性、重力性分布,以中下肺野和肺外带居多,从而与心源性肺水肿相区别。发病 5 d 以上,两肺或其大部呈均匀密度增加,"磨玻璃样变""支气管气相"明显,心缘不清或消失,甚至可因广泛肺水肿、实变,出现"白肺"。

4.病原学检查

严重的感染是 ARDS 首位高危因素,宜尽早采取有关标本进行细菌培养和药敏试验。若有全身严重感染征象如寒战发热时抽血送检;气管插管时,应吸取深部的痰。怀疑结核感染时,应做抗酸杆菌检查或培养。亦可用免疫学和聚合酶链式反应(PCR)等技术,检测军团菌抗体、支原体和结核杆菌 DNA 片段等。

通常将 ARDS 的典型临床表现分为四期。

第一期:为原发病的表现,如休克、外伤感染或复苏期。此期有自发性过度换气,其原因为:疼痛、焦虑不安可影响呼吸频率,加之组织中氧化不全、循环血流减弱,主动脉弓和颈动脉体化学感受器灌注不良也可刺激通气。第一期易恢复,患者肺中可无异常征象,胸片可正常,血气也可正常,也可因过度换气 $PaCO_2$ 下降,出现呼吸性碱中毒。

第二期:多发生于原发病 24～48 h 之后,患者气短、呼吸浅速,频率多达每分钟 30 次以上,吸气困难,发绀逐渐加重,早期肺部听诊及胸片均可正常,晚期肺部可出现细小湿啰音,呼吸音粗糙。胸部 X 线片:两肺纹理增多、肺间质水肿的表现。血气分析可表现为呼吸性碱中毒,轻度低氧血症。连续吸入 100% 氧气 15 min 后,PaO_2 升高达不到应有的水平(正常 PaO_2 可达 80～100 mmHg),此期可持续数小时或 3～5 d。

第三期:患者进行性呼吸困难,发绀明显,两肺有散在湿性啰音及干性啰音。胸部 X 线片:弥散性小斑点片状浸润影。血气分析:低氧血症、明显的呼吸性碱中毒,可合并代谢性酸中毒,肺泡动脉血氧分压差明显增大。此期患者尚可救治,但病死率较高。

第四期:为终末期,发展至此阶段可于数小时内死亡。患者呼吸极度困难,可昏迷。肺部啰音明显增多,可出现管状呼吸音。胸片:小斑片阴影融合,出现大片肺实变。血气分析:明显的低氧血症和高碳酸血症,表现为呼吸性酸中毒合并代谢性酸中毒。

四、诊断标准

1.ALI 的诊断指标

①急性发作;②氧合指数 PaO_2/FiO_2<300 mmHg(40 kPa);③胸片 X 线两肺有浸润影;④肺楔压(PAWP)<18 mmHg 或无左心房压力增高的临床证据。

2.ARDS 诊断标准

除 PaO_2/FiO_2<200 mmHg 外,其余指标与 ALI 相同。也就是说 ARDS 是 ALI 的重症

患者。这些患者原来的心、肺功能大多正常,由于肺外或肺内的原因引起了肺毛细血管渗透性增加形成了非心源性肺水肿,临床上表现为进行性呼吸困难、难治性低氧血症、肺顺应性下降,胸片显示为两肺弥散性浸润阴影。

五、鉴别诊断

1.心源性肺水肿

心源性肺水肿见于各种原因引起的急性左心功能不全,如瓣膜性、高血压性和冠状动脉粥样硬化性心脏病,心肌炎和心肌病等。根据病史、病理基础、临床表现,结合胸片 X 线和血气分析等,鉴别诊断多不困难。

2.非心源性肺水肿

非心源性肺水肿尚可见于其他情况:如输液过量,血浆胶体渗透压降低如肝硬化、肾病综合征等。还可见于因胸腔抽液或抽气过多、过快,或抽吸负压过大,使胸膜腔负压忽然增大而形成复张后水肿。此类患者病史明确,肺水肿的症状、体征及 X 线征象出现较快,治疗后消失也快;低氧血症一般不严重,吸氧后容易纠正。

3.急性肺栓塞(PE)

亦可忽然发病,呼吸急促、烦躁不安、咯血、胸痛和发绀。血气示 PaO_2 和 $PaCO_2$ 均降低。与 ARDS 相似。但急性肺栓塞患者,多有深静脉血栓史或肿瘤、心脏病史等,临床上有剧烈的胸痛、发热等症状。V/Q 核素肺扫描、肺动脉造影可诊断肺栓塞。

4.特发性肺间质纤维化(IPF)

该病病因不明,表现为干咳,进行性呼吸困难,持续性低氧血症,易与 ARDS 相混淆。但本病大都为慢性发病,少数呈亚急性,查体可闻爆裂音,胸部 X 线或 CT 片有纤维化和网状节影的表现,病理上可见广泛的间质纤维化和间质性肺炎,肺功能检查为限制性通气障碍和弥散功能降低。据此可与 ARDS 相鉴别。

六、治疗

(一)呼吸支持治疗

机械通气是治疗 ARDS 的主要方法,目的是维持基本的气体交换,而能降低吸氧浓度,并尽量减少机械通气的并发症,其应用以维持生理功能为目标。

1.模式

开始时可用容量切换通气(VCV),用辅助/控制通气(A/C)模式,亦可用 IMV。

2.参数

治疗初可先用下列参数:FiO_2 1.0;潮气量(VT)6~10 mL/kg;PEEP≤5 cmH_2O[①];吸气流量 60 L/min。目标使氧饱和度(SaO_2)≥0.9。预防气道压增高的并发症。

3.PHV(允许性高碳酸血症通气)原则

PHV 可通过减少 VT、通气频率,进行机械通气治疗,因而可能出现高碳酸血症。PHV 减少了每分钟通气量、PAP、Pplat,但 MAP、静态肺顺应性和氧合无变化。PHV 可有轻度代偿性酸中毒,但对肺血管阻力、体循环血管阻力、心脏指数、氧运输量和 VO_2 无影响。ARDS

---

① 临床上仍习惯用厘米水柱(cmH_2O)做为某些压力单位,1 kPa=10.20 cmH_2O。全书同。

治疗中允许高碳酸血症存在的理由如下。

(1)高碳酸血症引起的低氧血症可补充氧纠正。

(2)一定水平的机械低通气并不代表通气衰竭的加重。

(3)机械通气期间,呼吸性酸中毒没有明显的不良反应,$PaCO_2$ 的逐渐增加(<100 mmHg)患者多能耐受。

(4)病肺的气体交换障碍,若用高通气的方法企图达到正常 $PaCO_2$ 水平,可引起肺损伤的加重。

(二)肺外支持治疗

1. 胃肠道

及早给予胃肠道进食、建立完整的胃肠道屏障、恢复胃肠道菌群是 ARDS 整体治疗的一个关键因素。尽早给予胃肠道进食,是要恢复胃肠道的功能,同时给予一些正常菌群(如乳酸杆菌、双歧杆菌、大肠埃希菌等),以补充在大量应用抗生素和禁食时而急剧减少的正常菌群。给予谷胺酰胺(一种胃肠道 DNA 合成的前体,只可由胃肠道摄取,目前尚无静脉制剂)以补充恢复快速更新的胃肠道黏膜,尤其是小肠黏膜屏障的完整。

2. 液体管理

早期限水和利尿是必要的,液体管理应行血流动力学检测,有可能应把肺动脉楔压降至最低点而保证足够的心排血量。并应防止循环血量减少,低血容量是限水或利尿的禁忌症。总之,在维持内环境稳定,全身血流动力学满足机体代谢需要的前提下,尽量保持肺处于"干一些"的状态,有利于 ARDS 肺功能的恢复。

3. 抗生素的合理应用

ARDS 并发肺部感染后,在治疗开始可根据经验试用抗生素,培养结果出来后,再选用有效的抗生素。

4. 注意维持内环境稳定

内环境包括:水血容量、细胞内、细胞外、间质、各腔隙)的正常、酸碱、各种电解质的正常,是维持患者整体得以改善的基础条件。

5. 营养支持疗法

注意营养补充,以避免发生多脏器功能衰竭、呼吸肌疲劳和免疫功能减退而增加病死率。应尽早采取经胃肠道补充营养,也可采用静脉内输入的方法进行营养支持疗法。通常成人每日应供应热量 $84 \sim 168$ kJ/kg,其中蛋白质 $1.5 \sim 2.5$ g/kg,脂肪热量应占总热量的 $20\% \sim 30\%$。补充支链氨基酸可刺激呼吸中枢和改善呼吸功能。

(三)ARDS 的药物治疗

1. 糖皮质激素

ARDS 早期用大剂量皮质激素并无益处。而在 ARDS 纤维化期(起病后 $5 \sim 10$ d)或患者血液或肺泡灌洗液嗜酸性粒细胞增高是激素治疗的适应证。

2. 胶体溶液的应用

ARDS 晚期肺损伤阶段,如肺泡和上皮细胞渗透障碍已修复,此时应用胶体溶液可增加血管内胶体渗透压,有利于肺间质内液体的回吸收。

3. 血管活性药物的应用

ARDS 示肺血管阻力增高,心功能减退,可应用血管扩张剂,如硝普钠与硝酸甘油等。虽然血管活性药物可以舒张肺血管,但也使肺内分流增加,因而可加重低氧血症。另外,因体循环血管同时扩张,右心室的灌注可减少,使右心室的功能进一步减退。只有当肺血管严重痉挛时,才应用血管活性药物。

4. 外源性表面活性物质

外源性表面活性物质对婴儿ARDS效果很好。但成人其量多正常,主要是质的异常。推测外源性表面活性物质可改善气腔的稳定性且抗菌及有利于免疫特性。因此其作用包括减少气道压力,改善通气和减少院内肺炎的发生率。

5. ARDS通气模式的选择

(1)压力控制通气:尚无研究表明何种通气模式对ARDS治疗最好。目前推荐应用压力控制通气(PCV)。具体方法:选择PCV模式,固定最大吸气压(气道峰压)在30~35 cmH_2O,开始时加8 cmH_2O的PEEP,然后逐步增加PEEP水平,维持最大吸气压不变,允许VT减少,直到某一点,此时潮气顺应性从增加到减低,则确定为理想PEEP值。

(2)容量控制通气(VCV):选用VCV模式来通气,则必须预设小潮气量(5 mL/kg),采用减速流量波形,预设较低的压力报警限(<35 cmH_2O)和密切监测气道平台压。

(3)补充自主呼吸用力的通气新模式:现代机械通气的趋势,是结合而不是废弃自主呼吸。这些新模式包括成比率辅助通气(PAV)、气道压力释放通气(APRV)和双相气道正压(BiPAP)。优点是:通气较自然,可降低气道峰压;血流动力学较稳定,对重要脏器功能影响少;增加呼吸频率。有利于改善和促使不张和萎陷的肺泡复原;人机同步较好,可减少镇静剂、肌松剂的应用。

6. 俯卧位机械通气

俯卧位机械通气,取得了较好的肺气体交换的改变。

7. 无创通气支持

采用无创通气机进行加压面罩通气,包括CPAP、BiPAP、PSV、SIMV等一系列的通气方式均在临床被广泛采用,并取得了较好的临床效果。

第三节 严重急性呼吸综合征

一、定义

严重急性呼吸综合征(severe acute respiratory syndrome,SARS)是世界卫生组织(WHO)于2003年3月25日新公布的医学名词,SARS的病原体以冠状病毒的可能性最大。SARS的临床特点为发生弥散性肺炎及呼吸衰竭,较过去所知的病毒、衣原体、支原体和军团菌引起的非典型肺炎远为严重,故取名为"严重急性呼吸综合征,SARS"。本节是在收集现有临床资料的基础上写成,实际上SARS的临床特点尚未被临床医师完全认识,内容有待于不断更新。

二、概述

2003年2月份以来,我国广东等地陆续有"非典型肺炎"病例的报道。并且逐渐波及国内其他省市,截止到2003年4月30日,我国共有26个省市报告。累计报告3 460例,死亡159例,病死率约为4.6%。在中国香港、东南亚国家及加拿大、美国、澳大利亚等20多个国家和地区均不断有新的病例发生。截止到2003年4月30日,WHO共收到报告病例数5 863例,死亡372人,病死率约为6.3%。目前尚未对此次疾病的流行病学和病原学做出权威性的结论,本病的流行病学、病因学、发病机制、实验室检查和临床特点等均需做进一步的深入研究。

非典型肺炎是一个众所周知的医学名词,早在1938年时就开始应用于临床。既往非典型肺炎一般指支原体、衣原体及军团菌肺炎等肺部感染,此类肺部感染性疾病与典型的细菌性或病毒性肺炎在临床特点和转归方面有所不同,其呼吸道症状相对较轻。肺部影像学缺乏典型改变,临床过程相对良好,多呈自限性。

然而,此次的所谓"非典型肺炎"的流行病学和临床表现与既往熟知的非典型肺炎迥然不同,这种"非典型肺炎"起病急骤,病情危重,患者呈集簇发病,而且相当多的医务工作者同时患上本病,相当多的患者为同一病区工作人员。此外,在社区中患者也表现出家庭聚集性。本病传染性极强,可能通过空气飞沫经呼吸道传播,也可能通过接触传染。一旦患病,病情进展迅速。发病初胸部X线片可为正常,以后肺部影像学表现为不同程度的片状、斑片状浸润性阴影或间质性改变。

少数患者肺部影像学表现进展迅速,融合为大片状阴影;大多数为双侧改变。阴影吸收消散较慢。大部分患者症状体征与肺部阴影不一致。部分病例(约1/4)出现急性呼吸衰竭乃至急性呼吸窘迫综合征,需要进入ICU或机械通气支持。

"严重急性呼吸综合征"(SARS)用来概述这种特别严重的"非典型肺炎"相当确切,这样,临床上可以区别普通由支原体、衣原体和军团菌所致的非典型肺炎与这些重症的"非典型肺炎"。故非典型肺炎不完全等于SARS,SARS为非典型肺炎中的一个特殊类型,只占非典型肺炎中的一小部分。临床上不能将那些由支原体、衣原体和军团菌感染所致的非典型肺炎与SARS混为一谈。

三、流行病学特征

1. 流行特点

2003年1月以来,本病的主要流行特点如下。

(1)发病率较高,多为急性起病,可多人同时发病。

(2)地区分布较广泛,有输入、散发、流行等不同形式。

(3)儿童和成人均有发病。与SARS患者密切接触的家庭成员及医护人员发病率较高,具有极强的传染性。

(4)流行季节一般在冬、春季。

2. 病原体

SARS致病病原体以新型冠状病毒可能性大。

3. 流行环节及传播途径

SARS患者是本病明确的传染源,其主要传播途径为近距离接触患者、经空气飞沫和呼吸道分泌物的呼吸道传播。但不排除其他密切接触传播的途径。

四、临床表现

大部分 SARS 患者均为成人,平均年龄 38 岁,有流行病学史,常常有密切接触史或有明确的传染过程。

临床潜伏期为 2~14 d。前驱症状不明显,起病急骤、发热、寒战、伴全身和呼吸系统症状。抗菌药物治疗无明显效果。

(一)症状和体征

1.发热

发热为多数 SARS 患者的首发而最为常见的症状,少数门诊患者可有体温正常,多为持续性高热,体温常在 38 ℃以上,最高可达 40 ℃,部分表现为低热(<38 ℃),少数患者发热为其仅有的症状。部分患者有密切接触史,白细胞减少,胸部 X 线片示肺内片状阴影,但不发热,大多为体质弱,病情重和合并基础疾病者。

2.全身症状

通常为流感样症状,常见症状为全身肌肉疼痛,关节酸痛,疲乏、乏力,多汗、头痛、眩晕;不常见症状为咳痰、咽痛、鼻炎、恶心、呕吐和腹泻。病情严重时可出现神志模糊、烦躁。

3.呼吸道症状

多无上呼吸道卡他症状,可有咳嗽,多为干咳、少痰,偶有血丝痰,可有胸闷、胸痛,严重时出现呼吸加速、气促或呼吸窘迫,部分出现呼吸功能不全(低氧血症),少数重症患者可迅速进展为急性呼吸衰竭。

虽然干咳、憋气常见,但在半数患者不为主要症状。早期咳嗽等呼吸系统症状并不明显,与发热间隔时间中位数为 5 d(3~7 d),和胸部 X 线片病变同步出现。

4.体征

主要为肺部体征,常与胸部 X 线片病变表现不平行。大部分患者体温升高、气促、呼吸音粗、呼吸频率快、双肺底可闻及吸气期湿啰音。肺实变时叩诊为浊音,触觉语颤增强。未见皮疹和淋巴结肿大和紫癜。

(二)临床分期

1.前驱期

多以发热起病,为持续性发热(>38 ℃),超过半数出现畏寒/寒战。多伴有全身非特异性症状,如肌痛、头痛、头晕、全身不适。上呼吸道表现如咽痛、流涕等仅见于约 25%的患者。通常无皮疹或神经系统表现,但部分患者可伴有恶心呕吐或腹泻。

2.极期

以呼吸系统为主,起病 3~7 d 后出现下呼吸道症状如干咳,可伴有胸痛、胸闷、气促、呼吸困难,咳痰少见。低氧血症常见。症状重、体征轻是本病的特点之一,仅在部分患者可闻及肺底吸气相啰音,无皮疹、紫癜或淋巴结肿大表现。起病第 3~12 d(平均为 6.5 d)可出现病情的急剧加重,以低氧血症为突出。约有 20%的患者因呼吸衰竭需要进入 ICU 治疗,需要呼吸机支持。呼吸衰竭为 SARS 患者的主要死因。但部分患者仅有发热等全身表现,无呼吸系统症状,极期不明显即可进入恢复期。

3.恢复期

经皮质激素等药物的有效治疗,病情稳定,并逐渐恢复,体温下降,呼吸道症状缓解,胸部影像学肺内病变完全吸收,少数患者因病情重或延误治疗可形成纤维条索影。

病情危重者,由于临床恢复缓慢,病程较长,免疫力下降,在呼吸道黏膜已损伤的基础上,可继发其他病原体感染。

五、常规实验室检查

SARS 为近来新出现的一个临床疾病,目前还缺乏特异的实验室诊断指标。

(一)血细胞计数

淋巴细胞减少,多为中度减少,病程早期可出现。常常小于 $1\times10^9/L$。白细胞正常或降低,血小板计数偏少($(50\sim150)\times10^9/L$)常见。中性粒细胞、单核细胞多正常。

(二)T 细胞亚群分析

$CD4^+$、$CD8^+$ T 淋巴细胞均显著降低,提示细胞免疫功能的严重受损,其在疾病发生发展中的意义有待阐明。

(三)生化检查

1. 肝功能检查

轻度肝功能异常,病程极期肝转氨酶升高可达正常上限的 2~6 倍。丙氨酸转移酶(ALT)平均为 $(60.4\pm150.4)U/L$。

2. 肌酸激酶(CK)和乳酸脱氢酶(LDH)升高。

3. 电解质

部分患者出现电解质紊乱,低钠血症,低钾血症。肾功能多正常。

4. 凝血功能

出凝血可异常,APTT 延长(>38 s)占 42.8%,D-二聚体(D-Dimer)在 45% 患者可见升高,PT 多正常。

六、影像学

1. 胸部 X 线片表现

早期间质浸润阴影,进展为弥散性斑片状间质浸润阴影,晚期呈实变,常呈双侧改变。肺部阴影吸收消散缓慢。一般而言,SARS 的肺部病变多见于周围肺野,通常不出现钙化、空洞、胸膜腔积液或淋巴结肿大。特别应该注意:在发热早期胸片可能正常。

2. 胸部 HRCT 表现

主要表现是位于周围肺野,边缘清楚的磨玻璃样阴影,伴有(或不伴有)小叶内的(或小叶间的)叶间裂增厚。可有肺实变的表现。

六、治疗方案

原则:在目前病原体不明的情况下,现在尚无特效的治疗药物,发病早期应进行综合治疗,争取控制病情发展。

1. 一般性治疗

(1)住院、隔离、卧床休息、重视支持疗法,每天给患者服用维生素 C、复合维生素 B、维生素 A、维生素 B_6 等。

(2)适当补充液体,输液量应偏少,速度要慢,避免增加心、肺负担。

(3)避免用力和剧烈咳嗽。密切观察病情变化(多数患者在发病后 14 d 内都可能属于进展期)。应该定期复查胸部 X 线片(早期复查间隔时间不超过 3 d)以及心、肝、肾功能等。一般都给予持续鼻导管吸氧,每天检测脉搏血氧饱和度。

2.对症处理和器官功能保护

发热超过 38.5 ℃者,可使用解热镇痛药。如果有器官功能损害,应该做相应的处理。

3.防治感染

为了防治细菌感染,应使用抗生素覆盖社区获得性肺炎的常见病原体,包括"典型"和"非典型"病原体;临床上可选用大环内酯类(如阿奇霉素等)、氟喹诺酮类、β-内酰胺类、四环素类等。如果痰培养或临床上提示有耐甲氧西林金黄色葡萄球菌感染或耐青霉素肺炎链球菌感染,可选用(去甲)万古霉素等。

4.糖皮质激素的应用

糖皮质激素的应用有可能减轻肺的渗出、损伤和后期的肺纤维化。建议的应用指征如下。

(1)有严重中毒症状,高热不退。

(2)达到重症病例标准者(胸部 X 线示多叶病变、明显呼吸困难及严重低氧血症、休克、ARDS 或 MODS)。

应有规律使用。目前多数医院使用的成人剂量相当于甲泼尼龙 40~320 mg/d,具体剂量根据病情来调整,一直使用到病情缓解或胸部 X 线片有吸收后减量停用。

5.可选用中药辅助治疗

治则为:温病,卫、气、营、血和三焦辨证论治。

6.可选择试用抗病毒药物

如某些医院在使用抗生素同时,也使用某种抗病毒药物,奥司他韦(达菲)或利巴韦林等;或增强免疫功能的药物,常用有胸腺肽等。

7.监护

有明显呼吸困难或达到重症病例诊断标准要进行监护。

8.无创正压通气

对中等度呼吸困难和低氧血症患者,可使用无创正压通气,首选鼻罩 CPAP 的方法,常用的压力水平为 4~10 cmH_2O。应选择适当的面罩,并应持续应用(包括睡眠时间),暂停时间不超过 30 min,直到病情缓解。使用无创正压通气的标准如下。

(1)呼吸次数>30 次/分。

(2)吸氧 3~5 L/min 条件下,SaO_2<93%。

(3)有明显的胸闷和呼吸困难。

9.严重的呼吸困难和低氧血症

吸氧 5 L/min 条件下 SaO_2<90%或氧合指数<200 mmHg,如经过无创正压通气治疗后无改善,或不能耐受无创正压通气治疗者,应该及时进行常规有创的正压通气治疗。

10.支持疗法

凡年老、体弱、贫血或白细胞数过低,或发病后摄入量明显减少,或缺氧症状明显的较重患者,可输新鲜全血 100 mL。根据病情需要可再次输血,至病情好转。

11.危重患者的处理和治疗

一旦出现休克或 MODS,应及时做相应的处理。

第四节 病毒性肺炎

一、定义

病毒性肺炎(viral pneumonla,VP)是由多种不同种类的病毒侵犯肺实质而引起的肺部炎症,多由上呼吸道病毒感染向下蔓延所致,常伴气管支气管炎。

二、病因

引起病毒性肺炎的病毒以流行性感冒病毒、呼吸道合胞病毒、腺病毒为常见,其他如副流感病毒、麻疹病毒、水痘病毒、鼻病毒、巨细胞病毒、EB病毒等。主要经飞沫和直接接触传播。

传染性强,传播迅速。一年四季均可发病,但多见于冬、春季节,潜伏期短。易感人群为婴幼儿、老人或全身或呼吸道局部免疫功能低下者。

三、诊断

1. 病史

常常发生在病毒性疾病的流行季节,每年12月份至次年3月份。往往有多人同时发病,以婴幼儿和年老体弱者多见。通常抗生素治疗无效。

2. 临床表现

不同病毒临床表现有所不同。开始都有咽干、咽痛、鼻塞、流涕、发热、头痛和全身酸痛等上呼吸道感染症状。累及肺部时表现为咳嗽,以干咳为主,气急、胸痛、持续高热,可有少量白色黏痰。

重症病毒性肺炎时,可出现呼吸困难、发绀、心悸、嗜睡、精神萎靡,甚至出现休克、心力衰竭、急性呼吸窘迫综合征等疾病的表现。

3. 常见体征

早期肺部体征不明显,病变部位呼吸音减弱,散在干、湿性啰音,重症病毒性肺炎可见吸气三凹征和鼻翼扇动,肺部可闻及较为广泛的干湿啰音。并可出现休克,心力衰竭体征。

4. 胸部X线检查

两肺纹理增粗、模糊、呈网格状阴影,主要为间质性肺炎的表现,重症者两肺中、下野可见弥散性结节性浸润,少数可有肺实变和胸腔积液。

5. 实验室检查

(1)血液及痰液检查,白细胞计数一般正常,也可稍高或偏低。继发细菌性感染时白细胞总数和中性粒细胞可增高。

痰涂片所见的白细胞以单核细胞为主;痰培养常无致病菌生长;若痰白细胞核内出现包涵体,则提示病毒感染。

(2)免疫荧光技术和免疫酶技术:咽嗽液、痰或气管吸出物可查到病毒抗原。

(3)血清学检查:①双份血清病毒抗体测定,恢复期较急性期4倍以上升高;②免疫荧光或免疫酶联法测定病毒抗体升高。

(4)病毒分离,咽拭子、鼻咽分泌物或痰中病毒分离可阳性。

四、鉴别诊断

1. 细菌性肺炎

发病与流行季节无关,除发热、咳嗽,常有脓痰,胸部 X 线表现为大片状实变阴影,血白细胞常增高,痰涂片革兰氏染色及培养有助于鉴别。

2. 支原体肺炎

发热、咳嗽、肌痛与病毒性肺炎相似,但症状较轻,本病红细胞冷凝集试验阳性>1:32,MG 型链球菌凝集试验阳性>1:40,免疫荧光技术检查肺炎支原体抗原阳性,肺炎支原体 IgM>1:16,IgG 4 倍升高。痰、鼻咽分泌物或咽拭子培养可分离出肺炎支原体,PCR 技术肺炎支原体 DNA 阳性。青霉素、头孢类抗生素治疗无效,四环素、红霉素治疗有效,有助鉴别。

3. 衣原体肺炎

四季均可流行,成人较多见。病原体分离培养阳性,免疫荧光抗体检查肺炎衣原体抗体阳性。PCR 技术肺炎衣原体 DNA 阳性。

五、治疗

1. 一般治疗

充分休息,多饮水,进食易消化的营养食物,保证热量,给予足量的维生素,维持水和电解质平衡。

2. 对症治疗

(1)高热者可采用物理降温,如头部冷敷或酒精擦浴;若效果不好,可用药物降温,如复方阿司匹林。

(2)止咳、祛痰、平喘,对咳嗽、咳痰患者一般使用祛痰剂,不用镇咳剂。而干咳明显、影响睡眠引起呕吐者,可服用止咳药。有气喘、气憋者,可酌情应用支气管扩张药。必要时应用雾化吸入糖皮质激素,或短期静脉应用糖皮质激素。

(3)物理疗法:对肺部啰音持续不消的患者,可应用光疗、电疗、超短波等方法,促进肺内渗出物的吸收。

3. 抗病毒药物治疗

病毒性肺炎的抗病毒药物治疗即病因治疗,起到抑制病毒、减轻症状、缩短病程的作用。

(1)利巴韦林:为广谱抗病毒药物,临床主要用于腺病毒、呼吸道合胞病毒、流感病毒、疱疹病毒、水痘病毒、麻疹病毒肺炎治疗。该药可吸入、口服或静脉给药。

(2)阿昔洛韦:具有广谱、强效和起效快特点的抗病毒药物。主要用于疱疹病毒、水痘病毒性肺炎的治疗。用法:每次 5 mg/kg,静脉滴注,每日 3 次,7 d 为一个疗程。

(3)阿糖腺苷:具有广泛的抗病毒作用,临床主要用于疱疹病毒、水痘病毒及巨细胞病毒肺炎。用法:每日 5~15 mg/kg,静脉滴注。

(4)更昔洛韦:抗病毒作用比阿昔洛韦更强、更广谱,主要用于治疗骨髓移植患者和 AIDS 患者的巨细胞病毒肺炎。

4. 免疫治疗

(1)干扰素:具有广谱抗病毒作用,可用于防治流感病毒、腺病毒、呼吸道合胞病毒等引起的病毒性肺炎。

(2)聚肌胞:是一种高效的干扰素诱导剂,主要用于预防和治疗婴幼儿病毒性肺炎。

(3)被动免疫治疗：①输血和新鲜血浆；②高效价特异性免疫球蛋白和抗体。

5.抗生素的应用

无细菌感染证据的患者，无需抗菌药物治疗。一旦并发细菌感染或不能除外细菌感染的患者，可选用敏感的抗生素治疗。

第五节　肺炎支原体肺炎

一、定义

肺炎支原体肺炎是由肺炎支原体引起的急性呼吸道感染和肺部炎症，即"原发性非典型肺炎"，占社区获得性肺炎的15%～30%。

二、病因

支原体是介于细菌与病毒之间能独立生活的最小微生物，无细胞壁，仅有3层膜组成细胞膜，共有30余种，部分可寄生于人体，但不致病，至目前为止，仅肯定肺炎支原体能引起呼吸道病变。当其进入下呼吸道后，一般并不侵入肺泡内，当存在超免疫反应时，可导致肺炎和神经系统、心脏损害。

三、诊断

1.临床表现

(1)病史：本病潜伏期2～3周，儿童、青年发病率高，以秋、冬季为多发，以散发为主，多由患者急性期飞沫经呼吸道吸入而感染。

(2)症状：起病较细菌性肺炎和病毒性肺炎缓慢，约半数患者并无症状。典型肺炎表现者仅占10%，还可以咽炎、支气管炎、大泡性耳鼓膜炎形式出现。开始表现为上呼吸道感染症状，咳嗽、头痛、咽痛、低热，继之出现中度发热，顽固的刺激性咳嗽常为突出表现，亦可有少量黏痰或少量脓性痰。

(3)体征：胸部体检可无胸部体征或仅有少许湿啰音。其临床症状轻，体征轻于胸片X线表现是其特点之一。

(4)肺外表现：极少数患者可伴发肺外其他系统的病变，出现胃肠炎、溶血性贫血、心肌炎、心包炎、肝炎。少数还伴发周围神经炎、脑膜炎以及小脑共济失调等神经系统症状。

本病的症状一般较轻，发热持续1～3周，咳嗽可延长至4周或更久始消失。极少数伴有肺外严重并发症时可能引起死亡。

2.胸部X线表现

胸片表现多样化，但无特异性，肺部浸润多呈斑片状或均匀的模糊阴影，中、下肺野明显，有时呈网状、云雾状、粟粒状或间质浸润，严重者中、下肺结节影，少数病例可有胸腔积液。

3.实验室检查

血常规显示白细胞总数正常或轻度增加，以淋巴细胞为主。血沉加快。痰、鼻分泌物和咽拭子培养可获肺炎支原体,但检出率较低。目前诊断主要靠血清学检查。可通过补体结合试验、免疫荧光试验、酶联免疫吸附试验测定血清中特异性抗体。补体结合抗体于起病10 d后出现,在恢复期滴度高于或大于1∶64,抗体滴度呈4倍增长对诊断有意义。应用免疫荧光技术、核酸探针及PCR技术直接检测抗原有更高的敏感性、特异性及快速性。

4.其他肺炎支原体肺炎的诊断

需结合临床症状、胸部影像学检查和实验室资料确诊。

四、鉴别诊断

1.病毒性肺炎

发病以冬、春季节多见。免疫力低下的儿童和老年人是易感人群。不同病毒可有其特征性表现。麻疹病毒所致口腔黏膜斑,从耳后开始逐渐波及全身的皮疹。疱疹病毒肺炎可同时伴发有皮肤疱疹。巨细胞病毒所致伴有迁移性关节痛、肌肉痛的发热。本病肺实变体征少见,这种症状重而体征少、胸部X线表现轻、与症状不对称性是病毒性肺炎的特点之一。用抗生素治疗无效。确诊有赖于病原学和血清学检查。

2.肺炎球菌肺炎

起病急骤,先有寒战,继之高热,体温可达39 ℃~41 ℃,多为稽留热,早期有干咳,渐有少量黏痰、脓性痰或典型的铁锈色痰。常有肺实变体征或胸部X线改变,痰中可查到肺炎链球菌。

3.军团菌肺炎

本病多发生在夏、秋季,中老年发病多,暴发性流行,持续性高热,发热约半数超过40 ℃,1/3有相对缓脉。呼吸系统症状相对较少,而精神神经系统症状较多,约1/3患者出现嗜睡、神志模糊、谵语、昏迷、痴呆、焦虑、惊厥、定向障碍、抑郁、幻觉、失眠、健忘、言语障碍、步态失常等。早期部分患者有消化道症状,尤其是水样腹泻。从痰、胸液、血液中可直接分离出军团菌,血清学检查有助于诊断。

4.肺结核

起病缓慢,有结核接触史,病变位于上肺野,短期内不消失,痰中可查到结核杆菌,红霉素治疗无效。

五、治疗

(1)抗感染治疗:支原体肺炎主要应用大环内酯类抗生素,红霉素为首选,剂量为1.5~2.0 g/d,分3~4次服用,或用交沙霉素(1.2~1.8 g/d),或克拉霉素(每次0.5 g,每天2次),疗程10~14 d;或阿奇霉素(第1天0.5 g,后4天每次0.25 g,每天1次)。新型大环内酯类抗生素,如克拉霉素和阿奇霉素对肺炎支原体感染效果良好。也可应用氟喹诺酮类抗菌药物,如氧氟沙星、环丙沙星或左氧氟沙星等;病情重者可静脉给药,但不宜用于18岁以下的患者和孕妇。

(2)对症和支持:如镇咳和雾化吸入治疗。

(3)出现严重肺外并发症,应给予相应处理。

第六节　衣原体肺炎

一、定义

衣原体肺炎(chlamydia pneumonia)是由衣原体引起的肺部炎症。衣原体作为一类细胞内微生物，依其抗原性质、形态和胞质中所含糖原的不同，可将衣原体分为沙眼衣原体、肺炎衣原体和鹦鹉热衣原体。沙眼衣原体可引起沙眼、性病淋巴肉芽肿、包涵体结膜炎、非淋病性尿道炎、宫颈炎、输卵管炎、直肠炎、附睾炎及婴儿肺炎。肺炎衣原体主要引起急性呼吸道感染，如咽炎、鼻窦炎、支气管炎、肺炎等。

二、病因

衣原体肺炎包括沙眼衣原体引起的婴儿肺炎，也包括鹦鹉热衣原体感染导致的肺部炎症和肺炎衣原体感染引起的肺炎。鹦鹉热肺炎者多有接触鹦鹉或食用家禽的历史，通过吸入寄生在这些禽类粪便中的衣原体而患；或是与患本病的人接触而受传染。肺炎衣原体是目前临床上最常引起呼吸道感染的衣原体。肺炎衣原体肺炎多见于青少年，四季均可发病，有70%~75%的人群为易感人群，为人与人之间的传播。

三、诊断

1. 临床表现

(1)常见症状有气急、阵发性咳嗽、咳嗽后发绀、甚至窒息。通常不发热，肺部可闻及啰音及少量哮鸣音。

(2)鹦鹉热肺炎：本病可有1~4周的潜伏期，起病隐潜；发冷、发热、乏力、纳差、肌痛、关节痛，可有鼻出血、玫瑰疹。患者可有咳嗽、咳少量黏痰，甚至出现谵妄、嗜睡、木僵、抽搐等神经精神症状。轻症者体征可不明显。体温逐渐升高，可达40℃以上，伴相对缓脉；咽充血，双肺少量湿啰音，严重者有实变体征。

(3)肺炎衣原体肺炎：临床症状无特异性，潜伏期15~23 d。大多数患者有咽痛、声音嘶哑，可有发热、咳嗽(以干咳为主)、胸痛、不适、寒战和肌痛。肺部可闻及湿啰音。

2. X线表现

(1)沙眼衣原体肺炎：胸部X线显示间质浸润或网状、结节阴影，肺充气过度。

(2)鹦鹉热肺炎：两肺可见自肺门向外放射的浸润病灶，下叶较多，有时可见粟粒样结节或明显实变阴影，如弥散性支气管炎或间质性肺炎，但无特异性。肺内病变吸收缓慢。

(3)肺炎衣原体肺炎：开始主要表现为单侧肺泡浸润，下叶多见，以后可进展为双侧间质和肺泡浸润。

3. 实验室检查

血白细胞多正常；血沉增快。特异性补体结合实验阳性(>1:64)，或发病2~3周(恢复期)血清抗体效价高于急性期4倍以上，有助于诊断。痰、血标本接种于鸡胚及小白鼠或组织培养液中分离出鹦鹉热衣原体(革兰氏阴性)可确诊。但肺炎衣原体培养要求高，一般实验室难以实现。

肺炎衣原体抗原的微量免疫荧光试验(MIF)对肺炎衣原体具有特异性诊断价值。血清学诊断标准为:MIF 试验 IgG≥1:512 和(或)IgM≥1:32,在排除类风湿因子(RF)所致的假阳性后可诊断为近期感染。双份血清抗体滴度 4 倍或以上也可诊断为近期感染。1:16≤IgG<512 为既往感染。

鹦鹉热衣原体和沙眼衣原体肺炎的血清学诊断标准与肺炎衣原体的血清学诊断标准相似。

四、鉴别诊断

1. 病毒性肺炎

病毒性肺炎多发生于冬、春季节,可散发流行或暴发;儿童多见,临床表现一般较轻,体征往往缺如;X 线呈斑点状、片状或均匀的阴影。病毒的分离、血清学检查及抗体的检测都有助诊断。

2. 真菌性肺炎

真菌性肺炎多见于年老体弱、机体抵抗力低下、长期使用抗生素、激素、免疫抑制剂的人群。多种抗生素治疗无效;痰病源学检测可助鉴别。

3. 肺结核

可有结核病接触史,一般抗感染治疗无效,肺内病灶形态不规则、密度不均匀,可出现空洞;血清结核抗体、皮肤 PPD 试验、痰抗酸菌检查及诊断性抗结核治疗等有助诊断。

五、治疗

1. 抗生素治疗

(1) 首选四环素族类抗生素或大环内酯类抗生素。多西环素,首剂 0.2 g,以后每次 0.1 g,每天 2 次;或四环素(不用于孕妇和儿童),每次 0.25~0.5 g,每天 4 次,或红霉素每次 0.5 g,每天 4 次。口服,疗程均为 21 d。

(2) 也可应用:克拉霉素,每次 0.5 g,每天 2 次,疗程 21 d;阿奇霉素,首剂 0.5 g,以后 4 d 每次 0.25 g,每天 1 次。罗红霉素,每次 0.15 g,每天 2 次。

(3) 肺炎衣原体对氟喹诺酮类药物也敏感,可试用氧氟沙星、左氧氟沙星等,但不能应用于 18 岁以下的患者。疗程 2~3 周。

2. 一般治疗

注意隔离,对症支持。

3. 并发症治疗

若出现呼吸衰竭,可行机械通气等处理。

第七节 葡萄球菌肺炎

一、定义

葡萄球菌肺炎是葡萄球菌引起的急性化脓性肺部炎症,主要为原发性(吸入性)金葡菌肺炎和继发性（血源性）金葡菌肺炎。多见于儿童和年老体弱者，尤其是应用皮质激素、抗肿瘤药物及其他免疫抑制剂的患者。临床上以化脓坏死倾向明显，病情严重。若未适当治疗，可出现末梢循环衰竭，病死率较高。

二、病因

葡萄球菌为革兰氏染色阳性球菌，兼性厌氧，分为金黄色葡萄球菌、表皮葡萄球菌、腐生葡萄球菌，其中金黄色葡萄球菌致病性最强。血浆凝固酶可以使纤维蛋白原转变成纤维蛋白，后者包绕于菌体表面从而逃避白细胞的吞噬，与细菌的致病性密切相关。凝固酶阳性的细菌，如金黄色葡萄球菌，凝固酶阴性细菌如表皮葡萄球菌、腐生葡萄球菌。近年来，耐甲氧西林的金葡菌株（MRSA）和耐甲氧西林凝固酶阴性葡萄球菌（MRSCN）的感染在日益增多，同时对多种抗生素耐药，包括喹诺酮类、大环内酯类、四环素类、氨基糖苷类等。易感人群为防御功能降低者，如呼吸道感染、应用免疫抑制剂、免疫缺陷、营养不良、皮肤外伤感染等。细菌可以通过呼吸道吸入或血源播散导致肺炎。目前因介入治疗的广泛开展和各种导管的应用，为表皮葡萄球菌的入侵提供了更多的机会，其在院内感染性肺炎的比例也在提高。

三、诊断

1. 临床表现

（1）多数急性起病，血行播散者常有皮肤疖痈史，皮肤黏膜烧伤裂伤破损，一些患者有金葡菌败血症病史，部分患者找不到原发灶。

（2）通常全身中毒症状突出，衰弱、乏力、大汗，全身关节肌肉酸痛，急起高热、寒战、咳嗽、由咳黄脓痰演变为脓血痰或粉红色乳样痰、无臭味儿，胸痛和呼吸困难进行性加重、发绀，重者甚至出现呼吸窘迫及血压下降、少尿等末梢循环衰竭的表现。少部分患者肺炎症状不典型，可亚急性起病。

（3）血行播散引起者早期以中毒性表现为主，呼吸道症状不明显。

（4）早期呼吸道体征轻微与其严重的全身中毒症状不相称是其特点之一。不同病情及病期体征不同，肺典型大片实变少见。若有，则病侧呼吸运动减弱。局部叩诊浊音，可闻管样呼吸音。有时可闻湿啰音，双侧或单侧。合并脓胸气胸时，视程度不同可有相应的体征。部分患者可有肺外感染灶、皮疹等。

2. 实验室及辅助检查

外周血 WBC 在 $20\times10^9/L$ 左右，可高达 $50\times10^9/L$，重症者 WBC 可低于正常。中性粒细胞数增高，有中毒颗粒、核左移现象。血播性者血培养阳性率可达 50%。原发吸入者阳性率低。痰涂片革兰氏染色可见大量成堆的葡萄球菌和脓细胞，白细胞内见到球菌有诊断价值。普通痰培养阳性有助于诊断，但有假阳性，通过保护性毛刷采样定量培养，细菌数量$>10^3$ cfu/mL 时几乎没有假阳性。

血清胞壁酸抗体测定对早期诊断有帮助，血清滴度$\geq1:4$ 为阳性，特异性高。

3. 影像学检查

原发性感染者早期胸部 X 线表现为大片絮状、密度不均的阴影。可成段或大叶分布，亦有成小叶样浸润，病变短期内变化大，可出现空洞或蜂窝状透亮区，或在阴影周围出现大小不等的气肿大泡。血源性感染者的胸部 X 线表现呈两肺多发斑片状、或团块状阴影、或多发性小液平空洞。

四、鉴别诊断

1. 其他细菌性肺炎

如流感嗜血杆菌、克雷伯杆菌、肺炎链球菌引起的肺炎，典型者可通过发病年龄、起病急缓、痰的颜色、痰涂片、胸部X线等检查加以初步鉴别。各型不典型肺炎的临床鉴别较困难，最终的鉴别均需病原学检查。

2. 肺结核

上叶金葡菌肺炎易与肺结核混淆，尤其是干酪性肺炎，也有高热、畏寒、大汗、咳嗽、胸痛，X线胸片也有相似之处，还应与发生在下叶的不典型肺结核鉴别，通过仔细询问病史及相关的实验室检查大多可以区别，还可以观察治疗反应帮助诊断。

五、治疗

1. 对症治疗

休息、祛痰、吸氧、物理或化学降温、合理饮食、防止脱水和电解质紊乱，保护重要脏器功能。

2. 抗感染

治疗的关键是尽早选用敏感有效的抗生素，防止并发症。根据药敏实验选药，并按病情轻重决定剂量、疗程，重症者联合用药。国内院内感染分离的金葡菌90%对青霉素耐药，因此，在经验性用药时青霉素不作为首选，仅用于少部分不产β-内酰胺酶的细菌，但需大于常规剂量，最高达2 000万单位，若青霉素过敏，可选红霉素、丁胺卡那霉素等。产酶菌仍以耐酶半合成青霉素治疗为主，如甲氧西林、苯唑西林，也可选头孢菌素，重者可用第三代头孢菌素。对其耐药者可用加酶抑制剂的复方制剂如舒巴坦钠—头孢哌酮钠（舒普深）、亚胺培南—西拉司丁（伊米配能）。难治的多重耐药菌可考虑第四代头孢菌素，如头孢吡肟。其他可选的还有氟喹诺酮类、氨基糖苷类等。

对MRSA和MRSCN首选万古霉素，1～2 g/d（或去甲万古霉素），但要将其血药浓度控制在20 μg/mL以下，防止其耳肾毒性的发生，效果不佳时可与利福平、磷霉素、氟喹诺酮或氨基糖苷类抗生素联用。

3. 治疗并发症

若并发脓胸或脓气胸时可行闭式引流，抗感染时间可延至8～12周。合并脑膜炎时，最好选用脂溶性强的杀菌剂，如头孢他定、头孢哌酮、万古霉素及阿米卡星等，疗程要长。

第八节 克雷伯杆菌肺炎

一、定义

克雷伯杆菌肺炎亦称肺炎杆菌肺炎，是由肺炎克雷伯杆菌感染引起的急性肺部炎症。主要表现为支气管肺炎、急性支气管炎，16%～50%的患者合并肺脓肿、败血症或迁移性脓肿，病死率为 30%～50%。

二、病因

1. 致病菌

为肺炎克雷伯杆菌,属肠杆菌克雷伯菌属,包括三个亚种,革兰氏染色阴性,多有荚膜。根据荚膜抗原的不同,可分为 78 个型。引起肺炎者以 K1～6 型为多。

2. 主要感染途径

通过患者间,或经呼吸机、静脉补液及医护人员的手传播。该菌已成为院内获得性肺炎的重要致病菌,在社区获得性和医院获得性革兰氏阴性杆菌肺炎中分别占 18%～64% 和 30%,其中有 50% 耐药,成为防治中的难点。

三、诊断

1. 病史

多见于中年以上男性,常有慢性酒精中毒、酗酒等诱因。常见基础疾病有慢性肺部疾病、糖尿病、肿瘤、创伤手术史及营养不良等。

2. 临床表现

(1) 起病:中年以上男性多见,起病急,畏寒,高热。

(2) 呼吸道症状:咳嗽、气急及胸痛。多数患者痰较多,咳黏稠脓性痰,痰中带血和咯血。典型者痰呈砖红色胶胨状或果酱样,无嗅味。当有肺炎杆菌肺炎临床表现,青霉素、大环内酯类治疗无效时应警惕该病可能。

(3) 查体:急性病容,呼吸急促,发绀,体温波动于 39 ℃ 上下,心率快,严重者可出现黄疸、休克。肺部查体为实变体征,可听到管状呼吸音或湿性啰音。慢性者可有贫血表现。部分患者有化脓性胸膜炎、皮肤软组织感染、心内膜炎、骨髓炎等表现。

3. 实验室检查

(1) 血常规:白细胞和中性粒细胞计数增多,核左移。年老体弱者白细胞总数可正常或减少,提示预后较差。少数正细胞正色素贫血。

(2) 病原体检查:①痰涂片染色镜检,有大量白细胞,可见革兰氏染色阴性杆菌。②痰培养肺炎杆菌生长,但不能确定病原菌或是口咽部定植菌。防污染痰标本培养阳性则可助确诊。③20%～60% 的患者血培养致病菌可阳性;④胸液培养致病菌可阳性。如痰、血和胸液培养为同样致病菌,可确认病原学诊断。

(3) 胸部 X 线:①肺大叶实变:多位于右上叶,炎性渗出物可使叶间裂呈弧形下坠为典型表现;②小叶浸润性病变:可累及多个肺叶;③脓肿形成:16%～50% 可伴脓肿和空洞形成;④胸腔积液和脓胸;⑤慢性者超薄壁空洞肺纤维化体积缩小后似结核。

四、鉴别诊断

1. 干酪样肺炎

干酪样肺炎中毒症状重,肺实变上叶多见,应与克雷伯杆菌肺炎鉴别。干酪样肺炎常有结核中毒症状,X 线表现肺实变、消散慢,病灶多在肺尖或锁骨下、下叶后段或下叶背段,新旧不一、有钙化点、易形成空洞并肺内播散。痰抗酸菌染色可发现结核菌,PPD 试验常阳性,青霉素 G 治疗无效。

2. 金葡菌肺炎

中毒症状重,早期多发肺脓肿,应与克雷伯杆菌肺炎鉴别。金黄色葡萄球菌肺炎常有肺外化脓性感染灶,X线表现有迁移性肺脓肿及液平,可发生于肺内任何部位,痰、血细菌培养可助诊断。

3. 支气管扩张

反复咳脓痰、咯血、消瘦应与克雷伯杆菌肺炎鉴别。幼年有呼吸道感染病史,咳嗽与体位有关,晨起明显,反复同一肺段感染,听诊有固定啰音,杵状指,X线表现为沿支气管分布蜂窝状或卷发状阴影。胸部CT见支气管扩张变形。

4. 与其他革兰氏阴性杆菌肺炎进行鉴别

病原菌检测是诊断本病的主要依据。

五、治疗

1. 对症治疗

卧床休息,保温,气道通畅,止咳祛痰,痰液黏稠时给予雾化,吸氧,纠正水、电解质和酸碱平衡紊乱及营养疗法。

2. 营养支持治疗

输新鲜血、血浆、清蛋白等。

3. 抗感染治疗

及早使用有效抗生素是治愈的关键。

(1)轻症或院外感染者。①首选氨基糖苷类抗生素。阿米卡星每日 0.6~0.8 g,分次肌内注射或静脉注射,以减少肾毒性;或丁胺卡那霉素每日 0.4~0.8 g,分 2~3 次肌内注射。②半合成广谱青霉素。哌拉西林每日 4~6 g,分 2~4 次静脉滴注;或替卡西林每日 4~6 g,分 2~4 次静脉滴注;或头孢唑啉每日 4~6 g,分 2~4 次静脉滴注;或头孢拉定每日 4~6 g,分 2~4 次静脉滴注;头孢菌素过敏者可用氧哌嗪青霉素每日 6~8 g,分次肌内注射或静脉滴注。

(2)重症或院内感染者。①头孢菌素二代:头孢呋辛每日 4~6 g 分次静脉滴注。②头孢菌素三代+氨基糖苷类抗生素;如头孢曲松或头孢他啶每日 2~4 g,分次静脉注射+阿米卡星每日 0.6~0.8 g,分次肌内注射或静脉注射。③氧哌嗪青霉素+氨基糖苷类抗生素。④氨曲南,亚胺培南。

(3)耐药难治患者。头孢菌素二代:头孢曲松或头孢他啶每日 2~4 g 分次静脉注射+氨基糖苷类抗生素阿米卡星每日 0.6~0.8 g,分次肌内注射或静脉注射,或妥布霉素肌内注射或静脉注射。或加用氟喹诺酮:如环丙沙星每日 0.8 g,分 2~4 次静脉滴注;氧氟沙星、左氧氟沙星也可选用。必要时可与氨曲南,亚胺培南联合应用。

(4)产 ESBLs 菌株感染者。首选药物为碳青霉烯类(亚胺培南和美洛培南)和氟喹诺酮类。其他抗生素也可选用,如头孢菌素类(头孢美唑、头孢西丁等)、β-内酰胺类药物与β-内酰胺酶抑制剂的复合制剂(如头孢哌酮+舒巴坦、氧哌嗪青霉素+他唑巴坦等)。

第九节 肺结核

一、定义

肺结核病是结核分枝杆菌入侵机体后在一定条件下引起发病的肺部慢性感染性疾病,其中痰排菌者为传染性肺结核病。结核病严重影响人民健康,是我国重点防治疾病之一。

二、诊断

1. 临床表现

患者有下列临床表现应考虑肺结核的可能,应进一步做痰和胸部 X 线检查。约有 20% 活动性肺结核患者也可无症状或仅有轻微症状。

(1)咳嗽、咳痰 3 周或以上,可伴有咯血、胸痛、呼吸困难等症状。

(2)发热(常午后发热),可伴有盗汗、乏力、食欲减退、体重减轻和月经失调等症状。

(3)结核变态反应引起的过敏表现:结节性红斑、滤泡性结膜炎和结核风湿症(Poncet 病)等。

(4)结核菌素(PPD-C5TU)皮肤试验:阳性对诊断结核病意义不大,但对未种卡介苗者则提示已受结核分支杆菌(简称结核菌)感染或体内有活动性结核病。当呈现强阳性时表示机体处于超过敏状态,结核发病机率高,可作为临床诊断结核病的参考指标。

(5)肺部病变较广泛时可有相应体征,有明显空洞或并发支气管扩张时可闻及中小水泡音。康尼峡缩小提示肺尖有病变。

2. 影像学诊断

肺结核胸部 X 线表现可有如下特点:①多发生在肺上叶尖后段、肺下叶背段、后基底段;②病变可局限也可多肺段侵犯;③X 线影像可呈多形态表现(同时呈现渗出、增生、纤维和干酪性病变),可伴有钙化;④易合并空洞;⑤可伴有支气管播散灶;⑥可伴胸腔积液、胸膜增厚与粘连;⑦呈球形病灶时(结核球)直径多在 3 cm 以内,周围可有卫星病灶,内侧端可有引流支气管征;⑧病变吸收慢(一个月以内变化较小)。

胸部 CT 扫描对如下情况有补充性诊断价值:①胸内隐匿部位病变,包括气管、支气管内的病变;②早期发现肺内粟粒阴影;③诊断有困难的肿块阴影、空洞、孤立结节和浸润阴影的鉴别诊断;④了解肺门、纵隔淋巴结肿大情况,鉴别纵隔淋巴结结核与肿瘤;⑤少量胸腔积液、包裹积液、叶间积液和其他胸膜病变的检出;⑥鉴别肺内囊肿与实体肿块。

3. 病原学诊断

(1)标本采集和结核菌的检测:标本来源包括痰液、超声雾化导痰、下呼吸道采样、支气管冲洗液、支气管肺泡灌洗液(BALF)、肺及支气管活检标本。涂片检查采用萋—尼抗酸染色和荧光染色法。集菌法阳性率高于直接涂片法。涂片染色阳性只能说明抗酸杆菌存在,不能区分是结核菌还是非结核分支杆菌。由于我国非结核分支杆菌病发病较少,故检出抗酸杆菌对诊断结核病有极重要的意义。

痰直接涂片方法简单、快速,但敏感性不高,应作为常规检查方法。涂片阴性不能排除肺结核,连续检查≥3 次,可提高其检出率。

分离培养法灵敏度高于涂片镜检法,可直接获得菌落,便于与非结核分支杆菌鉴别,是结核病诊断金标准,未进行抗结核治疗或停药 48～72 h 的肺结核患者可获得比较高的分离率。分离培养法采用改良罗氏和 BACTEC 法,BACTEC 法较常规改良罗氏培养法提高初代分离率 10% 左右,又可鉴别非结核分支杆菌,检测时间也明显缩短。

(2)结核菌药物敏感性检测:对肺结核痰菌阴转后复阳、化学治疗 3～6 个月痰菌仍持续阳性、经治疗痰菌减少后又持续增加及复治患者应进行药物敏感性检测。原发耐药率较高地区,有条件时初治肺结核也可行药物敏感性检测。

(3)血清抗结核抗体检查:血清学诊断可成为结核病的快速辅助诊断手段,但特异性欠强,敏感性较低。

4. 菌阴肺结核的诊断

菌阴肺结核为三次痰涂片及一次培养阴性的肺结核,其诊断标准为:①典型肺结核临床症状和胸部 X 线表现。②抗结核治疗有效。③临床可排除其他非结核性肺部疾患。④PPD-C5TU 强阳性;血清抗结核抗体阳性。⑤痰结核菌 PCR+探针检测呈阳性。⑥肺外组织病理证实结核病变。⑦BALF 检出抗酸分支杆菌。⑧支气管或肺部组织病理证实结核病变。

具备①～⑥中 3 项或⑦～⑧条中任何 1 项可确诊。

5. 不典型肺结核

(1)免疫损害者(指原发免疫缺陷性疾病及接受放化疗和免疫抑制药物治疗患者),由于皮质激素或其他免疫抑制药物和因素的干扰或掩盖,肺结核的症状隐匿或轻微,可缺乏呼吸道症状,也可由于免疫防御机制受损以突发高热起病,病变进展迅速呈暴发性经过。

(2)免疫损害患者的肺结核,以血行播散肺结核居多,合并胸膜炎或肺外结核多。X 线上"多形性"不明显,以均质性片絮状阴影表现多,可在结核病非好发部位、中下肺叶及上叶前段发生,需和急性肺炎鉴别。

(3)极度免疫功能低下患者可首先出现高热、肝、脾和淋巴结等全身症状,而肺部 X 线阴影出现时间明显延长或长时间表现为无典型粟粒样病变的无反应性结核病(暴发性结核性败血症)。

(4)艾滋病合并肺结核时可表现肺门、纵隔淋巴结肿大、中下肺野浸润病变多,类似原发肺结核表现,且有合并胸膜炎与肺外结核多、PPD 试验(-)等特点。

(5)糖尿病合并肺结核时 X 线特点以渗出干酪样病变为主,可呈大片状、巨块状、已形成空洞,好发于肺门区及中下肺野,病变进展快,应注意与急性肺炎、肺化脓症和肺癌等相鉴别。

(6)支气管结核所致肺结核多在中下肺野或邻近肺段,由于有支气管狭窄因素存在,常可合并细菌感染致病变表现不典型,易与肺炎混淆,肺不张也常是支气管结核的并发症。

6. 结核病分类(1999 年结核病分类标准)

(1)原发型肺结核:为原发结核感染所致的临床病症,包括原发综合征及胸内淋巴结结核。

(2)血行播散型肺结核:包括急性血行播散型肺结核(急性粟粒型肺结核)及亚急性、慢性血行播散型肺结核。

(3)继发型肺结核:是肺结核中的一个主要类型,包括浸润型、纤维空洞及空洞性、结核球干酪性肺炎等。

(4)结核性胸膜炎:临床上已排除其他原因引起的胸膜炎,包括结核性干性胸膜炎、结核性渗出性胸膜炎和结核性脓胸。

(5)其他肺外结核:按部位及脏器命名,如骨关节结核、结核性脑膜炎、肾结核、肠结核等。

在诊断肺结核时,可按上述分类名称书写诊断,并应注明范围(左、右侧、双侧)、痰菌和初、复治情况。

三、鉴别诊断

肺结核的临床表现和胸部X线可与许多疾病相似。不同类型的肺结核应该与其相似的疾病鉴别。

1. 原发型肺结核

支气管淋巴结结核应该和结节病、淋巴瘤、组织细胞增生症X、转移性恶性肿瘤和各种纵隔恶性肿瘤等疾病相鉴别。如果胸部X线仅显示肺内病灶而肺门淋巴结不肿大时,则应该和各种非结核性肺部炎症相鉴别。如果原发病灶出现干酪坏死和空洞时,须与肺脓肿相鉴别。

2. 血行播散型肺结核

从影像学改变出发,应该与非结核肺部感染、支气管肺泡细胞癌、肺淋巴管癌和弥散性肺间质纤维化相鉴别。

3. 继发型肺结核

肺内表现为渗出病变时,应注意与各种细菌性肺炎鉴别;肺结核空洞时须与肺脓肿鉴别;结节状结核病灶、结核球等应该与肺癌等鉴别。

四、治疗

原则:为早期、规律、全程、适量、联合五项原则。整个化疗方案分为强化和巩固两个阶段。

(1)初治肺结核的治疗:有下列情况之一者谓之初治:①尚未开始抗结核治疗的患者;②正进行标准化疗方案用药而未满疗程的患者;③不规则化疗未满1个月的患者。

初治方案:强化期2个月/巩固期4个月,药名前数字表示用药月数,药名右下方数字表示每周用药次数。常用方案:2S(E)HRZ/4HR;2S(E)HRz/4H$_3$R$_3$;2S$_3$(E$_3$)H$_3$R$_3$Z$_3$/4H$_3$R$_3$;2S(E)HRZ/4HRE;2卫非特/4卫非宁。

初治强化期第2个月末痰涂片仍阳性,强化方案可延长1个月,总疗程6个月不变(巩固期缩短1个月)。若第5个月痰涂片仍阳性,第6个月阴性,巩固期延长2个月,总疗程为8个月。对粟粒型肺结核(无结核性脑膜炎者)上述方案疗程可适当延长,不采用间歇治疗方案,强化期为3个月,巩固期为HR方案6~9个月,总疗程为9~12个月。菌阴肺结核患者可在上述方案的强化期中删除链霉素或乙胺丁醇。

(2)复治肺结核的治疗:复治是指:①初治失败的患者;②规则用药满疗程后痰菌又复阳的患者;③不规律化疗超过1个月的患者;④慢性排菌患者。

复治方案:强化期3个月/巩固期5个月。常用方案:2SHRZE/1HRZE/5HRE;2SHRZE/1HRZE/SH$_3$R$_3$E$_3$;2S$_3$H$_3$R$_3$Z$_3$E$_3$/1H$_3$R$_3$Z$_3$E/5H$_3$R$_3$E$_3$。

复治患者应做药敏试验,对于上述方案化疗无效的复治排菌病例可参考耐多药肺结核化疗方案并根据药敏试验加以调整,慢性排菌者一般认为用上述方案疗效不理想,具备手术条件者可行手术治疗,对久治不愈的排菌者要警惕非结核分支杆菌感染的可能性。

(3)耐多药肺结核的治疗:对至少包括INH和RFP两种或两种以上药物产生耐药的结核病为MDR-TB,所以耐多药肺结核必须要有痰结核菌药敏试验结果才能确诊。

耐多药肺结核化疗方案:主张采用每日用药,疗效要延长至21个月为宜,WHO推荐一线和二线抗结核药物可混合用于治疗 MDR-TB,一线药物中除 INH 和 RFP 已耐药外,仍可根据敏感情况选用:①SM:因 SM 应用减少,耐 SM 的病例可能减少。②PZA:多在标准短程化疗方案强化期中应用;故对该药可能耐药频率低,虽然药敏试验难以证实结核菌对 PZA 的药物敏感性(因无公认可靠的敏感性检测方法),但目前国际上治疗 MDR-TB 化疗方案中常用它。③EMB:抗菌作用与 SM 相近,结核菌对其耐药频率低。

二线抗结核药物是耐多药肺结核治疗的主药。包括:①氨基糖苷类:阿米卡星(AMK)和多肽类卷曲霉素等。②硫胺类:乙硫异烟胺(1314TH)、丙硫异烟胺。③氟喹诺酮类:氧氟沙星(OFLX)和左氧氟沙星(LVFX),与 PZA 联用杀灭巨噬细胞内结核菌有协同作用,长期应用安全性和肝耐受性也较好。④环丝氨酸:对神经系统毒性大,应用范围受到限制。⑤对氨基水杨酸钠:为抑菌药,用于预防其他药物产生耐药性。⑥利福布丁(RBT):耐 RFP 菌株中部分对它仍敏感。⑦异烟肼、对氨基水杨酸盐(帕星肼 PSNZ):是老药,但耐 INH 菌株中,部分对它敏感,国内常用于治疗 MDR-TB。

未获得(或缺乏)药敏试验结果但临床考虑 MDR-TB 时,可使用的化疗方案为强化期使用 AMK(或 CPM)+TH+PZA+OFLX 联合,巩固期至少 18 个月,总疗程 21 个月以上。若化疗前或化疗中已获得了药敏试验结果,可在上述药物的基础上调整,保证敏感药物在 3 种以上。

第十节 肺脓肿

一、定义

肺脓肿是指各种微生物感染引起肺组织坏死性病变,形成脓腔。病原体包括化脓性细菌、分支杆菌、真菌或寄生虫。按发病时间分急性(小于 4~6 周)或慢性肺脓肿。按感染途径分原发性(吸入性)或继发性。

二、诊断

1.临床表现

(1)急性肺脓肿:患者常有口、鼻、咽部的化脓性感染或口咽部手术史。受寒、过劳、昏迷、麻醉、酒醉等常为诱因。症状取决于肺脓肿是何种病原体感染造成。单纯厌氧菌:起病可隐袭,病史可几周或几月,低热、咳嗽、咳恶臭脓痰、食欲缺乏、体重下降,常无胸痛,可咯血。其他细菌:发病常急骤,高热、畏寒、寒战,咳大量脓性黏液痰(每日可达 300~500 mL),可胸痛、气促。脓痰静置后分 3 层,上层为泡沫,中层为黏液,底部为大量脓块。常见病原体为真菌、奴卡菌属和分支杆菌。病情进展较慢,常无胸痛。

(2)血源性肺脓肿:常有皮肤创伤、感染、疖、产后感染或亚急性细菌性心内膜炎等病史。早期多表现畏寒、高热等全身脓毒血症症状,数日至 2 周后才出现呼吸道症状,咳嗽、咳痰等。但咳嗽较轻,痰量较少,脓臭痰少,极少咯血。

(3)慢性肺脓肿:不规则发热、咳嗽、咳脓痰、食欲缺乏、体重下降、贫血,可反复咯血。

(4)继发性肺脓肿咳脓臭痰少、咯血少。血源性先为肺外感染症状,高热1~2周后出现呼吸道症状。其他继发性肺脓肿起病缓慢。

2.体格检查

可存在肺实变的体征(如肺呼吸音减低、叩诊呈浊音、管状呼吸音、吸气相湿啰音),可存在胸膜摩擦音、胸腔积液、脓胸和脓气胸体征,包括叩诊呈浊音、对侧纵隔移位、患侧呼吸音减低或消失。可有杵状指趾。

3.实验室检查

(1)血常规:白细胞增高、核左移。

(2)影像学检查:胸部平片或CT可发现脓肿或脓腔伴液平。前者为不规则的成形空洞里伴气液平面,吸入引起的肺脓肿常发生在上叶后段或下叶背段。后者常为圆形低密度区,伴有厚壁,边界模糊,不规则。

(3)病原学检查:痰标本:常规应该进行革兰氏染色、培养(需氧、厌氧)和药物敏感性试验。如怀疑结核,应做抗酸染色和分支杆菌培养,如怀疑寄生虫,应行痰找虫卵及寄生虫。必要时可经纤维支气管镜保护性毛刷或经皮吸引术取得样本进行微生物学检查。

三、鉴别诊断

1.细菌性肺炎

可有口唇疱疹,咳铁锈色痰,肺部听诊有湿性啰音,影像学检查示肺部大片密度增高的阴影。若经治疗后出现高热不退,咳大量脓痰,应考虑肺脓肿。

2.支气管肺癌

多为40岁以上,无明显中毒症状,影像学发现空洞壁内面凹凸不平呈结节样、空洞偏心。

3.其他

局限性脓胸、有液平的肺大泡发生感染、支气管源性囊肿或囊肿感染、肺内血肿、尘肺、食管裂孔疝:可经胸部X线片,必要时胸部CT区别。

四、治疗

1.抗生素治疗

应根据病原体给予相应治疗。细菌性肺脓肿的标准治疗方案是克林霉素600 mg静脉点滴,8 h 1次,也可根据情况选用静脉青霉素G(每日240万~1 000万单位)、第2代或第3代头孢菌素。或其他敏感抗生素,如一种β-内酰胺/β-内酰胺酶抑制剂,并应加上灭滴灵或林可霉素(如疑有厌氧菌感染时)。目前推荐抗生素应用到胸部X线片显示肺脓肿吸收或仅存在小的稳定病灶,建议抗生素疗程为4~6周。

2.外科治疗

急性肺脓肿药物治疗效果不佳者可经皮穿刺引流。一般不手术,开胸手术的适应证:急性肺脓肿内科治疗3个月以上,脓肿较大、超过6 cm,严重咯血,脓胸,支气管梗阻,临床考虑肺癌或突然破裂造成脓气胸。

第二章 消化内科疾病

第一节 急性胃炎

急性胃炎是一种由各种原因引起的胃黏膜充血、水肿、糜烂、出血等急性炎性病变,以胃脘部疼痛、压痛,伴恶心、呕吐、出血为主要表现的消化系统疾病。临床有单纯性胃炎、感染性胃炎、腐蚀性胃炎等分型。该病属于中医胃痛、腹痛、呕吐等病症范畴。

一、西医

(一)诊断要点

1. 病史

有进食化学、物理刺激物及含微生物、细菌毒素的食物史,常于24 h内发病。

2. 症状

上腹不适、疼痛、恶心、呕吐等症状,严重病例可有发热、脱水、酸中毒,甚至休克,糜烂性胃炎常有上消化道出血。

3. 体征

有腹部或脐周压痛。

4. 检查

胃镜下可见胃黏膜充血、水肿、分泌物增多或出血糜烂等现象。

(二)治疗原则

1. 一般治疗

停止或去除致病因素,停止一切对胃有刺激的饮食或药物,慎用或不用易损伤胃黏膜的药物。卧床休息,给予流质饮食,由强酸或强碱引起的腐蚀性胃炎立即给予牛奶100~200 mL,然后再服食用植物油100~200 mL。呕吐严重者暂禁食。

2. 药物治疗

(1)单纯性胃炎:液体疗法+胃黏膜保护药+抑酸药,痛甚者加抗胆碱药,呕吐剧烈者加镇吐药,由细菌感染引起者加抗生素。

(2)感染性胃炎:液体疗法+抗生素+对症治疗。

(3)腐蚀性胃炎:液体疗法+酸碱中和药(强酸者用氢氧化铝凝胶剂或氧化镁乳剂、强碱者用醋酸)+抗生素+镇痛药。

(三)治疗方案

1. 推荐方案

奥美拉唑20 mg,每天2次,连用7 d。

2. 可选方案

枸橼酸铋钾,120 mg,每天3次,连用7 d。

临床经验:治疗急性胃炎的关键是祛除病因,停用致病药物,配合支持疗法,根据致病原因选择胃黏膜保护药。

二、中医

(一)病因病机

中医学认为本病的发生多因病邪犯胃、饮食伤胃、肝气犯胃、脾胃虚弱所致。

1.病邪犯胃

外受寒邪、湿邪、热邪,邪犯于胃,阻滞胃腑气机,胃失通降则致疼痛、呕吐。

2.饮食伤胃

饮食不节,饥饱无常,暴饮暴食,或食毒物、恣饮酒浆,致邪毒内蕴,损伤脾胃,故致胃痛。

3.肝气犯胃

情志不遂,暴怒伤肝,肝气失于条达,横逆犯胃,影响胃气之通降,则致斯病。

4.脾胃虚弱

素体脾虚,或过于劳力、劳心,或久病伤脾,均致脾土受损,影响胃之受纳。

(二)辨证论治

临证时,宜根据胃痛、腹痛、呕吐的时间、性质及加重缓解因素,结合伴随症状、舌脉来辨别病之在肝、在胃,邪之因寒、因热、因湿,虚之在气、在阴。治疗以祛邪和胃为主要原则。

1.寒邪犯胃证

(1)主症:进冷食后脘腹阵痛,恶心呕吐,得温熨后减轻,伴肢冷,口不干苦,小便清。舌质淡、苔白,脉紧。

(2)治法:温胃散寒,和胃降逆。

(3)处方:藿香正气散加减。3剂,每日1剂,分2次煎服。组成:藿香10 g,大腹皮15 g,紫苏叶6 g,陈皮10 g,茯苓15 g,白术10 g,厚朴10 g,法半夏10 g,乌药10 g,甘草5 g。加减:便血者加三七3 g,地榆炭15 g;泛吐酸水者加瓦楞子10 g;呕吐者加竹茹10 g,旋覆花6 g。

2.热邪犯胃证

(1)主症:胃脘疼痛,脘部烧灼感,胀闷、泛酸,或伴便血、吐血。舌质红、苔黄,脉滑数。

(2)治法:清热燥湿,理气止痛。

(3)处方:五味消毒饮加减。3剂,每日1剂,分2味次煎服。组成:金银花15 g,蒲公英15 g,野菊花10 g,紫花地丁10 g,乌贼骨10 g,白芍15 g,佛手10 g,甘草5 g。加减:便血者加大黄6g,地榆炭15 g;呕吐者加竹茹10 g,旋覆花6 g。

3.寒热错杂证

(1)主症:急起脘腹疼痛,多有饮食不洁、暴食生冷等诱因,纳食骤减,伴腹胀、恶心呕吐、泛酸、恶寒、发热、身倦乏力。舌质红、苔黄或黄腻,脉滑数。

(2)治法:散寒清热,辛开苦降,调畅气机。

(3)处方:半夏泻心汤加减。3剂,每日1剂,分2次煎服。组成:法半夏10 g,黄芩10 g,黄连5 g,干姜5 g,党参10 g,蒲公英15 g,浙贝母10 g,延胡索10 g,茵陈蒿15 g,甘草5 g。加减:恶心呕吐者加生姜6 g。

4.湿热中阻证

(1)主症:胃脘疼痛,灼热脘闷,口苦黏腻,恶心呕吐,大便溏泻不爽。舌红、苔黄腻,脉滑数。

(2)治法:清化湿热,理气和胃。

(3)处方:三仁汤加味。7剂,每日1剂,分2次煎服。组成:薏苡仁30 g,法半夏10 g,白蔻仁5 g,杏仁10 g,厚朴10 g,赤茯苓15 g,茵陈蒿15 g,通草3 g,滑石(布包)15 g,甘草5 g。加减:胃痛明显者加延胡索10 g。

5. 饮食滞胃证

(1)主症:脘腹胀痛,嗳腐吞酸,吐食厌食,于暴饮暴食后出现。舌苔腻,脉滑。

(2)治法:化食和胃。

(3)处方:保和丸加减。3剂,每日1剂,分2次煎服。组成:法半夏10 g,陈皮10 g,神曲10 g,山楂15 g,茯苓15 g,连翘15 g,莱菔子6 g,槟榔10 g,隔山消10 g,甘草5 g。加减:大便干结者加大黄6 g;胃痛甚加延胡索10 g。

6. 肝气犯胃证

(1)主症:脘腹胀痛,恶心呕吐,情绪不遂时加重,伴泛酸嗳气,两胁胀痛,食少。舌苔薄白,脉弦。

(2)治法:疏肝理气,和胃降逆。

(3)处方:柴胡疏肝散加减。7剂,每日1剂,分2次煎服。组成:柴胡10 g,酒白芍15 g,枳壳10 g,丹参15 g,蒲公英15 g,川楝子15 g,延胡索10 g,甘草5 g。加减:若脘闷、舌苔腻者加法半夏10 g,石菖蒲10 g;泛酸吐酸者加海螵蛸10 g;舌有瘀斑、瘀点者,加蒲黄15 g,五灵脂15 g;胃黏膜有不典型增生或肠上皮化生者加莪术10 g,白花蛇舌草30 g。

7. 脾虚湿滞证

(1)主症:胃脘隐痛,脘腹痞胀,纳少恶心,疲乏无力,大便溏,舌质淡,苔腻,脉细滑。

(2)治法:健脾益气,利湿和胃。

(3)处方:香砂六君子汤加味。7剂,每日1剂,分2次煎服。组成:党参10 g,白术10 g,茯苓15 g,法半夏10 g,陈皮10 g,藿香10 g,砂仁5 g,川楝子10 g,神曲10 g,甘草5 g。加减:胃痛明显者加延胡索10 g,乌药10 g。

8. 阴虚湿滞证

(1)主症:胃脘隐隐灼痛,似饥而不欲食,脘闷恶心,口燥咽干,五心烦热,消瘦乏力,口渴思饮,大便干结,舌红苔腻,脉细滑数。

(2)治法:养阴益胃,化湿和中。

(3)处方:麦门冬汤加减。7剂,每日1剂,分2次煎服。组成:法半夏10 g,沙参10 g,麦冬10 g,太子参15 g,川楝子10 g,薏苡仁15 g,甘草5 g。加减:口苦者加柴胡10 g,黄芩10 g;刺痛明显者加丹参15 g。

(三)中成药处方

(1)胃力片,2～3片/次,每天3次。组成:半夏(姜制)、龙胆、木香、大黄、枳实(制)。功效:行气止痛,和胃利胆,消积导滞,通腑降浊。主治:饮食不节,痰浊中阻,痞满呕吐,胃脘胁肋疼痛,食欲缺乏,大便秘结;急性胃炎、胆囊炎属上述证候者。

(2)胃康灵胶囊,餐后口服,4粒/次,每天3次。组成:白芍、白及、三七、甘草、茯苓、延胡索、海螵蛸、颠茄浸膏。功效:柔肝和胃散瘀止血,缓急止痛,去腐生新。主治:急、慢性胃炎。

第二节 萎缩性胃炎

萎缩性胃炎是指各种原因引起的胃黏膜局部性或广泛性的固有腺体萎缩,数量减少,黏膜层变薄、黏膜肌层变厚,可伴肠上皮化生、炎性反应及不典型增生。

本病属于中医胃脘痛、痞满、反酸、嗳气等病证范畴。

一、西医

(一)诊断要点

1.病史

可有长期饮浓茶、烈酒、咖啡或喜欢进食辛辣、粗糙、过热食物史,或有服用阿司匹林、吲哚美辛等药物史。

2.症状

无特异性症状,多数有上腹部隐痛、进食后饱胀、嗳气、食欲减退等消化不良症状,偶有呕血、黑便。

3.体征

一般无明显体征,少数患者可以有胃脘部局限性轻压痛或不适。

4.检查

(1)胃镜检查示胃黏膜苍白,黏膜变薄,黏膜下血管透见,粗糙不平,颗粒或结节僵硬感。

(2)病理组织学检查可见固有腺萎缩,黏膜肌层增厚,可伴肠上皮化生、固有腺炎症及淋巴滤泡形成。

(二)治疗原则

1.一般治疗

(1)注意劳逸结合,减少精神刺激。

(2)保持良好的饮食习惯。

2.药物治疗

胃黏膜保护药,胃酸减少者加用助消化药,腹胀明显者加用促胃肠动力药。

(三)治疗方案

1.推荐方案

枸橼酸铋钾,120 mg,每天3次,连用14 d。

2.可选方案

复方铝酸铋片,1~2片,每天3次,连用14 d。临床经验:萎缩性胃炎尚无特效药物,关键是保持良好的饮食习惯,减少精神应激。

二、中医

(一)病因病机

中医学认为,本病多因病邪滞胃、饮食伤胃、神志失调、劳倦过度所致。

1.病邪滞胃

外受寒、湿、热邪,邪犯于胃,影响胃络气血运行,胃肌失养,则致胃痛。

2. 饮食伤胃

饮食饥饱不节,过食肥甘、酒饮,食滞于胃,损伤脾胃,胃肌受损,故致胃痛。

3. 神志失调

精神抑郁,或暴怒,肝气横逆犯胃,肝胃失和,影响胃之和降。

4. 劳倦过度

体力、脑力劳动过度,经常加班,或久病伤脾,均致脾土受损,胃肌失养,影响胃之受纳。

(二)辨证论治

临证时,宜根据脘胀、胃痛的时间、性质、程度、加重缓解因素,结合伴随症状、舌脉来辨别病位与病性。治疗以理气行滞、化瘀和胃为主要原则。

1. 肝气犯胃证

(1)主症:胃脘胀痛,遇烦恼则加重,嗳气、屎气后减轻,胸脘胀闷,喜长叹息,大便不畅。舌苔多薄白,脉弦。

(2)治法:疏肝解郁,理气和胃。

(3)处方:柴胡疏肝散加减。7剂,每日1剂,分2次煎服。组成:柴胡10 g,酒白芍15 g,枳壳10 g,丹参15 g,制香附10 g,川楝子15 g,莪术10 g,甘草5 g。加减:若胸脘胀闷、舌苔厚腻者加大腹皮15 g,茵陈蒿15 g;胃黏膜有不典型增生或肠上皮化生者加白花蛇舌草30 g。

2. 肝胃郁热证

(1)主症:胃脘灼热,时作疼痛,嗳气,口苦,大便干。舌质红、苔黄,脉弦数。

(2)治法:解郁清热,理气和胃。

(3)处方:化肝煎加减。7剂,每日1剂,分2次煎服。组成:青皮6 g,陈皮10 g,牡丹皮10 g,栀子10 g,白芍15 g,川楝子10 g,丹参15 g,浙贝母10 g,莪术10 g,甘草5 g。加减:脘腹胀满者加大腹皮15 g,制香附10 g;胃痛甚者加蒲黄15 g,五灵脂15 g。

3. 肝胃湿热证

(1)主症:胃脘灼热疼痛,脘闷口苦,口中黏腻,纳呆恶心,小便色黄,大便不畅。舌质红、苔黄腻,脉滑数。

(2)治法:清化湿热,理气和胃。

(3)处方:小陷胸汤加味。7剂,每日1剂,分2次煎服。组成:瓜蒌皮10 g,法半夏10 g,黄连5 g,川楝子10 g,佩兰10 g,丹参15 g,白芍30 g,甘草5 g。加减:胀满甚者加大腹皮15 g,莪术10 g。

4. 脾虚瘀滞证

(1)主症:胃脘隐痛,痛处固定,疲乏无力,纳少脘胀,大便溏。舌质淡暗,脉细弱。

(2)治法:健脾益气,化瘀和胃。

(3)处方:香砂六君子汤加味。7剂,每日1剂,分2次煎服。组成:党参10 g,白术10 g,茯苓15 g,法半夏10 g,陈皮10 g,川木香6 g,砂仁5 g,川楝子10 g,丹参15 g,莪术10 g,甘草5 g。加减:纳食乏味者加乌梅5 g,木瓜10 g。

5. 阴虚瘀滞证

(1)主症:胃脘隐痛,痛处固定,嘈杂,似饥而不欲食,口燥咽干,五心烦热,消瘦乏力,舌红少津,脉细数。

(2)治法:养阴益胃,化瘀和中。

(3)处方:一贯煎加减。7剂,每日1剂,分2次煎服。组成:生地黄12 g,沙参10 g,麦冬10 g,白芍15 g,川楝子10 g,佛手10 g,木瓜10 g,丹参15 g,莪术10 g,甘草5 g。加减:食欲减退者加乌梅5 g,生谷芽30 g;胃脘胀满者加厚朴花5 g,大腹皮15 g。

6.阳虚瘀滞证

(1)主症:胃脘冷痛,痛处固定,脘腹畏冷,腹胀纳少,大便溏。舌质淡暗,脉沉细。

(2)治法:温阳益气,化瘀和胃。

(3)处方:丁蔻理中丸加减。7剂,每日1剂,分2次煎服。组成:党参10 g,白术10 g,干姜5 g,丁香3 g,草豆蔻5 g,丹参15 g,莪术10 g,炙甘草5 g。加减:腹胀明显者加大腹皮15 g,鸡内金10 g。

7.肝郁血瘀证

(1)主症:胃脘刺痛,痛有定处,食后加剧,入夜尤甚,或见吐血黑便。舌质紫暗或有瘀斑,脉涩。

(2)治法:化瘀通络,理气和胃。

(3)处方:丹参饮加减。7剂,每日1剂,分2次煎服。组成:丹参15 g,降香10 g,砂仁6 g,莪术10 g,蒲黄15 g,五灵脂15 g,甘草5 g。加减:纳食乏味者,加木瓜10 g,乌梅6 g。

(三)中成药处方

(1)胃安胶囊,饭后2 h服,8粒/次,3次/天。组成:石斛、黄柏、南沙参、山楂、枳壳(炒)、黄精、甘草、白芍。

功效:养阴益胃,补脾消炎,行气止痛。主治:萎缩性胃炎,出现胃脘嘈杂,上腹隐痛、咽干口燥、舌红少津、脉细数等胃阴虚证候者。

(2)胃乐宁片,4片/次,3次/天。组成:猴头菌丝体。功效:养阴和胃。主治:胃脘疼痛,痞满,腹胀及胃、十二指肠溃疡,慢性萎缩性胃炎等症。

(3)温胃舒胶囊,3粒/次,2次/天。组成:党参、附子(制)、黄芪(炙)、肉桂、山药、肉苁蓉(制)、白术(炒)、山楂(炒)、乌梅、砂仁、陈皮、补骨脂。功效:扶正固本,温胃养胃,行气止痛,助阳暖中。主治:慢性萎缩性胃炎、慢性胃炎所引起的胃脘冷痛,腹胀,嗳气,纳差,畏寒,无力等症。

(4)养胃舒胶囊,3粒/次,2次/天。组成:党参、陈皮、黄精(蒸)、山药、干姜、菟丝子、白术(炒)、玄参、乌梅、山楂、北沙参。功效:扶正固体,滋阴养胃,调理中焦,行气消导。主治:慢性萎缩性胃炎、慢性胃炎所引起的胃脘热、胀痛,手足心热,口干、口苦,食欲缺乏,消瘦等症。

第三节 胆汁反流性胃炎

胆汁反流性胃炎是指各种原因引起的幽门功能不全或受损,出现胆汁、胰液及肠内碱性液体反流至胃内,引起胃黏膜充血、水肿、萎缩等病变。

本病属于中医胃脘痛、痞满、反酸、嗳气等病证范畴。

一、西医

(一)诊断要点

1.病史

有胃大部切除术、胃肠吻合术或幽门成形术史,或有各种胃炎、消化性溃疡、胆道疾病等病史。

2.症状

上腹部或剑突下疼痛,多为持续性胀痛或餐后痛,抗酸药及解痉药不能缓解,可伴胸骨后烧灼感或疼痛、恶心呕吐、体重减轻。

3.体征

一般无明显体征,少数患者可以有胃脘部局限性轻压痛。可有贫血貌。

4.检查

(1)胃镜检查示胃黏膜充血、水肿、松脆、糜烂、易出血,有持续的胆汁反流和胆汁斑沉着,胃内潴留液呈黄色或黄绿色。

(2)病理组织学检查可见浅表性胃炎或萎缩性胃炎改变。

(3)胃液分析多呈耐组胺性低酸或胃酸缺乏改变。

(二)治疗原则

1.一般治疗

消除有害的环境因素,减少精神刺激,注意休息,避免刺激性食物及饮料。

2.药物治疗

促胃肠动力药,必要时加胆汁酸结合树脂。

(三)治疗方案

1.推荐方案

多潘立酮,10 mg,每天3次,连用14 d。

2.可选方案

西沙必利,5 mg,每天3次,连用14 d。

临床经验:促胃肠动力药是治疗胆汁反流性胃炎的有效药物,能通过增加胃蠕动来减轻逆蠕动及胆汁反流,同时因促进胃排空而减少胆汁和胰液的分泌。

二、中医

(一)病因病机

中医学认为本病多因病邪犯胃、饮食滞胃、情志失调、脾胃虚弱所致。

1.病邪犯胃

外感寒、湿、热邪,邪犯于胃,胃气受扰而失于和降,则致胃痛呕吐。

2.饮食滞胃

暴饮暴食,饥饱无度,或过食肥甘厚味,恣饮酒浆,致损伤脾胃,气机失于和降,故致呕吐胃痛。

3.情志失调

精神抑郁,或暴怒伤肝,肝气横逆犯胃,肝胃不和,气逆于上,从而出现呕吐胃痛。

4.脾胃虚弱

素体脾虚,或劳力、劳心过度,损伤脾胃,或久病伤脾,均致脾胃受损,影响胃气的和降,从而发病。

(二)辨证论治

临证时,宜根据胃痛、呕吐的时间、性质、程度、加重缓解因素,结合伴随症状、舌脉来辨别病性之郁、寒、热、痰、虚、瘀。治疗以和胃降逆为主要原则。

1.肝胃寒逆证

(1)主症:胃中冷痛,因饮冷而诱发,喜温,恶心呕吐,纳呆,手足不温。舌质淡、苔白,脉弦紧。

(2)治法:温中散寒,和胃降逆。

(3)处方:藿香正气散加减。7剂,每日1剂,分2次煎服。组成:藿香10 g,大腹皮15 g,紫苏叶6 g,陈皮10 g,厚朴10 g,法半夏10 g,乌药10 g,延胡索10 g,生姜10 g,甘草5 g。加减:嗳气、反酸者加乌贼骨10 g;腹中冷明显者加干姜6 g,川椒6 g。

2.肝胃气逆证

(1)主症:胃脘胀痛,痛连两胁,遇烦恼则痛作或痛甚,嗳气,恶心呕吐,胸闷,喜长叹息,大便正常。舌苔多薄白,脉弦。

(2)治法:疏肝理气,和胃降逆。

(3)处方:四逆二陈汤加减。7剂,每日1剂,分2次煎服。组成:柴胡10 g,酒白芍15 g,枳壳10 g,法半夏10 g,陈皮10 g,丹参15 g,川楝子15 g,延胡索10 g,甘草5 g。加减:若脘闷、舌苔腻者加茯苓15 g,厚朴10 g;泛酸吐酸者加海螵蛸10 g;脘中灼热者加蒲公英15 g;大便干结者加酒大黄6g,竹茹10 g。

3.肝胃热逆证

(1)主症:胃脘灼热疼痛,恶心呕吐,嗳气,心烦口苦,大便干,舌质红、苔黄,脉弦数。

(2)治法:理气清热,和胃降逆。

(3)处方:化肝煎加减。7剂,每日1剂,分2次煎服。组成:青皮6 g,陈皮10 g,牡丹皮10 g,栀子10 g,白芍15 g,竹茹10 g,川楝子10 g,浙贝母10 g,乌贼骨10 g,甘草5 g。加减:呕吐明显者加旋覆花10 g,代赭石15 g。

4.肝胃痰逆证

(1)主症:胃脘疼痛,痛势急迫,脘闷灼热,恶心呕吐,口干口苦,纳呆,小便色黄,大便不畅。舌红、苔黄腻,脉滑数。

(2)治法:清化湿热,理气和胃。

(3)处方:小陷胸汤加味。7剂,每日1剂,分2次煎服。组成:瓜蒌皮10 g,法半夏10 g,黄连5 g,竹茹10 g,川楝子10 g,佩兰10 g,白芍30 g,甘草5 g。加减:腹胀明显者加大腹皮15 g,隔山消10 g;口中黏者加薏苡仁15 g,茵陈蒿15 g。

5.脾虚气逆证

(1)主症:胃脘隐痛,绵绵不已,疲乏无力,恶心时呕,纳少脘胀,大便溏。舌质淡,脉细弱。

(2)治法:健脾益气,和胃降逆。

(3)处方:香砂六君子汤加味。7剂,每日1剂,分2次煎服。组成:党参10 g,白术10 g,茯苓15 g,法半夏10 g,陈皮10 g,川木香6 g,砂仁5 g,旋覆花6 g,甘草5 g。加减:呕吐明显者加代赭石 30 g,生姜 10 g。

6.阴虚气逆证

(1)主症:胃脘隐隐灼痛,似饥而不欲食,口燥咽干,恶心欲呕,消瘦乏力,大便干结,舌红少津,脉细数。

(2)治法:养阴益胃,和胃降逆。

(3)处方:一贯煎加减。7 剂,每日 1 剂,分 2 次煎服。

组成:生地黄 12 g,沙参 10 g,麦冬 10 g,白芍 15 g,川楝子 10 g,竹茹 10 g,佛手 10 g,甘草 5 g。加减:大便干结者加酒大黄 6 g。

7.阳虚气逆证

(1)主症:胃脘冷痛,痛处固定,脘腹畏冷,恶心呕吐,纳少便溏。舌质淡暗,脉沉细。

(2)治法:温阳益气,和胃降逆。

(3)处方:丁蔻理中丸加减。7 剂,每日 1 剂,分 2 次煎服。组成:党参 10 g,白术 10 g,干姜 5 g,丁香 3 g,草豆蔻 5 g,旋覆花 6 g(布包),代赭石 30 g(布包),炙甘草 5 g。加减:腹胀明显者加大腹皮 15 g,鸡内金 10 g。

8.肝郁血瘀证

(1)主症:胃脘刺痛,痛处固定,按之痛甚,痛时持久,食后加剧,入夜尤甚,或见吐血黑便。舌质紫暗或有瘀斑,脉涩。

(2)治法:化瘀通络,理气和胃。

(3)处方:丹参饮加减。7 剂,每日 1 剂,分 2 次煎服。组成:丹参 15 g,降香 10 g,砂仁 6 g,旋覆花 6 g(布包),三七 3 g(为末另冲),甘草 5 g。加减:痛甚者加九香虫 10 g。

(三)中成药处方

(1)胃苏颗粒,每次 15 g,每天 3 次。组成:紫苏梗、香附、陈皮、香橼、佛手、枳壳、槟榔、鸡内金。功效:理气消胀,和胃止痛。

主治:气滞型胃脘痛,症见胃脘胀痛,窜及两胁,得嗳气或屎气则舒,情绪郁怒则加重,胸闷食少,排便不畅及慢性胃炎见上述证候者。

(2)胃炎康胶囊,8 粒/次,每天 3 次。组成:白芍、甘草、桂枝、高良姜、黄连、柴胡。功效:舒肝和胃,缓急止痛。

主治:胃脘疼痛,呕恶泛酸,烧灼不适。用于十二指肠溃疡、胆汁反流性胃炎、慢性胃炎等具有以上症状者。

第四节 急性肠炎

急性肠炎是一种因饮食不洁或水源污染导致感染细菌、病毒等微生物所引起的,以急骤出现的腹痛、泻下如水,伴恶心、呕吐为主要表现的肠道感染性疾病。

本病属于中医暴泄、暑泄、泄泻等病症范畴。

一、西医

(一)诊断要点

1.病史

多发病于夏、秋季,多有误食不洁食物史,常有暴发性流行的特点。

2.症状

起病急骤,腹痛呈阵发性绞痛,常位于脐周或右中下腹;腹泻每日3~20余次,大便呈黄水样,一般无黏液脓血,极少数患者可出现典型的血水或洗肉水样便,但很少有里急后重,常伴发热、恶心、呕吐。严重者可出现脱水、电解质紊乱、酸碱失衡、休克、急性肾衰竭。

3.体征

腹部或脐周有轻度或中度压痛,肠蠕动增加,肠鸣音亢进。

4.检查

(1)大便常规可见未消化脂肪细胞、肌纤维、淀粉及中性粒细胞增多。

(2)肛拭子培养可有致病菌生长。

(3)血清凝集试验凝集效价高达1:60以上或双份血清检查第二次效价有4倍以上增高。

(二)治疗原则

1.一般治疗

禁食6~12 h,待症状好转后可给全流质或半流质饮食。补液,纠正水、电解质及酸碱平衡紊乱,抗休克。

2.药物治疗

主要是病原治疗和对症治疗。症状轻者一般可以不用抗生素,但呕吐、腹泻症状严重或伴高热者,可以根据可能的病原菌选用抗生素,沙门氏菌感染可选诺氟沙星,副溶血性弧菌感染可选四环素,变形杆菌或大肠杆菌感染可选庆大霉素。

(三)治疗方案

1.推荐方案

小檗碱,200 mg,每天3次,连用3 d。

2.可选方案

诺氟沙星,200 mg,每天3次,连用3 d。

临床经验:治疗急性肠炎的关键是在对症、支持疗法的基础上进行抗病原治疗,一般选用抗革兰阴性菌的药物。

二、中医

(一)病因病机

中医学认为,本病多因病邪外袭、饮食内伤所致。

1.病邪外袭

湿邪与风、寒、暑、热之邪相合,外袭肌表,内犯于脾胃,困遏脾胃气机,运化失常,则致腹痛、泄泻。

2.饮食内伤

饮食不调,暴饮暴食,或误食不洁食物,引起脾胃运化、受纳失职,不能分清泌浊,水谷混杂而下,遂致泄泻、腹痛。

(二)辨证论治

临证时,宜根据泄泻、腹痛的性质及加重缓解因素,结合伴随症状、舌脉来辨别病因之寒湿、湿热、暑湿、食滞。治疗以理脾化湿为主要原则。

1. 寒湿犯脾证

(1)主症:腹泻清稀或如水样,腹痛、肠鸣,高热,头痛,身困,口干不欲饮。苔白腻,脉濡滑。

(2)治法:散寒化湿,理脾和胃。

(3)处方:藿香正气散加减。3剂,每日1剂,分2次煎服。组成:藿香10 g,大腹皮15 g,紫苏叶6 g,陈皮10 g,茯苓15 g,白术10 g,厚朴10 g,法半夏10 g,葛根30 g,神曲10 g,甘草5 g。加减:发热恶寒者加荆芥10 g,防风6 g;腹中冷痛者加砂仁6 g,干姜6 g。

2. 湿热下注证

(1)主症:腹痛腹泻,大便臭秽,肛门灼热,烦热口黏,小便短赤。舌质红、苔黄腻,脉滑数。

(2)治法:清热利湿,理脾止泻。

(3)处方:葛根芩连汤加味。3剂,每日1剂,分2次煎服。组成:葛根30 g,黄芩10 g,黄连6 g,茯苓10 g,金银花15 g,炒白术10 g,藿香10 g,甘草5 g。加减:恶心呕吐者加法半夏10 g,竹茹10 g;嗳腐吞酸者加神曲10 g,麦芽30 g。

3. 暑湿困脾证

(1)主症:暑天泄泻,腹痛恶心,发热恶寒,纳食骤减,身体困倦,面垢微汗。舌质红、苔黄厚腻,脉浮滑数。

(2)治法:清暑化湿,理脾和胃。

(3)处方:五物香薷饮加味。3剂,每日1剂,分2次煎服。组成:香薷6 g,扁豆10 g,厚朴10 g,茯苓15 g,青蒿10 g,黄连5 g,连翘10 g,藿香10 g,陈皮10 g,甘草5 g。加减:神疲气少者加黄芪15 g,党参10 g。

4. 饮食滞胃证

(1)主症:腹痛肠鸣,泻下粪便臭如败卵,泻后痛减,脘腹胀满,嗳腐吞酸,厌食。舌苔腻,脉滑。

(2)治法:消食和胃。

(3)处方:保和丸加减。3剂,每日1剂,分2次煎服。组成:法半夏10 g,陈皮10 g,神曲10 g,山楂15 g,茯苓15 g,连翘15 g,莱菔子6 g,槟榔10 g,葛根15 g,甘草5 g。加减:恶心欲呕者加竹茹10 g。

(三)中成药处方

(1)藿香正气水,每次10 mL,3次/天。组成:广藿香、紫苏叶、白芷、白术(炒)、陈皮、半夏(姜制)、厚朴(姜制)、茯苓、桔梗、甘草、大腹皮、大枣、生姜。功效:解表化湿,理气和中。主治:外感风寒,内伤湿滞,头痛昏重,胸膈痞闷,脘腹胀痛,呕吐泄泻。

(2)腹可安片,4片/次,3次/天。组成:扭肚藤、火炭母、车前草、救必应、石榴皮。功效:清热利湿,收敛止痛。主治:急性胃肠炎、消化不良引起的腹痛、腹泻、呕吐。

(3)肠炎宁片,4~6片/次,3~4次/天。组成:地锦草、黄毛耳草、樟树根、香薷、枫树叶。功效:清热利湿,行气。主治:急、慢性胃肠炎,腹泻。

(4)泻痢消胶囊,3粒/次,3次/天。组成:黄连(酒炙)、苍术(炒)、白芍(酒炙)、木香、吴茱黄(盐炙)、厚朴(姜炙)、槟榔、枳壳(炒)、陈皮、泽泻、茯苓、甘草。功效：清热燥湿，行气止痛，化浊止痢。主治：湿热泻痢，泄泻急迫，泻而不爽，大便黄褐色或便脓血，肛门灼热，腹痛，里急后重，心烦，口渴，小便黄赤。舌质红，苔薄黄或黄腻，脉濡数。如急性肠炎、结肠炎、痢疾等见上述证候者。

(5)复方苦参肠炎康片，4片/次，3次/天。组成：苦参、黄连、黄芩、白芍、颠茄流浸膏、车前子、金银花、甘草。功效：清热燥湿止泻。主治：湿热泄泻，症见泄泻急迫或泻而不爽、肛门灼热、腹痛、小便短赤；急性肠炎见上述证候者。

(6)胃肠宁片，6片/次，3次/天。组成：布渣叶、辣蓼、番石榴叶、火炭母、功劳木。功效：清热祛湿，健胃止泻。主治：急性胃肠炎。

(7)苍苓止泻口服液，饭前口服，6个月以下，每次5 mL；6个月～1岁，每次5～8 mL；1～4岁，每次8～10 mL；4岁以上及成人，每次10～20 mL，3次/天。组成：苍术、茯苓、金银花、马鞭草、柴胡、葛根、青木香、金樱子、甘草。功效：清热除湿，健脾止泻。主治：湿热所致的腹泻，以及轮状病毒性及细菌性肠炎。症见：水样或蛋花样便，或挟有黏液，发热、小便短赤、舌红、苔黄。

(8)止泻灵片，4～6片/次，3次/天。组成：五倍子(炒)、鸡矢藤、车前草、儿茶、伏龙肝、陈皮、党参、白术(炒)、莱菔子(炒)、地胆草、滑石粉。功效：清热利湿，健脾，涩肠止泻。主治：急性肠炎，小儿消化不良，单纯性腹泻。

第五节　溃疡性结肠炎

溃疡性结肠炎是一种可能与自身免疫、遗传、感染、精神神经因素有关的结肠溃疡性炎症，以左下腹痉挛性疼痛伴血性腹泻、里急后重为主要临床表现的消化系统疾病。

本病属于中医腹痛、肠痹、泄泻、肠癖、久痢等病症范畴。

一、西医

(一)诊断要点

1.病史

溃疡性结肠炎多见于青壮年，病前或病程中可有结节性红斑、多形红斑、口疮性溃疡、结膜炎、虹膜炎、眼色素层炎、肥大性单关节炎、一过性游走性关节痛、强直性脊柱炎、脂肪肝、慢性活动性肝炎、坏死后肝硬化、胆管周围炎、缺铁性贫血、自身免疫性溶血、微血管病性溶血、肾盂肾炎、肾结石等病史。

2.症状

持续性或反复发作性黏液血性腹泻，轻者每日2次或3次，重者可达10～30次，少数患者只有便秘或便秘与腹泻交替或无血便，病程超过3个月。可伴腹痛，多局限于左下腹或左腰腹部，以胀痛、绞痛、隐痛为主，痛则泻，泻后痛减，可伴里急后重、厌食、上腹部饱胀、恶心、呕吐、嗳气、发热等症状，重症患者出现水、电解质平衡紊乱及体重下降。

3.体征

左下腹或全腹部压痛,常可触及如硬骨状的降结肠或乙状结肠,伴有肠鸣音亢进。

4.检查

(1)结肠镜检查:发现从直肠黏膜开始充血、水肿、粗糙呈颗粒状,黏膜血管模糊,脆易出血,呈弥散性分布。发作期可有多发性浅溃疡,表面附有脓血性分泌物;病程长者肠腔变窄,肠壁变硬,可见假性息肉,结肠袋往往变钝或消失。

(2)病理学检查:黏膜呈炎性反应,可见糜烂、溃疡、腺体排列异常。

(3)大便细菌培养(3次):排除特异性感染。

(二)治疗原则

1.一般治疗

注意休息,避免精神刺激,饮食以流质、半流质为主,忌用多渣、多油、难消化或刺激性食物,配合营养支持疗法。

2.药物治疗

(1)轻度或中度患者:首选氨基水杨酸类药物,必要时加用泼尼松或左旋咪唑,不能耐受者改用硫唑嘌呤,腹泻重者加黏膜保护药。

(2)重度患者:液体疗法、氨基水杨酸类药物、肾上腺皮质激素静脉滴注和抗生素。

(3)直肠炎、左半结肠炎者:氨基水杨酸类药物和肾上腺皮质激素保留灌肠。

(4)缓解期:氨基水杨酸类药物维持量,疗程1年。

(三)治疗方案

1.推荐方案

柳氮磺吡啶1 g,地塞米松10 mg,保留灌肠,1次/晚,连用5 d。

2.可选方案

柳氮磺吡啶口服,每次1 g,3次/天,连用28 d。

临床经验:溃疡性结肠炎发作期的治疗,关键是要根据不同的病变部位及分期程度选择局部用药、口服给药、静脉给药及手术治疗,一般以局部用药为基础;直肠炎的重度患者、所有左半结肠炎患者及广泛性结肠炎的轻、中度患者加用口服给药;广泛性结肠炎的重度患者加用静脉给药,顽固性溃疡性结肠炎患者可以考虑外科手术治疗。缓解期的维持治疗一般要1~2年。

二、中医

(一)病因病机

中医学认为本病多因外感时邪、内伤饮食、情志不遂、脾胃虚弱所致。

1.外感时邪

感受六淫之邪,其中湿邪每与暑、寒、热邪相合为患,侵犯肠胃,邪滞肠腑,遂致斯病。

2.内伤饮食

饮食不节,暴饮暴食,或恣食肥甘、辛辣、厚味,或偏嗜生冷,误食不洁食物,均可损伤肠胃,传导失职,则致泻痢、腹痛。

3.情志不遂

忧思恼怒,情志不遂,精神紧张,致使肝气失于条达,郁滞于内,横逆乘脾,影响肠腑传导。

4.脾胃虚弱

素体禀赋不足,或久病失养,或劳力、劳心过度,伤及脾胃,影响肠道传导,水谷混杂而下。

(二)辨证论治

临证时,宜根据便血、泄泻、腹痛的性质及加重缓解因素,结合伴随症状、舌脉来辨别虚实,虚有气虚、阳虚、阴虚之分,实有湿热、气郁、瘀滞之别。治疗以理脾宁肠为主要原则。

1.湿热壅滞证

(1)主症:腹痛拒按,烦渴引饮,大便秘结,或溏滞不爽,潮热汗出,小便短黄。舌质红、苔黄燥或黄腻,脉滑数。

(2)治法:泄热通腑,行气导滞。

(3)处方:清肠汤加减。7剂,每日1剂,分2次煎服。组成:红藤30 g,败酱草15 g,厚朴10 g,白芍15 g,忍冬藤30 g,冬瓜子30 g,牡丹皮10 g,槟榔10 g,生薏苡仁30 g,甘草6 g。加减:大便灼热或有黏液者加白头翁10 g,秦皮10 g;便意频频者加槐角30 g;腹痛较甚者加川楝子10 g,五灵脂15 g,桃仁10 g;大便干结者加火麻仁10 g,决明子30 g,严重者加大黄6 g;腹胀明显者加大腹皮15 g,枳壳10 g;大便带血者加仙鹤草30 g。

2.肝气乘脾证

(1)主症:素有胸胁胀闷,嗳气食少,每因抑郁恼怒或情绪紧张之时发生腹痛泄泻,腹中雷鸣,攻窜作痛,矢气频作。舌质淡红,脉弦。

(2)治法:抑肝扶脾。

(3)处方:痛泻要方加味。7剂,每日1剂,分2次煎服。组成:白芍15 g,陈皮10 g,防风6 g,炒白术10 g,柴胡10 g,川楝子10 g,槟榔10 g,莱菔子6 g,炙甘草6 g。加减:久泻者加升麻6 g;舌苔黄腻者加黄连6 g。

3.瘀阻肠络证

(1)主症:腹痛较剧,痛如针刺,痛处固定,经久不愈,或可扪及包块。舌质紫暗,脉细涩。

(2)治法:活血化瘀,和络止痛。

(3)处方:当归芍药散加减。7剂,每日1剂,分2次煎服。组成:当归10 g,白芍15 g,茯苓15 g,白术10 g,川芎6 g,槟榔10 g,川木香6 g,甘草5 g。加减:大便脓血多者加薏苡仁30 g,冬瓜子30 g,仙鹤草30 g,地榆15 g;食少腹胀者加砂仁6 g,草豆蔻6 g,焦三仙各10 g;阴虚者加生地黄15 g,墨旱莲15 g,何首乌30 g;阳虚者加附子6 g,吴茱萸3 g,补骨脂10 g;气虚者加党参10 g,黄芪30 g。

4.脾胃亏虚证

(1)主症:大便稀溏,腹痛隐隐,神疲气短,胃纳不佳,面色无华。舌质淡、苔薄白,脉细弱。

(2)治法:健脾益气,和胃止泻。

(3)处方:参苓白术散加减。7剂,每日1剂,分2次煎服。组成:党参10 g,白术10 g,茯苓15 g,扁豆10 g,陈皮10 g,山药30 g,莲肉30 g,薏苡仁30 g,砂仁6 g,葛根30 g,藿香10 g,甘草6 g。加减:腹痛者加乌药10 g,川楝子10 g;久泻不止者加诃子10 g,乌梅6 g。

5.中虚脏寒证

(1)主症:腹痛绵绵,时作时止,喜温喜按,形寒肢冷,神疲气短,胃纳不佳,面色无华,大便溏薄,或清晨腹泻。舌质淡、苔薄白,脉沉细。

(2)治法:温中补虚,缓急止痛。

(3)处方:四神丸合桃花汤加减。5剂,每日1剂,分2次煎服。组成:补骨脂10 g,吴茱萸5 g,煨肉豆蔻10 g,五味子5 g,大枣10 g,干姜6 g,川椒6 g,赤石脂30 g,炙甘草6 g。加减:腹胀者加青皮10 g,陈皮10 g,大腹皮15 g;大便稀溏不止者加诃子10 g,乌梅6 g。

6.气阴两虚证

(1)主症:久泻不止,便下脓血,腹中隐痛,午后低热,头晕目眩,口干咽燥,失眠盗汗,疲乏无力。舌红苔少,脉细数。

(2)治法:养阴清热,益气固肠。

(3)处方:驻车丸合生脉散加减。5剂,每日1剂,分2次煎服。组成:黄连6 g,干姜3 g,当归10 g,阿胶10 g,白芍15 g,太子参30 g,麦冬10 g,五味子6 g,诃子10 g,乌梅6 g,甘草5 g。加减:便下脓血者加马齿苋30 g。

(三)中成药处方

(1)加味香连丸,每次6 g,3次/天。组成:木香、黄连(姜炙)、黄芩、黄柏(酒炙)、白芍、当归、厚朴(姜炙)、枳壳(去瓤麸炒)、槟榔、延胡索(醋炙)、吴茱萸(甘草炙)、甘草(蜜炙)。功效:祛湿清热,化滞止痢。主治:湿热凝结引起,红白痢疾,腹痛下坠。

(2)补脾益肠丸,每次6 g,3次/天。组成:外层为黄芪、党参(米炒)、砂仁、白芍、当归(土炒)、白术(土炒)、肉桂;内层为延胡索(制)、荔枝核、干姜(炮)、甘草(炙)、防风、木香、补骨脂(盐制)、赤石脂(煅)。功效:补中益气,健脾和胃,涩肠止泻,止痛止血,生肌消肿。主治:脾虚泄泻证,症见腹泻、腹痛、腹胀、肠鸣、黏液血便或阳虚便秘,以及慢性结肠炎、溃疡性结肠炎、结肠过敏见有上述证候者。

(3)固本益肠片,8片/次,3次/天。组成:党参、白术、炮姜、山药、黄芪、补骨脂、当归、白芍、延胡索、木香、地榆、赤石脂、儿茶、甘草。功效:健脾益肾,涩肠止泻。主治:脾虚或脾肾阳虚所致久泄久痢、慢性结肠炎、溃疡性结肠炎、慢性腹泻,症见腹痛、腹泻、大便清稀、黏液血便、腰酸乏力、形寒肢冷、食少腹胀、舌淡脉虚。

(4)泻痢消胶囊,3粒/次,3次/天。组成:黄连(酒炙)、苍术(炒)、白芍(酒炙)、木香、吴茱萸(盐炙)、厚朴(姜炙)、槟榔、枳壳(炒)、陈皮、泽泻、茯苓、甘草。功效:清热燥湿,行气止痛,化浊止痢。主治:湿热泻痢,泄泻急迫,泻而不爽,大便黄褐色或便脓血,肛门灼热,腹痛,里急后重,心烦,口渴,小便黄赤,舌质红,苔薄黄或黄腻,脉濡数。如结肠炎等见上述证候者。

(5)结肠宁,1瓶/次,溶于50~80 mL温开水中,放冷至约37 ℃时保留灌肠,每天大便后1次。组成:蒲黄、丁香蓼。功效:活血化瘀,清肠止泻。主治:慢性结肠炎性腹泻(慢性菌痢、慢性结肠炎、溃疡性结肠炎)。

第六节 炎症性肠病

炎症性肠病(IBD)指病因未明的炎症性肠病,包括溃疡性结肠炎(UC)和克罗恩病(CD)。

一、病因与发病机制

IBD病因与发病机制尚不明确,目前多认为是由环境、遗传、感染、免疫等因素相互作用,使肠道黏膜系统异常反应所导致的炎症反应。

1. 环境因素

IBD 的发病率有地域差别,可能与饮食、吸烟等有关。

2. 遗传因素

IBD 发病的一个重要现象是:IBD 患者一级亲属的发病率显著高于普通人群,而患者配偶的发病率不增加。近年来 IBD 的基因研究也表明,IBD 的发病可能与不同种族、人群遗传背景有关。一般认为,IBD 是在一定的环境因素作用下由于遗传易感而发病。

3. 感染因素

尚未找到某一种微生物病原与 IBD 有恒定关系,但目前多认为 IBD 是针对自身正常肠道菌丛的异常免疫反应引起的,IBD 可能存在对正常菌丛的免疫耐受缺失。

4. 免疫因素

肠道黏膜免疫系统在 IBD 肠道炎症发生、发展、转归过程中始终发挥着重要作用。肠道黏膜 T 细胞功能异常、非免疫细胞亦参与炎症反应而发挥免疫作用,最终导致免疫反应和炎症过程。一般认为,UC 的 T 细胞反应趋于低下,而 CD 的 T 细胞常显示效应功能增强。

二、临床表现

多数起病缓慢,病程长,呈慢性经过,多表现为发作期与缓解期交替。

(一)消化系统表现

1. 腹泻

腹泻为最主要症状,黏液脓血便是 UC 活动期的典型表现。大便的次数、便血的程度及粪质可反映病情的轻重,轻者每日排便 2~4 次,粪便多呈糊状,可混有黏液、脓血;重者腹泻每日可达 10 次以上,粪便脓血显见,甚至呈血水样,大量便血。病变局限于乙状结肠和直肠者,偶有腹泻与便秘交替现象,与病变直肠排空功能障碍有关。

2. 腹痛

轻者或缓解期患者可无腹痛或仅有腹部不适。腹痛多为局限于左下腹或下腹的阵痛,亦可涉及全腹。

临床有疼痛—便意—便后缓解的规律,常伴有里急后重。重症患者并发中毒性结肠扩张或腹膜炎可出现持续性剧痛。

3. 其他症状

可有上腹胃部不适、腹胀,严重者可有食欲缺乏、恶心、呕吐等。

(二)全身表现

轻者常不明显,中、重型患者发作期可有低热或中等度发热,重症者可出现高热、脉速、低钾血症、贫血、低蛋白血症等表现。

(三)肠外表现

本病常见的胃肠道外表现有口腔黏膜溃疡、结节性红斑、关节炎、眼脉络膜炎等。

(四)体征

轻者仅有左下腹部轻度压痛,重者可有明显的鼓肠、腹部压痛、反跳痛及肌紧张等,患者呈慢性病容,精神状态差。

三、辅助检查

1. 血液检查

可有红细胞和血红蛋白减少。活动期白细胞计数增多,红细胞沉降率增快,血清蛋白及钠、钾、氯降低。

2. 粪便检查

粪便常规检查,肉眼观常有黏液脓血,镜检可见有红细胞和脓细胞,急性期可见巨噬细胞。为排除感染性结肠炎,应行粪便病原学检查。

3. 纤维结肠镜和黏膜活组织检查

4. X线钡剂检查

四、治疗要点

治疗原则为控制急性发作,缓解病情,减少复发,防治并发症。

1. 药物治疗

(1) 氨基水杨酸制剂。

(2) 糖皮质激素。

(3) 免疫抑制剂。

2. 手术治疗

并发结肠大出血、肠梗阻、肠穿孔、癌变及中毒性巨结肠时需手术治疗。

第三章 血液内科疾病

第一节 慢性髓系白血病

一、定义

慢性髓细胞白血病(chronic myelocytic leukemia,CML)是一种起源于多能干细胞的髓系增生性肿瘤,具有特征性的t(9;22)(q34;q11)染色体改变或BCR-ABL融合基因形成。

二、流行病学

CML于1845年由Gragie等首先记载。年发病率为(1~2)/10万。不同地区年发病率并不一致,以澳大利亚为最高,美国、日本、哥伦比亚、加拿大次之。国内资料表明CML发病率为0.36/10万,在各类白血病发病率中占第3位。本病可见于各年龄组,在美国以青年及中年人居多,我国以中老年人为多,其中50~59岁年龄组形成一高峰。男性高于女性,男女之比为3:2。

三、致病机制

Ph染色体是CML的特征性改变,它是由Nowell等于1960年首次在费城发现并命名。最初发现是在CML患者分裂的血细胞G组染色体出现长臂缺失(22q),称为Ph染色体。20世纪70年代初证实Ph染色体是由22号染色体的长臂缺失或22号染色体长臂与9号染色体长臂相互易位的结果,即t(9;22)(q34q11.21),97.5%的Ph$^+$CML具有典型的t(9;22)易位,其余则以变异Ph易位形式出现,包括简单变异易位、复杂变异易位和隐匿性Ph染色体。简单变异易位是22号染色体长臂1区1带与非9号染色体之外的任何染色体易位;复杂变异易位是包括9和22号染色体在内的3条或更多的染色体之间易位;隐匿性Ph染色体是通过显带技术难以鉴定的染色体易位,但分子分析仍然检测到bcr-abl融合基因。不管存在何种变异易位,通过分子荧光原位杂交(FISH)技术和分子生物学手段总能检测到bcr-abl融合基因。所有Ph染色体阳性的CML患者皆具相似的临床、血液学及预后特征。

与V-abl癌基因同源的C-abl原癌基因位于人类第9号染色体长臂3区4带上(q34.11)。C-abl原癌基因长230 kb,具有12个外显子,其中第一个外显子被一长约200 kb的内含子分隔成Ⅰb和Ⅰa。C-abl编码蛋白P145ABL具有内在酪氨酸活性。在CML,abl断裂点通常位于外显子Ⅰb和外显子2之间,Ⅰb外显子留在9号染色体上。bcr定位于22q11,长约135 kb,含有23个外显子,编码bcr蛋白广泛分布于人类各组织中。在CML,bcr断裂点的位置变异较大,常见有3个断裂点区域:M-bcr,m-bcr,u-bcr。其中M-bcr为主要断裂点簇区,跨越bcr第12-16外显子,编码P210融合蛋白。发生于m-bcr断裂点区(bcr第1-2外显子)产生融合基因编码P190蛋白。

此种形式更易出现于急性淋巴细胞白血病(ALL)中。μ-bcr位于M-bcr的下游,跨越第

17-20外显子，蛋白产物为P230。

bcr-abl融合蛋白定位于胞浆中，具有显著增强的酪氨酸激酶的活性。可直接参与细胞向CML表型的转化。bcr-abl蛋白除增加bcr蛋白自身磷酸化外，更重要的是改变了某些关键调节蛋白的正常磷酸化类型。而这些蛋白可能介导酪氨酸激酶的信号传导并调节基因表达，影响细胞的增生与分化。如Grb-2，shc，P21ras，P120GAP，Ph-p53，P160 bcr，CRKL，c-myc，c-myb，P120 CBL，bcl-2及PI-3等一系列调节蛋白是假定的bcr-abl蛋白的作用靶点。P21ras的活化具有生长调节作用，同时也是CML细胞增生所必须的。

许多上述蛋白在信号传导中均可导致ras原癌基因表达。如在原始纤维细胞中表达P210 bcr-abl可同时激活P21ras并抑制GTP酶激活蛋白P120GAP的活性。P210bcr-abl SH2磷酸化域与连接蛋白Grb-2联结，同样导致ras的活化。

另外，Bcr-abl导致细胞体外对化疗及其他DNA损伤性药物的耐药，并抑制凋亡。Bcl-abl的表达可能影响造血细胞细胞周期的分布，损伤的DNA通过延迟G2/M期的转换而得以修复。CML细胞凋亡的失调可能与bcl-2表达增高相关，小鼠bcr-abl细胞可因bcl-2的过量表达而耐受凋亡且具致瘤性。Bcl-2表达一旦被抑制，该细胞致瘤性消失。

造血祖细胞与基质的相互作用的异常可能是CML致病的核心。CML祖细胞黏附与锚定特性的异常导致细胞成熟与增生的紊乱。CML细胞不能如正常干细胞一样正常黏附于基质细胞，尤其缺乏由β-整合素介导的黏附。黏附分子淋巴活化抗原-3在CML细胞上的表达也减少。P210 bcr-abl蛋白在胞浆分布可直接参与细胞黏附功能异常，也可通过诱导整合素或其他黏附分子胞内部分的磷酸化改变其黏附特性。造血祖细胞黏附功能异常可部分解释了CML细胞过度增生以及过多地从骨髓释放。骨髓微环境对造血的影响也是一个不容忽视的因素。

骨髓微环境具有支持和调节造血细胞增生与分化的功能，造血微环境的失调也可导致造血失控。尽管研究显示CML基质细胞分泌的造血生长因子与正常无异，且肿瘤坏死因子、细胞因子、巨噬细胞抑制蛋白-α在CML基质上清中水平显著减少，然而基质细胞的异常已经出现，如来源于Ph(+)祖细胞的恶性基质巨噬细胞与CML干细胞相互接触能选择性扩增白血病细胞，而抑制正常的造血。

CML病情进展是克隆变化的结果，在CML向AML转化过程中，基因突变发生率提高，CML进展过程中基因表达变化涉及核糖体形成、Wnt信号通路、核小体、糖代谢、髓细胞分化、细胞凋亡、基因组的不稳定性以及DNA损伤修复等过程。CML进展期Rb抑癌基因、ras基因及p53基因改变早有报道，新近研究发现TET2、ASXL1、IDH1以及JAK2的突变亦可见于CML进展期。目前认为尽管加速期是在慢性期基础上演变而来，但它是以不同于慢性期发病的新的机制起病，P210蛋白在维持CML急性变中并没有显著作用。

四、临床表现

CML起病缓慢，其自然病程包括无症状期、慢性期、加速期及急变期4个阶段，多数患者是在症状出现之后方去就诊并得以诊断。只有极少数患者在体检和因为其他原因检验血液时才发现血液异常，此时脾脏可能已有轻度肿大或不肿大。

CML染色体开始出现异常至出现典型症状大约为6.3年，称为增生期。若以CML确诊后中位生存期为3.5年计算，整个CML的中位生存期约为9.8年。CML疾病早期即已出现嗜碱性粒细胞绝对值升高,在白细胞计数<20×10^9/L 时已表现出外周血中性粒细胞碱性磷酸酶活性降低,且随疾病进展加剧。在白细胞计数>20×10^9/L 时脾脏在肋下可触及,在(30~90)×10^9/L 时出现症状。

慢性期(CML-CP)最早出现的自觉症状是乏力、头晕、腹部不适等表现,也可出现全身不适、耐力减低、恶心等症状。也可表现为基础代谢增高的特点,如怕热、盗汗、多汗、体重减轻、低热、心悸和精神紧张等。随疾病进展,可出现器官增大相关症状,如脾大会引起腹胀、左上腹沉重感或左上腹疼痛、食后饱胀感等。早期出血少见,后期约有 30%出现不同程度的皮肤、黏膜及消化道出血,女性可有月经过多,颅内出血少见。

骨痛、关节痛是初诊时少见的症状,可因脾周围炎或脾梗死而表现为急性左下胸或左上腹剧痛。消化道溃疡较正常发生率高,可能与组胺释放过多相关。罕见的症状为痛风性关节炎,常与高尿酸血症有关。阴茎异常勃起,可能为白血病浸润或海绵体血栓所致。最常见的体征是脾大、面色苍白、胸骨压痛。肝大、淋巴结肿大、皮肤紫癜也可见。40%~70%患者在初诊时脾在肋下 10 cm 左右,通常无触痛。如果有脾周围炎可有触痛或摩擦感。胸骨压痛常局限于胸骨体。部分患者在诊断时可触及淋巴结肿大。

早期多无面色苍白,随病情加重而显著,如伴有骨髓纤维化则更为明显。晚期常伴有髓外浸润表现。实验室检查异常经常出现于症状出现之前,约有 15%的患者是在无症状时依据实验室检查发现而确诊。白细胞计数增加是本病的显著特征,诊断时白细胞通常在(30~90)×10^9/L,少数高达 100×10^9/L 以上。白细胞计数增加与脾大呈正相关性。分类以成熟粒细胞为主,可见到各阶段原始及幼稚粒细胞,以中幼粒及晚幼粒细胞为主,原始细胞+早幼粒细胞<10%。多数患者嗜碱性粒细胞、嗜酸性粒细胞比例增多。血红蛋白及红细胞早期可正常,血片中可以见到少量有核红细胞。网织红细胞正常或偏高。疾病发展过程中因出血、溶血、骨髓红细胞生成减少而出现血红蛋白下降。贫血多为正细胞正色素性,如伴有骨髓纤维化,红细胞可出现大小不均,呈现明显的异形性。血小板多数增高或正常,部分增高者可达 1 000×10^9/L 以上,血小板形态正常,功能多异常,血栓形成罕见;少数患者血小板可减少。

CML-CP 骨髓涂片呈明显增生或极度增生,造血细胞占骨髓细胞的 75%~90%,以粒系增生为主,红细胞及淋巴细胞相对减少,粒:红常为(10~30):1,甚至 50:1。分类中以中、晚幼粒细胞增多为主,原粒细胞+早幼粒<15%,原始粒细胞(Ⅰ+Ⅱ型)<10%,嗜碱性粒细胞及嗜酸性粒细胞比例增多,可见幼稚阶段的嗜碱性及嗜酸性粒细胞。粒细胞可出现核浆发育不平衡,颗粒多少不一。巨核细胞数可增高也可正常,易见小巨核细胞。巨核细胞形成血小板良好,涂片中血小板不少,可成堆分布。骨髓中有时可出现类戈谢或类尼曼—皮克细胞。电子显微镜检查发现,这些细胞胞质内含物结构不同于戈谢细胞或尼曼—皮克细胞内的神经节苷脂或脑苷脂,表明这类细胞是巨噬细胞演变而来。

外周血或骨髓中中性粒细胞碱性磷酸酶(ALP)水平是异常减低的,约有 90%的 CML 缺乏此酶。

CML-CP 的粒-单核细胞系或嗜酸性粒细胞集落形成(CFU-C)的大小、成熟度、细胞类型的分布是正常的,但其集簇与集落之比常低于正常,密度也较正常集落为轻。

初治 CML 通常还可发生高尿酸血症,治疗过程中可因细胞迅速破坏,进一步造成大量的嘌呤的释放,导致尿酸沉淀而形成泌尿道结石,发生梗阻,一些患者还可发生痛风性关节炎或尿酸性肾病。

中性粒细胞中含有维生素 B_{12} 结合蛋白转钴Ⅰ和转钴Ⅱ。骨髓增生性疾病患者通常具有高水平的维生素 B_{12} 结合能力,尤其是在 CML 中可见到转钴Ⅰ及维生素 B_{12} 水平明显增加,常为正常的 10 倍以上,增加程度与白细胞总数成正比,治疗后明显下降。少数 CML 患者可发生恶性贫血,这是因为维生素 B_{12} 与转钴Ⅰ有高度亲和性,转钴Ⅰ升高导致血清中维生素 B_{12} 正常,而组织中维生素 B_{12} 缺乏的缘故。此外,患者的血清蛋白正常,球蛋白中度升高,偶尔有血钙升高,与骨破坏有关。

加速期(CML-AP)是 CML 进入急变期(CML-BP)的过渡阶段,也是患者病情恶化的转折点,两者难以绝对分开,称为进展期。20%～25%的患者不经加速期而直接进入急变期。加速期常以不明原因的低热、乏力、食欲缺乏、盗汗、消瘦加重为特点,伴有与白细胞不成比例的脾迅速增大伴压痛,淋巴结突然肿大,胸骨压痛明显和骨骼发生溶骨性变化而骨骼疼痛等体征,贫血常进行性加重。进入急变期,除伴有上述症状外还表现为全身骨痛,肝、脾、淋巴结肿大,髓外浸润表现如皮肤结节,睾丸浸润,阴茎异常勃起,眼眶浸润出现绿色瘤等。严重的中性粒细胞缺乏常导致难以控制的细菌、真菌感染,表现为持续高热不退,甚至发生败血症。严重的血小板缺乏引起出血趋势加重,甚至发生脑出血而死亡。

进展期血常规检查发现大多数患者外周血白细胞计数上升,少数可减低,原始细胞及幼稚细胞比例增高,嗜碱性粒细胞比例增高,血红蛋白下降,血小板计数显著减少或增多。可有小巨核细胞出现。常伴有骨髓纤维化,表现为网状纤维或胶原纤维增多。粒细胞集落生长在加速期集簇形成增多,集落形成减少,集落:集簇减低,急变期则呈现急性白血病的特征,无集落生长,可见小的集簇,个别可见以幼稚细胞为主的大集落。进展期常有新的染色体核型出现,最常见的是双 Ph 染色体、+8、i(17q)、+19、+21 等,它们可单独出现或合并出现,常于临床诊断急性变前 2～3 个月出现,有预测急性变的价值。少数患者还可合并出现急性髓细胞白血病特异的染色体异位,如 t(8;21)、t(15;17)、inv(16)、inv(3)等。急性变时额外染色体出现常具有预后价值如下。

(1)只具有 Ph 染色体或双 Ph 染色体,治疗效果好,中位生存期 5.7 个月。

(2)同时存在 Ph^+ 和额外染色体,半数患者治疗有效,中位生存期 4.9 个月。

(3)全部为额外染色体者,疗效差,中位生存期为 2.5 个月。

CML 急性变最为常见的是急粒变,占 50%～60%;其次为急淋变,占 1/3 病例。其他少见的类型有粒单核细胞变、嗜酸粒细胞变、急性单核细胞变、巨核细胞变、幼红细胞和红白血病变、早幼粒细胞变等。CML 急淋变以 B 淋巴细胞或前 B 淋巴细胞膜抗原标志为主,T 淋巴细胞标志少见。CML 患者也可仅在身体某一部位先发生急变,而骨髓及外周血仍然显示出典型的慢性期状态,称之为局灶性急变。最常见的部位是淋巴结,皮肤和软组织,乳腺,胃肠道,泌尿道,骨骼及中枢神经系统也可发生急性变。淋巴结急性变表现为孤立性或弥散性淋巴结肿大。累及骨骼常出现骨骼疼痛、触痛及 X 线改变。中枢神经系统的急变可有头痛、恶心、呕吐、昏迷、脑神经瘫痪及视盘水肿等,脑脊液中出现细胞增多、蛋白异常及原始细胞等。局灶性急变意味着全身急变即将发生,因此应采取全身急变的治疗方案。CML 急髓变的平均病程为 2 个月,很少超过 6 个月。而急淋变的患者平均病程约为 6 个月,超过 10 个月罕见。个别急变期者因缓慢的造血异常改变及髓外急性变生存期可达 1 年。

CML 除急变导致患者最终死亡外,有少数患者外周血及骨髓中并无急性变的改变,但呈现进行性衰竭,甚至为恶病质状态,或 CML 合并了第二肿瘤如恶性淋巴瘤等,这种情况均称为终末期。患者严重消瘦，多脏器功能衰竭，合并感染及出血，最终死亡。

CML 生存期受病例选择及治疗的影响差异较大。未治疗 CML 患者诊断后生存时间平均为 31 个月，随着治疗的不断改进生存期也逐渐延长，传统药物白消安或羟基脲治疗的 5 年生存率为 30% 左右，干扰素治疗者达到 60%，目前靶向治疗药物伊马替尼治疗 5 年生存率高达 80% 以上。

五、诊断与鉴别诊断

典型 CML 诊断并不困难，临床表现典型合并 Ph 染色体和（或）有 bcr-abl 融合基因阳性即可确诊。CML 可分为慢性期、加速期、急变期。

（一）鉴别诊断

CML 主要需与以下疾病相鉴别。

1. 早期的慢性粒细胞白血病应与粒细胞类白血病反应相鉴别

粒细胞类白血病反应是机体受刺激而发生的类似于白血病的血常规变化。常见的原因为感染、中毒、癌肿、大出血、急性溶血、休克和外伤等。类白血病反应主要鉴别点如下。

（1）去除病因，类白血病反应会消失。

（2）无胸骨压痛，脾不大或轻度增大。

（3）通常无贫血及血小板减少。

（4）白细胞增多型类白血病反应白细胞可超过 $50 \times 10^9/L$。一般在 $100 \times 10^9/L$ 以内，超过 $200 \times 10^9/L$ 罕见。

（5）类白血病反应者中幼粒细胞百分率不高，原粒少见，嗜酸性粒细胞低于正常。

（6）嗜酸性粒细胞类白血病中血及骨髓中成熟嗜酸性粒细胞为主。

（7）胞质中有明显的中毒颗粒和空泡，缺乏白血病中细胞异型，核浆发育不平衡等特征。

（8）N-ALP 活性增高。

（9）无 Ph 染色体。

2. CML 与其他骨髓增生性肿瘤的鉴别

慢性髓细胞白血病与真性红细胞增多症（PV）、原发性骨髓纤维化（MF）及原发性血小板增多症（ET）同属于骨髓增生性肿瘤范畴。在其发病过程及临床表现方面有着相似的临床特征且可以相互转化，但预后明显不同。

PV 以红细胞增多为突出表现，伴有红细胞增多所致高黏血症，并多有脾大等临床表现；白细胞轻度增多，但一般不超过 $50 \times 10^9/L$；血小板也有轻度增加，红细胞容量明显超过正常值。中性粒细胞碱性磷酸酶升高，Ph 染色体为阴性，95% 真性红细胞增多症患者出现 JAK2V617F 突变，部分患者存在 JAK2 第十二外显子突变。

ET 以血小板增多为主同时伴有血小板功能异常。白细胞计数轻度增多，多在 $50 \times 10^9/L$ 以下；嗜酸性粒细胞、嗜碱性粒细胞不增多。脾轻度增大，中性粒细胞碱性磷酸酶增高，Ph 染色体阴性，50% 左右血小板增多症患者存在 JAK2V617F 突变，1% 患者发现 MPL W515 K/L 突变。

MF 患者多有贫血，脾多数大且增大程度与白细胞数不成比例。外周血中易见幼稚粒细胞及有核红细胞，原始细胞及各阶段幼粒细胞甚至比骨髓中的比例还要多。成熟红细胞形态显著异常，有泪滴样改变或月牙形及盔甲形等。Ph 染色体、BCR-ABL 融合基因阴性。50% 骨髓纤维化患者存在 JAK2V617F 突变,5%患者发现 MPL W515K/L 突变。骨髓活检有助于骨髓纤维化的诊断。根据骨髓活检可将骨髓纤维化分为细胞期、胶原形成期、纤维化期及硬化期。

3.CML 与其他慢性白血病鉴别

CML 还应与慢性中性粒细胞白血病(CNL)、慢性嗜酸性粒细胞白血病、嗜碱性粒细胞白血病、慢性粒-单细胞白血病相鉴别。CNL 少见,病情进展缓慢,白细胞增高以成熟中性粒细胞为主,中性粒细胞碱性磷酸酶活性增高,无 Ph 染色体且极少发生急性变。嗜酸性、嗜碱性粒细胞白血病分别以各阶段嗜酸性或嗜碱性粒细胞增多为主要表现,且伴有嗜酸性、嗜碱性细胞形态异常。CML 急变期或加速期可发生嗜碱性粒细胞比例增多,若 CML 发生嗜酸性粒细胞或嗜碱性变时,嗜酸或嗜碱性粒细胞比例应超过 30%,且各阶段中幼粒、嗜酸性粒细胞或嗜碱性粒细胞比例增多,并伴有原始粒细胞和早幼粒细胞增多。CMML 临床特点及骨髓象极似 CML,但具有单核细胞增多的特点。前述疾病与 CML 鉴别的根本在于缺乏 Ph 染色体、BCR-ABL 融合基因。

4.其他

CML 的脾大还应与肝硬化、血吸虫病、黑热病、霍奇金病、肝糖原累积病等引起的脾大相鉴别,CML 合并脾梗死引起的左上腹剧痛应与相关急腹症相鉴别。但由于本病有特殊血常规,鉴别并不困难,脾 B 超可以鉴别。

(二)CML 临床分期

1.慢性期

(1)临床表现:无症状或有低热、乏力、多汗、体重减轻等症状。

(2)血常规:白细胞计数增高,主要为中性晚幼和杆状核粒细胞,原始粒细胞(Ⅰ型+Ⅱ型)≤10%,嗜酸性和嗜碱性粒细胞增多,可有少数有核红细胞。

(3)骨髓:增生明显活跃或极度活跃,以粒系增生为主,中、晚幼粒和杆状核粒细胞增多,原始粒细胞(Ⅰ型+Ⅱ型)≤10%。

(4)染色体:有 Ph 染色体。

(5)CFU-GM 培养:集落或集簇较正常明显增加。

2.加速期

具有下列两项者可考虑为本期。

(1)不明原因的发热、贫血、出血加重,骨骼疼痛。

(2)脾进行性增大。

(3)不是因药物引起的血小板进行性降低或增高。

(4)原始粒细胞(Ⅰ型+Ⅱ型)外周血和(或)骨髓中占 10%~19%。

(5)外周血中嗜酸性粒细胞>20%。

(6)骨髓中有明显的胶原纤维增生。

(7)出现 Ph 染色体以外的染色体核型异常。

(8)对传统的抗慢性髓细胞白血病药物治疗无效。

(9)CFU-GM 增生和分化缺陷,集簇增多,集簇和集落的比值增高。

3.急变期

具有下列一项可诊断本期。

(1)外周血或骨髓中的原始粒细胞（Ⅰ型＋Ⅱ型）或原淋＋幼淋或原单＋幼单≥20%。
(2)外周血中原始粒＋早幼粒细胞≥30%。
(3)骨髓中原始粒＋早幼粒细胞≥50%。
(4)髓外原始细胞浸润。
(5)CFU-GM 培养呈小簇生长或不生长。

六、治疗

CML 治疗经历了放疗、化疗、免疫治疗、骨髓移植、分子靶向治疗等一系列治疗措施，疗效逐渐提高，异基因骨髓移植使部分患者获得了治愈。随着新治疗手段的不断涌现，在过去的 20 余年里，CML 的治疗发生了巨大的变化，20 世纪 90 年代末甲磺酸伊马替尼（Imatinib mesylate，IM）成功用于临床，开创了分子靶向治疗肿瘤的时代，患者生存期明显延长。作为 20 世纪 90 年代缺乏移植条件的 CML 患者治疗首选的干扰素已不再推荐为一线治疗。随着 IM 临床应用时间的延长，IM 耐药的问题逐渐显现，二代酪氨酸激酶抑制药不断问世，临床试验结果令人鼓舞，相信不久的将来会有更多的 CML 患者受益。CML 患者的生存期与治疗密切相关，治疗应以能治愈或达到细胞遗传学/分子生物学缓解为目的。

(一)CML 慢性期的治疗

CML 治疗应依据患者的自身状况、预后分析、经济条件制定相应的治疗方案。CML 患者就诊或复发时常有高尿酸血症，因此，治疗前应予别嘌呤醇 300 mg/d，分次口服，并充分补液以维持尿量，如果患者有大量细胞溶解的危险因素，应维持尿量在 150 mL/h。由于别嘌呤醇可出现过敏性皮炎，因此在白细胞数下降至正常、脾大明显缩小、无明显高尿酸血症后应停用。目前 CML 慢性期患者主要采用下列治疗：化疗、干扰素治疗、分子靶向药物治疗、骨髓移植与外周血干细胞移植、中药治疗等。

1. 化疗

白消安（马利兰）是第一个广泛应用于 CML 治疗的烷化剂药物，作用于早期祖细胞，对 CML 慢性期有较好疗效。白消安代谢产物排泄较慢，治疗开始白细胞下降缓慢，一旦有骨髓抑制，则持续时间较长。常规剂量为 4～6 mg/d，应连续服用。用药后先有自觉症状如乏力、腹胀、多汗等好转，2～3 周后出现白细胞下降，外周血幼稚细胞减少，最后脾回缩。白细胞降至 $(20\sim30)\times10^9/L$ 时可暂时停药，此时白细胞有可能继续下降达正常水平。少数患者可不服药而长期维持缓解，大部分患者常在白细胞下降至最低后 1～2 个月又逐渐上升，需小剂量白消安的维持治疗。一般每日或隔日 2 mg，由于患者对白消安敏感性的不同，常可导致同一剂量出现不同疗效，因此用药初期应及时检测血常规，每周查 2 次，如果白细胞下降幅度过快，应及时减量或停药。如果不及时停药有可能发生骨髓抑制而危及生命。白消安主要不良反应为骨髓抑制，有时治疗后血小板明显下降而白细胞下降不显著，造成治疗困难。白消安易发生皮肤色素沉着，尤以面部、躯干、四肢为明显。发生色素沉着可能与去巯基作用有关，白消安与谷胱甘肽的巯基起反应，使角质减少，而形成黑色素。白消安还可能引起不可逆的闭经或睾丸萎缩、间质性肺纤维化等。

羟基脲是一种周期特异性抑制 DNA 合成的药物，它作用迅速，能使白细胞较快下降，但药物后作用小，没有白消安的严重骨髓抑制作用。羟基脲维持时间短，停药后复发快，故应小剂量长期维持。治疗量为每日 2～3 g，白细胞下降后逐渐减量，直至缓解。一般初始剂量为

2 g/d，白细胞降至 $10\times10^9/L$ 时，可用维持量 0.5～1.0 g/d。羟基脲不良反应轻，可有轻度的消化道反应（食欲缺乏、恶心）、脱发、皮肤丘疹、月经量多、骨髓细胞巨幼变等，对胎儿有致畸作用，骨髓抑制少，无肺纤维化。靛玉红及其衍生物甲异靛是吲哚类抗肿瘤药物，用于 CML 缩脾效果较为明显。甲异靛或靛玉红可以与羟基脲、白消安交替或联合用药。

单用环磷酰胺、6-巯基嘌呤、美法仑、苯丁酸氮介（瘤可宁）、二溴甘露醇、合 520（嘧啶苯芥）、秋水仙胺、二溴卫矛醇、卡波醌、三尖杉碱等治疗 CML 慢性期患者虽都有效，但没有一种药物疗效超过羟基脲或白消安。强烈联合化疗也不能明显延长生存期。

2. 干扰素

干扰素（IFN）是一种具有抗病毒、抑制细胞增生、免疫调节和诱导分化作用的天然细胞因子，按生物化学结构及抗原活性可分为 α、β、γ 三大类。干扰素通过与其特异的受体结合，促使一系列的蛋白表达，其中 $2'-5'$ 寡聚腺苷酸合成酶是已知的最重要的酶之一，它能激活 RNA 酶，从而降解了促癌基因来源的 RNA 以及编码生长因子如 TNF-α、IL-1α、IL-1β、IL-6 等基因来源的 mRNA。体外实验证明，它能抑制正常或是 CML 患者的造血干细胞的增生。CML 来源的造血祖细胞对骨髓基质细胞的黏附作用存在缺陷，导致了外周循环中祖细胞大量增多。IFN-α 能恢复这种黏附作用，从而使循环池中的 CML 造血干细胞重新分布到骨髓中去。IFN-α 还抑制骨髓基质细胞细胞因子的过量表达，它能抑制 GM-CSF、OCSF、转换生长因子、MIP-1α、IL-1 表达。

已知 IL-1、G-CSF、TNF-α 的过量表达可能有助于恶性造血克隆的增生，并且证实 IL-1 是 CML 进展的一个重要的细胞因子，它的过量表达既可诱导 GM-CSF 的产生，又可协同刺激早期祖细胞导致髓系造血的扩增。IFN-α 对此类因子具有分化调节作用。另外，IFN 还升高 MHC Ⅱ 类抗原的表达，提高对 T 细胞细胞毒的调节作用，还可能对基因组的稳定性具有保护作用，从而延缓了 CML 的进展。IFN 还可通过上调 Fas 受体/Fas 配基系统，诱导 Fas 阳性 CML 祖细胞的凋亡。

1981 年 M. D. Anderson 癌症中心应用干扰素体外研究发现，它能够无选择地抑制正常细胞及 CML 的髓系 CFU 细胞；同年天然干扰素治疗 CML 获得成功，从而为 CML 的生物治疗开辟新纪元。IFN 治疗 CML 的血液学缓解率为 61%～80%（中位 64%），29%～65% 的患者有不同程度的细胞遗传学缓解，主要细胞遗传学缓解率为 15%～30%，只有极少部分患者能消除 Ph+ 的克隆，并且低危组患者的疗效明显优于中高危组，早期治疗的疗效明显优于晚期治疗。对 IFN 治疗敏感的患者可获得更长的生存期。干扰素治疗 CML 获得细胞遗传学疗效的时间一般比较长，获完全细胞遗传学缓解的中位时间为 22 个月，获部分遗传学缓解的中位时间为 18 个月，获得微小细胞遗传学缓解的中位时间为 12 个月，并且获得细胞遗传学反应的程度与患者持续缓解的时间成正相关。细胞遗传学反应与疾病的分期、预后分组及干扰素的剂量相关。在 12 个月内获得任何细胞遗传学反应都会有明显的生存优势，5 年生存率约为 70%，且与 Ph 染色体阳性细胞减少程度密切相关。干扰素联合羟基脲可使病情迅速得以控制，取得更好的血液学缓解，减低干扰素的不良反应，缩短控制疾病的时间，但其遗传学反应与单用干扰素相比无改善。联合应用干扰素和小剂量阿糖胞苷可获得良好的血液学与细胞遗传学疗效。

目前应用的干扰素类型为 IFN-α。IFN-β 和 IFN-γ 的疗效均不及 IFN-α。干扰素使用剂量通常按体表面积计算为 $((2\sim6)\times10^6 U/(m^2\cdot d)$，国外用量通常为 $5\times10^6 U/(m^2\cdot d)$。

皮下注射或肌内注射优于静脉注射,静脉注射可使5%的患者产生抗体。白细胞计数明显增高的患者在IFN治疗前应先用羟基脲减少白细胞负荷。治疗原则是早期、大剂量及长期持续应用。初用时每日注射,获缓解后可改用隔日1次。

干扰素早期常见不良反应有发热、畏寒、头痛、疲乏、食欲缺乏、肌肉及骨骼疼痛,似流感样的症状,持续几天至2个月;晚期可有持续乏力、食欲下降、体重下降,少数患者可有贫血、血小板减少、肝肾功能损害、脱发,有时有甲状腺功能低下、忧郁等,严重者可有心绞痛、注意力不集中、记忆力减退及昏睡等神经系统毒性表现。剂量减少时以上症状可减轻或消失,给予小剂量解热镇痛药如对乙酰氨基酚等可解除上述不良反应。

3. 酪氨酸激酶抑制药

甲磺酸伊马替尼临床试验时名为STI-571(Signal Transduction Inhibitor-571),商品名Gleevec、Glivec、格列卫,属小分子化合物,是一种酪氨酸激酶抑制药(TKI)。对体内众多酪氨酸激酶,它仅能抑制BCR-ABL融合基因产物P210和P190,PDGFR与c-Kiu,所以是一种特异性很强的基因产物抑制药,但并不能消除疾病基因。自1999末至2001年经过Ⅰ期和Ⅱ期临床试验证实了IM的安全性、适合剂量和有效性后,于2001年5月美国FDA经快通道批准IM用于治疗IFN-α失效或不耐受的慢性期和进展期CML(我国于2002年获准上市)。由于国际Ⅱ期临床试验证明了IM疗效与病期明显相关,对慢性期的疗效明显优于加速期,更优于急变期,使人们推测IM早期应用可能更具优势。遂于2001年开始了一项著名的国际随机Ⅲ期临床试验(IRIS),共1 106例初诊未经治疗的CML慢性期患者根据Sokal评分随机分为两组,一组为IM 400 mg/d,另一组为IFN-α联合Ara-C(IFN-α 500万U/(d·m²)皮下注射+Ara-C 20 mg/d皮下注射,每月10 d),每组各553例。如果出现以下情况之一,则交叉到对组。

(1)不耐受。

(2)失去完全血液学缓解(CHR)。

(3)失去主要细胞遗传学缓解(MCyR)。

(4)6个月未达到完全血液学缓解。

(5)12个月未达到主要细胞遗传学缓解。

(6)白细胞增高。

近年来,历届美国血液学年会上,各国学者都会从不同角度更新并分析IRIS的结果,可归纳如下。

(1)7年时IM组60%患者继续IM一线治疗,而由于不耐受、治疗效果不满意、不良反应、疾病进展等原因绝大部分IFN-α+Ara-C组患者转入IM组治疗或中断治疗,仅1.6%患者继续IFN-α+Ara-C治疗。IM组中断治疗的原因半数与CML无关,包括CML无关死亡、撤销知情同意书和进行造血干细胞移植等,只有8%是由于不良反应,还有15%是由于缺乏疗效/疾病进展。

(2)18个月时IM组95%患者获得CHR,85%患者获得MCyR,74%患者获得完全细胞遗传学缓解(CCyR)。到7年时,CHR率达97%,MCyR率达89%,CCyR率达82%。提示IM治疗初治CML慢性期疗效持久确切,证明了缓解强度随治疗时间延长而增强,反映了体内残存白血病细胞在长期治疗下可持续减少。

(3)8年时IM组无事件生存(EFS)率81%,无加速急变生存(PFS)率92%,IM治疗8年中失效或进展集中在治疗后的前3年,而第2年是高峰,此后逐年递减。另外,当IM治疗获得,CCyR之后的第1年有5.4%失效或进展,此后逐年递减,获得CCyR者3年后加速/急变率为0%。说明长期治疗使体内白血病负荷进一步减少,病情更为稳定,但继续长期治疗是否能达到治愈尚不能确定。

(4)IM组共456名患者达到CCyR,7年时84%仍为CCyR,其中71%继续IM治疗,另外13%由于不良反应等原因中断IM治疗但仍为CCyR。16%患者获得CCyR后又失去,其中5%失去后再次达到CCyR并继续IM治疗,9%中断IM治疗。IM治疗6个月内、6～12个月、12～18个月、18个月以上达到CCyR的比例分别为52%、19%、7%、10%。可以看出大多数患者(71%)12个月内获得CCyR,不同时间达到CCyR的患者间72个月OS、EFS及PFS率无明显差异,未获得CCyR患者的72个月OS、EFS及PFS率则明显低于获得CCyR的患者。所有达到CCyR的患者持续CCyR时间没有明显差异,也就是说,达到CCyR的时间不影响CCyR持续时间。而英国的一份报道持不同意见,认为在1年内获得者CCyR者的5年PFS和OS均明显高于1年后获得CCyR者。治疗12个月获CCyR并获主要分子生物学缓解(MMoR)的患者在72个月时无一例进展,治疗18个月时获CCyR同时MMoR者的预期PFS为100%,而仅达CCyR但未达MMoR者的预期PFS是98%,而未达CCyR者的PFS为87%,明显低于前两者。持续CCyR与MMoR是保证患者长期存活的要素。同时反映了即使疾病基因不被清除,也可获得较长久的无病存活。IM问世前CML 5年病死率为15%～20%,中位生存期3～4年。历史资料显示CML的4年存活率为43%,IFN-α时代的5年OS率为68%～70%,进一步证明IM超过了以往的任何药物疗效。

(5)Kantarjian等分析了IRIS试验中106例(占20%)因未获预期疗效而增加IM量至600～800 mg/d者36个月的疗效。中位加量时间为22个月,PFS为89%,OS为84%。他们提出未获预期疗效者应首选增加IM量。但有学者提出应先检测是否存在BCR-ABL区点突变,若有突变应考虑更换二代酪氨酸激酶抑制药(TKIs)。

(6)351例患者在服用IM 400 mg/d的第29 d检测IM血浆谷浓度,一半的患者(178例,50.7%)的浓度为647～1 170 ng/mL,87例(24.8%)低于647 ng/mL,86例(24.5%)高于1 170 ng/mL,IM血浆谷浓度与细胞遗传学和分子学反应率正相关。

鉴于IM的显著疗效,2008年国际上已公认IM是CML慢性期的一线治疗。2008 NCCN CML治疗指南1类推荐IM 400 mg/d为CML的一线治疗,干扰素不再推荐作为CML的主要治疗选择,删去2007 NCCN关于异基因造血干细胞移植作为CML一线治疗的推荐,达沙替尼、尼洛替尼作为CML二线治疗的选择。2007年欧洲白血病网(ELN)专家治疗推荐中IM由一线可选择治疗改为一线治疗,并建议IM治疗失败时进行突变检测;异基因移植由一线可选择治疗改为IM治疗失败的二线治疗。除非患者高疾病风险,低移植风险,否则药物优于移植;干扰素仅在IM不耐受时可选用,患者生活质量降低是其临床应用的主要缺点;达沙替尼和尼洛替尼作为二线治疗。

IM治疗开始最初2个月每周测定血常规1次,血常规受抑时缩短测定间隔,血常规稳定后可每月查1次,达CCyR后可1～3个月复查1次。每3个月复查骨髓包括形态学,染色体核型,实时定量PCR(RQ-PCR)测定BCR-ABLmRNA连续两年。达CCyR者两年后可每6个月复查骨髓。定期监测的目的是及时发现是否治疗失败或疗效不理想,2008 NCCN CML治疗指南中推荐如果出现治疗失败,并且耐药不是因为出现了对IM高度不敏感的突变,在患者能够耐受的情况下应增加 IM 剂量至 600～800 mg/d；若出现了 IM 高度不敏感的突变如 Y253，E255，则应该换用二代酪氨酸激酶抑制药（TKIs）如达沙替尼或尼洛替尼；若为对伊马替尼和其他 TKI 都耐药的 T315I 突变则进行造血干细胞移植（HSCT）。如果出现疗效不理想，在患者能够耐受的情况下应增加 IM 剂量至 600～800 mg/d；若为高疾病危险、低移植风险患者，可进行异基因 HSCT。

2010 年 NCCN CML 治疗指南中对于 IM 治疗失败的患者强调了对患者依从性、药物相互作用的评价，并推荐考虑突变分析。ELN 2007 年专家推荐中特别警告对那些诊断时属于高危组或者有 Del 9q＋或者 Ph＋细胞出现附加染色体异常（ACA）的患者，以及 IM 治疗 12 个月未获得 MMoR 或者任何时间出现任何的转录水平升高或在 Ph-细胞中出现其他染色体异常的患者更应严密地监测，并检查患者治疗依从性。

分子学反应监测是评估治疗反应和微小残留病灶/复发监测的重要手段，bcr/abl mRNA 水平降低的水平和时间影响无进展生存，达到 MMoR 后仍可能丧失 MMoR，丧失 MMoR 或 bcr/abl mRNA 水平增高提示复发，丧失 MMoR 更常见于 BCR/ABL 转录水平没有持续下降的和无 CMoR 患者，获得 CMoR 是新的目标。临床前研究和 I 期研究的资料显示 IM 治疗存在剂量—疗效关系，有几个试验证实初治 CML 慢性期患者使用较高剂量 IM 治疗可获得更早更高的细胞遗传学和分子学反应。上述结果虽可证明高剂量 IM 可提高和加速疗效，但观察时间尚短，病例数不多，早获 CCyR 或 MMoR 者是否肯定能提高长期 OS/PFS，减少抗药发生率等尚有待于长期观察。现今治疗 CML 慢性期的常规剂量仍为 IM 400 mg/d，疗效不满意时可增量至 600～800 mg/d，2010 年 NCCN CML 治疗指南推荐在可耐受的情况下直接增量至 800 mg/d，或改用二代 TKIs 或其他治疗。在 2008 年 NCCN CML 治疗指南中 2A 类推荐更高剂量 IM 为初治 CML 慢性期患者的治疗剂量，尤其是高危患者。

IM 虽然疗效突出，仍有 15%～20% 患者治疗失效。2003 年 Apperley 的报告中提出了抗药分为原发性和继发性（获得性）。Hochhaus 及 Hughes 指出抗药可分为血液学抗药、遗传学抗药和分子学抗药。治疗反应失败的时间点判定不能等同于 IM 耐药，因为部分患者达 CCyR 时间较晚，并且 IRIS 试验 72 个月的结果显示较晚达到 CCyR 患者生存预后与较早达到者无明显差异。

IM 耐药主要有两方面——白血病细胞以外的因素和白血病细胞因素。前者如由于口服生物利用度不同导致 IM 血药浓度个体差异大、血清蛋白与 IM 的高度亲和力影响 IM 作用于靶细胞、细胞对 IM 的摄入和排出影响细胞内 IM 药物暴露；后者又分为 bcr-abl 相关因素，如基因突变、不规则扩增、转录和 bcr-abl 非依赖因素，如克隆演变、DNA 修复功能缺陷、磷酸酶活性减低、干细胞休眠等。

为了尽可能地预防 IM 耐药，应在慢性期早期开始 IM 治疗；疾病处于越早阶段，治疗后 Ph＋细胞的清除率越高，并且 IM 必须从≥400 mg/d 的剂量开始，低于治疗剂量的 IM 初始剂量可以导致耐药。迅速减少肿瘤负荷以及最大限度抑制 bcr-abl 激酶活性可能减少治疗中突变风险，使用大剂量 IM 或多种 TKI 联合使用可能减少治疗中突变发生。维持有效血药浓度和细胞内伊马替尼浓度是保证治疗效果、克服耐药的重要途径，对 IM 治疗反应不佳的患者，有必要检测血药浓度，对达不到有效血药浓度患者，应加量保证达到最佳疗效。及时、积极处理不良反应，保证有效剂量治疗。密切监测治疗反应，及时地剂量递增使对标准剂量伊马替尼治疗失败或反应次优患者生存获益。依据细胞遗传学和分子学资料做出治疗决策，如换用二代 TKIs、进行异基因 HSCT 或 T315I 抑制药试验等。

IM 常见的毒副作用是水肿,胃肠道反应,皮疹等过敏反应,肌痉挛,骨痛和血细胞减少等。多出现于治疗初期,以 1 级和 2 级居多,多可耐受或可控制。严重毒副作用发生率为 5%。在治疗 2 年后新发生的 3/4 级毒性少见,心力衰竭发生率<1%。说明 IM 毒副作用并不因为长期治疗而增加,未见积蓄毒性。

IM 治疗 CML 的血液学不良反应多在 IM 应用早期或疾病进展时出现,应与疾病进展本身引起外周血细胞减少区别,可以给予成分输血支持和应用粒系集落刺激因子,但是 FDA 指南不支持红系集落刺激因子在髓性恶性疾病中应用。NCCN 2010 年对于非血液学不良反应的具体策略如下。腹泻:支持治疗;水肿:利尿、支持治疗;体液潴留严重:利尿、支持治疗,减量、暂停或中断治疗,考虑超声心动图检测左心室射血分数;恶心:服药同时进食,大杯饮水;肌肉痉挛:补钙、奎宁水;皮疹:激素治疗,减量、暂停或中断治疗。合理处理不良反应是坚持 IM 治疗取得最佳疗效的保证,因不良反应减量后的剂量应不低于 300 mg/d。

IM 半衰期 18~22 h,食物对 IM 吸收影响甚小,IM 谷水平与性别、年龄、体重和体表面积不相关,不需依据年龄和体表面积调整剂量。但受多种药物干扰,所以 IM 治疗期间若患者有其他并发症时应注意药物的配伍。IM 对中枢神经系统白血病无预防和治疗作用。细胞色素氧化酶(CY)P450 是一组结构和功能相关的超家族基因编码的同工酶,500 多种产物,74 个家族,至少 14 个家族与人类有关,许多药物通过 CYP450 进行代谢,因此存在相互作用。IM 可能会引起 CYP2D6 和 CYP3A4/5 底物的血药浓度升高。NCCN 2010 年 CML 治疗指南简略列出了 IM 与其他常见药物的相互作用和应对策略。

如果治疗有效,IM 应继续应用多久,目前仍无定论。迄今为止所发表的最大的系列研究中,12 例 CML 慢性期患者获得 CMoR 后停止 IM 治疗,其中 6 例在停药 5 个月内出现了分子生物学水平复发,但是另外 6 例在 15 个月的中位随访期内依然处于完全分子生物学缓解状态。体外研究表明,"静态"白血病干细胞对 IM 高度耐药,即使获得完全的分子生物学缓解,部分患者体内的白血病干细胞仍可长期存活。总之,在前瞻性的研究提示其他结果之前,对于治疗有效的患者,IM 应用多久仍无定论。NCCN2010 年 CML 治疗指南中对于 IM 治疗有效的患者依旧不推荐停药。

尼洛替尼(Nilotinib)是第二代 TKI,临床试验时名为 AMN107,商品名 Tasigna,是一种高选择性、强效 BCR-ABL 抑制药,与 ABL 的非活化区结合,较 IM 强 25 倍,靶点高亲合力是其治疗 IM 耐药且 BCR-ABL 突变患者有效的原因,能够抑制除 T315I 外的 32 种 IM 耐药 BCR-ABL 突变,抑制效应与突变的 IC50 相关但其 IC50 和 IM 不同,说明两药的细胞摄入途径不同。尼洛替尼不能诱导 CML、CD34$^+$、CD38$^-$ 细胞凋亡,也不能抑制其磷酸化的 CKRL。尼洛替尼的 I 期临床试验结果示绝大多数抗 IM 的慢性期患者可达 CHR,约 1/3 以上加速/急变期患者可获血液学和遗传学反应。常见不良反应是骨髓抑制,胆红素增高、血糖升高、脂肪酶增高和皮疹等。II 期临床试验共研究 320 例对 IM 抗药和(或)不耐受的 CML 慢性期患者,服用尼洛替尼后 77% 可达 CHR,57% 获得 MCyR,41% 获 CCyR,达 CHR 中位时间为 1 个月,达 MCyR 中位时间为 2.8 个月。3/4 级血小板和中性粒细胞减少占 29%。另一项 II 期临床试验共研究 119 例对 IM 抗药和(或)不耐受的 CML 加速期患者,服用尼洛替尼后 54% 可获得确认的 CHR,31% 获得 MCyR,19% 获 CCyR,达 MCyR 中位时间为 2 个月,达 CCyR 中位时间 3.3 个月。严重非血液学不良反应少,治疗对 IM 不耐受的患者很少出现交叉不耐受。

除了对 IM 抗药和(或)不耐受的患者有良好效果之外,尼洛替尼用于初治 CML 慢性期患者取得了更加突出的疗效,一项临床试验以尼洛替尼 400 mg 每 12 h 1 次,治疗了 32 例初治 CML 慢性期患者,3 个月时 95% 患者获得了 CCyR、14% 获得 MMoR,6 个月时 100% 患者达 CCyR、54% 获得 MMoR。在欧美已被批准用于既往治疗失败或不耐受(包括 IM)的慢性期和加速期 CML,推荐剂量是 400 mg 每 12 h 1 次,中国已于 2009 年上市。

第二代 TKI 达沙替尼(Dasatinib)由施贵宝公司研发,临床试验时名为 BSM-354825,商品名 SprycelR,按研发的化学家 Jagabandhu Das 命名为 Dasatinib,是一个口服的多种酪氨酸蛋白激酶抑制药,可以特异性抑制 bcr-abl、SRC 家族、c-KIT、EPHA2 和 PDGFRβ。对 BCR-ABL 激酶的抑制能力是 IM 的 325 倍。

它可以作用于 BCR-ABL 的活性和非活性两种构象,所以可克服 P-loop、BCR-ABL 活化环和羧基末端的点突变,体外实验显示对 19 种 IM 耐药突变有效,但同样不能抑制 T315I 突变,不能诱导静止期原始 CML 干细胞死亡。口服生物利用度 14%~34%,同样被 CYP3A4 代谢。疗效与突变类型的 IC50 相关。START-C 是一项观察达沙替尼 70 mg 每 12 h 1 次治疗 IM 治疗失败/不耐受 CML 慢性期的 II 期临床研究,共 387 例患者,6 个月时 90% 获 CHR、45% 达 MCyR、33% 达 CCyR,8 个月时 90% 获 CHR、52% 达 MCyR、39% 达 CCyR,15.2 个月时 91% 获 CHR、59% 达 MCyR、49% 达 CCyR,24 个月时 62% 达 MCyR、53% 达 CCyR。中位随访 15.2 个月,PFS 为 90%,OS 为 96%。获 MCyR 的 230 例中进展率为 3%。骨髓抑制较重,大约一半的患者出现 3/4 级中性粒细胞减少和血小板减少,并且同时出现血小板功能障碍。常见的非血液学不良反应主要有腹泻、皮疹、头痛、水肿、出血、肌痛、乏力、神经病变、记忆力损伤、眩晕等,比较突出的是 35% 的患者出现了胸腔积液,其中 9% 为 3/4 级;另外有 4% 出现充血性心力衰竭,其中 3% 为 3/4 级。START-A 是一项观察达沙替尼 70 mg 每 12 h 1 次治疗 IM 治疗失败/不耐受 CML 加速期的 II 期临床研究,8 个月时 39% 获 CHR、33% 达 MCyR、24% 达 CCyR,24 个月时 50% 获 CHR、40% 达 MCyR、33% 达 CCyR。骨髓抑制较慢性期患者更重,约 3/4 的患者出现 3/4 级血液学毒性,其中 82% 的患者出现 3/4 级血小板减少。非血液学毒性与慢性期患者类似,但是消化道出血较突出,11% 的患者出现了 3/4 级消化道出血。

一项 III 期临床试验共观察了 670 例 IM 耐药和(或)不耐受的 CML 慢性期患者,比较达沙替尼 100 mg 每天 1 次、50 mg 每 12 h 1 次、140 mg 每天 1 次 和 70 mg 每 12 h 1 次 的疗效。中位随访 8 个月,CHR 86%~92%,MCyR 54%~59%,CCyR 41%~45%,4 组达遗传学缓解时间相同,100 mg 每天 1 次与 70 mg 每 12 h 1 次 2 组出现胸腔积液的比率分别为 7%、16%,3/4 级血小板减少发生率分别为 22%、37%,需减量的比率分别为 30%、55%,停药率分别为 16%、23%。由此证明了达沙替尼 100 mg 每天 1 次既可保持药效又可减少不良反应,从而推荐 CML 慢性期用量为 100 mg 每天 1 次。

一项临床试验以达沙替尼 100 mg 每天 1 次治疗了 37 例初治 CML 慢性期患者,3 个月时 79% 患者获得了 CCyR,6 个月时 94% 患者达 CCyR,12 个月时 100% 获得 CCyR。达沙替尼治疗 IM 耐药的 CML 加速、急变期或 Ph+急性淋巴细胞白血病的疗效并不理想,仅半数以下患者可获血液缓解,30%~40% 获 MCyR,几乎全部的急淋变患者和 Ph+急淋患者在半年内复发。该药已在欧美各国上市。

4. 造血干细胞移植(HSCT)

Allo-HSCT 是目前唯一可以使 CML 患者达到治愈的方法。受年龄和供者的限制,并非所有 CML 患者均可采用。另外 HSCT 存在移植相关死亡和远期并发症的风险，移植前又难以预测。以 IM 为代表的酪氨酸激酶抑制药治疗 CML 的巨大成功，撼动了 HSCT 治疗 CML 的绝对地位，使得 1999 年以后 CML 移植患者的数量显著下降。IRIS 试验的 7 年杰出疗效更使得"伊马替尼作为几乎所有初发 CML 患者的一线治疗"这一观点得到了广泛的认同。

自 2008 年始，NCCN 指南上推荐将 HSCT 用于 IM 治疗无效的慢性期患者，或加速期、急变期的患者。另外，对已发生 BCR-ABL 区点突变的患者特别是达沙替尼和尼洛替尼所不能控制的突变是 HSCT 的适应证。目前移植的现状是多数 CML 患者移植前曾使用过 IM。为了解移植前 IM 的应用对移植结果的影响，美国西雅图一组学者报道 145 例在移植前用 IM 至少 3 个月的 CML 患者与历史对照 1999～2004 年移植前未用过 IM 的 231 例患者进行比较，认为移植前应用 IM 不增加肝毒性或延缓植活，IM 不影响 OS、无疾病存活率、复发及无复发病死率。但 IM 疗效欠佳或失效者较获得 CCyR/MCyR 者的预后差。IM 对 CML 慢性期、加速期和二次慢性期总体生存无影响，可增加急变期移植总体生存率。国际血液和骨髓移植登记研究中心（CIBMTR）82 中心 1999～2004 年的资料进行回顾分析，移植前应用 IM 组（IM+组）共 409 例，移植前无 IM 应用组（IM-组）共 900 例，配对分析结果显示第 1 次慢性期 CML 患者移植前应用 IM 可提高生存率，除外第 1 次慢性期的其他 CML 患者（如加速期）IM 应用未增加移植后并发症和移植相关病死率。对无白血病事件生存和急性移植物抗宿主病（aGVHD）无明显差异。

在移植方式的选择上，是异基因移植还是自体移植？是清髓性还是非清髓性 Allo-HSCT？是骨髓移植还是外周血 HSCT 或者脐血移植？CML 慢性期患者进行 HLA 匹配的同胞供者骨髓移植的 3 年存活率 55%～70%，复发率约为 20%。有 20%～30% 的患者死于骨髓移植的相关并发症，通常为感染和 GVHD。影响骨髓移植疗效的因素可能与组织配型的相容性、病期、供者与受者的年龄、性别、预处理方案、GVHD 程度、移植前治疗、T 细胞去除等因素相关，欧洲骨髓移植组提出了移植风险评分以更好地判断预后。有一组单中心资料的回顾性分析显示非清髓性 Allo-HSCT 在总生存方面优于清髓性 Allo-HSCT，但其复发率高于清髓性组，急性 GVHD 两组相似，慢性 GVHD 在非清髓性组高于清髓性组。异基因外周血 HSCT 与异基因骨髓移植相比，前者造血重建和免疫重建更快，两者近期疗效相似，但 GVHD 发生率增多，远期疗效尚待确定。HLA 配型相合的同胞一直是异基因 HSCT 的最佳供者，但在同胞中，HLA 完全相合的概率仅为 25%，而随着我国独生子女家庭的普及，HLA 相合的同胞供者将逐年减少，如何跨越 HLA 的免疫屏障，使 HLA 配型不合的移植成为常规一直是人们的理想。

随着移植技术的不断进步，HLA 相合的非血缘供者移植、单倍体血缘供者 HSCT 以及脐血移植越来越多，相信移植技术的完善将最终解决供者来源的问题。GVHD、感染一直是移植最常见的并发症，随着对并发症的认识不断深入、诊断技术的发展、新型药物的推出以及经验性治疗的早期应用等，移植相关病死率逐渐降低。IM 问世前 CML 患者自体移植与药物治疗组相比，无生存优势。伊马替尼应用达 CCyR 患者可成功动员 bcr-abl 阴性 $CD34^+$ 细胞，对 CML 进展无影响。伊马替尼体内净化后自体移植，可能是 TKI 失败和异基因移植后挽救治疗的可行性方式。

强烈的移植前预处理方案并不能完全清除 CML 患者体内的白血病克隆。移植后 bcr-abl 阳性细胞的数量变化预示着疾病的转归，连续增高的 bcr-abl 转录水平预示着疾病的复发，因此移植后应密切监测微小残留病(MRD)的变化。CML 患者移植后长期生存依赖移植后异体反应诱导的移植物抗白血病(GVL)效应,这也是移植后复发患者进行供者淋巴细胞输注(DLI)治疗的理论依据,目的是诱发 GVL,DLI 可使约 75% 复发患者再次获得 CR。

尽管上面已经提到现在 CML 慢性期的治疗进入了分子靶向治疗时代,但在我国 TRI 高昂的费用是个实际问题,而且我国 Allo-HSCT 治疗 CML 的疗效好,长期生存可以达到 75% 以上,因此对于年轻的第 1 次慢性期患者具有配型相合的亲缘供者时仍可首选 Allo-HSCT,若无 HLA 相合供者,则首选格列卫;非亲缘及 HLA 不合 HSCT 最好推迟至疾病有进展时进行。一方面医生应该严格地掌握移植的适应证,制定个体化移植方案,选择合适的供者、适当的移植时机以及适宜的移植方式。另一方面应该努力改进移植技术,提高 CML 慢性期患者移植的生存率,提高生存质量,比如改良预处理方案,用 IM 联合非清髓性预处理;通过 CD34$^+$ 细胞移植联合 DLI 减少 GVHD;加强微小残留病(MRD)监测,及时应用 DLI、IM 进行干预治疗。

5. 新的治疗措施

(1) VX-680:VX-680 也称 MK-0457,极光激酶抑制药(Aurora Kinase inhibitor),可抑制 T315I 突变和 JAK2。Ⅰ 期临床试验治疗 15 例 CML,其中 11 例为 T315I 突变。经 8~40mg/(m^2·h)持续静脉点滴 5d。8/9 例有效,1 例获 CCyR,2 例获 PCyR,1 例获小部分 CyR。骨髓抑制较重,未见 4 级毒性,可发生黏膜炎。

(2) PHA-739358:靶向 BCR-ABL 和 Aurora 激酶 A-C,抑制组蛋白 H3,CKRL 磷酸化和 Aurora B 活力。对 BCR-ABL 阳性(包括 T315I 突变)和阴性细胞具有抗增生和抗凋亡作用。对未治 CMLCD34$^+$ 细胞有强烈抗增生作用。

(3) AP2346:AP2346 为嘌呤类似物,抑制 SRC 和 ABL 激酶,在细胞株实验中抗增生,阻断细胞周期,促凋亡。AP23846 可抑制 T315I,但有非细胞毒作用。

(4) Virinostat:Virinostat 为一种组蛋白脱乙酰基酶抑制药(hydroxamic acid inhibitor, HDACI)。临床前实验证明,它可激活外源与内源性细胞凋亡,诱导氧化损伤,诱导自体吞噬的细胞死亡和衰老。通过抑制 Class Ⅱ HDAC6 导致乙酰化和伴侣蛋白 Hsp90 的失功能,它防止了包括 BCR-ABL 等蛋白的复合物形成、聚泛素化和蛋白水解。可增强 IM 及其他 TKIs 的作用,可与极光激酶抑制药干扰有丝分裂。以 Virinostat 加 MK-0457 可抑制原代 CML-34$^+$ 细胞,T315I、E255K、K351T 突变的 BaF3 细胞和 IM 耐药的 K562(BCR-ABL 不依赖性,Lyn 依赖性)细胞,使野生型和突变 BCR-ABL 失活和下调。

(5) 反义寡核苷酸:以 BCR-ABL 为靶标设计的反义寡核苷酸可以降低 BCR-ABL 的转录水平和体外培养的 CML 细胞的增长(可能通过诱导凋亡),现主要用作 CML 自身干细胞移植的"净化"。已有用 BCR-ABL 和 C-MYB 反义寡核苷酸体外净化后骨髓成功植活和获部分细胞遗传学缓解的初步报道。反义寡核苷酸联合化疗药物方案现已在 SCID 小鼠动物实验证实可显著延缓白血病的发生。

(6) 基因治疗:已有用反转录病毒载体构建的 BCR-ABL 反义基因联合一个 MTX 耐药基因的所谓"双基因治疗策略"的报道,体外实验结果表明该方法可用于 CML 自身干细胞移植体外净化和移植后化疗,以进一步根除微小残留病。

(7) 免疫调节治疗:现已有具有免疫源性的 P210 BCR-ABL 融合片段和结合主要组织相容性 Ⅰ 类抗原等位基因复合物多肽的报道,亦已建立识别 BCR-ABL 表达细胞的肽特异性

CD4$^+$T细胞系,体外实验证实利用肽特异性CD4$^+$T细胞可以使P210 b3a2产物降解。这些结果提示可以用人T细胞介导的肿瘤相关抗原的识别来进行CML的治疗。此外,有治疗潜能的还有白介素-2激活NK细胞和细胞毒T细胞。CML患者自身NK细胞能抑制CML祖细胞生长,因此,可利用自身激活的NK细胞经体外扩增后用于自身干细胞移植净化和CML免疫治疗。最近,又有实验发现CML患者骨髓体外培养获得的树突状细胞能刺激自身细胞,并具有抗增生作用,而抗正常骨髓活性极低,提示该方法可用于CML的过继免疫治疗。

(8)法尼基转移酶抑制药(Tipifarnib):PI3K/AKT信号传导调接抑制药LY294002,rapamycin以及bcr-abl P210蛋白疫苗等均在试验中。

治疗策略应根据患者具体情况制订出一个最佳的个体化治疗方案。欧美国家每年都在更新CML的治疗指南。目前国际上已公认IM为CML慢性期一线治疗,但是在我国IM高昂的费用成为限制其广泛应用的瓶颈。

Allo-HSCT在国内仍作为CML的一线治疗,但是Allo-HSCT受年龄、供者以及医疗费的限制,同样不能使中国的大部分CML患者受益。中国还有很大一部分初治CML慢性期患者在接受干扰素治疗,甚至仅仅接受羟基脲治疗。

作为中国的血液学工作者应该向CML患者细致地介绍CML的自然病程以及几种可选治疗方案的优缺点,再根据患者的年龄、有无合适供者、疾病危险分层以及经济状况等因素与患者共同商讨出最适合的个体化治疗方案,使我国的CML患者得到最佳的治疗方案。

(二)CML加速期和急变期的治疗

加速、急变期CML预后极差,髓系急变的中位生存期约5个月,淋系急变的中位生存期约12个月,故应尽早进行恰当的治疗。急髓变患者一般采用类似急性髓细胞白血病的治疗方案,如DA、HAD,但缓解率很低、生存期很短。急淋变(仅占CML急变的1/3左右)的患者采用急性淋巴细胞白血病的治疗方案,如VDCLP,约1/3的患者可达血液学缓解或回到慢性期。传统化疗总体血液学反应20%~50%,不良反应多,且血液学反应短暂。

IM对部分加速急变期患者依然有效,CHR可达40%左右,CCyR可达20%。如果从没有接受过IM治疗,应该先接受IM至少600 mg/d治疗;如果慢性期接受过IM,考虑为IM耐药的患者可以选择二代TKI。尽管TKIs的血液学反应率相对高,但持续反应时间也很短并且不可治愈CML,易复发,事实上每个急变期患者以及大部分加速期患者在IM治疗5年内都会复发。所以加速/急变期患者无论是通过TKIs治疗还是细胞毒药物联合化疗获得血液学缓解或回到慢性期后,无论HLA配型相合或不相合都应尽早选择Allo-HSCT,3年无病生存率15%~20%,少数患者可长期生存。

IM联合化疗具有协同作用,可提高加速/急变期患者的诱导缓解率,MD Anderson癌症中心2002~2004年19例CML急变期患者,中位年龄54岁,84%(17/19)既往接受IM为基础的治疗,接受IM 600 mg/d联合阿糖胞苷和去甲氧柔红霉素诱导治疗,血液学反应为74%(14/19),其中47%达CHR,26%回到二次慢性期,中位反应持续时间10周,16%(3/19)获得CCyR。其中既往IM治疗失败的17例患者有82%获得血液学反应,46%达CHR。耐受性好,绝大多数为1~2级非血液学不良反应。

CML急变期应采用清髓性Allo-HSCT方式,对于移植后是否需要常规使用IM预防复发目前尚有争议,实时定量PCR用于密切监测MRD,有望使免疫抑制药应用个体化,并指导抢先治疗,以减少临床复发。如果Allo-HSCT复发,可以将免疫抑制药减量或停用,也可进行

DLI或者在DLI的同时联合应用TKIs。美国NIH 1993~2004年101例CML移植后39例患者复发,37例可评价,13例患者接受了DLI,9例接受IM治疗,11例接受DLI联合IM治疗,30例(81%)患者有效,其中26例(70%)获得分子学缓解,复发后中位随访1 226d(249~3 257d),总生存率80.6±6.7%,无白血病生存率69.1±7.7%。

合并骨髓纤维化的加速期患者,可考虑配合1,25-二羟维生素D_3及活血化瘀的中药。若白细胞增加可服用小剂量化疗药物,但不宜应用强烈化疗。

总之,CML的治疗应从整体着手,既要考虑到不同病期采取不同的治疗方案,还要根据不同的预后分组及患者经济情况采用相应的治疗,体现出个体化治疗原则。治疗应以能治愈或达到细胞遗传学/分子生物学缓解为目的,延长患者生存期,提高生存质量。随着治疗手段越来越多,CML患者的治疗选择趋于复杂,规范治疗显得尤其必要。

七、预后因素

有许多因素影响着CML的慢性期及生存期。早在10年前,许多作者已发现年龄、白细胞数、嗜酸性粒细胞数、肝脾大小、贫血程度、血小板数等因素与预后密切相关,至1984年Sokal等根据COX模型将影响预后因素进行分级,才使预后评估更具实际意义,随后许多作者通过较大系列的临床研究,提出许多预后相关因素。目前仍以Sokal的预后积分公式更为实用,2个大系列的前瞻性研究证实了该分级的可靠性。其公式表述如下。

相对危险 = exp{0.0116×(年龄－43.4)+0.0345(脾大小－7.15)+(0.118(血小板数/700)^2－0.0563)+0.087(原始细胞百分数－2.10)}。

对46岁以下的患者采用下列公式:

相对危险=exp{0.025(脾大小－8.14)+0.0324(原始细胞百分数－2.22)+0.1025((血小板数/700)^2－0.627)－0.0173(血细胞比容－34.2)－0.2682(性别－0.40)}。

男性为1,女性为2。

血小板计数($\times 10^9$/L),红细胞压积以%计算,年龄为岁数,脾大小为肋下厘米数。按上述公式计算相对危险值,将CML分为低危组(<0.8)、中危组(0.8~1.2)、高危组(>1.2)。1988年,意大利CML协作组应用该分级将508例CML进行分组,2年生存率分别为低危组93%(87%~98%)、中危组80%(72%~87%)、高危组70%(59%~81%)。依据不同的治疗再进行分类,应用白消安或羟基脲治疗,中位生存期分别为低危组53个月、中危组34个月、高危组15个月;用强烈化疗,生存期分别为55个月、58个月、33个月;以干扰素治疗,2年生存率分别为低危组100%、高危组42%、中危组75%。1992年Hehlmann等对450例Ph(+)CML进行前瞻性研究,以Sokal预后分组将患者分为三组,其中位生存期分别为低危组70个月、中危组51个月、高危组39个月。与Sokal初始公布的数字(低危组60个月、中危组44个月、高危组32个月)相符,证实其实用价值。

近十年来,由于CML的分子靶向药物伊马替尼的研究成功,并得到了临床广泛应用,使CML患者的预后得到了显著改善。一组最新IRIS 72个月的研究数据表明,伊马替尼治疗72个月时,患者的总体生存率可以达到88%,其中CML相关的死亡只有5%,无事件生存率为83%,无加速/急变的生存率为93%。如果能够达到CCR,第3年后加速/急变率几乎为0。若疾病进展,这些患者增加伊马替尼剂量还会有部分患者达到CCR。

除了伊马替尼外,目前还研究生产了第二代的酪氨酸激酶抑制药的CML分子靶向药物,如尼罗替尼、达沙替尼、Bosutinib 等,显著地影响着 CML 患者的生存期。所以 Sokal 等预后影响因素不一定完全合适,经过研究观察将会得到新的预后评估指标。

第二节 慢性淋巴细胞白血病

一、定义

慢性淋巴细胞白血病(CLL)/小淋巴细胞淋巴瘤(SLL)是发生在中老年人群的 B 淋巴细胞克隆增生性肿瘤,以成熟淋巴细胞在外周血、骨髓、脾脏和淋巴结聚集为特征。

二、诊断要点

(一)病史

患者是否存在以下临床症状,如乏力、消瘦、发热、盗汗、淋巴结肿大、腹胀、食欲缺乏以及肝脾大等。

(二)实验室诊断

1. 血常规

外周血淋巴细胞计数持续$\geqslant 5\times 10^9/L$;外周血涂片中特征性形态成熟的小淋巴细胞显著增多,其细胞质少、核致密、核仁不明显、染色质部分聚集,并易见涂抹细胞。不典型淋巴细胞及幼稚淋巴细胞$\leqslant 55\%$。

2. 免疫表型

$CD19^+$、$CD5^+$、$CD23^+$、$CD10^-$、$FMC7^-$、$CD43^{+/-}$、$CCND1^-$;表面免疫球蛋白(sIg)、CD20 及 CD79b 弱表达(dim)。流式细胞学确认 B 细胞克隆性,即 B 细胞表面限制性表达 κ 或 λ 轻链($\kappa:\lambda>3:1$ 或 $\kappa:\lambda<0.3:1$)或$>25\%$的 B 细胞 sIg 不表达。

(三)SLL 诊断

SLL 与 CLL 是同一种疾病的不同表现,淋巴组织具有 CLL 的细胞形态与免疫表型特征,确诊主要依赖病理组织学及免疫组化检查。临床特征如下:淋巴结和(或)脾、肝肿大;无血细胞减少;外周血 B 淋巴细胞$<5\times 10^9/L$。CLL 与 SLL 的主要区别在于:前者主要累及外周血和骨髓;后者则主要累及淋巴结和骨髓。Ann Arbor Ⅰ期 SLL 可局部放疗,其他 SLL 的治疗指征和治疗选择同 CLL,以下均称为 CLL。

三、分期及预后

(一)临床分期

CLL 患者中位生存期可达 10 年或以上,不同患者预后呈高度异质性。性别、年龄、体能状态、伴随疾病、外周血淋巴细胞计数及倍增时间,以及乳酸脱氢酶(LDH)、β_2 微球蛋白(β_2MG)、胸苷激酶 1(TK1)等临床和实验指标是重要的传统预后因素。临床评估预后常使用 Rai 和 Binet 两种临床分期系统,均仅依赖体检和简单实验室检查,无须超声、CT 或 MRI 扫描等影像学检查。但临床分期存在缺陷:处于同一分期患者疾病发展过程存在异质性;不能预测早期患者疾病是否进展以及进展速度。

(二)新型预后因素

预后意义比较明确有免疫球蛋白重链基因可变区(IGHV)突变状态及片段使用、染色体异常、基因突变、CD38、ZAP70 及 RCD49d 表达等。

四、治疗

(一)治疗指征

早期 CLL 患者多数可观察随访,达到以下标准建议治疗。

(1)进行性骨髓衰竭的证据:表现为血红蛋白和(或)血小板进行性减少。

(2)巨脾(如左肋缘下＞6 cm),进行性或有症状的脾大。

(3)巨块型淋巴结肿大(如最长直径＞10 cm),进行性或有症状的淋巴结肿大。

(4)进行性淋巴细胞增多,如 2 个月内淋巴细胞增多＞50%,或淋巴细胞倍增时间(LDT)＜6 个月。当初始淋巴细胞＜30×10^9/L,不能单凭 LDT 作为治疗指征。

(5)淋巴细胞计数＞200×10^9/L,或存在白细胞瘀滞症状。

(6)自身免疫性溶血性贫血(AIHA)和(或)免疫性血小板减少症(ITP)对皮质类固醇或其他标准治疗反应不佳。

(7)至少存在下列一种疾病相关症状:①在 6 个月内无明显原因的体重下降≥10%;②严重疲乏(如 ECOG 体能状态≥2,不能进行常规活动);③无感染证据,体温＞38.0 ℃,≥2 周;④无感染证据,夜间盗汗＞1 个月。

不符合上述治疗指征的患者,每 2~6 个月随访 1 次,随访内容包括临床症状及体征、肝/脾/淋巴结肿大情况和血常规等。

(二)治疗前评估

治疗前(包括复发患者治疗前)必须对患者进行全面评估。

1. 病史和体格检查

特别是淋巴结(包括咽淋巴环和肝脾大小)。

2. 体能状态

ECOG 和(或)疾病累积评分表(CIRS)评分。

3. 症状

盗汗,发热,体重减轻。

4. 血常规检测

血常规检测包括白细胞计数及分类、血小板计数、血红蛋白等。

5. 血清生化检测

血清生化检测包括肝肾功能、电解质、LDH、β_2MG 等。

6. 骨髓活检/涂片

治疗前、疗效评估及鉴别血细胞减少原因时进行,典型病例的诊断、常规随访无须骨髓检查。

(三)一线治疗

根据 FISH 结果、年龄及身体状态进行分层治疗。体能状态良好(包括肌酐清除率>70 mL/min及CIRS评分≤6分)患者建议选择一线标准治疗,其他患者则使用减低剂量化疗或支持治疗。

1. 无del(17p)/p53基因突变或del(11q)CLL患者治疗方案推荐

(1)<70岁且无严重伴随疾病(CIRS评分≤6分):①氟达拉滨+环磷酰胺±RTX±米托蒽醌(FC±RTX±M);②苯达莫司汀±RTX;③氟达拉滨±RTX;④环磷酰胺±泼尼松±RTX。

(2)伴随疾病不能耐受嘌呤类似物患者:①苯丁酸氮芥±泼尼松±RTX;②环磷酰胺±泼尼松±RTX;③RTX;④皮质类固醇冲击疗法。

(3)≥70岁或存在严重伴随疾病<70岁患者:①苯达莫司汀±RTX;②苯丁酸氮芥±泼尼松±RTX;③环磷酰胺±泼尼松±RTX;④RTX;⑤氟达拉滨±RTX;⑥克拉屈滨±RTX。

2. 伴del(17p)/p53基因突变的治疗

目前常规治疗方案疗效不佳,建议可进行临床试验或采用其他治疗方案如HDMP(大剂量甲泼尼龙)±RTX±新鲜冰冻血浆(FFP);调整剂量的Hyper-CVAD±RTX;氟达拉滨+环磷酰胺±RTX等。

(四)复发/难治患者的治疗

复发指患者达到完全缓解(CR)或部分缓解(PR)且≥6个月后疾病进展(PD)患者;难治特指治疗失败(未获CR或PR)或最后1次化疗后<6个月PD。

复发/难治患者治疗指征、治疗前检查同一线治疗,在选择治疗方案时除考虑患者年龄、体能状态及遗传学等预后因素外,同时综合考虑患者既往治疗方案的疗效(包括持续缓解时间)及耐受性等因素如下。

(1)持续缓解≥2年:重复一线治疗方案或选用新方案。

(2)持续缓解<2年:首选一线治疗尚未用过治疗方案。

(五)维持治疗

目前不推荐常规维持治疗。

(六)造血干细胞移植

自体造血干细胞移植可能改善患者无进展生存期(PFS),但不延长总生存期(OS),不推荐常规采用。异基因造血干细胞移植是CLL唯一治愈手段,但CLL主要为老年患者,仅少数适合移植。适应证包括氟达拉滨耐药即氟达拉滨为基础治疗无反应或治疗后12个月内复发;或具有基因异常CLL;del(119)且治疗仅达PR和Richter转化患者。

(七)并发症治疗和支持治疗

1. Richter综合征

伴有弥散大B细胞淋巴瘤/霍奇金淋巴瘤转化CLL患者,多数预后差,中位生存期不超过1年,治疗建议参照侵袭性淋巴瘤治疗策略及方案。

2. 自身免疫性血细胞减少症

激素是一线治疗。激素无效患者可选择行静脉注射丙种球蛋白(IVIG)、RTX、环孢素及脾切除等治疗。

3. 感染

感染的防治包括化疗前后病毒、细菌、真菌感染的预防和治疗;乙肝病毒携带者治疗中预防等。反复感染的患者可给予 IVIG 维持 IgG≥5 g/L。必要时接种流感疫苗、肺炎球菌疫苗，但需避免所有活疫苗接种。

第三节 多发性骨髓瘤

多发性骨髓瘤（multiple myeloma，MM）是起源于生发中心后终末分化 B 淋巴细胞的恶性克隆性浆细胞疾病，特征为单克隆浆细胞在骨髓中增生并合成分泌单克隆免疫球蛋白，导致高钙血症、肾功能损害、贫血和骨质破坏等终末器官损害。从分子遗传学角度来看，MM 并非一种疾病，而是多种疾病实体的综合。自体移植和新的治疗药物（免疫调节药和蛋白酶体抑制药）显著延长了患者的生存时间，但目前为止 MM 仍然是一种不可治愈的疾病。

一、流行病学

MM 占所有恶性肿瘤的 1%，血液肿瘤的 10%，MM 的年发病率为(3~4)/100 000，但在不同的地区和种族差异比较明显。澳大利亚、新西兰、北美、西欧和北欧发病率较高，而亚洲发病率相对较低。过去几十年，MM 的发病率呈现缓慢增加趋势，美国肿瘤协会曾估计 2011 年美国新增 MM 患者数量为 20 520 例，其中男性患者 11 400 例，女性患者 10 610 例。目前尚缺乏中国 MM 患者的确切流行病学资料，一般估计与周边的东南亚和日本发病率相近，约为 1/100 000。MM 的一个重要特征是多发病于老年人，男性患者中位发病年龄 69 岁，女性患者为 71 岁，只有不到 5% 的患者发病年龄<40 岁。

MM 发病原因不明，环境、免疫和遗传学因素均可能参与其中。研究证明，MGUS 患者的亲属罹患 MM 的风险较高，提示 MM 的发病具有一定的基因易感性。对 1 675 例 MM 患者进行基因组相关分析发现 MM 的发病可能与染色体 3p22.1 和 7p15.3 单核苷酸多态性有关。

二、病理生理

MM 的发病是肿瘤细胞与微环境相互作用的结果。

（一）细胞起源

多发性骨髓瘤起源于生发中心后归巢到骨髓的长寿浆细胞。

抗原特异性 B 淋巴细胞识别并结合抗原后在外周淋巴组织胸腺依赖区和胸腺非依赖区交界处与被同一抗原激活的抗原特异性 $CD4^+$ Th 细胞相遇，在 $CD4^+$ Th 细胞辅助下活化、增生分化。一部分浆细胞分化为短寿浆细胞，这些浆细胞多在 2 周内发生凋亡，主要发挥即刻防御效应。另一部分 B 细胞迁移至附近的非胸腺依赖区的初级淋巴滤泡，继续增生并形成生发中心（次级淋巴滤泡）。经历 V(D)J 基因重排、体细胞高频突变、Ig 类别转换、受体编辑等过程，形成具有表达高亲和力 IgM 的淋巴细胞。生发中心大部分 B 细胞分化为抗体形成细胞即浆细胞，其离开生发中心后一部分分布于脾红髓的脾索及淋巴结的髓索；一部分后迁移至骨髓，并可以从骨髓基质细胞获得 IL-6 等生长信号。这些细胞停止分裂，但可以高效合成抗体，可以存活数月到数年。MM 及意义未明的单克隆免疫球蛋白增多症（monoclonal gammopathy of undetermined significance,MGUS)均起源于归巢的骨髓的长寿浆细胞。具有与长寿浆细胞类似的免疫表型特征和骨髓内多处分布的特点。但与正常浆细胞不同的是，MM细胞仍然保留了低度的增生活性，S期细胞比例为1%～3%。

（二）绝大多数多发性骨髓瘤起源于意义未明的单克隆免疫球蛋白增多症

意义未明的单克隆免疫球蛋白增多症（MGUS）是一种发生于老年人的疾病，在超过50岁的高加索裔中发病率约为4%。根据分泌免疫球蛋白类型的不同，可以将MGUS分为IgM-MGUS和non-IgM MGUS 2种类型，前者多进展为淋巴浆细胞淋巴瘤等淋巴细胞肿瘤，后者以每年1%的比例进展为MM。MGUS与MM的区别主要为单克隆免疫球蛋白水平低于30 g/L，骨髓中浆细胞比例＜10%，并且没有终末器官损害。绝大多数有症状的MM均起源于MGUS。大多数在MM中可以检测到的分子遗传学异常，同样可以在MGUS中检测到，由MGUS向MM转变的关键机制目前尚不清楚。

（三）骨髓瘤干细胞

大多数初治MM患者均对化疗比较敏感，蛋白酶体抑制药和免疫调节药等新药的使用，使得相当一部分患者可以取得完全缓解，但是绝大多数患者最终难免复发。存在难以清除的肿瘤干细胞可能是MM不能被治愈的原因之一。

虽然肿瘤干细胞已经在多种肿瘤中得到证实，但是在MM肿瘤干细胞领域存在较大的争议。争议的焦点在于是否存在MM肿瘤干细胞，以及MM肿瘤干细胞是浆细胞还是B淋巴细胞，这对于将来可能的靶向治疗至关重要。大部分研究倾向于认为MM肿瘤干细胞是$CD138^-CD19^+$B淋巴细胞，其中$CD138^-CD19^+CD27^+$记忆B细胞受到重视。记忆B细胞是长寿的，是曾经由抗原激活并在生发中心增生的细胞后代。这些记忆B细胞非常缓慢地分裂，表达表面免疫球蛋白，但是分泌抗体的比例不高。由于记忆B细胞的祖先曾经参与了生发中心反应，记忆B细胞继承了生发中心细胞中发生的基因改变，包括体细胞突变和导致同种型转换的基因重排。记忆B细胞作为MM肿瘤干细胞的理论很好地解释了MM细胞常具有涉及IGH基因的异常，以及分泌单克隆免疫球蛋白的原因。从这个角度来看，MM或MGUS可以视为是机体为获得对抗原终身免疫所承担的风险或付出的代价。

（四）黏附分子

对骨髓微环境的高度依赖是MM的重要特征。骨髓中多种细胞在MM的发病中发挥了重要作用，包括纤维母细胞、成骨细胞、破骨细胞、间充质细胞、巨噬细胞以及浆细胞样树突细胞等。

MM细胞通过多种黏附分子与微环境中的细胞相互作用。CD56是一种属于免疫球蛋白超家族的黏附分子，表达于70%左右的MM患者。在MM肿瘤细胞归巢与黏附到骨髓微环境中发挥重要作用。大多数MM细胞高表达黏附分子LFA-3、LFA-1和VLA-4。VLA-4辅助MM细胞黏附于骨髓纤连蛋白，特定条件下可以刺激间充质细胞分泌IL-6。MM细胞和间充质细胞通过VCAM-1和$\alpha_4\beta_1$整合素相互连接，促进激活破骨细胞的相关细胞因子的分泌。MM细胞表达Notch受体，与间充质细胞的Notch配体相结合，促进MM对化疗耐药的发生。这种耐药机制称之为细胞黏附相关耐药（Cell-adhesion drug resistance,CAMDR）。骨髓微环境中的血管内皮系统同样在MM的发病中发挥重要作用。骨髓微血管密度与MM细胞增生活跃程度明显相关。MM细胞分泌的VEGF可以促进血管内皮细胞的增生。

（五）细胞因子和细胞信号

白介素 6（IL-6）是促进 MM 增生和存活最重要的细胞因子。间充质细胞、巨噬细胞、纤维母细胞、成骨细胞、破骨细胞和单个核细胞均可以分泌 IL-6。MM 细胞也可以分泌 IL-6 并表达 IL-6 受体，形成促进增生的自循环。IL-6 通过信号转导蛋白 gq130 向细胞内传递信号，激活 JAK-STAT 和 Ras-MAP 这 2 条信号通路。激活 JAK-STAT 可以上调抗凋亡蛋白 Mcl-1 and Bcl-X_1 的表达，激活 Ras-MAP 可以上调转录因子 ELK-1，AP-1，and NF-IL-6 表达，总体上发挥抗凋亡、促增生的作用。其他在 MM 发病中发挥重要作用的细胞因子还包括 IL-1β、VEGF、IGF 和 TNF-α。

（六）骨髓瘤骨病发生机制

骨质损害是 MM 特征性的临床表现。MM 细胞与间充质细胞相黏附后，诱导间充质细胞分泌多种细胞因子和炎症蛋白，例如 IL-6、IL-1、TNF、IL-11 和 MIP-1α。同时 MM 细胞分泌肝细胞生长因子（HGF）和甲状旁腺激素相关多肽。这些细胞因子称之为破骨细胞激活因子（osteoclast-activating factors，OAFs）。OAFs 可以诱导间充质细胞表达核因子 κB 受体激活药配体（receptor activator of nuclear factor-κBligand，RANKL）。RANKL 与破骨细胞表面的 RANK 结合，促进破骨细胞的分化与成熟。正常情况下，骨保护素（OPG）以一种诱饵受体的形式与 RANKL 结合，竞争性阻断 RANK/RANKL 之间的相互联系，起到平衡骨质内环境的作用。MM 患者血清中 OPG 水平明显下降，可能与 MM 细胞表面的 CD138 与 OPG 蛋白的肝素结合域结合介导 OPG 降解有关。

其他实体肿瘤发生骨骼转移时，往往伴有活跃的骨质形成。但骨髓瘤骨病的特点是仅仅具有溶骨性骨质破坏而无新骨形成。原因是骨髓瘤骨病的发生不但与破骨细胞的过度激活有关系，成骨细胞功能也受抑制。Wnt 信号途径在成骨细胞的分化成熟中发挥重要作用，MM 细胞和骨髓基质细胞可以分泌 Wnt 信号的抑制药 DKK1（Dickkopf-1），抑制成骨细胞的分化。破骨细胞过度激活以及成骨细胞功能受抑导致溶骨亢进、成骨减少，最终导致 MM 骨病的发生。

三、细胞分子遗传与发病机制

MM 的基因组高度不稳定，几乎所有的 MM 患者均具有分子遗传学异常。但是，没有任何一种遗传学异常在 MM 的发病中起主导作用。MM 的原发细胞遗传学异常可大致分为两类：约 50% 的 MM 患者细胞遗传学异常为非超二倍体核型异常，往往伴有 IgH 基因与其他染色体之间的易位；另一类为超二倍体染色体异常，很少伴有 IgH 基因易位。这两种遗传学异常模式不随疾病的进展而发生改变。这两类细胞遗传学异常最终都通过影响某种 cyclinD 基因（cyclinD1、cyclinD2 或 cyclinD3）参与 MM 的发病。继发的细胞遗传学异常包括 17q13 缺失、1 号染色体异常（1p 缺失或 1q 扩增）和 C-myc 易位等，参与疾病进展。

（一）累及 IgH 基因的初始遗传学异常

目前为止共发现 7 种累及 IgH 基因的初始分子遗传学异常。累及 11q13、12p13 和 6p21 的易位导致 cyclinD1、cyclinD2 和 cyclinD3 基因的高表达；累及 4p16 的易位导致 FGFR3 和 MMSET 2 个基因的高表达；累及 16q23、8q24、20q12 的易位导致 MAF、MAFA 和 MAFB 基因的高表达。染色体易位导致这些基因处于 IgH 基因的增强子控制之下，导致高表达。大部分 14q32 断裂点位于 IgH 基因类别转化区域，少数位于 VDJ 重排区域，这种易位方式提示这种染色体异常似乎来源于生发中心 B 淋巴细胞类别转换或体细胞突变错误。绝大部分患者只出现一种初始的 IgH 易位，极少情况下会出现两种初始 IgH 易位。

累及 cyclinD 基因的染色体易位只导致某一种 cyclinD 基因高表达，其中 t(11;14) 比较常见，在初治 MM 中的检出率约为 15%。与之不同的是，t(4;14) 可同时激活原癌基因 FGFR3 和 MMSET，FGFR3 属于成纤维细胞生长因子受体家族，MMSET 是一种染色质重塑因子，两者在 MM 中的具体发病机制目前尚不清楚。累及 MAF 基因家族的染色体易位往往导致包括 cyclinD2 以及整合素 β7 等黏附分子的高表达，参与 MM 细胞与骨髓微环境之间的相互作用。

(二) 超二倍体

约 50% 的 MM 染色体异常为超二倍体，染色体数目为 48～75（大多数为 49～56），常常累及 3、5、7、9、11、15、19 号和 21 号染色体。超二倍体患者中只有 10% 左右患者伴有 IgH 易位，而非超二倍体患者中出现 IgH 易位的比例高达 70%。伴有髓外侵犯的 MM 和人骨髓瘤细胞系几乎全部是非超二倍体，提示超二倍体患者的 MM 细胞对骨髓微环境更为依赖。通常认为，超二倍体和非超二倍体患者具有不同的病理发病过程，但具体机制尚不清楚。

(三) 共同通路

CCND 基因表达异常。

虽然 MM 增生活性较低，但是几乎所有的 MM 和 MGUS 均直接或间接地导致某一种 cyclinD 基因的过表达，可视为发病过程中的一条共同通路。累及 11q13、12q13 和 6p21 的易位直接导致 cyclinD1、cyclinD2 和 cyclinD3 基因过表达；累及 16q23、8q24、20q12 的易位导致 MAF 基因家族过表达，间接导致 cydinD2 基因过表达。虽然机制未明，FGFR3/MMSET MM 患者也伴有轻度的 cydinD2 基因表达增加。虽然正常 B 淋巴细胞和浆细胞并不表达 cyclinD，但是 2/3 没有原发 IgH 易位的患者（绝大多数是超二倍体）表达 cyclinD1，少数表达 cydinD2。伴有 11 号染色体超二倍体患者往往伴有 cyclinD1 基因表达。剩余 40% 左右的超 2 倍体患者表达 cyclinD2。最后，少数（<5%）的 MM 不表达任何 cyclinD，但是这些 MM 细胞往往发生 13q14 缺失（RB1 基因），同样可以起到加速细胞周期的作用。

(四) 分子遗传学异常在疾病进展中的作用

从广义上来说，浆细胞肿瘤是一种多阶段发生的疾病，根据其发病过程可以分为 MGUS、SMM、有症状 MM、MM 伴髓外浸润几个阶段。在此过程中，不断累积的继发遗传学异常是疾病恶性程度不断提高的根本原因。

1. 13q 缺失

研究表明，13q 缺失既可以发生于 MM 早期阶段，也是 MM 向更高恶性阶段进展的因素。13q 缺失参与 MM 发病的具体机制不明，可能与 RB-1 基因的单倍体不足相关。

2. RAS 和 BRAF 激活性突变

对 MM 全基因组测序表明 NRAS 或 KRAS 激活性突变在初治 MM 中的发生率一般为 15%～18%。NRAS 在 MGUS 中的检出率为 7%，但是未在 MGUS 中检测到 KRAS 突变，提示 KRAS 突变可能是 MGUS 向 MM 转变的标志性分子遗传学事件。4% 的 MM 患者可以检测到 BRAF 突变，针对 BRAF 的靶向治疗药物对这部分患者可能有效。

3. MYC 表达异常

相比较与 MGUS，大多数 MM 均可出现 MYC 的表达增高。目前为止大多数的 MM 转基因小鼠模型均含有 c-MYC 基因重排。MYC 过表达可能是促使 MGUS 向 MM 转变的关键分子遗传学异常。在 MM 中也可以检测到累及 MYC 基因的易位，但这种易位多为复杂易位，属于继发性遗传学异常，往往并不累及 Ig 基因座。

4. NF-κB 信号激活

骨髓微环境中的骨髓间充质细胞通过 APRIL 和 BAFF 与长寿浆细胞的 TACKBCMA 和 BAFF 受体结合，激活配体依赖的 NF-kappaB 信号途径，提供关键的生存信号。除此之外，大多数 MGUS 和 MM 中还可以检测到内源性 NF-kappaB 信号的过度激活，机制为是 NF-kappaB 信号传导系统正调剂因子的激活性突变，以及抑制因子的失活性突变。累及 NF-kappaB 信号途径的分子遗传学异常可以在 20% 的初治 MM 检测到，在人骨髓瘤细胞系中检出率高达 50%，提示这部分细胞对配体依赖的 NF-kappaB 信号通路依赖较小。有研究表明，NF-kappaB 信号通路激活程度越高的患者对蛋白酶体抑制药越敏感。

5. p53 基因缺失或突变

约有 10% 的初治 MM 患者可以检测到 17 号染色体短臂（17p）缺失，导致重要抑癌基因 p53 缺失。p53 基因突变在 MM 比较少见，而且几乎全部发生于 17p 缺失后剩余的等位基因。p53 基因参与细胞的凋亡过程，p53 异常导致 MM 细胞对于化疗敏感性降低，预后极差。最近影响 p53 基因表达的一些因素也受到重视，例如 miRNA192、miRNA199 和 miRNA215 表达水平下降，可以导致 p53 抑制物 MDM2 高表达，间接抑制 p53 的功能。

6. 1 号染色体异常

1 号染色体异常在 MM 中比较常见，最常见的是 1q21 扩增和 1p 缺失。1q21 扩增累及的关键基因是 CKS1B，而 1p 异常累及的候选基因包括 CDKN2C(1p32.3)，FAM46C(1p12)。1q 扩增和 1p 缺失均是 MM 预后不良因素，并且随着疾病进展，阳性率不断升高，是典型的继发遗传学异常。

四、临床表现

（一）骨髓瘤骨病

骨髓瘤骨病是 MM 的重要特征之一，主要表现为骨痛、骨骼肿块和病理性骨折。骨痛可见于 70% 以上的患者，常为首发症状，其中以腰骶部最常见，其次为胸骨、肋骨和其他部位。早期疼痛较轻，可为间歇性或游走性，晚期疼痛剧烈，呈持续性，可随活动、负重而加重。

骨骼肿块是骨髓瘤细胞增生和向髓外浸润形成的骨骼局灶性隆起，发生率高达 90%，主要见于胸骨、肋骨、颅骨、锁骨、脊椎和四肢长骨远端。肿块大小不等，局部质硬，有弹性或有声响，有时骨皮质可有波动感，多伴有压痛，易发生病理性骨折。部分患者也可以发生髓外肿块。

病理性骨折可见于高达 40% 的患者，常见于脊椎骨，尤其是胸腰椎，其次是肋骨、四肢长骨。磁共振技术提高了 MM 患者中骨折的发现率。多数研究显示病理性骨折是 MM 中的不良预后因素。

（二）血液学相关表现

1. 贫血

贫血是骨髓瘤最常见的症状之一，见于 30%~70% 的患者。多为正细胞正色素性贫血。造成贫血的原因：瘤细胞增生抑制骨髓造血功能，肾功能不全导致促红细胞生成素分泌不足，红细胞寿命缩短，出血和化疗抑制等。贫血程度与肿瘤负荷有一定的相关性。

2. 出血

出血见于10%～20%的初诊患者，主要表现为黏膜出血和皮肤紫癜，严重者可发生内脏出血和颅内出血。出血的主要原因是血小板减少和凝血功能障碍。

(三)肾损害

50%～70%的患者有蛋白尿、血尿、管型尿甚至肾功能不全。患者多以水肿、腰痛就诊，检查发现尿本周蛋白阳性和(或)肾功能异常。

造成肾损害的原因有：大量轻链经肾小球滤过后被近曲肾小管重吸收，导致细胞变性，肾小管损害；M蛋白在肾组织内沉积导致肾单位的破坏；高钙血症、高尿酸血症导致结石形成，影响肾功能；淀粉样物质沉积；瘤细胞浸润等。

(四)M蛋白相关表现

1. 感染

感染是MM患者的常见初诊表现，也是治疗过程中的严重并发症和MM患者的主要死亡原因之一。主要是因为体内正常浆细胞受到抑制，免疫球蛋白合成减少，水平低下，而M蛋白作为免疫球蛋白的抗体效能极低，从而造成体液免疫缺陷状态，易发生细菌和病毒感染。治疗过程中肾上腺皮质激素及化疗药物的应用也会导致机体免疫功能减低，增加了感染的发生和扩散。

2. 高黏滞综合征

大量M蛋白存在于血液循环中，使得血液黏滞度增加，同时M蛋白还能包裹红细胞，使得细胞表面负电荷产生的排斥力减低，易于聚集，更增加了血液黏滞度，影响血液循环，尤其是微循环障碍，导致组织缺血缺氧，引起一系列临床症状，称之为高黏滞综合征。临床主要表现为紫癜、瘀斑、头晕、耳鸣、视物模糊、手足麻木等，严重时导致意识障碍，甚至昏迷。IgM、IgA、IgG 3类M蛋白较易出现症状。M蛋白为冷球蛋白者还可以发生雷诺现象。

3. 淀粉样变性

淀粉样变性是蛋白质与糖类物质形成的复合物在组织中沉淀引起的病变，其中蛋白质主要是免疫球蛋白和(或)轻链。发生率约为15%。受累组织广泛，临床表现主要取决于受累部位，如舌肿大、腮腺肿大、心脏扩大、心肌肥厚、皮肤苔藓样变、肾功能不全、腹泻、皮肤出血、外周神经病变等。IgD型多见。

(五)高钙血症

血钙＞2.75 mmol/L即为高钙血症，可以见于10%～30%的初诊患者。临床表现为恶心、呕吐、头痛、厌食、烦渴、多尿、脱水，甚至发生嗜睡、昏迷、心律失常而致死。血钙升高的原因主要是M蛋白与钙结合，导致血中结合钙升高，其次，广泛溶骨性损害导致骨钙释放，血钙升高。

(六)神经系统损害

5%～15%的患者初诊时存在神经系统症状。表现为肢体麻木、疼痛、活动障碍等，严重者括约肌失控或瘫痪。主要原因有骨髓瘤、病理性骨折造成脊髓或神经根受到压迫；肿瘤浸润、淀粉样变性或高黏滞血症导致的周围神经病变；罕见中枢神经系统浸润导致相关脑神经症状等。

五、辅助检查

(一)血常规

多数患者存在不同程度的贫血,主要为正细胞正色素性。部分患者可伴有白细胞和血小板减少。血涂片中红细胞呈缗钱样排列,血沉明显增快。部分患者血涂片中可见到骨髓瘤细胞。若外周血中瘤细胞计数$\geqslant 2\times 10^9/L$,或者比例$\geqslant 20\%$,则诊断为浆细胞白血病。

(二)骨髓检查

1. 骨髓涂片

骨髓瘤细胞的出现具有诊断意义。其比例多在10%以上,多者可达90%以上。瘤细胞形态多样,大小不一,多数与正常浆细胞形态类似,但核染色质较疏松,可见双核、多核、畸形核细胞,部分胞质内可见到红色粗大包涵体(Russell小体)或淡蓝色小空泡(Mott细胞)。因骨髓瘤早期灶性分布,有时需进行多部位穿刺才能发现阳性结果,骨髓活检可提高检出率。此外,浆细胞标记指数(plasma cell labeling index,PCLI)可以评估瘤细胞增生率,>3%提示预后不良。

2. 骨髓活检

骨髓瘤细胞多分布在骨髓间质中,这与正常浆细胞主要在骨髓小动脉周围小簇状分布不同。早期肿瘤细胞呈簇状、结节状分布,正常造血细胞仍可代偿增生,晚期瘤细胞弥散分布,正常造血显著受抑。活检中浆细胞比例$\geqslant 30\%$,或者比例不足30%,但是正常造血组织被浆细胞取代都提示MM可能性大。有时活检区域可见明显的溶骨活性。免疫组化检查可以协助计数浆细胞(CD38、CD138阳性),确定其是否单克隆性(轻链κ/λ限制性表达),以及与转移瘤等疾病鉴别。

3. 骨髓免疫分型

骨髓瘤细胞多具有单一的胞浆免疫球蛋白(immunoglobulin,Ig),不具有胞膜Ig,并限制性表达<κ/λ轻链。

瘤细胞通常表达CD138,强表达CD38,不表达CD45、CD19。67%~79%患者中存在CD56表达,其次还可以异常表达CD117、CD20、CD28、CD33等。

4. 遗传学检测

目前遗传学特征已成为MM治疗选择的重要基础和有力的预后因素。常规染色体显带分析中意义较大的有13号染色体单体或部分缺失(涉及13q14,发生率15%)、超2倍体(50%~60%)、非超二倍体(40%~50%)。原位免疫荧光杂交检测中意义较大的有2类:一类是涉及IgH(定位于14q32,发生率55%~70%)的易位,常见伴侣基因有5个,依次cyclinD1(位于11q13,15%~18%)、FGFR3/MMSET(位于4p16.3,15%)、C-MAF(位于16q23,5%)、cyclinD3(位于6q21,3%)、MAFB(位于20q11,2%);一类是涉及Tp53的缺失(定位于17q13,发生率为10%~20%)。

(三)M蛋白鉴定

血清蛋白电泳中约80%患者可见异常,其中IgG、IgM型M峰多位于γ区,IgA、IgD型多位于β区至γ区,轻链型多位于$\alpha 2$至前γ区。免疫固定电泳可确定M蛋白类别。血清免疫球蛋白定量可见单一类型球蛋白浓度升高,其他类型则显著降低,轻链比例异常。24h尿蛋白定量多明显升高,本周蛋白阳性。血清游离轻链检测示单克隆游离轻链升高。

(四)影像学检查

1. X线检查

X线检查是评估骨髓瘤患者骨病的金标准。常见的异常表现有溶骨性损害、骨质疏松、病理性骨折。缺点有敏感性低,仅骨小梁缺失后才能发现异常,不能发现早期的溶骨性病灶;其次,成像后躯干部位过多组织重叠,不易发现脊柱病变。因此有10%～20%的患者会被漏诊。此外,因溶骨性病变很少治愈,X线检查不能协助评估疗效。

2. CT

优点是敏感性高,能够发现髓外肿块,引导穿刺,检查过程不需调整体位;缺点是辐射量较高。临床怀疑MM,但X线检查结果阴性者,推荐进行CT检查。

3. 磁共振成像(MRI)

敏感性高,对中轴骨骼成像效果佳,能精确显示神经、软组织等受压、浸润的情况,有助于与转移癌、老年性骨质疏松等疾病进行鉴别。需要注意的是部分冒烟型骨髓瘤患者中可出现阳性结果,但不应作为开始治疗的指征。

4. PET/CT

优点为全身扫描,可反映肿瘤病灶的增生活性,对髓外病灶较敏感,在诊断下颌骨坏死时较MRI敏感,但对脊柱、骨盆部位的病灶敏感性不如MRI。有助于判断治疗效果。缺点为易受炎症、感染影响。

(五)血液生化检查

可见高钙血症,肾功能损害时血肌酐、尿酸、尿素氮升高。血清蛋白降低,球蛋白升高。白细胞介素-6、血尿β_2微球蛋白、乳酸脱氢酶、C反应蛋白水平升高。若碱性磷酸酶明显升高,需注意与转移瘤、甲状旁腺功能亢进等鉴别。

六、诊断与分期

(一)2008年中国MM工作组制订的国内诊断标准

1. 诊断标准

(1)主要标准:①组织活检证明有浆细胞瘤或者骨髓涂片检查,浆细胞>30%,常伴有形态改变;②单克隆免疫球蛋白,IgG>35 g/L,IgA>20 g/L,IgM>15 g/L,IgD>2 g/L,IgE>2 g/L,尿中单克隆κ或λ轻链>1 g/24 h,并排除淀粉样变。

(2)次要标准:①骨髓检查,浆细胞比例为10%～30%;②单克隆免疫球蛋白或其片段的存在,但低于上述标准;③X线检查有溶骨性损害和(或)广泛骨质疏松;④正常免疫球蛋白量降低。IgM<0.5 g/L,IgA<1 g/L,IgG<6 g/L。

凡满足下列任一条件者可诊断为MM:主要标准第1项+第2项;或第1项主要标准+次要标准②③④中之一;或第2项主要标准+次要标准①③④中之一;或次要标准①②+次要标准③④中之一。

2. 最低诊断标准(符合下列2项)

(1)骨髓恶性浆细胞≥10%或虽<10%但证实为克隆性和(或)活检为浆细胞瘤且血清和(或)尿出现单克隆M蛋白;如未检测出M蛋白,则需骨髓恶性浆细胞>30%和(或)活检为浆细胞瘤。

(2)骨髓瘤相关的器官功能损害。其他类型的终末器官损害也偶可发生,并需要进行治疗。如证实这些脏器的损害与骨髓瘤相关则其他也可用于骨髓瘤的诊断。

3.符合 MM 诊断

同时存在相关的终末器官或组织损害者，为有症状 MM，否则为无症状 MM。

(二)国际诊断标准

2003 年由国际 MM 工作组(IMWG)制定，目前仍在不断修订、完善中。

七、MM 临床分期

(一)Durie-Salmon 分期体系(DS 分期)

自 1975 年开始应用，以常规实验室检查为基础，与肿瘤负荷密切相关。目前大剂量化疗和新药的应用能够克服较大的肿瘤负荷，DS 分期预后效能明显下降。但是它可以区分出一部分疾病早期的患者(DS Ⅰ 期)。

(二)ISS(International Staging System)分期

2005 年 IMWG 在多中心、大宗病例的研究基础上制定。以常规实验室检查为基础，在常规化疗、HDT 治疗的患者中均具有良好的预后效能，在新药时代的预后意义目前尚无定论。

八、鉴别诊断

(一)MGUS

有 M 蛋白和单克隆浆细胞的证据，但数值较低。无骨髓瘤相关的组织器官损害。每年仅约 1% 进展为 MM，多数患者历经数年病情无明显进展，不需要进行治疗，只需随访观察。

(二)反应性浆细胞增多症

病毒感染、变态反应性疾病、慢性肝病、结核、伤寒、结缔组织疾病、恶性肿瘤等均可引起。临床表现与原发病相关，很少出现骨质损害。骨髓中浆细胞比例多低于 10%，偶有 >30% 者，形态为成熟浆细胞。免疫球蛋白分析多为多克隆性升高。原发病得到治疗后浆细胞比例可恢复正常。

(三)淋巴浆细胞淋巴瘤(Waldenstrom 巨球蛋白血症)

主要与 IgM 型浆细胞骨髓瘤鉴别。临床也可有贫血、高黏滞血症、肾功能损害等表现，但骨质损害少见，多伴有全身淋巴结肿大，骨髓中细胞为浆细胞样淋巴细胞，可有成熟浆细胞。

(四)骨转移癌

乳腺癌、肺癌、前列腺癌、甲状腺癌、宫颈癌、骨及软组织肉瘤等晚期可发生骨骼转移，偶有以转移灶为首发表现者。与骨髓瘤患者不同，转移癌骨骼破坏的特点为成骨、溶骨混合存在，在溶骨缺损周围可见骨密度增加，无弥散性骨质疏松，血/尿中无 M 蛋白，骨髓中无浆细胞增多，偶见转移癌细胞。

(五)其他疾病

根据发病时临床表现的不同，本病还易与肾疾病、风湿性疾病、骨质疏松、甲状旁腺功能亢进症等疾病混淆，M 蛋白检测、骨髓检查等可协助鉴别。

九、预后因素与危险分层

(一)预后因素

MM 是一类异质性极大的疾病，中位生存时间 3~5 年，范围由数月到十余年不等。因此,有必要区分不同预后的患者,以期选择兼顾生存时间和生存质量的最佳治疗方式。

1. 传统预后因素

传统预后因素主要包括血液生化、骨髓形态学、影像学等指标。可以反映肿瘤负荷、宿主的机体状态,能够在一定程度上反映肿瘤的生物学特性。其中比较重要的有:血 β_2 微球蛋白、血清蛋白、血红蛋白、乳酸脱氢酶、C反应蛋白、血钙、肾功能、白细胞介素-6、骨髓浆细胞比例、浆细胞形态、浆细胞标记指数、骨损害数目、是否存在髓外病灶等。DS分期、ISS分期标准是其代表。这类预后因素的优点是简便易得,重复性好;缺点是不能提示治疗。

2. 新的预后因素

(1)细胞遗传学:主要包括染色体显带分析和FISH检测的结果,反映肿瘤细胞的生物学特征。其中比较重要的有:①倍体类型:非超二倍体预后不良,多数存在涉及IgH的易位;超二倍体预后较好,典型的特征为奇数染色体如3、7、9、11、15、17等三体。②17号染色体缺失或单体(Tp53基因缺失),预后差,HDT治疗不能克服。③IgH易位:t(4;14)、t(14;16)和t(14;20)提示预后差,t(11;14)和t(6;14)提示预后中等或较好。④染色体显带分析中13号染色体单体或缺失(涉及13q14),预后不良。但多个研究显示t(4;14)、13号染色体异常的不良影响能够被硼替佐米克服,因此在新药治疗中归为中等预后因素。

(2)血清游离轻链:血清游离轻链检测灵敏度高,甚至优于免疫固定电泳,而且其半衰期短,能够真实迅速地反应M蛋白的变化情况,因此在疾病诊断、疗效评估方面具有独特的优势。有研究显示将其纳入ISS分期能更有效地判断预后。

(3)疗效:多数研究提示取得较好的疗效预示着较长的生存时间。但是否追求完全缓解(complete response,CR),目前仍存在争议。疑虑在于:①CR患者与nCR、VGPR患者相比,疗效无显著差异;②为了获得CR必然要采取较强的治疗,由此会带来较大的毒副作用。确定更严格的CR,可能会更具有预后意义。

(4)基因表达谱(gene expression profile,GEP):多个研究独立检测了MM的基因表达谱,并确定了相应的危险分层体系。遗憾的是,不同体系间没有太大重叠,提示仍需谨慎分析不同基因之间的功能通用性和相关性,也说明了MM发展过程中基因水平变化的复杂。

(5)其他:涉及RAS、MYC等基因的异常,浆细胞免疫表型,流式微小残留病检测,PET/CT检测结果等均具有很强的预后相关性。

(二)危险分层

Mayo诊所2007开始制定MM危险分层治疗指南(*Mayo Stratification of Myeloma And Risk-adapted Therapy*,mSMART),并且不断完善。它以细胞遗传学检测为基础,对治疗有较大的指导意义。

十、治疗

(一)多发性骨髓瘤的治疗原则

由于传统的化疗难以使初治的多发性骨髓瘤(multiple myeloma,MM)患者获得完全缓解(CR),因而既往治疗的目的仅为缓解症状、改善生活质量和延长生存,中位生存时间2.5~3年。自体造血干细胞移植(HDT/ASCT)成功并广泛应用于治疗年轻的MM患者,显著提高了该群患者的无进展生存(PFS)和(或)总生存(OS),并成为年轻、无严重并发症患者的一线标准治疗策略。

最近10余年来，由于新药广泛应用于治疗MM，其疗效得到了显著的提高。这些新药主要为免疫调节药物(IMiDs，包括沙利度胺、雷那度胺以及新一代的Pomalidomide)和蛋白酶体抑制药(硼替佐米和第2代抑制药卡菲佐米，Carfilzomib)。新药在一线治疗的各个阶段的应用，提高了治疗MM的疗效，并且改变了治疗模式。目前MM的治疗目标和目的如下。

(1)越来越多的临床研究证实，获得CR或至少非常好的部分缓解(VGPR)是影响生存的关键因素之一，因而在耐受的前提下，尽可能地尽早获得高质量的缓解，改善和保护重要脏器功能，提高生活质量，为延长PFS和OS打下坚实的基础。

(2)保持高质量的缓解状态是提高生存的另一个关键因素，患者获得CR或VGPR以上高质量缓解状态后，应继续给予必要的长期巩固和维持治疗，提高缓解质量和缓解持续时间，进一步延长PFS和OS。

(3)对于年轻、无严重并发症的患者，追求"临床治愈"(持续CR≥10年)已成为可能。

然而，MM是包含多种细胞遗传学异常改变的一组异质性疾病。到目前为止，包括新药也并非真正的靶向治疗，目前临床上均应用于所有预后亚型。选择治疗的依据主要为年龄、一般状况和是否合并肾功能损害等。对于65岁以下、无严重并发症的初诊患者，新药在HDT/ASCT前后各个阶段的联合应用可能进一步提高治疗反应、PFS和OS，因而"新药＋ASCT"而不是取代ASCT可能是该人群目前的最佳治疗模式。而对于＞65岁的患者，新药联合传统化疗是合适的选择。

同时，只有症状性(活性)MM才应开始治疗。对于无症状或冒烟型MM，虽有研究显示长期的雷那度胺联合地塞米松治疗延迟进展为症状性MM，但对后期的MM治疗以及对总生存(OS)的影响尚不明确，目前应严格限制于临床试验。

(二)整体治疗和危险度分层治疗策略

对于MM患者的一线治疗，需要强调的是其需要长期的治疗：从诱导、巩固(包括移植)、到维持的一个完整的治疗过程，即整体治疗(total therapy，TT)策略。整体治疗策略首先起源于美国Arkansas小石城骨髓瘤中心治疗适合移植的年轻MM患者的系列TT方案，目前已被各大研究组织证实和采纳。无论是对于年轻、适合移植抑或老年、不适合移植的患者，整体治疗策略是提高患者长期生存的关键。

由于MM具有高度异质性，随着对疾病本质认识的深入，MM的治疗也逐渐发展根据危险度分层的个体化治疗策略。目前的危险度分层主要依据患者的生化、肾功能、细胞遗传学和基因表达谱等。根据患者的上述特征，对选择治疗方案具有指导意义如下。

(1)现已证实包含硼替佐米的方案可能克服包括高$β_2$微球蛋白、肾功能损害、13q-、t(4;14)等因素对预后的不良影响；而17p-或基因表达谱高危的患者，现今的治疗(包括HDT/ASCT和新药)均不能有效消除对预后的不良影响，需要探索更佳有效的药物和治疗方法。

(2)另一方面，根据患者的危险度分层，选择患者接受不同强度的诱导、巩固和维持治疗(如美国Mayo医学中心根据mSMART危险度分层指导的治疗策略)，使患者获得治疗疗效和毒性平衡的最佳化，同时也优化利用社会和医疗资源。

(三)适合移植患者的一线治疗

症状性MM初始治疗的选择仍然依赖于患者是否能够接受大剂量化疗/自体造血干细胞移植(HDT/ASCT)。

过去20多年来,HDT/ASCT已成为年轻、无严重并发症患者的标准一线治疗。既往的常规化疗难以获得CR(多<5%)或VGPR等高质量的缓解状态。许多研究已显示,HDT/ASCT治疗提高CR或VGPR比例,与延长无进展生存(PFS)甚至总生存(OS)密切相关。新药引入到HDT/ASCT整体治疗策略进一步提高CR率和CR患者的缓解质量,已证实可应用于HDT/ASCT前后。

1. 新药应用于诱导治疗

诱导治疗的目的在于降低肿瘤负荷从而增加HD/ASCT后CR率,同时减少采集物中瘤细胞污染。既往诱导治疗多采用3~6个疗程不含烷化剂的如VAD(长春新碱—阿霉素—地塞米松)等方案化疗,不影响自体造血干细胞采集,但HDT/ASCT前CR率<10%而CR+VGPR率<20%。

多个Ⅲ期、随机、对照临床研究均显示以沙利度胺或硼替佐米等新药为基础的诱导治疗,如沙利度胺—地塞米松(TD)(意大利GIMEMA研究组)、沙利度胺—环磷酰胺—地塞米松(CTD)(ECOG研究组)、硼替佐米—阿霉素—地塞米松(PAD)(HOVON/GMMG研究组)或硼替佐米—地塞米松(VD)(IFM研究组)等,较VAD为基础的方案显著提高了总反应率,更重要的是提高了CR率或CR+VGPR率。由此,VAD不应再作为HDT/ASCT之前的基础诱导治疗方案。新药治疗特别是以硼替佐米为基础方案的优越性还表现如下。

(1)提高了高危患者的治疗反应,包括ISS晚期患者和(或)细胞遗传学高危患者,如FISH检测t(4;14)或17p缺失者。

(2)更多的患者在HDT/ASCT前后获得了至少≥VGPR的治疗反应,从而减少了2次ASCT的需要。

在美国,雷那度胺—地塞米松(RD或Rd)联合方案也用于HDT/ASCT之前的诱导治疗,然而其缺乏与其他方案的随机、对照研究。

多个新药和(或)传统化疗的联合可能进一步提高诱导治疗的有效性。意大利GIMEMA Ⅲ期随机研究显示无论是HDT/ASCT前或后,硼替佐米—沙利度胺—地塞米松(VTD)三药联合方案的CR率均明显优于沙利度胺—地塞米松(TD)或硼替佐米—地塞米松(VD)的两药联合方案。该三药诱导化疗的患者在HDT/ASCT后获得约70%的CR+VGPR率。如此高的CR率对PFS的影响尚不能精确评价,因为在该随机研究中这些新药在HDT/ASCT后仍长时间应用。其他一些三药联合诱导方案,如硼替佐米—环磷酰胺—地塞米松(VCD)、硼替佐米—雷那度胺—地塞米松(VRD)以及更新的卡菲佐米—雷那度胺—地塞米松(CRD),初步显示了令人鼓舞的疗效;但由于缺乏随机、对照研究,这些方案是否优于并取代VTD、PAD或VD等方案尚不得而知。四药联合的方案也在进行尝试、研究,如MMRCⅠ/Ⅱ期研究和EVOLUTION Ⅱ期研究,但其疗效尚未能显示优于三药联合方案,而毒性增加。

目前标准的诱导治疗方案尚不确定,多采用蛋白酶体抑制药如硼替佐米或联合IMiDs为基础的多药联合方案;更多的研究正致力于不同方案和不同药物剂量的组合,但共识是应达到高治疗反应和毒副作用的平衡。

2. 新药应用于预处理方案

早期ASCT研究中广泛采用的预处理方案为美法仑(Mel)140 mg/m^{2}联合TBI。IFM95-02随机研究对比Mel 140 mg/m^{2}联合TBI或Mel单药200 mg/m^2,显示Mel 200 mg/m^{2}毒性明显降低,CR率和PFS两组间无差别,但OS Mel 200 mg/m^{2}组明显优于和

Mel 140 mg/m² 联合 TBI 组；主要原因为后者复发后更加耐药，缩短了解救治疗的生存期。该研究奠定了 Mel 200 mg/m² 取代 Mel 140 mg/m² 联合 TBI 成为 MM 患者 ASCT 标准的预处理方案。

体内和体外的研究显示硼替佐米与 Mel 具有协同作用；而两者的毒性是不同的，不存在叠加效应。IFM 研究组 II 期临床研究显示，4 个剂量硼替佐米(1 mg/m²，d1、d4、d8、d11)联合 Mel(200 mg/m²，d5)(Vel-Mel)作为预处理方案未增加毒性反应，CR+VGPR 率可达到 70%；但目前尚未与 Mel 200 mg/m² 的基础方案进行随机对照临床研究。

3. 新药用于 HDT/ASCT 后巩固治疗

HDT/ASCT 后短期巩固治疗的目的是进一步增加 CR 率或提高 CR 质量。

北欧研究组(Nordic group)的随机研究中，HDT/ASCT 后硼替佐米巩固治疗组的 CR 率高于对照无巩固治疗组。意大利的研究显示，HDT/ASCT 后已获得 VGPR 以上治疗反应的患者，接受 4 个疗程 VTD 巩固治疗后 CR 率由 15% 增加到 49%；进一步 PCR 检测示 18% 的患者获得分子学缓解，其 PFS 显著延长。意大利 GIMEMA 研究中，诱导治疗和 HDT/ASCT 后巩固治疗均应用 VTD 方案者疗效优于应用 TD 方案者。最近，IFM 的 II 期研究显示诱导治疗和 HDT/ASCT 后巩固治疗采用 RVD 方案，获得 CR 和 sCR 的比率分别可达 48% 和 38%。

4. HDT/ASCT 后新药维持治疗

长期维持治疗的目的是有效控制或抑制恶性克隆。理想的维持治疗应该是口服制剂且耐受性良好。

虽然研究的设计、沙利度胺剂量和应用持续时间各不相同，5 个已发表的随机临床研究均显示沙利度胺维持治疗较对照者明显提高 CR(或 CR+VGPR)率和(或)PFS。其中两个研究显示延长了 OS，其余研究未显示 OS 益处的主要原因是沙利度胺组患者复发后的生存缩短。近期的一个荟萃分析研究也证实沙利度胺维持治疗显著延长了 PFS，沙利度胺维持治疗存在的问题主要如下。

(1)毒性特别是外周神经毒性限制其长期应用，药物的最佳剂量、联合及持续时间等尚不明了。

(2)更进一步研究应揭示哪些人群患者不能从该药维持治疗获益？美国 Arkansas 和英国 MRC 研究显示高危细胞/分子遗传学改变的患者不能获益于沙利度胺维持治疗。

雷那度胺维持治疗耐受性优于沙利度胺，目前认为是较"理想"的维持治疗药物。CALGB 和 IFM 的研究也显示 HDT/ASCT 后低剂量雷那度胺长期维持治疗较安慰剂非常显著地提高了各个预后分组亚型患者的 PFS，前者同时延长了 OS；但值得注意的是是否确实增加第二原发肿瘤(SPM)的发生率。

硼替佐米在维持治疗中的有效性也有少量研究报告，但静脉应用途径和神经毒性限制其广泛应用。目前一些研究尝试采用皮下注射及延长应用间隔的方法以增强其应用的耐受性。

5. 新药时代一线 HDT/ASCT 治疗的地位

新药的出现显著提高了 MM 的治疗反应，作为 MM 一线治疗的疗效已经达到甚至超过了传统化疗联合 ASCT 的治疗反应，由此我们面临着新的问题：新药治疗是否可以代替 ASCT 成为年轻/适合患者的一线治疗？上述多个研究显示新药(特别是硼替佐米)为基础的方案应用于 HDT/ASCT 前后各个治疗阶段，可使患者在获得更高的高质量缓解率(≥VGPR

和 CR 率),其中部分甚至可获得免疫学甚至分子学缓解,进而进一步提高 PFS 和(或)OS。

另一方面,随着新药一线治疗和解救治疗疗效的不断提高,HDT/ASCT 的时机也受到挑战:HDT/ASCT 作为一线巩固治疗还是挽救治疗? 近期一个Ⅲ期临床研究中,患者接受4个疗程雷那度胺联合低剂量地塞米松(Rd)诱导治疗后,随机给予双次 HDT/ASCT 或 6 个疗程美法仑—泼尼松—雷那度胺(MPR)巩固治疗,随后二次随机予以雷那度胺或安慰剂维持治疗;初步结果显示移植组患者高质量治疗反应率和 PFS 明显提高。目前正在进行的 IFM/DFCI-2009 和欧洲骨髓瘤网络(EMN)-02 研究有助于进一步更好地揭示新药时代一线 HDT/ASCT 治疗的地位。

因而目前对于年轻、适于移植治疗的患者,最佳的治疗模式仍然为:将新药有机地结合于 ASCT 前后的各个阶段中而并非替代 ASCT,做到治疗反应的最佳化,同时降低治疗的相关毒性。

6. 异基因造血干细胞移植(allo-SCT)治疗 MM

大多数 MM 患者终将复发。既往传统清髓性预处理方案后的 allo-SCT 由于高相关病死率(TRM),严重限制了这一目前认为唯一可能治愈方法的应用。减低剂量预处理(RIC)/非清髓性移植(NMT)取代经典的清髓性造血干细胞移植,使 MM 这一中老年疾病的 TRM 明显降低;但可能因复发率增高,PFS 和 OS 并未见明显改善。通过 ASCT 的清髓性化疗降低肿瘤负荷后,再进行减低预处理剂量的 allo-SCT 的序贯联合移植(ASCT/RIC/NMT)方式,结合了 ASCT 安全性高和 allo-SCT 抗肿瘤效应(GVT)的双重优势,既可降低单纯 ASCT 或 RIC/NMT 的高复发率,又可降低传统 allo-SCT 高 TRM 风险,是以中老年人群为主的 MM 的合适移植方式,值得关注和进行临床验证,特别是对高危患者。

(四)不适合移植和老年患者的一线治疗

新药出现之前的 40 年,老年 MM 患者的治疗基本没有变化,标准的治疗方案为美法仑联合泼尼松(MP 方案)。随着新药治疗的引入,老年患者的标准治疗转变为一种新药(IMiDs 或蛋白酶体抑制药)联合 MP 或地塞米松诱导治疗,以及随后新药为基础的维持治疗。

1. 老年和不适合移植 MM 患者的诱导治疗

(1)MP 为基础的联合新药治疗:已报道 6 个随机研究对比经典的美法仑联合泼尼松(MP)或 MP 联合沙利度胺(MPT)方案治疗初诊的老年人、不适合移植的 MM 患者。

另一个 MP 基础联合新药治疗的方案是联合硼替佐米(VMP)。Vista 随机、对照研究的结果显示,VMP 较 MP 方案明显提高所有预后亚组患者的治疗反应率和长期疗效(包括 OS);VMP 组 CR 率高达 30%,可达到传统化疗联合 HDT/ASCT 后治疗年轻患者获得的 CR 率。

基于上述研究结果,MPT 或 VMP 成为欧洲 EMA 和美国 NCCN 指南推荐治疗年龄≥65 岁、不适合移植 MM 患者的一线治疗选择。

(2)地塞米松为基础的联合新药治疗:在随机研究中,沙利度胺联合地塞米松(TD)治疗老年患者较 MP 方案获得更高的治疗反应率(包括 CR 率);但 TD 组患者 PFS 未提高,而 OS 甚至劣于 MP 组患者,其原因主要是该研究中沙利度胺和地塞米松的剂量过大(特别是年龄超过 75 岁的患者),导致 TD 组患者毒性更大,不能耐受和遵从长期治疗。

ECOG 的临床研究中对比第二代 IMiDs-雷那度胺联合传统大剂量地塞米松或低剂量地塞米松,探讨治疗老年患者最佳的地塞米松剂量。结果显示低剂量地塞米松组(地塞米松 1 个疗程,总剂量 160 mg,4 周为 1 个疗程)与较大剂量地塞米松组(地塞米松 1 个疗程,总剂量 480 mg,4 周为 1 个疗程)治疗反应相当,而 PFS 和 OS 提高。因而低剂量地塞米松联合新药成为老年 MM 患者的另一种标准治疗推荐。

2.诱导治疗后的维持治疗

对于老年人和不适合移植的患者,诱导治疗获得高质量的缓解状态后,同样需要长期地维持治疗延长缓解状态,进一步改善 PFS 和 OS。

早期基于 MPT 治疗的 4 个随机对照研究中,只有 1 个研究结果显示沙利度胺维持治疗延长了 OS。而最近 3 个研究表明,维持治疗同样提高了老年患者的生存。最具支持证据的是 MM015 研究,患者随机接受 9 个疗程 MP 或 9 个疗程 MP 联合雷那度胺(MPR)或 MPR 后低剂量的雷那度胺维持治疗(MPR-R)。MPR-R 组患者治疗反应和长期生存均显著优于其他两组。意大利研究组的结果显示,接受四药联合方案(MPT 联合硼替佐米)诱导治疗后给予硼替佐米联合沙利度胺(VT)维持治疗的患者,其治疗反应和 3 年 PFS 均优于接受新的标准治疗 VMP 方案的患者。西班牙的研究给予硼替佐米—沙利度胺(VT)或硼替佐米—地塞米松(VD)维持治疗,同样显示维持治疗进一步增加 CR 率(由 25% 增到 42%)。

3.新药时代老年 MM 患者合适治疗的选择

对于老年患者,选择合适治疗方案首先需要兼顾考虑新药联合方案的耐受性,另一方面需要考虑的是目前方案疗效和毒性的平衡。对于年龄超过 75 岁或合并多种并发症、体质虚弱的患者,往往不能耐受足量的治疗,在确定治疗前应充分评价治疗的可行性和风险。此时,可降低化疗或地塞米松的剂量,和(或)延长硼替佐米应用间隔(如由标准的每周 2 个剂量变换为每周 1 个剂量),以减少毒性反应。

(五)肾功能损害患者的治疗

肾功能损害是 MM 患者常见的并发症,诊断后早期治疗干预是逆转肾功能损害的关键,特别是对于轻链型肾病。目前认为硼替佐米联合大剂量地塞米松是该类患者合适的治疗选择。沙利度胺治疗肾功能患者的经验有限。有研究显示,根据肌酐清除率调整雷那度胺剂量可有效地治疗和逆转肾功能损害。血浆置换治疗疑诊轻链型肾病和肾功能损害的作用存在争议,而高频次的血液透析治疗尚需进一步评价。还有研究显示,急性肾功能损伤的患者接受 Mel 140 mg/m^2 的治疗是可行的,但尚需随机研究更好地评价。

(六)维持治疗

随着自体造血干细胞移植(ASCT)以及新药(如沙利度胺、来那度胺、硼替佐米等)的应用,多发性骨髓瘤(MM)患者的疗效得到不断提高。但到目前为止,MM 仍然是一种不可治愈的疾病,即使最强烈的化疗联合 ASCT 通常也不能够延长 PFS 超过 36 个月,绝大多数患者终将复发。因此维持一线治疗的治疗反应、延长缓解时间,最终延长总体生存时间(OS)是 MM 治疗的重要目标。值得注意的是,由于目前复发时能够获得有效的挽救治疗,维持治疗很难使 OS 获益。延长无疾病进展的时间与更好的生活质量相关,最终使患者获益,因此,延长疾病进展时间(TTP)是维持治疗有效的目标。

1.沙利度胺

由于沙利度胺没有严重的血液学毒性,而且能够口服用药,这些是能够长期应用的先决条件,但这些优势部分也被沙利度胺特异的毒性所抵消,特别是它的神经毒性。目前主要在年轻患者自体移植(ASCT)后进行应用沙利度胺维持治疗的研究。ASCT 后应用沙利度胺维持治疗能延长 PFS，但对 OS 的影响目前还存在争议。NCCN 推荐可以选用沙利度胺进行维持治疗，也可以应用沙利度胺联合泼尼松进行维持治疗。需要考虑沙利度胺维持治疗的累积毒性，如外周神经炎(PNP)使治疗中断率高达 60%。但沙利度胺维持治疗对 del(13q)的患者没有获益，而存在 del(17p)的患者则结果更差。此外，沙利度胺维持治疗后复发的患者其生存期反而缩短，可能筛选出了耐药克隆。因此，对于具有良好细胞遗传学特征的患者应用沙利度胺维持治疗也是一个有价值的选择，但沙利度胺的耐受性随着年龄的增长而下降。一些研究的结果提示应该在诱导治疗中未接触过沙利度胺的患者中优先考虑应用沙利度胺维持治疗。

沙利度胺的最佳剂量应该是最低的有效剂量，耐受良好，尽量减轻毒性。最低的有效剂量为 50 mg/d，治疗的持续时间应限定为 1 年或 1 年内以减少毒性。限制沙利度胺持续治疗的时间应该能够降低严重不良反应的风险，特别是 PNP。其他不良反应有便秘、乏力、情感障碍，特别是在老年患者中有心律失常、心动过缓以及血栓并发症。

2. 来那度胺

由于来那度胺口服给药，因此作为维持治疗很有优势。目前发现来那度胺在 IRF4 高表达及 cereblon 较高表达的患者中尤其具有高活性。地塞米松能够增强来那度胺的抗骨髓瘤活性，但以剂量依赖的方式拮抗其免疫刺激作用。因此，当肿瘤负荷已经明显下降，通过免疫监视来控制残留的肿瘤细胞时，单药来那度胺似乎是维持治疗合理的选择。

ASCT 后应用来那度胺维持治疗明显延长了 PFS，同时也有明显的生存获益。来那度胺的耐受性良好，在多数高危组患者均有效，除了 FISH 定义的高危患者。开始剂量为 10 mg/d，在 5~15 mg 调整剂量均是可行的。持续用药、或者连用 3 周休息 1 周都是有效的。目前尚不清楚缩短治疗时间是否能获得相似的疗效。目前仅有一项前瞻性随机研究评价了来那度胺在高龄患者中维持治疗的疗效。结果与年轻患者的结果相似。微小异基因移植后也可以选择来那度胺进行维持治疗。MPL 后应用来那度胺维持治疗明显降低了疾病进展的风险，并延长 PFS。

通常情况下无疾病进展的这段时间与较好的生活质量相关，并最终使患者获益。来那度胺维持治疗耐受性良好，血液学毒性几乎可以忽略不计，没有神经毒性，血栓并发症或者感染并无增加。但值得注意的是第二原发肿瘤(SPM)的发生率增加。

NCCN 指南也推荐来那度胺单药进行维持治疗。来那度胺没有神经毒性，但第二肿瘤的风险升高，特别是 SCT 后应用来那度胺的患者。因此来那度胺维持治疗的获益与第二肿瘤的风险也应与患者进行讨论。来那度胺维持治疗使复发风险下降 65%，同时 PFS 明显延长。来那度胺维持治疗对接受大剂量治疗联合 ASCT 的患者以及接受传统治疗的患者均有效，但不能克服 FISH 检测定义的高危细胞遗传学的不良预后。

3. 硼替佐米

目前仅有一些诱导治疗期间已经应用硼替佐米治疗的患者中有应用单药硼替佐米维持治疗的数据。每周 2 次硼替佐米维持治疗是可行的，可耐受至 2 年，但高达 1/3 的患者需要减低剂量。虽然硼替佐米维持治疗可能有很大的获益。对于硼替佐米维持治疗的作用还需要进一步的研究，特别是对于那些诱导期间没有用过硼替佐米的患者。如何最好地应用硼替佐米，特别是用药方案、剂量、持续时间、联合的药物，这些问题都还没有解决，因此，目前还没有硼替佐米维持治疗的推荐。

ASCT 后应用硼替佐米单药进行维持治疗耐受性良好，能够进一步改善客观缓解率

(ORR)。非 ASCT 患者应用硼替佐米进行维持治疗耐受性也良好,并进一步提高反应深度,而神经炎的发生率并没有增加。NCCN 指南也将硼替佐米作为维持治疗的推荐药物。

4.其他维持治疗

如皮质激素、干扰素,目前这 2 种药物在维持治疗中的地位还有争议。

1979 年发现干扰素单药即具有抗骨髓瘤活性,随后就应用干扰素进行诱导治疗及维持治疗。干扰素维持治疗有限地改善了缓解持续时间并延长生存时间 6 个月。由于干扰素的毒性作用,而且并不能预先选择那些能耐受干扰素治疗并能从干扰素治疗中获益的患者,因此这种治疗观念已经被放弃。

糖皮质激素单药具有明显的抗骨髓瘤活性,与其他药物联合具有协同效应。在 Bemson 的研究中,应用泼尼松 50 mg 隔日 1 次与 10 mg 隔日 1 次相比,明显延长了缓解持续时间及生存时间。但在另一项研究中,单药地塞米松(40 mg 第 1~4 d,每 28 d 为 1 个疗程)维持治疗并没有观察到获益。一项地塞米松与干扰素维持治疗的比较研究显示:两者的缓解持续时间相同,但复发后干扰素组有更多的患者应用美法仑—地塞米松再诱导治疗有效。总体而言,目前可以获得的证据并不足以推荐应用皮质激素进行维持治疗。

(七)复发/难治患者的治疗

如前所述,到目前为止,MM 仍然是一种不可治愈的疾病,即使最强烈的化疗联合 ASCT,绝大多数患者终将复发。目前 MM 复发时能够获得多种有效的挽救治疗。

1.化疗

如果在完成初始治疗后 6 个月以上出现复发,可以选用与初始治疗相同的方案。

(1)以硼替佐米为基础的方案:对于复发/难治患者,硼替佐米单药与地塞米松相比,能够明显提高患者的治疗反应率,延长 OS,并能够克服 13 号染色体缺失的不良预后意义。而且硼替佐米皮下注射与静脉注射疗效相当,但周围神经炎的发生率明显下降。NCCN 指南推荐硼替佐米单药可以作为复发难治患者的挽救治疗选择,对于已经存在周围神经炎或者有周围神经炎高危因素的患者推荐进行皮下注射。硼替佐米也可以和脂质体阿霉素联合可以进一步延长疾病进展时间,延长反应的持续时间。硼替佐米也可以和地塞米松联合。在硼替佐米、地塞米松的基础上还可以联合环磷酰胺、阿霉素等组成三药联合方案。

(2)以来那度胺为基础的方案:来那度胺单药或来那度胺与地塞米松联合可以明显延长至疾病进展时间(TTP)及 OS,最常见的不良反应主要是血小板减少及中性粒细胞减少。对糖皮质激素不能耐受的患者可以选择来那度胺单药进行挽救治疗。

(3)以沙利度胺为基础的方案:沙利度胺联合地塞米松治疗复发难治 MM 的治疗反应率接近 50%,TD 再联合静脉化疗如顺铂、阿霉素、环磷酰胺及依托泊苷(DT-PACE)也有效,特别是对于疾病进展的患者。沙利度胺单药治疗复发难治 MM,有 20%~48%的患者至少获得 PR。以沙利度胺为基础的方案比沙利度胺单药更有效,但对于皮质激素不能耐受的患者可以应用沙利度胺单药治疗。

(4)免疫调节剂与硼替佐米联合:DT 联合硼替佐米的疗效也优于 DT。中位 TTP 延长及 PFS 均较 DT 延长接近半年,CR+nCR 提高 29%(约 45%)。但 BDT 的 3 级或 3 级以上外周神经炎的发生率高达 29%。

临床前数据来那度胺能够增加骨髓瘤细胞对硼替佐米及地塞米松的敏感性。硼替佐米联合来那度胺及地塞米松在复发难治性 MM 患者中耐受性良好,可以获得持续反应。中位 PFS

及 OS 分别为 9.5 个月及 26 个月,12 个月及 24 个月的 OS 率分别为 86% 和 55%。

(5)其他化疗方案:大剂量环磷酰胺、DECP、VDT-PACE 等也可以作为挽救治疗的选择。

(6)二代蛋白酶体抑制药:Carfilzomib 是一种静脉应用的二代蛋白酶体抑制药,对蛋白酶体高度敏感并与其不可逆地结合。美国 FDA 已经批准其用于治疗既往至少应用过 2 种方案治疗,包括硼替佐米及一种免疫调节药,并且在完成末次治疗后 60 d 内进展的患者。2 期研究显示其单药的 ORR 达 23.7%,中位反应的持续时间达 7.8 个月,中位 OS 达 15.6 个月。没有累积毒性。常见的不良反应有乏力(49%)、贫血(46%)、恶心(45%)、血小板减少(39%)。治疗相关外周神经炎的发生率仅为 12.4%。目前正在做 3 期研究。因此,对于既往经过大量治疗的复发难治性 MM 患者,Carfilzomib 能够获得持久反应,而且耐受性良好,单药就可以作为挽救治疗的手段。

(7)苯达莫司汀:单药治疗复发难治 MM 的 ORR 可达 36%～55%,耐受性良好。苯达莫司汀与来那度胺及地塞米松联合,PR 率为 52%,VGPR 率为 24%;中位 PFS 为 6.1 个月,1 年 PFS 率为 20%。

(8)组蛋白酶去乙酰化抑制药:氟林司他是一种口服的组蛋白酶去乙酰化酶 I 类和 II 类蛋白的抑制药,它调节涉及肿瘤生长及存活相关的基因与蛋白。临床前研究及一期临床研究已经证明氟林司他和硼替佐米具有协同作用,ORR 高达 42%。在硼替佐米耐药以及免疫调节药耐药或不耐受或者不适合的患者中应用氟林司他联合硼替佐米耐受性良好,ORR 为 17%,中位 OS 为 11.2 个月,2 年 OS 率为 32%。另一项二期研究显示氟林司他与硼替佐米联合治疗复发难治 MM 的 ORR 达 56%,PFS 为 7.63 个月。

(9)其他新药:目前有很多新药正在复发/难治的 MM 患者中进行临床试验,如新的免疫调节药、MTOR 抑制药等,复发/难治患者也可以首选参加临床试验。

2. ASCT

对于身体状态良好的复发/难治患者,再诱导治疗获得 PR 或 PR 以上后也可以选择 ASCT 进行挽救治疗。ASCT 的治疗方案参照一线治疗。

3. 异基因造血干细胞移植

由于存在移植物抗骨髓瘤作用,异基因移植可能使疾病获得长期控制,但移植相关病死率很高,目前仅在设计严格的临床研究中考虑进行异基因移植。

(八)主要并发症的防治

需要良好的患者宣教及适当的支持治疗。

1. 骨病

有 85% 的 MM 患者可以出现弥散性骨质疏松和(或)溶骨性损害,相关的并发症是生活质量受限及体能状态下降的主要原因。每月应用静脉双膦酸盐能够减轻骨痛及骨相关并发症,改善体能状态及生活质量。所有有症状的 MM 都应接受双膦酸盐治疗,每月 1 次,直到治疗后 2 年或者不能耐受。2 年后继续给药也能使患者获益。在临床试验中可考虑给冒烟型骨髓瘤或 I 期骨髓瘤应用二膦酸盐。每年进行骨骼片检查,临床研究中可以进行骨密度及其他骨代谢研究。唑来磷酸与帕米磷酸的作用相当,但发生下颌骨坏死的风险是帕米磷酸的 9.5 倍。此外,MRC IX 试验证实唑来磷酸能够降低病死率,明显改善 PFS。应用双膦酸盐治疗的患者应该监测肾功能及下颌骨坏死情况。

低剂量放疗(10～30 Gy)可作为控制疼痛、预防病理性骨折或者脊髓压迫的姑息性治疗手段;应将放疗范围限制在受累野,以减少对干细胞采集或后续治疗的影响。对于可能出现或已经出现的长骨骨折或脊髓压迫或脊柱不稳定,应请矫形科会诊;对于有症状的脊椎压缩性骨折应考虑椎体成形术或后凸成形术。

2. 高钙血症

骨髓瘤骨病由于过度骨吸收导致血钙升高,即高钙血症,临床表现为多尿、胃肠功能障碍、进行性脱水及肾小球滤过率下降。高钙血症应该水化利尿、双膦酸盐、皮质激素和(或)降钙素。在双膦酸盐中优选唑来膦酸。

3. 高黏血症

有症状的高黏质血症应考虑血浆置换。

4. 贫血

EPO可治疗贫血,特别是那些肾衰竭的患者。同时应检测内源性EPO水平。红细胞输注可以快速改善贫血症状。

5. 感染

当反复出现危及生命的严重感染可考虑静脉输注入丙种球蛋白;接种肺炎球菌及流感疫苗;如果应用大剂量地塞米松(每个疗程≥320 mg)治疗时应进行疱疹及真菌的预防性治疗;接受硼替佐米治疗的患者应进行带状疱疹病毒感染的预防。

6. 肾功能不全

持续水化避免肾衰竭;避免应用NSAIDs;避免静脉造影;血浆置换以改善肾功能;肾功能不全并不是移植的禁忌证;长期应用二膦酸盐需监测肾功能。

7. 血栓

应用免疫调节药联合激素诱导治疗期间应预防血栓治疗。既往无血栓病史,推荐:阿司匹林75 mg/d口服;既往有血栓病史,推荐:低分子量肝素(目标INR=2~3)至少4个月后,可以改用阿司匹林75 mg/d口服。

(九)疗效评估与随访

1. 疗效评估

主要参照国际骨髓瘤工作组(IMWG)标准。

(1) 严格的完全反应(sCR):符合CR的标准,同时血清游离轻链(FLC)比值正常,免疫组化或免疫荧光检查骨髓中无克隆性浆细胞。

(2) 完全反应(CR):血及尿免疫固定电泳阴性,无浆细胞性软组织肿瘤,骨髓中浆细胞≤5%。

(3) 非常好的部分反应(VGPR):免疫固定电泳检测血及尿M蛋白阳性,但蛋白电泳阴性,或者血清M蛋白下降≥90%,同时24 h尿M蛋白<100 mg。

(4) 部分反应(PR):血清M蛋白下降≥50%,24 h尿M蛋白下降≥90%或者<200 mg。

如果血清及尿M蛋白不可测,则单克隆血清游离轻链水平与非单克隆血清游离轻链水平之间的差值下降≥50%。

如果血清及尿M蛋白、血清游离轻链均不可测,则需要浆细胞下降≥50%(但基线骨髓浆细胞比例≥30%)。

除了以上标准,如果基线时存在浆细胞性的软组织肿瘤,则同时需要肿瘤大小缩小≥50%。

(5)疾病稳定(SD)：不符合 CR、VGPR、PR 或疾病进展的标准。

(6)疾病进展(PD,用于计算疾病进展时间 TTP 及 PFS,适于包括 CR 在内的所有患者)。

以下值从基线增加≥25%（符合其中 1 条）：①血清 M 蛋白成分（绝对值增加必需≥0.5 g/dL）；②尿 M 蛋白成分（绝对值增加必需≥200 mg/24 h）；③仅在无可测量水平血清及尿 M 蛋白的患者中，相关血清游离轻链水平与非相关血清游离轻链水平之间的差值，绝对值增加需>10 mg/dL；④骨髓浆细胞比例，绝对百分比必需>10%；⑤明确出现新的骨损害或软组织浆细胞肿瘤或者已经存在的骨损害或软组织浆细胞瘤明确增大；⑥出现仅由于浆细胞增生性疾病引起的高钙血症（血钙>2.75 mmol/L(11.5 mg/dL)）。

(7)临床复发：至少符合 1 条，疾病和(或)终末器官损害增加的直接证据；出现新的软组织浆细胞瘤或骨损害；已经存在的浆细胞瘤或骨损害大小明确增加，可测量损害的长径与短径之和增加 50%（至少 1 cm）；高钙（>2.75 mmol/L）；血红蛋白下降≥20 g/L；血清肌酐升高≥176.8 μmol/L(2 mg/dL)。

(8)从 CR 复发（仅在研究终点为 PFS 时应用）。

符合其中任何一条：免疫固定电泳或蛋白电泳再次出现血或尿的 M 蛋白；骨髓中浆细胞≥5%；出现其他任何进展的症状（如新的浆细胞瘤、溶骨性损害或高钙等）。

(9)平台期：指标稳定（波动在 25%之内）维持至少 3 个月。

2.随访

积极治疗期间（包括诱导治疗及巩固强化治疗）每 1~2 个疗程进行一次疗效评价（包括体能状态、M 蛋白量、生存状态等，不分泌型需评价骨髓中浆细胞比例），进入维持治疗或者停药观察后可每 3 个疗程进行随访评价。

第四章 内分泌系统与代谢疾病

第一节 甲状腺肿

由于摄碘不足,血中甲状腺激素浓度低,使垂体前叶分泌大量的促甲状腺激素,促使甲状腺呈代偿性肿大,通称为单纯性甲状腺肿。肿大甲状腺组织继而不规则增生和再生,出现结节则称结节性甲状腺肿。

缺碘为引起结节性甲状腺肿最常见的病因。病史一般较长,往往在不知不觉中渐渐长大,而于检查时偶然被发现。结节是腺体在增生和代偿过程中发展而成的,大多数呈多结节性甲状腺肿,少数为单个结节性。大部分结节为胶性,其中有因发生出血、坏死而形成囊肿;久病者部分区域内可有较多纤维化或钙化,甚至骨化,由于结节的病理性质不同,它们的大小、硬度、外形不一。甲状腺出血往往有骤发肿痛史,腺内有囊肿样肿块;有胶性结节者,质地较硬;有钙化及骨化者,质地坚硬。

甲状腺结节(thyroid nodule)是甲状腺最常见的一种病症,可表现在多种甲状腺疾病上,包括甲状腺的退行性变、炎症、自身免疫性甲状腺病、损伤性及新生物性等多种病变。甲状腺结节在各个年龄段的男女人群中均可见到,但在中年女性中较多。甲状腺结节可以单发,也可以多发,多发的结节比单发的发病率高,而单发结节与多发结节相比甲状腺癌的发生率较高。甲状腺结节分为良性及恶性两大类,良性者占绝大多数,恶性者不足1%。

近年来证明,成年人甲状腺肿半数以上伴有结节,尸体解剖亦发现组织学上非浸润性微小恶性肿瘤的发生率高达17%,而临床上甲状腺癌的发病率远远小于这个数字。因此,应把重点放在正确认识结节性质,特别是区分良、恶性结节病变上。根据本病临床表现,如颈部肿块、颈部胀闷、咽有阻塞感或伴有声音嘶哑等,归属于中医学"瘿瘤"病的范畴。

一、病因、病理

单纯性甲状腺肿的病因可分为以下三类。

1. 合成甲状腺激素原料(碘)的缺乏

这是引起单纯性甲状腺肿的主要原因。在我国离海较远的山区,如云贵高原和陕西、山西、宁夏等地,由于山区中土壤碘盐被冲洗流失,以至食物及饮水中含碘不足,故得此病者较多,又称为"地方性甲状腺肿"。

在缺乏原料"碘",而甲状腺功能仍需维持正常的情况下,垂体前叶促甲状腺激素的分泌就增加,因而促使甲状腺发生代偿性肿大。

2. 甲状腺激素的需要量增加

在青春期、妊娠期、哺乳期和绝经期,身体的代谢旺盛,甲状腺激素的需要量增加,引起长时期的促甲状腺激素的过多分泌,亦能促使甲状腺肿大,这种肿大是一种生理现象,常在成年人或妊娠哺乳期后自行缩小。

3.甲状腺激素生物合成和分泌的障碍

部分单纯性甲状腺肿的发生是由于甲状腺激素生物合成和分泌过程中某一环节的障碍,如致甲状腺肿物质中的过氧酸盐、硫氧酸盐、硝酸盐等可妨碍甲状腺摄取无机碘化物;磺胺类药、硫脲类药以及含有硫脲类的蔬菜(萝卜、白菜)能阻止甲状腺激素的合成,由此而引起血中甲状腺激素的减少。因此,也就增强了垂体前叶促甲状腺激素的分泌,促使甲状腺肿大。同样隐性遗传的先天缺陷,如过氧化酶或蛋白水解酶等的缺乏,也能造成甲状腺激素生物合成或分泌障碍,而引起甲状腺肿。

二、分类

由于摄碘不足,血中甲状腺激素浓度低,使垂体前叶分泌多量的促甲状腺激素,促使甲状腺呈代偿性肿大,通称为单纯性甲状腺肿。肿大甲状腺组织继而不规则增生和再生,出现结节则称结节性甲状腺肿。

三、诊断与鉴别诊断

1.临床表现

临床表现为甲状腺肿大,并可见到或触及大小不等的多个结节,结节的质地多为中等硬度。临床症状不多,仅为颈前区不适。甲状腺功能多数正常。甲状腺扫描,甲状腺B超可以明确诊断。

2.辅助检查

(1)血清学检查:甲状腺功能异常不能排除甲状腺癌,但说明其可能较小,有甲亢或促甲状腺激素(TSH)降低,均提示自主性功能性甲状腺腺瘤、结节或毒性多结节性甲状腺肿。甲状腺髓样癌患者血清降钙素水平升高,但在C细胞增生早期需要用五肽促胃液素和钙刺激。

(2)核素扫描:扫描对区分良恶性病变意义较小。大多数良性和恶性实质性结节相对于周围正常腺体组织为低功能。因此,发现冷结节很少有特异性,而且周围正常腺体组织重叠摄取核素可漏诊小的结节。许多甲状腺癌可摄取^{99m}Tc,因此,热结节中仍有一部分癌症病例。

(3)超声诊断:超声对囊性病变的诊断很可靠,对鉴别良、恶性价值很小。但在判别结节大小、鉴别结节部位、引导定位穿刺上很有意义。

(4)其他核素检查:正电子发射断层(PET)可用于检查结节性甲状腺病变,鉴别良、恶性肿瘤,质子磁共振似乎可鉴别正常腺组织及癌组织。

(5)细针穿刺细胞学检查(fine-needle aspiration biopsy):对结节处理很有帮助,该方法的广泛应用大大减少了不必要的甲状腺手术,提高了术中恶性肿瘤的发现率,减少了甲状腺结节的处理费用。细针穿刺细胞学检查的准确率达70%~90%,与穿刺及细胞学诊断的经验有关。

3.诊断要点

(1)多见于地方性甲状腺肿流行区,病程长,可达数年或数十年。

(2)始有双侧甲状腺弥散性肿大,后在甲状腺内(一侧或两侧)出现单个或多个大小不等的结节。

(3)结节质韧或较软、光滑,随吞咽上下移动,生长缓慢,一般很少发生压迫症状。胸骨后甲状腺肿可有头颈部静脉回流障碍症状,结节发生囊性变,短期内迅速增大,出现疼痛。

(4)甲状腺功能一般正常。

(5)部分患者合并甲状腺功能亢进症,少数可发生癌变,表现为近期肿块迅速增长,并出现恶性变体征。

四、西医治疗

1. 治疗原则

青春发育期或妊娠期的生理性甲状腺肿,可以不给药物治疗,应多食含碘丰富的海带、紫菜等。

2. 药物治疗

20 岁以前年轻人弥散性单纯性甲状腺肿者,可给予少量甲状腺素,以抑制垂体前叶促甲状腺激素的分泌,常用剂量为 15~30 mg,每日 2 次,口服 3~6 个月为 1 个疗程。

3. 手术治疗

如有以下情况者,应及时行手术治疗,施行甲状腺大部切除术。

(1)已发展成结节性甲状腺肿者。
(2)压迫气管、食管、喉返神经或交感神经节而引起临床症状者。
(3)胸骨后甲状腺肿。
(4)巨大甲状腺肿影响工作生活者。
(5)结节性甲状腺肿继发有功能亢进者。
(6)结节性甲状腺肿疑有恶变者。

五、病因、病机及病位

中医学对本病的认识:中医文献中没有甲状腺的名称,但对甲状腺及其疾病很早就有认识。《灵枢·刺节真邪篇》中即有"瘿瘤"的记载。中医学认为本病发生的主要原因是情志内伤和饮食及水土失宜,但也与人体素质关系密切。《诸病源候论·瘿候》说:"瘿者由忧患气结所生。"《济生方·瘿瘤论治》说:"夫瘿瘤者,多由喜怒不节,忧思过度,而成斯疾焉。"由于长期忧思恼怒,使气机郁滞,气滞则痰凝,气滞痰凝壅结颈前,则形成瘿瘤。饮食及水土失宜也是本病发生的主要原因。《诸病源候论》说:"诸山水黑土中出泉者,不可久居,常食令人作瘿病。"《杂病源流犀烛·颈项病源流》说:"西北方依山聚涧之民,食溪谷之水,受冷毒之气,其间妇女往往生结囊如瘿。"少年儿童正处生长时期,正气尚未充足,妇女的经、孕、产、乳等生理特点与肝经气血关系密切,遇有饮食、情志等致病因素,常引起气郁痰结,气滞血瘀等病理变化,故少年儿童及妇女易发生本病。

现代医学认为,本病乃正气不足,外邪入侵,结聚于经络、脏腑,导致气滞、血瘀、痰凝等病理变化,形成瘿瘤。

总之中医学认为,本病乃气滞痰凝壅结颈前,日久引起血脉瘀阻,以气、痰、瘀合而为患。从脏腑而论,其病位以肝、心两脏为主,涉及脾胃。

六、辨证分型

1. 气滞痰凝证

症状:颈部一侧或两侧肿块呈圆形或卵圆形,不红、不热,质地柔软,按之活动,随吞咽动作上下移动;一般无明显全身症状,若肿块过大可有呼吸不畅或吞咽不利。舌淡,苔薄腻,脉弦滑。

治法：理气解郁，化痰软坚。

代表方剂：四海舒郁丸合消瘰丸加减。

常用药：海藻、海蛤粉、昆布、青皮、香附、生牡蛎、浙贝母、柴胡、桔梗、夏枯草、玄参、莪术、郁金、黄药子等。

2. 火盛伤阴证

症状：颈部肿块柔韧，随吞咽动作上下移动；常伴有急躁易怒、汗出心悸、失眠多梦、消谷善饥、形体消瘦、月经不调、手部震颤等。舌红，苔薄，脉弦。

治法：滋阴清火，化痰软坚。

代表方剂：消瘰丸合玉女煎加减。

常用药：玄参、浙贝母、昆布、香附、白芷、黄药子、熟地黄、麦冬、海藻、生石膏、夏枯草、莪术、陈皮等。

七、其他疗法

1. 中西医结合

采用中西医结合的方法治疗本病。具体方法为碘化油胶丸口服，每年1次。中药用海藻、昆布、浙贝母、青皮、海浮石、半夏、生牡蛎、海蛤粉、香附、柴胡、枳壳、黄药子。每日1剂，10 d为1个疗程，一般3~4个疗程。外用仙人掌捣成泥浆调米醋外涂甲状腺肿区，7 d为1个疗程，一般2~3个疗程。

2. 内服、外敷、针刺联合治疗

把单纯性甲状腺肿分为气瘿、肉瘿两类。气瘿内服消瘿丸Ⅰ号（海藻、昆布、海蛤粉、夏枯草、土贝母、三棱、莪术、制乳没、丹参、赤白芍、风化硝）；肉瘿内服消瘿丸Ⅱ号（夏枯草、连翘、姜半夏、陈皮、风化硝、土贝母、三棱、莪术、制乳没、丹参、赤白芍、牡蛎）。气瘿、肉瘿均在内服消瘿丸的同时，外敷消瘿膏（川芎、草乌、乳香、没药、急性子、三七、麻黄、肉桂、土鳖虫、白芷、川芎、生马钱子、丁香、紫草、樟丹）。并进行针刺治疗选穴：内关、合谷、腺体穴。

在内服药的同时，外敷药可以增强疗效，同时行针刺治疗可缩短病程。诸法合用，既重视了整体，又着眼于局部。把整体疗法与局部疗法有机地结合起来，可有效地促使本病早愈。

3. 针灸治疗

用针灸治疗本病。选穴：人迎、水突、扶突、天突、阿是穴。配穴：合谷、曲池。手法：平补平泻。

八、专家点评

随着现代科学技术的发展，实验在科研中起的作用越来越大，不少医家利用现代实验方法对本病的病因病机及治疗方法等进行了研究。

通过对信阳地区的甲状腺疾病监测点4年的调查研究，认为锰含量高、细菌污染可能是本病发生的原因。

Arthur等进行了动物实验，把大白鼠分成4组：①补硒补碘组；②缺硒组；③缺碘组；④缺硒缺碘组。结果：缺碘饲养组和缺硒缺碘饲养组的大白鼠甲状腺重量分别增加50%和145%。此实验说明，不但缺碘，而且缺硒在甲状腺肿中也起着重要作用。

把学生分成两组，对照组仅食用碘盐，实验组加服碘油丸，结果发现两组甲状腺肿大的发病率及原甲状腺已肿大的下降率均有明显差异。这说明碘相对不足确实可以诱发甲状腺肿大。一些学者通过实验进一步证实了高碘可致甲状腺肿大。不仅微量元素含量的高低，缺碘、高碘可诱发甲状腺肿大，而且饮食习惯的改变也可导致本病。

调查学生，结果显示吃鲜菜的学生和吃腌菜的学生发生甲状腺肿的发病率有显著差异。除病因研究外，有医家对本病的中医治疗进行了实验研究。

用自制消瘿膏(如生半夏、黄药子、乳香等)对甲状腺肿动物模型进行治疗实验，结果表明，外敷消瘿膏与西药甲状腺素片作用近似，可以显著减轻甲状腺重量，使甲状腺细胞由增生状态恢复到正常状态，并能调整甲状腺功能，纠正血清低 T_4 水平。

第二节　甲状腺功能亢进症

甲状腺功能亢进症是由于甲状腺功能增高，分泌过多的甲状腺素，引起氧化过程加快，代谢率增高的一组常见内分泌疾病(以下简称"甲亢")。其主要临床表现为神经兴奋性增高，呈高代谢状态，多有甲状腺弥散性肿大，主要症状有怕热、多汗、低热、疲乏无力、体重减轻，常伴有眼球突出。临床上以弥散性甲状腺肿大伴甲状腺功能亢进和结节性甲状腺肿大伴甲状腺功能亢进为多见。

临床上以弥散性甲状腺肿伴甲亢最为常见，占甲亢患者的 80% 左右，多数甲亢起病缓慢，亦有急性发病，任何年龄均可发病，以 20～40 岁发病率最高，其发病率约为 31/10 万，女性多见，男女之比为 1∶(4～6)。据报道，统计 495 例甲亢患者中，女性 416 例，占 84%，男性 79 例，占 16%。甲亢的发病率在不同时期、不同地区有所不同。江苏省疾病预防控制中心在该省边缘性缺碘、轻度缺碘和长期高碘 3 个地区进行的甲亢流行病学调查结果显示，3 个地区的甲亢患病率分别为 1.6%、2%、1.2%；舟山市册子岛 160 余人的调查结果显示，核实甲亢病例 20 例，患病率为 0.49%，其中加服碘盐后甲亢发病占总数的 50%；三亚市对 26 989 例进行的整群抽样调查结果显示，男性患病率为 0.05%，女性患病率为 0.48%，男女性别比为 1∶9；吉林省白城地区对碘营养正常、碘缺乏、碘严重缺乏的 3 个乡进行了甲亢发病率的流行病学调查，结果表明，3 个地区加服碘盐后甲亢发病率较服碘盐前显著增高，与补碘的时间、补碘的速度和补碘的剂量有很大的相关性。另外，甲亢家族遗传及发病因素等方面的流行病学调查也在逐步开展和推广，曾有 204 例甲亢患者的调查表明，60% 的患者有家族遗传倾向，家谱调查中除发现甲亢外，还可有各种甲状腺疾病以及毒性弥散性甲状腺肿(Graves)病患者的双亲有时发现有 TSI 阳性结果。这些都说明 Graves 病是一种遗传相关的疾病。有报道同卵双胞相继患 Graves 病者达 30%～60%，异卵仅 8%～9%；Graves 病的同胞姐妹患病较对照组要高 20 倍，母、姨中要比对照组高 6 倍。在致病因素方面，医学研究表明，长期的精神创伤、强烈的精神刺激常可促发甲亢。有报道 365 例甲亢患者的发病因素中，80% 均有精神刺激。国外有人对新确诊的 208 例甲亢患者与 320 例的对照组进行了比较，结果显示，甲亢患者在发作前 12 个月内经历了较多的紧张性事件。

总之，甲亢的病因和发病机制至今尚未完全阐明，其发病与遗传、社会环境、精神心理、饮食及地理环境等因素有关。随着社会的高速发展，工作、生活压力的增加，饮食结构的变化等，甲状腺功能亢进的患病率逐年增高,应引起我们医务工作者的高度重视。

一、病因、病理

现代医学对于甲状腺的科学认识始于19世纪。早在1850年,法国植物学家查廷已发现甲状腺肿大与缺碘有关,并指出碘可以预防这种病。当时人们从海草灰中分离出了能治疗甲状腺肿的碘,并逐步对甲状腺的解剖和生理功能有了较清晰的认识。King在他的手术切除动物甲状腺的实验后观察到,失去甲状腺的实验动物出现了人类黏液水肿的一些表现,提出了甲状腺是能分泌某种物质的腺体,推翻了之前认为甲状腺是头部血流缓冲站、分泌喉头润滑剂的理论推测。1825年,Parry最早提出了甲亢这个名字并进行了报道。10年后Robert Graves描述了伴突眼的甲亢,并首次描述了甲亢合并肌肉病变,1840年,Von Basedow对伴有突眼、甲状腺肿大和心动过速的弥散性甲亢首次做了经典性描述,后人以他们的名字作为该病的命名。依据民间用海绵、海草灰治疗甲状腺肿的经验,1910年,Kocher研究了碘和甲亢的关系,第一次称这种甲亢为碘甲亢。尤其是Kocher有关甲状腺外科手术的创造性成就奠定了甲状腺外科的基础,为甲状腺疾病的研究做出了巨大贡献,由此他获得了1909年诺贝尔生理学或医学奖。

随着现代科学技术的发展,出现了许多新的检测技术,使甲亢的临床诊断手段为之一新。20世纪40年代初,同位素示踪技术开始应用,到60年代亚洛和伯森把同位素检测的灵敏性和免疫反应的高度特异性巧妙地结合起来,并成功地创造了放射免疫测定法,使生物体内微量物质的测定更加灵敏和准确。由此,甲状腺功能亢进症的临床诊断上了一个新的台阶。并且继确定甲状腺素3,5,3,5-四碘甲状腺原氨酸(T_4)为甲状腺功能激素后,于1952年发现了另一种甲状腺激素,即甲状腺3,5,3-三碘甲状腺原氨酸,从而结束了人们40年来一直认为只有一种甲状腺激素的认识。游离T_3和游离T_4检测技术的开展,使甲状腺功能检测的精确性和疾病之间的鉴别性有了很大的提高,超敏促甲状腺激素(TSH)检测的开展,为甲亢治疗效果的判断和亚临床甲状腺病的诊断提供了有效的手段。

1912年,日本九州大学桥本策先生首先报道了以自身甲状腺组织为抗原的慢性淋巴细胞性甲状腺炎,提示甲状腺病为自身免疫性疾病。1956年,在弥散性甲状腺肿合并甲亢患者的血清中发现了长效甲状腺刺激物(LATS)和长效甲状腺刺激物保护物(LATS-P)。这两种物质都是免疫球蛋白,具有刺激甲状腺分泌和增生的作用,从而证明该病是一种自身免疫性疾病,使人们对甲亢的认识有了很大的突破。20世纪70年代,随着核医学和免疫学的发展,竞争免疫分析法的出现,血清中甲状腺相关抗原和抗体的检测得以实现,如甲状腺球蛋白、甲状腺球蛋白抗体、甲状腺微粒体抗体、促甲状腺激素受体抗体等,为甲状腺疾病的鉴别诊断提供了检测依据。

二、分类

甲状腺功能亢进症临床常见类型有以下两种。

(1)甲状腺性甲亢:①Graves病;②自主性高功能甲状腺结节或腺瘤(Plummer病);③多结节性甲状腺肿伴甲亢;④滤泡性甲状腺癌伴甲亢;⑤碘甲亢;⑥新生儿甲亢。

(2)垂体性甲亢。

(3)异源性TSH综合征:绒毛膜上皮癌伴甲亢;葡萄胎伴甲亢;肺癌和胃肠道癌伴甲亢。

(4)卵巢甲状腺肿伴甲亢。

(5)甲状腺炎伴甲亢：亚急性甲状腺炎；慢性淋巴细胞性甲状腺炎（桥本氏甲状腺炎）；放射性甲状腺炎。

(6)药源性甲亢。

三、临床表现

甲状腺功能亢进症多见于女性，男女之比为1：(4～6)。起病一般较缓慢，不易确定发病日期，多在起病后6～12个月内就诊，也有起病后数年才就诊者。少数可在精神刺激（如恐惧、悲哀和盛怒）和感染等应激后急性起病，或因妊娠而诱发本病。甲亢的临床表现与患者发病时的年龄、病程和TH分泌过多的程度等有关，不同患者的临床表现、病情轻重之间有较大差异。全身许多系统和器官都会受到影响，典型患者高代谢症状、甲状腺肿、内分泌突眼三方面均较明显，主要临床表现如下：

1.甲状腺激素分泌过多综合征

(1)高代谢综合征：由于甲状腺激素分泌过多和交感神经兴奋性增高，促进物质代谢，加速氧化，使产热、散热明显增多，患者常有怕热多汗、皮肤温暖湿润、面部皮肤红润、发热、消瘦及疲乏无力等症状。怕热是甲亢最突出的症状之一，患者的全身皮肤尤其是手掌、面颈部及腋下表现出红润多汗，不少患者伴有低热（常在38℃左右），发生甲亢危象时可出现高热（可达40℃以上）；患者食欲亢进，食量大增，而体重却减轻。并且随年龄增长而更明显；由于体内脂肪减少，又常有肌肉大量的耗损，使患者常诉衰弱无力。

(2)精神、神经系统症状：甲亢发生精神障碍的机会较多，发病率占甲亢患者的50%～90%，严重者可出现甲亢性精神病（如thyrotoxic psychosis，TP）。其发生有人认为是由于甲状腺激素直接作用于脑组织的结果、或因脑细胞代谢亢进引起脑组织营养不足，亦有人提出，精神障碍的发生是甲状腺功能亢进、精神因素、病前性格特征三者共同作用的结果。患者表现出神经过敏、兴奋、紧张易激动、多言好动、失眠、烦躁多虑、思想不集中等，重者可出现多疑、幻觉、甚至发生躁狂症，有类似精神病表现。有人归纳为"情绪不稳、紧张、过敏三征群"。但老年患者可有寡言少语、抑郁、表情淡漠等，称为"淡漠型甲亢"。神经症状还表现有舌伸出和双手平举时有细颤，眼睑亦可颤动，腱反射活跃，反射时间缩短等。

(3)心血管系统症状：心血管系统的表现是甲亢的主要症状之一，且往往与甲亢的严重程度呈正相关。患者主诉心悸、气促，稍活动即明显加剧，病情严重者常伴有心律失常，心脏扩大及心力衰竭等表现。

心动过速是心血管系统最早、最突出的表现，常系窦性，心率一般为90～120次/分钟，静息和睡眠时心率仍快是其特点，并与代谢率呈正相关。这一指标在甲亢的诊断和治疗中是一个重要参数，在一定程度上反映甲亢严重程度和治疗的效果。甲亢时，静息状态下的窦性心动过速主要与T_3兴奋窦房结肌细胞f通道蛋白质基因的转录，细胞浆f通道的电导性增加有关。

心律失常以房性期间收缩为最常见，室性或交界性期前收缩、房室传导阻滞等也可发生。有些患者可仅表现为原因不明的阵发性或持久性心房颤动，尤以老年人多见。

心音和杂音，由于心肌收缩力加强，可出现心尖区第一心音亢进，并常可闻及Ⅰ～Ⅱ级收缩期杂音，应注意与风湿性心脏病二尖瓣关闭不全时的杂音鉴别。

心脏肥大、扩大和充血性心力衰竭，多见于中老年患者或病史较长的男性患者。当心脏负荷增加时,如合并感染、或应用β受体阻滞药容易诱发充血性心力衰竭。持久的房颤也可诱发慢性充血性心力衰竭。出现心脏扩大和心脏杂音,可能是由于长期高排出量使左心室流出道扩张所致,心脏并无明显解剖学异常。

收缩压增高、舒张压下降和脉压增大,为甲亢的特征性表现之一,是由于心肌收缩力加强,心输出量增加和外周血管扩张,血管阻力降低所致。可出现毛细血管搏动、水冲脉、枪击音等周围血管征。

(4)消化系统症状:食欲亢进是甲亢的突出表现之一,食量可比平时增加1倍甚至更多,且食后很快又有饥饿感。多数患者消瘦、体重下降,少数甲亢患者可出现顽固性恶心、呕吐,以致体重在短期内迅速下降。少数老年患者因厌食可致恶病质,厌食的原因可能与年老、肝功能异常和焦虑症状有关,而与高钙血症无关。甲状腺激素过多可刺激肠管使肠蠕动增强,表现为大便次数增多或便溏,严重时呈顽固性腹泻,有时因脂肪吸收不良而出现脂肪泻。部分患者有肝功能异常,表现为血清转氨酶、碱性磷酸酶及总胆红素的升高,严重患者可有黄疸表现,须引起重视的是,肝功能异常可以是甲亢时高代谢的影响,但有时也与所用治疗药物对肝的损害有关。

(5)运动系统症状:主要表现为肌肉软弱无力、肌萎缩,严重者发生各种不同的甲亢性肌病。

浸润性突眼伴眼肌麻痹:发病率占甲亢的6%~10%,多见于40岁以上的男性患者。本病起病可急可缓,有时出现于手术或放射性核素治疗后,呈进行性对称或不对称突眼,突眼度多在19~20 mm。可有眼球胀痛、畏光、流泪、视力减退、复视、眼肌麻痹及斜视。眼外肌无力或麻痹可致眼球活动受限,同时有眼睑肿胀、球结膜充血和水肿等。严重者球结膜可膨出,眼球半脱位,甚至并发角膜溃疡、穿孔、失明。其突眼程度可与甲亢高代谢症状不成比例。本病系甲亢并发眼外肌麻痹和突眼,瞳孔括约肌及睫状肌通常不受损。突眼程度不一,患者眼部症状可较甲亢症状出现早,或出现于甲亢得到有效治疗后,常伴眼眶疼痛。突眼偶为单侧性,尤其起病时。Graves病可导致充血性眼眶病,表现为结膜水肿、内直肌和外直肌附着处血管充血,于眼球极度外展位可发现。眼眶超声和MRI检查可发现眼外肌肿胀。所有的眼外肌均可受累,通常某一眼外肌病变较重,导致斜视和复视,下直肌和内直肌最常受累,眼球上视常受限,眼睑挛缩使患者呈瞪眼外观。

急性甲亢性肌病或急性延髓麻痹:急性肌病很罕见,起病急,严重肌无力,迅速发生松弛性瘫痪;可发生急性呼吸肌麻痹而危及生命。

慢性甲亢性肌病:患者有消瘦表现,肌肉不同程度萎缩,部分患者可呈进行性加重,多见于中年男性,女性少见,以手部大、小鱼际、肩肌、骨盆肌、臀肌较为明显,严重者日常生活受影响。

甲亢性周期性麻痹:4%的患者可发生四肢或下肢麻痹。男性甲亢患者多见,血钾降低,疲劳和精神紧张为诱发因素,多在夜间发作,发作率频不一致,长者1年,短者1 d内数次发作,发作持续时间长者数天,短者数十分钟,为可逆性病变,甲亢控制,肢体麻痹不再发作。

甲亢伴重症肌无力:主要表现受累肌肉易疲劳,活动后加重,休息后减轻或恢复,最常累及眼外肌、呼吸肌、颈肌、肩胛肌等。甲亢控制后重症肌无力可减轻甚至完全缓解。

另外,甲状腺激素可引起骨与矿物质代谢异常(如尿钙磷排泄增加),临床上部分患者合并出现腰腿痛或全身疼痛症状,甚至发生骨质疏松或骨密度(BMD)降低(多发生在负重部位,如腰椎、骨盆),纤维囊性骨炎,骨折的危险性增加或病理性骨折等,称为"甲状腺功能亢进性骨病"。Vestergaard 等调查一组 864 例甲亢(包括 Graves 病和毒性多结节性甲状腺肿)患者,骨折危险性由病前的 1.2 倍上升到 1.7 倍;单独用放射性碘(RAI)治疗者,其骨折危险性更高,为 2.7 倍;用抗甲状腺药物(ATD)或 RAI 与甲巯咪唑联合治疗者其骨折危险性无明显增加,为 1.5 倍,发生机制尚不明确。

(6)血液和造血系统症状:本病末梢血液中白细胞总数常可偏低,一般减少至 $(3.0\sim4.0)\times10^9/L$,但淋巴细胞及单核细胞比例相对增加。甲亢的高代谢状态能使红细胞数增多,反映出机体氧耗量的增加,有时血浆容量也增加,可引起血液稀释而呈现假性贫血。20%的患者因消耗增多,营养不良和铁利用障碍,发生真性贫血,但多为轻度贫血,恶性贫血较少见。一般认为是自身免疫性疾病的两种表现。血小板寿命缩短,偶可见有紫癜症。

(7)生殖系统症状:女性患者有 50%~60%发生月经紊乱,早期月经量减少,周期延长,久病可引起闭经,甚至影响生育(不少调查资料证明,甲亢患者生育能力下降,甲亢病情愈重,生育能力愈差,甲亢治愈后,生育能力可能完全恢复正常)。但有作者观察报道,78.5%的女性甲亢患者月经正常,只有 21.5%出现月经紊乱,且在甲亢有效控制 3 个月内,月经即可恢复正常。有作者认为吸烟可加重甲亢患者的月经紊乱。

男性患者有半数性欲下降,约 25%有阳痿,10%~15%出现乳房异常发育,但泌乳较罕见。上述变化一般为功能性,这些变化在甲亢控制后,可以完全恢复正常。

研究发现,甲亢患者的 LH 和 FSH 分泌增多(男性仅 FSH 增多),LH 和 FSH 的脉冲式分泌不受影响,泌乳素分泌增多(女性患者可出现泌乳)。男性促性腺类固醇激素及性激素结合球蛋白(SHBG)明显增高,而游离睾酮指数下降。

(8)其他内分泌腺异常:甲状腺激素分泌过多,除影响性腺功能外,还可引起其他内分泌腺体功能不平衡。本病早期肾上腺皮质可增生肥大,功能偏高;而病程长及病情较重时,功能则相对减退,甚至功能不全,此时垂体分泌的 ACTH 增多。由于肾上腺皮质反应减弱,血浆皮质醇浓度降低,对垂体的反馈抑制作用减弱,垂体分泌黑素细胞刺激素等增多,面部及颈部皮肤呈现弥散性斑状色素加深征象。

(9)皮肤与毛发:甲亢患者皮肤光滑细腻,缺乏皱纹,触之温暖潮湿。年轻患者可有颜面潮红,部分患者面部和颈部可呈红斑样改变,触之退色,尤以男性多见。少数患者可出现色素加深,以暴露部位为明显,但口腔和乳晕无色素加深。也有部分患者色素减退,并发白癜风。部分患者可出现毛发稀疏脱落,少数患者可出现斑秃,甲亢控制后斑秃可痊愈。

2.甲状腺肿大

甲状腺只有在病理情况(甲状腺疾病)和某些生理情况下(如青春期和妊娠期),才可在颈部触摸到。Graves 病患者甲状腺呈不同程度弥散性肿大,质软,两叶一般对称肿大,随吞咽上下移动,也有少数病例两叶不对称或呈分叶状肿大、或有些肿大不明显。由于甲状腺血管扩张,血流量增多,血流速度加快,可在腺体上下极外侧闻及血管杂音,有时还能扪及震颤(触到震颤往往可听到杂音,但杂音较弱时可触不到震颤),但杂音需与静脉音和动脉音相区别。甲状腺弥散性肿大伴有局部血管杂音和震颤对 Graves 病的诊断有重要意义。有些患者的甲状腺呈单个或多发的结节性肿大,质地可以中等硬度,也可以坚硬,表面不平,此种情况可能为"Graves 病的结节性变性"。

甲状腺肿大的程度有轻有重,但其肿大程度与 Graves 病的严重性不成正比。临床上甲状腺肿大分度方法有以下 3 种。

(1)一般分度法。

Ⅰ度肿大：患者头部保持正常位置时，望诊甲状腺不大，但触诊可摸到甲状腺，其两侧边缘不超出胸锁乳突肌内缘。

Ⅱ度肿大：颈部可以看到肿大的甲状腺，而且触诊可摸到肿大的轮廓，甲状腺两侧边缘不超过胸锁乳突肌的后缘。

Ⅲ度肿大：望诊和触诊都可以发现肿大的甲状腺，甲状腺超出了胸锁乳突肌后缘，有些使颈部失去正常形态。

(2)WHO分度法。

OA：甲状腺看不到，但可触及甲状腺为正常大小，质地正常。

OB：触诊时甲状腺轻微肿大，但颈部后仰时不能看到。

Ⅰ度：可触及甲状腺肿大，颈部后仰时也能看到。Ⅱ度：颈部保持正常位置，甲状腺也能看到。Ⅲ度：巨大的甲状腺肿，在远距离也能看到。

(3)1980年全国"地方性甲状腺肿防治工作标准"会议拟定的分度标准。

正常：甲状腺看不到，摸不到；生理增性大，头部保持正常位置时，甲状腺容易摸到，相当于本人拇指末节大小，特别是"摸得着"。

Ⅰ度：头部保持正常位置时，甲状腺容易看到，由超过本人拇指末节到相当于1/3拳头大小，特别是"看得见"。

Ⅱ度：由于甲状腺肿大，脖根明显变粗，大于本人1/3拳头到相当于2/3拳头，特别是"脖根粗"。

Ⅲ度：颈部失去正常形状，甲状腺肿大于本人2/3拳头到1个拳头，特别是"颈变形"。

Ⅳ度：甲状腺肿大大于本人1个拳头，多可触及结节。

临床上一般以第1种分度方法为主，并以"摸得着""看得见""颈变形"3种不同形态来概括。

3.眼部表现

甲亢时出现的眼部改变大致分为两种类型：一类由甲亢本身引起，由于交感神经兴奋性增高所致；另一类为Graves病所特有，由眶内和球后组织的特殊病理改变所致。依据病理改变，临床上将眼部病变又分为非浸润性突眼和浸润性突眼。

(1)非浸润性突眼（又称良性突眼或单纯性突眼）：Graves病大多数为良性突眼，女性较男性多见。眼部主观症状不多，预后良好。一般为双侧对称性突出，有时一侧突眼先于另一侧，主要因交感神经兴奋眼外肌群和上睑提肌，使上睑肌挛缩而致上睑收缩，球后组织改变不大，表现为：①瞬目减少和凝视或呈惊恐眼神（Slellwag征）；②上眼睑退缩，致眼睑裂隙增宽（Galrymple征）；③双眼球向内侧聚合欠佳或不能（Mobius征）；④眼向下看时，上睑不能及时随眼球向下移动，角膜上方露出白色巩膜（Von Craefe征）；⑤眼向上看时，前额皮肤不能皱起（Joffrog征）；⑥可有眼球突出，但突眼度＜18 mm（正常人不超过16 mm）。

眼部体征还有很多，可根据需要尽量做多项试验，因为有些试验可为阴性，而另一些试验可为阳性。

(2)浸润性突眼（又称恶性突眼）：占甲状腺相关眼病的5%～10%，严重者占3%～5%，男性多于女性，眼部症状较重，多数预后较差。可伴有或不伴有甲状腺肿大及高代谢综合征，其发生主要和自身免疫功能有关，由于眼外肌和球后组织体积增加，淋巴细胞浸润和水肿所致。

主要临床表现有畏光、流泪、复视、视力减退、眼部肿痛或异物感等。检查可发现视野缩小，斜视，眼球活动减少甚至固定。眼球明显突出，突出度一般超过 19 mm 以上，两侧多不对称。往往眼睛不能完全闭合，结膜、角膜外露而引起充血、水肿和角膜溃疡等。重者可出现全眼球炎，甚至失明。

4.局限性黏液性水肿

2%~5%的 Graves 患者可有局限性黏液水肿，常与浸润性突眼同时或之后发生，有时不伴甲亢而单独存在。多位于小腿胫前下 1/3 段，称胫前黏液水肿，是本病的特异性表现之一，严重病变可延伸至膝部和足背部使下肢肿大如象皮腿，个别病例亦可在手足背面、踝关节处见到，偶可见于面部。起病初期呈紫红色皮损，继之增厚变韧，最后出现树皮样改变。部分患者还可出现色素减退，表现为白癜风，系葡胺聚糖沉积引起，可能与局部成纤维细胞受淋巴因子的刺激有关。皮肤损害多为双侧对称性，甲亢治愈后，皮损多不能完全消退而长期存在。

5.Graves 肢端病（增生性骨膜下骨炎）与 Plummer 指甲

Graves 肢端病（增生性骨膜下骨炎）多发生在甲亢病情明显时，比较少见。可表现为患者手指、足趾肥大粗厚，外形似杵状指，称为甲状腺性杵状指（如 thyroid acropachy）、或甲状腺指端粗厚指、或肥大性骨关节病，但循环血量并不增加。甲状腺性杵状指可能与局部成纤维细胞受淋巴因子的刺激有关。甲状腺性杵状指为 Graves 病的特征性表现，但也需与可致杵状指的其他疾病相鉴别。

X 线检查在病变区可发现广泛性、对称性骨膜下新骨形成，形状不规则，有多发性肥皂泡样粗糙突起，呈圆形或梭状（"气泡样"花边现象），分布于指骨或掌骨，受到累及的骨表面软组织肿胀。与肥大性肺性骨关节病的区别在于后者的新生骨多呈线样分布。

Graves 病另一较常见的特征性表现为指（趾）甲软，指（趾）甲的邻近游离边缘部分与甲床分离，称 Plummer 指甲。

四、诊断

1.有诊断意义的临床表现

临床表现为甲状腺激素分泌过多综合征。

(1)神经系统：怕热，多汗，皮肤温湿，易激动，焦虑，多动，失眠，两手和舌细颤等。

(2)心血管系统：心慌，胸闷，心动过速，心音增强，甚至心律不齐（以期间收缩和房颤为主），脉压增大，严重者可见心力衰竭的表现。

(3)消化系统：纳亢易饥，大便次数增多，大便质地松散，体重下降，消瘦。

(4)其他：女性患者可伴有月经减少，甚至闭经；男性患者可出现阳痿。

(5)主要体征：大多数患者甲状腺呈对称弥散性肿大，一般无压痛和结节，局部触诊有震颤感，听诊可闻及血管杂音。部分患者有非浸润性或浸润性突眼，少数患者伴胫前局部黏液性水肿。

2.实验室检查

Graves 病早期及治疗后复发时，往往是血清 T_3 水平升高显著，随着病情进展，T_3、T_4 水平均升高，甲状腺摄^{131}I 率增高，血清 TSH 浓度低于正常。

甲亢的实验室检查应首选 T_3、T_4、TSH，其诊断价值为 TSH（高灵敏检测法）＞FT_3＞FT_4＞TT_3＞TT_4。在一些基层单位因无条件做上述项目测定，可采用基础代谢率来做初步拟诊，也可根据患者的症状、体征等情况采用计分法来判断甲亢的诊断是否成立。如果一般实验室检查仍不能明确诊断,可在吸^{131}I试验的基础上加作甲状腺激素抑制试验、TRH兴奋试验等特殊检查,抑制试验表现为不受抑制或TRH兴奋试验表现无反应,都有助于Graves病的诊断。特别是对妊娠妇女及有心脏病症状的老人当血清T_3、T_4水平增高不明显时,TRH兴奋试验对诊断有很重要价值。抗甲状腺抗体多为阳性,TGAb、TMAb滴度增高,但不及桥本氏甲状腺炎高,如滴度极高(≥1:2 500),应考虑桥本甲状腺炎或Graves病合并甲状腺炎。

五、鉴别诊断

依据甲亢的临床表现及实验室检测指标,诊断多不困难,但当临床表现不典型时,诊断常较困难,易造成漏诊或误诊。据报道漏诊、误诊率为14%～30%,有的高达39%。由于某些患者症状及体征不明显或某一方面表现较突出时,易与其他疾病混淆,因此,对不典型的病例,要仔细询问病史,结合出现的症状、体征以及实验室有关方面检查力争明确诊断。若实在难以确诊而临床又高度怀疑甲亢者,可采用抗甲状腺药物试验治疗;若经治疗病情有明显好转,有助于诊断。本病的鉴别诊断分为甲状腺病和非甲状腺病两大类。

1.与其他甲状腺病的鉴别诊断

(1)自主性高功能甲状腺结节或腺瘤:多发生在40岁以上的患者,有多年的甲状腺结节的病史,近期内结节长大。血清T_3升高明显,T_4仅边缘性升高。甲状腺扫描为单个吸碘亢进的热结节,周围的甲状腺组织受抑制,不吸收。

(2)碘致甲状腺功能亢进症:发生于缺碘地区结节性甲状腺肿患者,50岁以上者较多见。在非缺碘地区,原有甲状腺结节者,用碘治疗后也易诱发甲亢且无性别差异。多数甲亢症状较轻,甲状腺轻度肿大,无血管杂音和手颤,也无突眼,可有凝视。血清T_3、T_4均增高,但以T_4增高明显,TRH兴奋实验低或无反应,吸收功能明显降低。

(3)滤泡性甲状腺癌:包括转移病灶也能分泌激素,使血中甲状腺激素水平增高。

(4)单纯性甲状腺肿:无甲亢症状。甲状腺摄^{131}I率可增高,但高峰不前移。T_3抑制试验可被抑制。T_4正常或偏低,T_3正常或偏高,TSH(sTSH或uTSH)正常或偏高。TRH兴奋试验正常。血TSAb、TGAb和TPOAb阴性。

(5)甲状腺腺瘤:可伴有甲亢,多见于女性。体检或B超可见单个肿块,光滑,活动度好,边界清,无弥散性甲状腺肿大。

(6)甲状腺癌:多发于20～60岁女性,为甲状腺局部肿块,但无甲状腺弥散性肿大,肿块短时间内增大明显,虽可能有血清甲状腺激素水平增高,但甲扫为冷结节。

(7)甲状腺炎:由于甲状腺滤泡细胞被破坏,腺体内激素漏出而引起高代谢表现,但甲状腺激素合成功能是受损的。

亚急性甲状腺炎:多见于青壮年,40岁左右最为常见,女性多于男性,本病发病前常有上呼吸道感染病史。以甲状腺及周围疼痛为主要症状,早期可出现高代谢综合征,血清T_3、T_4可增高,但多为一过性的。体征检查甲状腺有肿大,质地较硬,有明显的触痛。实验室检查血沉明显增快,吸^{131}I率下降,穿刺细胞学检查可见大量的炎性细胞及巨噬细胞。

桥本甲状腺炎:该病多发于30～50岁的中年女性,多于男性15～20倍,其突出的表现是甲状腺肿大,但质地坚韧,多可触及结节样改变,早期可出现代谢亢进的系列临床表现,与Graves病的表现很为相似,但随着病情的发展,高代谢综合征能逐渐缓解,多数最终发展为甲状腺功能减退。实验室检查吸^{131}I率减低，TGAb、TMAb呈高滴度阳性且不易转阴，细胞穿刺见大量淋巴细胞浸润，为本病特征性的表象。

无痛性甲状腺炎：临床上与亚急性甲状腺炎相似，但无甲状腺部位疼痛，也可出现一过性血中甲状腺激素水平增高。

2. 非甲状腺病的鉴别诊断

(1)糖尿病：糖尿病的"三多一少"症状与甲亢的多食易饥等症状相似，特别是少数甲亢患者糖耐量低，出现尿糖或血糖轻度增高。糖尿病患者亦可出现高代谢症状，但患者无心慌、怕热、烦躁等症，甲状腺一般不肿大，甲状腺部位听不到血管杂音。实验室检查：血清 T_3、T_4 水平无明显升高，有助于鉴别。

(2)神经官能症：由于神经官能症患者的自主神经功能调节紊乱，故临床表现易激动、失眠、心慌、气短、阵发性出汗，与甲亢不同的是怕热、多汗不是持久性的而是有时怕热，有时怕冷。神经官能症食欲变化与情绪有关，心率变化与甲亢有明显区别，即白天心率加快，夜晚睡眠时降至正常。若神经官能症患者同时患单纯性甲状腺肿时，甲状腺无血管杂音，无突眼，实验室检查血清 T_3、T_4 水平正常，甲状腺吸^{131}I率多在正常范围。

(3)心血管系统疾病：甲亢对心血管系统的影响较显著，如心动过速，脉压增大。老年甲亢有些症状不典型者，常以心脏症状为主，如充血性心力衰竭或顽固性心房纤颤，易被误诊为心脏疾病。但甲亢引起的心力衰竭、房颤对地高辛治疗不敏感。有的患者易被误诊为高血压病，尤其是老年甲亢易与收缩期高血压混淆。临床若采用降压药治疗效果欠佳者，要考虑有否甲亢存在，应做有关实验室检查以资鉴别。

(4)精神抑郁症：老年甲亢多为隐匿型，表现体虚乏力、精神忧郁、表情淡漠、原因不明的消瘦、食欲缺乏、恶心、呕吐等表现，类似于精神抑郁症，血清 T_3、T_4、TSH 测定值可资鉴别。

(5)消化系统疾病：甲亢可致肠蠕动加快，消化吸收不良，大便次数增多，临床常被误诊为慢性肠炎。但甲亢极少有腹痛、里急后重的肠炎症状，镜检无白细胞、红细胞。有些患者消化道症状明显，患者出现恶病质，对此在进一步排除消化道器质性病变的同时，应进行甲亢的有关实验室检查。

(6)妇科疾病：妇女患有反复早产、流产、死胎等妊娠史者，应做有关检查以鉴别是否患有甲亢。绝经期妇女易患甲亢，应注意与更年期综合征相鉴别，更年期妇女有情绪不稳定、烦躁失眠、出汗等症状。但更年期综合征为阵发潮热、出汗，发作过后怕冷，甲状腺不大，甲状腺功能化验基本正常。

(7)原发性肌症：有些患者表现为严重的肌萎缩应注意与原发性肌症鉴别。对不典型的病例，若能仔细询问病史，结合出现的病状、体征以及实验室有关方面检查多能明确诊断。若实在难以确诊而临床又高度怀疑甲亢病者，可采用抗甲状腺药物试验治疗；若经治疗病情有明显好转，有助于诊断。

(8)嗜铬细胞瘤：本病的高代谢综合征、心动过速、神经精神症状、眼睑挛缩、手抖、多汗、多食消瘦和糖尿等均酷似 Graves 病，但嗜铬细胞瘤患者无甲状腺肿、甲状腺功能正常，而常有高血压(尤其是舒张压)。血和尿儿茶酚胺及其代谢物升高，肾上腺影像检查异常等，均有助于鉴别。

(9)单侧突眼需注意与眶内肿瘤、炎性假瘤、慢性肺心病等鉴别，眼球后超声检查或 CT 即可明确诊断。

六、西医治疗

1. 一般治疗

甲状腺功能亢进使患者机体处于高代谢状态,因此,患者需要注意适当的休息,包括避免重体力活动和过度的精神紧张或刺激。有眼病的患者应注意眼睛保护,包括强光的刺激和长时间观看电视以及使用电脑。注意补充足够热量和营养,包括糖、蛋白质和B族维生素等。男性每天供给热量10 041 kJ(2 400 kcal),女性每天供给热量8 368 kJ(2 000 kcal),以维持高代谢的需要。避免进食含碘的药物及食物,避免进食辛辣食物,避免饮酒。另外,心理支持治疗亦非常重要,特别是在甲亢缓解后。

2. 药物治疗

(1)镇静药:使用镇静药是甲亢治疗的辅助措施之一。对精神紧张、自主神经功能紊乱和失眠者可酌用安定类镇静药。

(2)β受体阻滞药:可明显改善甲亢患者的心悸、心动过速、心律不齐、震颤及周期性麻痹等。此外,该类药物还有阻滞外周T_4向T_3转化的作用。可在甲亢治疗的初期阶段与甲巯咪唑(他巴唑)等药物一起使用,也可做为^{131}I治疗的辅助用药及术前准备等。β受体阻滞药有抑制心肌收缩力的作用,心功能较差者可诱发心力衰竭,所以有心功能不全及哮喘者禁用。对于心功能受损的患者,可使用利尿药、地高辛和其他影响心肌收缩力的制剂。

(3)外周粒细胞减少或肝功能不良的患者,可配合使用升白细胞和护肝药品。

(4)抗甲状腺药物治疗:一般讲的抗甲状腺药物是指硫脲类抗甲状腺药物,主要有丙硫氧嘧啶(PTU)和甲硫氧嘧啶(MTU)以及咪唑类的甲巯咪唑(他巴唑)和卡比马唑(即甲亢平,CMZ)。甲巯咪唑和丙硫氧嘧啶是治疗甲状腺毒症的一线临床药物,但甲巯咪唑不作为T_3型甲亢、甲状腺危象和妊娠期甲亢等的首选用药。在美国,卡比马唑被广泛使用,该药物在体内可转化为甲巯咪唑。他巴唑的活性约是丙硫氧嘧啶的10倍,硫脲基团在该类化合物的抗甲状腺活性中起着非常重要的作用。

硫脲类药物的不良反应,3%~12%用硫脲类药物治疗的患者可出现不良反应。大部分早期发生,最常见的不良反应是具有瘙痒的斑丘疹,有时伴全身性症状如发热。罕见的不良反应包括荨麻疹、脉管炎、关节病、狼疮样反应、胆汁淤积性黄疸、肝炎、淋巴结病、低凝血酶原以及多发性浆膜腔炎等。主要不良反应有如下。

白细胞减少与粒细胞缺乏症:外周白细胞总数$<4.0\times10^9/L$称白细胞减少。硫脲类抗甲状腺药物可引起白细胞减少,特别是起始剂量较大时,一般在用药后2~4周出现。因此,开始治疗时每1~2周查1次白细胞,减量和维持阶段1~2个月查1次。有些患者即便采用中等剂量的抗甲状腺药物,也会引起白细胞下降,因此,需经常注意ATD治疗患者的白细胞变化。有学者认为,常规加服B族维生素可减少或避免粒细胞减少。随诊中如患者白细胞总数$<3.5\times10^9/L$,中性粒细胞$<50\%$,应酌情减少抗甲状腺药的用量,并加用利血生、鲨肝醇、维生素B_4等升白细胞药,必要时可加氯苯那敏、泼尼松(强的松)进行治疗,也可考虑换用另外一种抗甲状腺药物。如果经上述处理后,白细胞仍继续下降,要停药观察,必要时改用其他治疗方法如RAI或手术治疗。

本病最危险的并发症为粒细胞缺乏症,其白细胞总数$<2.0\times10^9/L$,中性粒细胞百分比常为0.05%~0.10%,严重者中性粒细胞完全消失。多在用药后1~3个月内发生,也可见于

整个治疗过程中的任何时间。它的发生率虽低（一般发生率为0.3%～0.6%），但具有潜在致死性,老年患者及服用大剂量他巴唑（40 mg/d以上）人群中,危险性更高。常以咽喉痛或高热为预兆,严重者口腔、咽峡、直肠等黏膜发生坏死性溃疡,在这样的病例中需要进行白细胞和白细胞分类计数以及咽拭物培养。一旦出现粒细胞缺乏症要立即停用抗甲状腺药物并进行紧急处理,这一不良反应常随停药而迅速恢复。但因粒细胞减少可导致机体抵抗力下降,很易引起全身感染,对生命有极大威胁,应给予大剂量抗生素抗感染治疗、糖皮质激素治疗、输血及保护性隔离治疗。丙硫氧嘧啶和甲巯咪唑交叉敏感性为50%,因此,不提倡换药治疗以防引起严重并发症,而应改用其他治疗方法。粒细胞缺乏是否呈药物剂量依赖性尚不十分明了,有研究表明,甲巯咪唑（他巴唑）呈剂量依赖性,而丙基硫氧嘧啶为非剂量依赖性。

药物性皮疹：采用抗甲状腺药物治疗的甲亢患者中,可有2%～5%的患者发生过敏性药物性皮疹,个别严重者出现剥脱性皮炎。大多数皮疹较轻,经加用适量抗过敏药如氯苯那敏、赛庚啶、阿司咪唑等药后,皮疹即可完全消退,不需减少或停用抗甲状腺药物。较重的皮疹可减少用药剂量或改用另一种抗甲状腺药物,并加用抗过敏药治疗。效果不理想可加用糖皮质激素,皮疹消退后逐渐减量并最后停用糖皮质激素。若停药后复发或糖皮质激素治疗皮疹不消退,可试用抗甲状腺药物的"脱敏疗法"。脱敏疗法成功,可继续采用抗甲状腺药物治疗。如发生剥脱性皮炎,应立即停止使用抗甲状腺药物,并用抗生素预防感染,加强皮肤护理。若治疗及时、得当,多能获得痊愈,但过敏痊愈后不能继续采用ATD治疗。

消化道反应：可有恶心、呕吐,多较轻,对症治疗可缓解。严重者可有肝功能损害,如血清转氨酶增高等,出现黄疸者应立即停药改用其他治疗方法。国外学者报道,按常规用量服用丙硫氧嘧啶,发生中毒性肝炎者占6%,并且个别严重者有潜在的致死性。

其他不良反应：少数患者服药后还可产生头痛、肌肉病、关节肿胀、淋巴结肿大、结节性动脉炎等；个别患者发生低凝血酶原血症、再生障碍性贫血等。用药剂量越大,发生的毒性反应越严重。若发生上述反应者,可减少药物用量,观察或改用其他治疗方法。

(5) 阴离子抑制药：单价阴离子（如ClO_4^-、TcO_4^-和SCN^-）通过竞争性地抑制碘转运来阻止甲状腺对碘的摄取。但由于其作用可被大剂量碘剂抑制,所以效果不很确定。高氯酸钾在临床上主要用于阻止碘诱导甲亢（碘摄入过多及由胺碘酮等所促发的甲亢）患者对^{131}I的再吸收,剂量为每次20 mg,每日3次,然而,高氯酸钾因可导致再生障碍性贫血而限制了其临床应用。

(6) 碘化物或碘剂：20世纪20年代人们已经认识到碘剂（碘化物,iodide）对甲状腺的多种作用。20世纪40年代发现硫脲类药物之前,碘剂为抗甲状腺主要制剂。临床上用于甲状腺疾病治疗的碘剂主要有复方碘溶液、碘化钾和饱和碘化钾液,但目前很少单独用于治疗。

碘治疗的缺点包括增加腺体内碘储量,从而延迟硫脲类药物治疗起效时间和影响放射性碘治疗。然而一旦硫脲类药物治疗起效可使用碘剂,但准备放射碘治疗应避免使用碘剂。碘剂不能单独使用,因腺体内激素合成可在2～8周从碘阻滞中"逃离",且对于高碘甲状腺,一旦停药将引起甲状腺毒症严重恶化。妊娠期应避免长期使用碘剂,它可能通过胎盘引起胎儿甲状腺肿。

碘剂的不良反应不常见且多数能随停药而恢复。它们包括痤疮性皮疹（与溴中毒相类似）、涎腺肿胀、黏膜溃疡、关节炎、流鼻涕、药物性发热、金属气味、自发性出血以及少见的过敏反应。

(7)碘化对照剂：在美国碘化对照剂（iodinated contrast agents，含碘类造影剂）治疗甲亢未获 FDA 通过，但口服用的胺碘苯丙酸（Ipodate，碘泊酸或碘普酸；Oragrafin）和碘番酸（Iopanoicacid；Telepaque Cistobil）或静脉用的泛影酸盐（Diatrizoate）治疗甲亢有价值。该类药物能抑制 5′-脱碘酶活性，快速阻止 T_4 在肝、肾、垂体及大脑中转化成 T_3，这就是甲亢的客观和主观指标戏剧性改善的原因。例如，每日口服碘化对照剂 0.5～1 g，仅 3 d 后心率减慢，同时 T_3 水平恢复正常。长时间地抑制 T_3 和 T_4 的作用，提示药物释放出的碘抑制了激素的释放。幸运的是这些药物相对无毒，它能作为甲状腺危象的辅助治疗、手术前的准备和外源性甲亢的治疗，为对碘剂和硫脲类药物禁忌的患者提供了有价值的替代品。使人惊奇的是，这些制剂中虽然含有大量碘，但并不像碘剂一样干涉[131]I 的潴留。它们的毒性与碘剂相同，妊娠期的安全性不明确。

(8)放射性碘(^{131}I)：[131]I 是唯一用于治疗甲状腺毒症的同位素（其他用于诊断）。口服 $Na^{131}I$ 溶液后可被很快吸收，并聚集在甲状腺滤泡中。它的治疗效果依赖于有效半衰期约为 5 d，射程为 400～2 000 μm(0.4～2 mm)的 β 射线造成的甲状腺实质破坏，用药数周内病理证实有上皮肿胀、坏死、滤泡裂解、水肿以及白细胞浸润。[131]I 治疗有服药方便、有效、成本低、无痛苦等优点。在过去由于担心放射性物质引起生殖系统损害、白血病和肿瘤等不良反应，[131]I 治疗的规定年龄在 40 岁以上，然而 60 多年的放射性碘临床应用经验证实，以上的担心是无根据的。不主张妊娠期及哺乳期妇女使用[131]I，因它可通过胎盘和分泌到乳汁中。

(9)锂盐：锂盐和碘剂一样可抑制甲状腺释放甲状腺激素，主要是通过抑制甲状腺球蛋白的水解而起作用，但有人认为作用可能与碘不同。它主要抑制 TSH 引起的腺苷酸环化酶活性的增加而致细胞内 cAMP 增加的兴奋作用。另外，它特异性抑制碘化酪氨酸的耦联。锂盐并不能使甲状腺变小变硬，反而可致甲状腺肿大。Hershman 认为，锂盐是通过蛋白激酶 C 系统发挥促甲状腺生长的作用。锂盐虽不抑制甲状腺摄碘率，但能抑制甲状腺激素从甲状腺分泌而使其在甲状腺内蓄积，与[131]I 合用可减少[131]I 的用量（而碘在抑制甲状腺释放甲状腺激素的同时还抑制[131]I 进入甲状腺，能使甲状腺缩小变硬）。用[131]I 时合用锂盐治疗 Graves 病，不仅能提高疗效，还能改善症状。但其抑制释放作用在一段时间后可发生脱逸现象。也可抑制末梢 T_4 的降解。对硫脲类药物或碘化物过敏的患者用碳酸锂 0.9～15 g/d，对急性甲亢的治疗有价值，但需严密监测，预防锂盐中毒。在白细胞水平较低患者可考虑使用，因锂盐可用于骨髓升白细胞作用。尽管如此，锂盐一般不宜单独使用于 Graves 病的治疗。

(10)性激素及其衍生物：①达那唑（Danazol）：该药合成于 1963 年，为一种男性化作用较弱的雄激素，能恢复 Ts 细胞功能，适用于自身免疫性疾病，治疗效果较糖皮质激素为佳，且不良反应小。因此，对有乳房发育、蜘蛛痣及非常消瘦者可考虑试用；②孕激素：在人和动物中，孕激素可使 Ts 细胞增生并增强其活性。在临床上，妊娠前有甲亢的患者在妊娠期间症状常可有一定程度缓解，且促甲状腺激素受体抗体（TRAb）滴度下降，但产后 TRAb 可上升，病情加重，其中孕激素可能起一定作用，对此可做进一步研究。

(11)免疫抑制药：Graves 病是一种自身免疫性疾病，因此，试用免疫抑制药或调节药可望改善 Graves 病患者的临床症状。皮质类固醇对甲亢的治疗是有效的。Graves 病患者应用地塞米松后，能使血清 T_4 迅速下降，而 rT_3 却升高，提示周围的单脱碘作用被抑制，地塞米松也能降低 T_4 水平，可能是减少了甲状腺素的合成。实际上皮质类固醇还能减少甲状腺自身抗体的产生。有学者报道，部分 Graves 病患者，只用泼尼松治疗可使病情完全缓解，临床和实验室检查甲状腺功能均正常。但在多数情况下皮质类固醇应用于甲亢治疗只能是暂时的,适用于需迅速控制症状者(甲亢危象和手术前准备),采用短期疗法(用药1～2周)比较合适。在应用地塞米松或泼尼松控制甲亢或治疗甲状腺炎时,有促使消化性溃疡发生或使消化性溃疡症状加重的情况,这时,轻者可给予抗酸药或 H_2 受体阻滞药,重者应停用皮质类固醇。另外,部分患者用药后可有水钠潴留(水肿)、低血钾、碱中毒等。

有研究表明,其他的免疫抑制药,如环磷酰胺、秋水仙碱和甲氨蝶呤等对 Graves 病并没有什么价值,但可用于浸润性突眼或局限性黏液性水肿。

3. 局部治疗

现代研究已经证明,甲亢是一种自身免疫性疾病,甲状腺是发生自身免疫反应的靶器官,局部注射治疗能直达病所,不失为一种新的治疗理念。临床上报道和使用较多的是激素或免疫抑制药的局部注射的应用,其作用机制可能为:①调节免疫功能,使失衡的免疫稳定性得以恢复;②减少甲状腺激素的分泌;③抑制甲状腺对碘的摄取,从而减少甲状腺相关激素的合成;④减低血中甲状腺激素的效能。

(1)抗甲状腺药物口服加局部激素注射法:该方法为临床上应用较多的一种治疗方法,是在常规剂量抗甲状腺药物治疗的基础上,配合局部激素注射的方法。可选用地塞米松2.5 mg,分别于两侧甲状腺中心部位注射,每周1次,6次为1个疗程;或选用泼尼松20 mg,分别于两侧甲状腺内注射,每周1次,6次为1个疗程。

(2)激素合用或激素加免疫抑制药局部注射法:地塞米松5～10 mg 和曲安奈德10～20 mg 分别于甲状腺两侧注射,每月1次,6次为1个疗程;或用地塞米松10 mg、甲氨蝶呤10 mg 加2 mL 生理盐水混匀,分别于甲状腺两侧核心部位注射,7 d 1次,6次为1个疗程。该方法临床上多配合使用小剂量的抗甲状腺药物。

(3)甲巯咪唑(MM)和氢化可的松(HC)软膏局部涂敷:甲亢患者甲状腺肿大,表面积增大,局部血液淋巴循环增多、加速,故皮肤局部对药物吸收增加。有学者在口服抗甲状腺药物(甲巯咪唑、丙硫氧嘧啶)基础上,涂敷0.3 g 的5%甲巯咪唑(MM)和0.5%氢化可的松(HC)于甲状腺表面皮肤局部治疗甲亢取得较好疗效。

4. 甲状腺介入栓塞治疗

近年国内外少数学者开展了介入栓塞治疗 Graves 病的临床研究,短期疗效满意,为 Graves 病治疗开辟了一条新途径。

甲状腺的血流量极为丰富,其中,70%以上的血供由甲状腺上动脉供应。介入栓塞治疗选择性插管至双侧颈总动脉,行甲状腺上动脉造影术,明确甲状腺上动脉位置后,向双侧甲状腺上动脉及其分支内注入栓塞剂,有部分栓塞剂会通过甲状腺上下动脉交通支而使甲状腺下动脉供应的部分末梢血管亦得以栓塞。因此,该疗法的甲状腺栓塞体积可达80%～90%,能达到手术切除的甲状腺体积量。综合国内外初步的应用经验,栓塞治疗后患者甲亢症状明显缓解,T_3、T_4 逐渐恢复正常,甲状腺也逐渐缩小,部分患者甚至可缩小至不可触及。但对介入栓塞疗法的远期疗效(如甲亢复发率、甲减的发生率等)、栓塞剂种类及应用剂量等问题,均有待临床观察研究解决。

(1)适应证:①巨大甲状腺肿,栓塞后体积缩小,便于控制甲亢症状及手术,以减少术中出血量及手术并发症。②药物治疗效果不佳或停药后复发,而患者因年龄、生育状态、甲状腺无明显肿大等不适于手术或 ^{131}I 治疗者。

(2)治疗前准备:除常规检查准备外,需做甲状腺^{131}I摄碘率检查、甲状腺ECT、甲状腺B超、甲状腺血管多普勒及甲状腺动脉造影等,目的是选择占主要供血的血管,剔除血管畸形的患者,一般选择双侧甲状腺上动脉。此动脉为颈外动脉第一分支,占甲状腺血液供应的60%以上。

甲状腺最下动脉开口于锁骨下动脉、头臂干、无名动脉,占甲状腺血供的50%。栓塞可以选择上述主要供血的血管,一次可同时栓塞占甲状腺血管70%~95%的动脉血管,因甲状腺侧支循环丰富,一般不会造成甲状腺功能减退。

(3)治疗方法:目前临床上多采用Seldinger技术,即经股动脉插管,在数字减影X线监控下,选择性分别插入双侧颈总动脉,在明确甲状腺动脉的位置、大小、走行的基础上。根据血供情况,将导管末端导入,选择甲状腺上动脉或下动脉供血量最大一支内注入暂时性(明胶海绵)或永久性(白及粉或聚乙烯醇)栓塞剂栓塞治疗,遵循先造影后栓塞,边造影边栓塞,栓塞后再造影的原则。大多数Graves病患者只做甲状腺上动脉栓塞即能达到治疗目的,少数患者为甲状腺下动脉供血为主的,可做上下动脉同时栓塞或下动脉栓塞,绝大多数经一次栓塞即可,极少数第1次栓塞后效果不佳的可行第2次、第3次栓塞。

(4)手术后不良反应和并发症:常见并发症有穿刺点出血,局部及甲状腺疼痛、皮疹、应激性发热、局部水肿等,但多在1周后消失。可见栓塞剂过敏、白细胞减少、肝功异常等,可进行对症处理,一般是可逆的,不会造成永久性的影响。少数可因局部药物刺激发生喉头水肿、窒息、引起异位栓塞等。报道曾有视网膜动脉异位栓塞,一般2周左右恢复,但非常罕见。防止血管痉挛性血栓异位栓塞,可术后静脉滴注硝酸甘油或低分子右旋糖酐降低血液黏滞度。理论上有引起甲亢危象的可能,目前尚无报道,但要有思想准备。

5. 手术治疗

外科手术是治疗甲状腺功能亢进症的主要手段之一,经验丰富的外科医师手术后治愈率可达60%~70%,但有50%以上的患者最终会出现甲状腺功能减低,手术并发症主要包括颈部出血、喉返神经损伤和甲状旁腺功能减退症等。但在医疗条件好、技术水平高的医院,这些并发症极为少见(<1%)。

(1)适应证:①中度以上的Graves甲亢;②合并有多发结节或毒性结节性甲状腺肿;③腺体肿大有压迫症状或胸骨后甲状腺肿并甲亢;④不适宜药物治疗或药物治疗后复发者,包括严重甲亢、应用抗甲状腺药治疗4~5个月没有疗效或长期用药不能满意控制症状者;⑤由于抗甲状腺药物之毒性反应,不能继续用药而又不适合放射性^{131}I治疗者(如妊娠);⑥怀疑有恶变者,如腺体内出现结节或迅速长大、颈部有淋巴结肿大、声音嘶哑及腺体疼痛等。

(2)禁忌证:①儿童及青少年患者,儿童时期是生长发育的重要阶段,甲亢的治疗要尽量采用保守态度,否则将会造成全身性内分泌代谢紊乱,甚至影响小儿的生长与发育;②合并其他疾病不能耐受手术者;③60岁以上老年甲亢患者,尤其是有心脏并发症者;④甲亢手术后复发者,再手术时因粘连较重,发生并发症的机会较多,易造成喉返神经及甲状旁腺损伤,应慎重;⑤甲状腺球蛋白抗体(TGAb)和甲状腺过氧化物酶抗体(TPOAb)呈中高滴度改变,或穿刺细胞学检查有较明显淋巴细胞浸润的甲亢患者,术后甲减的发生率较高,应慎重。除非有肯定的手术治疗指征,一般宜首选抗甲状腺药物治疗;⑥妊娠早期(前3个月)和晚期(后3个月)。

6. 腔镜手术治疗

手术是治疗甲亢的常用手段之一,然而,手术在治愈疾病的同时,在颈部留下较大的手术瘢痕,影响外观,常使患者不满意,尤其是年轻女性患者。因此,如何缩小手术切口或把切口转移到隐蔽部位,是甲状腺外科学者们要解决的问题。1996 年,Gagner 等成功进行了首例腔镜甲状旁腺部分切除术。1997 年,Huscher 等报道了腔镜甲状腺腺叶切除术,两者手术的成功和所取得满意的美容效果,为腔镜甲状腺手术的开发和推广奠定了基础。从此以后,腔镜甲状腺手术在国内外迅速开展,且未出现手术死亡病例或严重并发症报道。

(1)手术适应证:①甲状腺腺瘤;②甲状腺囊肿;③结节性甲状腺肿(单个或多个,最好直径<5 cm);④孤立性的毒性甲状腺结节;⑤低度恶性的甲状腺癌;⑥甲状腺Ⅱ度肿大以下的甲亢。

(2)手术禁忌证:①以往颈部有手术史;②巨大的甲状腺肿块(直径>5 cm);③恶性肿瘤发展快、有广泛淋巴结转移。

(3)常见术后并发症:传统手术的一切并发症均有可能发生,较多见的有:①皮下气肿;②局部出血;③喉返神经损伤;④甲状腺功能减退症。

(4)腔镜甲状腺手术的方法:手术空间的建立和维持,腔镜甲状腺手术的第一步是在颈部浅筋膜与甲状腺之间建立一个手术空间,并通过悬吊法(即经胸骨上窝小切口分离至颈阔肌下间隙后,在颈中部前方皮下层水平置入两根直径 1.2 mm 的 Kirschner 钢丝,将其固定在一 L 形的支架上)或充气法(即向颈部的人工腔隙注入 CO_2,并维持压力在 6~8 mmHg)来维持这个空间以便于手术操作。

7. 放射性核素治疗

自从 1942 年 Hertz 及 Hamilton 等介绍了 ^{131}I 治疗甲亢并获得成功后,经过近 80 年的发展,该方法不断得到改进,国内外大量临床应用说明该方法简便安全、疗效确切、复发率低、并发症少和费用低廉等特点,已经成为核素治疗学最成熟、应用最广泛的典范性治疗方法。^{131}I 治疗甲亢现已是美国及北欧其他国家治疗成年人甲亢的首选疗法。我国自 1958 年开始运用 ^{131}I 治疗甲亢至今已数十万例,在用 ^{131}I 治疗甲亢方面积累了较丰富的经验,但其使用频率明显低于欧美国家。

(1)适应证:①年龄在 20 岁以上的甲亢伴甲状腺肿大Ⅱ度以上患者;②抗甲状腺药物治疗疗效差或无效、过敏或治疗后复发的甲亢患者;③有甲亢的手术禁忌证,不愿手术或术后复发者;④甲亢合并白细胞和(或)血小板减少或全血细胞减少者;⑤甲亢性心脏病或甲亢伴其他病因的心脏病(排除近期发生心肌梗死的甲亢)患者;⑥老年甲亢患者;⑦甲亢合并糖尿病者;⑧毒性多结节性甲状腺肿患者;⑨自主功能性甲状腺结节合并甲亢者;⑩甲状腺 ^{131}I 有效半期>3 d 的患者。

(2)相对适应证:①经抗甲状腺药物治疗失败、拒绝手术或有手术禁忌证的青少年和儿童甲亢患者;②甲亢合并肝、肾(轻、中度)功能损害者;③甲亢伴突眼患者;④甲状腺 ^{131}I 有效半衰期<3 d 的患者。

(3)禁忌证:①妊娠或哺乳期患者;②近期发生心肌梗死的甲亢患者;③甲亢伴严重肾功能损害者。

(4)^{131}I 治疗甲亢的病例选择时要注意以下几个问题。

年龄选择:多年来一直争论的问题主要是育龄妇女、青少年和儿童的治疗问题。限制年龄的理由最重要的一点是,是否存在致癌和白血病的潜在危险以及后代先天性异常和甲低的危险。近 80 年的经验和资料表明,^{131}I 治疗甲亢未发现致癌和白血病有关的危险。国内外长期随访资料表明,生育力和后代发育不因时间延长而受影响,自然流产率未增加,胎儿畸形不超过自然发生率。我国使用^{131}I治疗甲亢已超过20万,迄今只报道2例甲状腺癌和5例白血病,分别低于普通人群的发病率3.9/10万和(2.98~3.90)/10万。Rivkees对1968~1992年的7篇文献共370例儿童及青春期Graves病患者用^{131}I治疗的研究进行跟踪,随访了他们的500个后代,发现先天性异常率与普通人群完全相同。因此,一律将年轻患者拒之于^{131}I治疗之外是没有理由的。除妊娠期和哺乳期妇女外,^{131}I对妇女、年轻人和儿童是安全的治疗方法,但在青少年患者中应用时应特别慎重。

目前,国内多数学者认为,青少年甲亢患者若药物治疗效果差或复发的,可考虑采用^{131}I治疗。在美国,20岁以上的甲亢患者用^{131}I治疗较普遍。在英国,对10岁以上儿童特别是甲状腺肿大及对抗甲亢药物依从性差者也采用^{131}I治疗。

巨大甲状腺肿:过去认为,甲状腺明显肿大的患者服用^{131}I后可加重甲状腺肿大,从而发生压迫症状,特别是对气管的压迫可造成呼吸困难。但近年来,大量临床实践说明,用^{131}I治疗巨大甲状腺肿(伴有或不伴有甲亢)未见由于甲状腺肿大而导致压迫和阻塞症状加重。^{131}I治疗后甲状腺明显缩小,既起到治疗作用,又达到美容目的。所以,现在认为^{131}I治疗巨大甲状腺肿是安全有效的方法,不再是^{131}I治疗的禁忌证。

甲亢伴浸润性突眼:过去是^{131}I治疗的禁忌证之一。主要争议是部分学者认为,^{131}I治疗后会加重原有甲亢突眼。研究显示,Graves眼病的诱因主要是甲亢,^{131}I治疗后甲亢能迅速控制,同时又可较好地改善Graves眼病的症状和体征。虽然有一些报道提出,^{131}I治疗甲亢后可能会加重原有甲亢眼病或者新生甲亢眼病。但治疗后是否使突眼加重与选择的治疗方法无关,因为^{131}I与手术、抗甲状腺药物治疗甲亢后使原有眼病恶化的概率大致相当,均为5%~7%。况且^{131}I治疗甲亢后产生的眼病加重是暂时的,可以用激素来治疗和预防。所以,现在多数学者认为,甲亢伴浸润性突眼不是^{131}I治疗的禁忌证。如何有效地预防和治疗Graves眼病则是一个值得探讨和研究的课题。

桥本病合并甲亢:出于甲低的顾虑,这类患者传统上不主张^{131}I治疗。但由于桥本病和甲亢可能是同一疾病的不同阶段,此类患者可能延续数年,且临床鉴别困难,而其他疗法效果亦差,加之部分学者认为,甲低并非严重消极后果。而^{131}I治疗可很好地治愈甲亢,避免了甲亢对身体的损害。近年来^{131}I治疗逐渐增多,但在剂量上力求谨慎。

有并发症的甲亢:甲亢患者白细胞或血小板降低,不能继续用抗甲状腺药物治疗,也不宜手术治疗。甲亢患者合并肝功能障碍,抗甲状腺药物可能更进一步地加重肝损害。甲亢所致机体代谢障碍是导致肝功能障碍的原因之一,及时控制甲亢才能防止肝功能进一步恶化和促进肝功能恢复正常。^{131}I治疗甲亢时,绝大部分药物浓聚在甲状腺部位,对其他脏器辐射很小,不会引起骨髓抑制和肝功能损害,因此,对甲亢合并白细胞或血小板降低、肝功能障碍者,首选^{131}I治疗。甲亢合并甲状腺毒性心脏病往往是甲亢反复复发、未能控制的结果,在治疗上^{131}I治疗更具优势。对于肾病要慎重,因为^{131}I除在甲状腺摄取外,90%由肾排出。甲亢伴严重肾功能损害者,由于其肾对^{131}I排泄功能障碍,^{131}I治疗有可能加重肾功能损害,应避免用^{131}I治疗,肾排泄功能正常,才可用^{131}I治疗。

甲亢近期内有心肌梗死患者:此类患者应用^{131}I治疗,有可能由于甲状腺滤泡的破坏,大量甲状腺激素进入血液,加重心脏的负担,从而引起严重的心脏事件。因此,应先用抗甲状腺药物控制症状,等病情稳定后再考虑行^{131}I治疗。

(5) ^{131}I治疗前的准备：①检测血中甲状腺激素、TSH水平和抗体水平，明确诊断，对育龄妇女要注意排除妊娠和哺乳。②停止服用影响甲状腺摄取^{131}I功能的药物和忌食含碘食物。③常规体格检查和血、尿常规检查，必要时可进行肝功能、肾功能和心电图检查。④测定甲状腺吸^{131}I率和有效半衰期。⑤通过甲状腺显像或超声检查，结合扪诊估算甲状腺重量。⑥对重症甲亢患者，应先用抗甲状腺药物准备，根据情况做对症综合治疗，如抗心力衰竭、抗感染、升白细胞、给予β受体阻滞药或镇静药辅助治疗、补充维生素和钾等。⑦向患者说明^{131}I治疗的效果、注意事项及可能发生的近、远期并发症等。

(6) 给药剂量与给药方法：放射性^{131}I治疗甲亢虽然有效，但其困难是准确地计算服用的剂量，以使甲状腺功能恢复到恰到好处的程度。所给的放射剂量取决于若干的因素：所给^{131}I的放射强度；甲状腺摄取^{131}I的强度和剂量；放射性^{131}I在腺体内停留时间的长短；甲状腺大小的估计是否准确；甲状腺对放射性碘的敏感度，该点因人而异且无法测定。

^{131}I治疗剂量的确定：确定^{131}I治疗剂量的方案较多，主要有固定剂量方案和个性化剂量方案两大类。治疗甲亢患者的理想的^{131}I剂量是尽快控制甲亢，同时尽量降低甲低的发生率。目前国内一般不主张固定剂量方案，而主张采用计算剂量法给予个体化的剂量方案。计算剂量法常用公式如下：^{131}I剂量（MBq或μCi）=计划用量（MBq或μCi/g）×甲状腺重量（g）/甲状腺最高（或24 h）吸率（%）。一般每克甲状腺组织的推荐计划用量为2.6～3.7 MBq（70～100 μCi），此公式是基于有效半衰期为5 d设计的，若有效半衰期明显长于5 d或短于5 d，可将上述公式计算结果乘以(5/有效半衰期)，作为调整^{131}I剂量的依据。

^{131}I剂量的修正：从公式可看出^{131}I剂量大小，主要取决于甲状腺的重量和吸收^{131}I率，正确估算甲状腺的重量尤其重要。一般甲状腺越重，每克计划用量就越大。此外，很多因素可能影响^{131}I治疗甲亢的疗效，所以在计算出^{131}I剂量后，应根据患者的具体情况对计算的剂量进行适当的修正。甲状腺较大或质地较硬，结节性甲肿伴甲亢者，可适当增加^{131}I剂量；而对于甲状腺较小和较软，可考虑适当减少^{131}I剂量。年老、病程较长、长期服用抗甲状腺药物治疗效果差者，可适当增加^{131}I剂量；对年龄小、病程短、未经抗甲状腺药物治疗、术后复发者，应适当减少^{131}I剂量。有效半衰期较短者可增加^{131}I剂量，有效半衰期较长者可减少^{131}I剂量。第1次^{131}I治疗后疗效不明显者，再行^{131}I治疗时可适当增加^{131}I剂量；第1次治疗后明显改善但未痊愈者，应适当减少^{131}I剂量。

给药方法：目前国内外均一致主张空腹1次口服法。因为分次给药的情况下，首次服^{131}I可能产生甲状腺"击晕"效应，影响甲状腺第2次对^{131}I的摄取。当^{131}I剂量＞555 MBq（15 μCi）或并发症明显的患者，可采用分次给药法，首次给予总量的1/2～2/3，剩余剂量间隔3～7 d再给予。

(7) 重复治疗时剂量的确定：对^{131}I治疗半年后无明显疗效或病情加重的患者、有好转但未痊愈的患者，均可进行再次^{131}I治疗。再次治疗时，对无明显疗效或病情加重的患者，^{131}I治疗剂量要适当地增加；对有好转但未痊愈的患者，应在计算剂量基础上适当减少。再次治疗的基本程序、计算公式同第1次，但第2次特别强调的是正确分析加减药量。一般以公式计算的量为基础，在此基础上加或减30%～50%。少数无效或加重的病例，在第一次^{131}I治疗后3个月即可行第2次治疗，且剂量应适当增加。

正确的用药，临床效果很好，少数患者由于敏感性较差，需经多次^{131}I治疗后才能获得缓解。一般经3个疗程^{131}I治疗无效者，应放弃^{131}I治疗。

(8)服药后的处理、注意事项：①空腹服^{131}I，为达到充分吸收的目的，应于服药后 2 h 以后进食；②嘱患者注意休息，防止感染，避免劳累和精神刺激，不要揉压甲状腺，以免病情加重或诱发甲亢危象；③服^{131}I 后 2 周内不宜服用含碘药物或食物。对病情严重的甲亢患者，应先用抗甲状腺药物准备，待症状得到部分控制后再行^{131}I 治疗，也可于口服^{131}I 后 2～3 d 给予抗甲状腺药物减轻症状或住院综合治疗；④在^{131}I 治疗前后，根据病情应用普萘洛尔、氯化钾、B 族维生素等辅助药物，预防危险病症发生或增强疗效；⑤在^{131}I 治疗前有明显突眼的患者，为防止突眼加重，应同时应用糖皮质激素类药物。一旦患者血甲状腺激素降至正常水平，就可给予甲状腺片或 L-T$_4$；⑥注意与家人尤其儿童、孕妇间的放射防护，女患者半年内不宜妊娠；⑦应告知患者^{131}I 治疗发生疗效的时间，可能出现的不良反应及出现的时间，嘱患者按时复查；⑧万一误服过量的^{131}I，可导致甲状腺危象及甲低，应紧急采取以下对策：a. 阻断放射性碘在甲状腺内的积蓄，催吐或胃管吸出；立即口服过氯酸钾 200～300 mg，每日 3 次，或碘化钾 40 mg，每日 1 次；b. 阻止放射性碘在甲状腺内的有机化，口服甲巯咪唑 20 mg，每日 3 次，连服 3～5 d；c. 加速放射性碘经肾清除，减少体内对放射性碘的重吸收，输液或多饮水，必要时口服利尿药氢氯噻嗪 50 mg，每日 1 次；多排空小便；同时补钾，10%氯化钾 10 mL，每日 3 次。

七、病因、病机及病位

中医学早在几千年前就对甲状腺病的病因、病机有了一定的认识。战国时期《吕氏春秋·尽数篇》曰："轻水所，多秃与瘿人。"陈延之《小品方》提出"中国人息气结瘿者，但重无核也。长安及襄阳蛮人，其饮沙水，喜瘿有核瘰瘰耳，无根浮动在皮中……"指出了瘿病的发病与地理环境有关，不同的地域和病因会出现不同的体征。《医学入门·瘿病篇》载："瘿气，今之所谓瘿囊者是也，由忧虑所生。"《诸病源候论》载："瘿者，由忧恚气结所生。"《三国志·魏略》记载："争公事，不得理，乃发愤生瘿。"认识到该病的形成与情志因素密切相关，并且，《圣济总录》还首次提出"妇人多有之，缘忧恚有甚于男子也"。认识到该病女性患者多于男性。

在病因认识的基础上，对其机制也有了深入的阐述，《古今医鉴》曰："皆因气血瘀滞，结而成之。"宋严用和《济生方·瘿瘤论治》提出："调摄失宜，气凝血滞，为瘿为瘤。"明陈实功在《外科正宗》中更明确地指出："夫人生瘿瘤之症，非阴阳正气结肿，乃五脏淤血、浊气、痰滞而成。"说明气滞、痰凝、血瘀为该病的主要病理基础。在古代医家认识的基础上，后代医家多认为，情志因素对甲亢的影响最大，由此所致病者，肝首当其冲，因"木火同气""乙癸同源"，病久肝阴被灼，上能"母病及子"，引动心火，耗及心阴；下可"子盗母气"，损及肾水。又可涉及脾、胃、大肠等，使痰、淤等病理产物互结而见瘿肿、目突等症。目前中医学认为，甲亢具有血、痰、气滞等邪实的一面，同时又存在肾虚、脾虚及气阴两虚等正虚的一面，其虚为其本，实为标象，乃本虚标实之证。

八、辨证分型

本病初起多实，病久则可见虚证或虚实夹杂之证。初期多为气机郁滞，痰气凝结于颈前所致，或由肝火亢盛、淤血阻滞而成，此多为实证。故可见急躁易怒、纳亢等症，病久不愈，而成气虚、阴虚、气阴两虚等证。

由于本病常属本虚标实之证，以气郁、痰凝、血瘀为标，以气阴亏虚为本，因此，在疏肝解郁、理气化痰、活血祛瘀时，勿忘滋养阴血，补益元气。依据该病的病因病机和临床表现，整理众多医家和学者的临床治疗经验报道,归纳为以下常见的辨证论治分型。

1. 肝郁气滞证

症状:甲状腺肿大,质软,随情绪波动而消长。急躁易怒,焦虑多疑,失眠,头晕目眩,眼干目胀,舌颤手抖。舌质红,苔薄黄,脉弦细数。

治法:疏肝解郁,理气消瘿。

代表方剂:柴胡疏肝散加减。

常用药:当归、柴胡、赤芍、白芍、郁金、枳壳、钩藤、夏枯草等。

加减:气郁明显者,加川楝子、佛手以加强疏肝解郁之力;肝郁伤脾,致脾失健运者,加白术、山药、扁豆等健脾理气;夹湿者,可配伍藿香、苏叶清轻宣化;气郁化火者,加牡丹皮、栀子、黄芩等清泻肝火。

2. 肝火亢盛证

症状:甲状腺肿大,质柔软,目睛突出,形体消瘦,燥热自汗,消谷善饥,烦渴多饮,性情急躁易怒。舌质红,苔黄,脉弦数。

治法:泄肝平阳,凉血清热。

代表方剂:龙胆泻肝汤加减。

常用药:龙胆草、生石膏、知母、栀子、生地黄、法半夏、黄芩、夏枯草等。

加减:口苦口干明显,加天花粉、玄参等养阴生津;若胃热较甚、渴饮多食、消瘦、便频明显者,可酌加黄连,以清肺胃之热;汗多加生龙骨、生牡蛎、五味子等敛阴止汗;大便干结加生大黄、全瓜蒌等清热通便;心烦、心悸等心经有热征象明显者,可选加莲心、水牛角等直折心火,配以磁石、玄参等滋肾之品上济心火;目胀、烦热等肝火之证明显者,可选加芫蔚子、决明子,配以赤芍、白芍、地骨皮清肝泻火。

3. 肝肾阴虚证

症状:甲状腺肿大,质软或稍硬。兼头晕目眩,心悸,失眠,目胀干涩,口干颧红,腰酸乏力。舌质红,苔薄黄,脉弦细。

治法:滋补肝肾,养阴清热。

代表方剂:一贯煎加减。

常用药:生地黄、地骨皮、女贞子、墨旱莲、白芍药、制鳖甲、鸡血藤、何首乌、夏枯草、生甘草。

加减:兼气郁者,常可选四七汤,药用苏叶、半夏、厚朴、茯苓;兼痰血瘀阻,加莪术、穿山甲、白芥子、生牡蛎等理气活血,化痰散结;兼见心悸、失眠等心阴虚者,宜加首乌藤、麦冬、柏子仁等养心阴之品以安神志;阴虚阳亢生风,证见舌颤、手抖明显者,加钩藤、石决明镇肝息风之品。

4. 气阴两虚证

症状:甲状腺轻、中度肿大,质软。心悸心慌,气短,倦怠乏力,汗多,食欲缺乏,腹泻便溏。舌质红,苔薄白,脉细或细数无力。

治法:益气养阴,化痰消瘿。

代表方剂:二至丸合四君子汤加减。

常用药:炙黄芪、党参、墨旱莲、女贞子、麦冬、五味子、云茯苓、白术、炙甘草、瓦楞子、夏枯草等。

加减:若腹泻便溏加怀山药、薏苡仁、扁豆等健脾益气;汗多加浮小麦等敛阴止汗;阴虚明显者,加生地黄、地骨皮滋阴清热;甲状腺较硬或有结节者,酌加桃仁、红花、露蜂房等活血散结;证见多食消瘦等胃热证者,加石膏、知母以清胃热。

九、其他治疗

1. 局部外敷治疗

(1)穴位敷贴法:取穴,心俞、肾俞、太冲、太溪为主穴。加减:颈粗瘿肿者,加水突穴或肿块部;肝火亢盛者,加足三里、三阴交穴;心悸者,加内关、神门穴;肾阴虚者,加三阴交、关元穴;心阴虚者,加厥阴俞、三阴交穴。

操作,可选用柴胡、黄连、郁金、龙胆草、生地黄、白芥子、玄参、栀子、牛膝、莪术、丹参、川椒、香附、青皮等疏肝理气、滋阴降火、活血化瘀中药,研末贮瓶备用。治疗时可取适量药末以姜汁或75%乙醇调膏状敷于穴位上,每日1次,每次3~5穴,敷贴时间以局部潮红、灼痒为度,1个月为1个疗程。

(2)局部外敷:甲亢患者,尤其是甲状腺肿大明显的患者,在用药物内服治疗的同时,适当配以药物外敷治疗,多可起到较好的辅助治疗作用。

2. 针灸治疗

(1)肝郁气滞证:治以疏肝理气,消瘿散结。取穴:常选取肝俞、风池、内关、水突为主穴。加减:瘿肿较大者,加刺瘿肿局部;烦躁失眠者,加神门。操作:以上诸穴均用泻法,强刺激留针30 min。

(2)肝火犯胃证:治以清肝泻火,散结消瘿。取穴:常选取太冲、太溪、三阴交、足三里、内庭为主穴。加减:眼突明显者,加风池、睛明、攒竹、鱼腰、四白、瞳子髎穴通目;心悸甚者,加神门;便秘者,加支沟。

操作:太冲、风池、足三里、内庭穴皆用泻法,强刺激;太溪、三阴交穴补法,中等刺激;攒竹、鱼腰、四白、瞳子髎穴皆用平补平泻。以上诸穴均留针30 min。

(3)肝肾阴虚证:治以滋养肝肾,消瘿散结。取穴肝俞、肾俞、太冲、阳陵泉、太溪、三阴交。加减:瘿肿明显者,加刺瘿肿局部,眼突明显者,加刺目眶周围腧穴;手抖甚者加刺曲池、合谷。操作:肾俞、太溪、三阴交穴用补法,中等刺激;肝俞、太冲、阳陵泉穴用泻法,强刺激,留针30 min。

(4)气阴两虚证:治以益气养阴,消瘿散结。取穴:常选取内关、足三里、关元、三阴交、复溜、照海为主穴。操作:插补泻法,留针30 min。

3. 耳针疗法

常取神门,主治烦躁不安、性急易怒等;交感,主治多汗、烦躁不安、性急易怒;胸,主治胸闷、胸痛等;肾上腺,主治心悸、失眠、多梦等;直肠下段,主治便秘或腹泻等;皮质下,主治失眠、心悸、心律失常、自汗等;胃,主治多食易饥等;心,主治心律失常;肝,主治多食、易饥、性急易怒等;胆区,主治失眠多梦等。

第三节　甲状腺功能减退症

甲状腺功能减退症,简称"甲减",是由于甲状腺激素(TH)合成与分泌不足,或甲状腺激素生理效应不足、生物效应不足而致机体代谢降低的全身性疾病。

一、病因、病理

1. 原发性甲减

原发性甲减由甲状腺本身疾病所致,患者血清 TSH 均升高,主要见于:①先天性甲状腺阙如;②甲状腺萎缩;③弥散性淋巴细胞性甲状腺炎;④亚急性甲状腺炎;⑤甲状腺破坏性治疗(放射性碘、手术)后;⑥甲状腺激素合成障碍(先天性酶缺陷、缺碘或碘过量);⑦药物抑制;⑧浸润性损害(如淋巴性癌、淀粉样变性等)。

2. 继发性甲减

患者血清 TSH 降低,主要见于垂体病、垂体瘤、孤立性 TSH 缺乏;下丘脑综合征、下丘脑肿瘤、孤立性 TRH 缺乏、炎症或产后垂体缺血性坏死等原因。

3. 周围性甲减

少见,为家庭遗传性疾病,外周靶组织摄取激素的功能良好,但细胞核内受体功能障碍或缺乏,故对甲状腺激素的生理效应弱。

4. 促甲状腺激素或甲状腺激素不敏感综合征

促甲状腺激素或甲状腺激素不敏感综合征是由于甲状腺对 TSH 有抵抗而引起的一种甲状腺功能减退症。

二、分类

按其病因分为原发性甲减、继发性甲减及周围性甲减 3 类。

临床上可分为呆小病、幼年甲低、成人甲低;若功能减退始于胎儿或新生儿期称为克汀病;始于性发育前儿童称幼年型甲减;始于成年人称成年型甲减。

三、临床表现

1. 成年型甲减

多见于中年女性,男女之比均为 1:5,起病隐匿,病情发展缓慢,典型症状如下。

(1)一般表现:怕冷,皮肤干燥少汗、粗厚、泛黄、发凉,毛发稀疏、干枯,指甲脆、有裂纹,疲劳、嗜睡,记忆力差、智力减退、反应迟钝,轻度贫血,体重增加。

(2)特殊面容:颜面苍白或蜡黄,面部水肿,目光呆滞,眼睑松肿,表情淡漠,少言寡语,言则声嘶,吐词含混。

(3)心血管系统:心率缓慢,心音低弱,心脏呈普遍性扩大,常伴有心包积液,也有久病后心肌纤维肿胀,黏液性糖蛋白(PAS 染色阳性)沉积以及间质纤维化,称甲减性心肌病变。患者可出现明显脂代谢紊乱,呈现高胆固醇血症、高三酰甘油血症以及高 β-脂蛋白血症,常伴有动脉粥样硬化症。冠心病发病率高于一般人群,但因周围组织的低代谢率,心排出量减低,心肌氧耗减少,故很少发生心绞痛与心力衰竭。有时血压偏高,但多见于舒张压,心电图呈低电压,T 波倒置,QRS 波增宽,P-R 间期延长。

(4)消化系统:患者食欲减退,便秘,腹胀,甚至出现麻痹性肠梗阻,半数左右的患者有完全性胃酸缺乏。

(5)肌肉与关节系统:肌肉收缩与松弛均缓慢延迟,常感肌肉疼痛、僵硬,骨质代谢缓慢、骨形成与吸收均减少,关节疼痛、活动不灵,有强直感,受冷后加重,有如慢性关节炎,偶见关节腔积液。

(6)内分泌系统:男性阳痿,女性出现溢乳、月经过多,久病不治者亦可闭经,肾上腺皮质功能偏低,血和尿皮质醇降低。原发性甲减有时可同时伴有自身免疫性肾上腺皮质功能减退和(或)1型糖尿病,称Schmidt综合征。

(7)精神神经系统:记忆力减退、智力低下,反应迟钝,多嗜睡,精神抑郁,有时多虑,有精神质表现,严重者发展为猜疑性精神分裂症;后期多痴呆,呈幻觉木僵或昏睡,重病者可发生惊厥,因黏蛋白沉积可致小脑功能障碍,呈共济失调,眼球震颤等。

2. 呆小病

呆小病又称克汀病(Cretinism),有地方性和散发性两种。

(1)地方性克汀病:多见于地方性甲减流行区,因母体缺碘致胎儿甲状腺发育不全和激素合成不足,此型甲减对胎儿的神经系统特别是大脑皮质发育危害性极大,可造成不可逆性的神经系统损害。

(2)散发性呆小病:见于各地,病因不明,母亲一般既不缺碘又无甲状腺肿,推测其原因有:甲状腺发育不全或阙如(甲状腺本身生长发育缺陷;或母亲患自身免疫性甲状腺疾病的抗体通过胎盘,破坏胎儿甲状腺的发育及激素合成);甲状腺激素合成障碍(甲状腺聚碘功能障碍;碘有机化障碍;碘化酪氨酸偶联障碍;碘化酪氨酸脱碘缺陷;甲状腺球蛋白合成与分解异常)。

患儿出生后不活泼,一般不主动吸奶,哭声低哑,颜面苍白,眼距增宽,鼻梁扁平,舌大流涎,四肢粗短,行走晚,性器官发育延迟;患儿痴呆,食欲差,喂食困难,无吸吮力,安静,少哭闹,嗜睡,自发动作少,肌肉松弛,面色苍白,皮肤干燥、发凉、粗厚,声音嘶哑,腱反射弱,有发育延迟。

3. 幼年型甲减

幼年患者表现似克汀病,症状表现取决于发病年龄,较大儿童则状如成人型甲减,且生长发育受影响,青春期发育延迟,智力与学习成绩差。

四、辅助检查

1. 实验室检查

(1)一般检查:血常规常有轻、中度贫血,属正细胞正色素性、小细胞低色素性或大细胞型;血糖正常或偏低,葡萄糖耐量曲线低平;血胆固醇、三酰甘油和β-脂蛋白增高。

(2)甲状腺功能检查:①基础代谢率降低,常在-30%~-45%以下;②甲状腺摄碘率低于正常,呈扁平曲线;③血清T_4降低常在38.6 nmol/L以下,FT_4常<9.11 pmol/L;④血清T_3与FT_3亦可有不同程度降低,但轻中度患者有时可正常,血清rT_3可低于0.3 nmol/L。

(3)下丘脑—垂体—甲状腺轴功能检查。①血清TSH测定:正常人多<10 mU/L(10 μU/mL),在原发性甲减中,TSH>20 mU/L;继发性甲减则显著降低,可<0.5 mU/L(0.5 μU/mL);②TSH兴奋试验:皮下注射TSH 10 U后,若甲状腺摄碘率明显升高,提示为继发性甲减;若不升高,提示为原发性甲减;③TRH兴奋试验:静脉注射TRH 200~500 μg

后,若血清 TSH 呈延迟增高反应,提示病变可能在下丘脑水平;若无增高反应,病变可能在垂体;如 TSH 基础值较高 TRH 注射后更高,则提示病变在甲状腺。

(4)甲状腺自身抗体检查:病因与甲状腺自身免疫有关者,患者血中抗甲状腺微粒体抗体(TMAb)和抗甲状腺球蛋白抗体(TGAb)可增高。

2.影像学检查

做头颅平片、CT、磁共振或脑室造影,以除外垂体肿瘤、下丘脑或其他引起甲减症的颅内肿瘤;原发性甲减,垂体与蝶鞍可继发性增大。

五、诊断要点

除临床表现外,主要依靠检测 TT_3、FT_3、TT_4、FT_4、TSH 以及 TRH 兴奋试验等确立诊断。

六、西医治疗

1.一般治疗

补充铁剂、B 族维生素、叶酸等,食欲缺乏,适当补充稀盐酸。

2.替代治疗

TH 替代治疗,左甲状腺素($L-T_4$,优甲乐),25～50 μg/d,顿服;2～3 周后根据甲状腺功能测定调整用量以长期维持。甲状腺片 15～30 mg/d,顿服;2 周后根据甲功测定调整用量以长期维持。

黏液水肿性昏迷时,静脉注射 $L-T_3$,40～120 μg/d,以后每 6 h 5～15 μg,患者清醒后改为口服;或首次静脉注射 $L-T_4$ 300 μg,以后每日注射 50 μg,患者清醒后改口服。无注射剂者给予 T_3 片每次 20～30 μg,每 4～6 h 1 次或 T_4 片剂首次 100～200 μg,以后每日 50 μg,经胃管给药,清醒后改为口服,并适当补充体液及病因治疗。

导致精神障碍时,躯体和精神症状经甲状腺素替代治疗可以缓解。甲状腺素剂量应逐渐增加,严重抑郁者需服抗抑郁药,有严重精神症状的患者应给予抗精神药物。但应注意,吩噻嗪类可使甲状腺功能减退的患者出现低体温性昏迷,长期不治疗认知功能损害会持久存在。

七、病因、病机及病位

甲减在中医中无专有病名,属中医学"虚劳""水肿""瘿瘤""五迟""瘿劳"等范畴。本病病因可分为原发性(先天性)及继发性(获得性)两类,原发性的有先天性无甲状腺、甲状腺激素合成缺陷及异位甲状腺等;继发性的常由于饮食中的缺碘、甲状腺切除或 ^{131}I 治疗后所导致。

由于禀赋薄弱,先天不足,或后天失调,体质虚弱,或瘿病治疗失时,或药物治疗失时及手术切除后,或因脑部肿瘤等病变,或多孕多产,久病伤肾,肾气虚衰,或思虑伤脾,饮食不节,损伤脾胃,中气不足,脾失健运,气血生化之源不足,或外感邪气,耗伤中气,戕及脾阳,则阳虚气耗。病程迁延日久,累及心肾之阳,损及宗气及元气,阳气无以生阴,气耗难以化血,以致阴伤血亏,或饮停血瘀而起病。

其病机主要是阳虚气耗,或伴阴伤血亏,饮停血瘀,常虚实夹杂。甲减为一慢性疾病,临床多表现为元气亏乏、气血不足,脏腑虚损的阳虚证候。阳虚生寒,患者临床症状与典型的肾阳虚证表现一致,故一般认为肾阳虚为甲减的主要病机。

有人认为,用补肾中药参鹿片治疗甲减后,血清总 T_3、T_4 明显升高,而 TSH 显著下降,反证了肾阳虚与甲减有密切关系。有人认为,阳虚的本质主要是下丘脑—垂体—靶腺(包括肾上腺、甲状腺、性腺)轴有所改变,从而证实了甲减的本质为阳虚。肾阳不足,常可累及后天之本的脾,因脾胃之腐化,尤赖肾中之真阳蒸变,今肾虚元阳亏乏,则脾阳亦衰,故脾肾阳虚亦为甲减的主要证型之一,在临床上黏液性水肿的病机多为脾肾阳虚。肾阳不足,命火不能蒸运,心阳亦鼓动无能,而有心阳虚衰之候。还有人认为,阳气虚衰到一定程度,阳损及阴,可造成阴阳俱虚,认为甲减具有阴阳俱虚的特征。也有人认为,激素属物质之类,当归"阴"之范畴,甲减之病实源于甲状腺组织之损害,系"阴损及阳"。而另有人认为病因不明者多。从实验观察甲减患者普遍存在血清胆固醇升高的现象,此浊脂属于痰浊之范畴。且由于阳虚无以运血、血流缓慢,血黏度增高,更妨碍血液流动,故淤血之象可兼夹见及。

总之,甲减之病,肾虚是其主要病理,其中肾精不足是其基因,肾阳不足是其关键,病变又常涉及心脾两脏,可兼痰浊、淤血的病理改变。部分甲减之病是由甲亢演变而成,在中医病理中尚可见及肝旺证情,此肝旺之病机可能是甲亢的一过性残存表现,并非是甲减本病的病理。甲减病久,尚可有肝虚之象,无有肝旺之病理因素。

八、诊断依据

(1)多见于中年妇女,可有气瘿、瘿气或瘿病手术,或脑部肿瘤病史。

(2)畏寒肢冷,疲乏无力,嗜睡厌食,反应迟钝,表情淡漠或痴呆,体态臃肿,皮肤苍白或萎黄,干燥粗厚,毛发干枯脱落,性欲低下,水肿身重,妇女经迟或闭经,男子阳痿,脉迟而缓。

(3)基础代谢率降低,血压偏低,心电图有低电压、T波低平或倒置等改变。

(4)T_3、T_4、甲状腺摄^{131}I率、蛋白结合碘(PBI)、TSH等测定降低,原发者TSH可升高。

九、辨证分型

1.脾肾阳虚证

症状:神疲乏力,畏寒肢冷,记忆力减退,面色苍白,男子遗精阳痿,女子月经量少。舌淡胖有齿印,苔白,脉弱沉迟。

治法:温肾健脾,益气温阳。

代表方剂:右归丸加减或附子理中丸合右归丸加减。

常用药:附子、肉桂、巴戟天、鹿角胶、杜仲、山药、白术等。

2.心肾阳虚证

症状:神疲乏力,畏寒肢冷,面浮肢肿,心悸心慌,胸闷气促,腰膝酸软。舌质淡体胖大,苔滑腻,脉迟缓。

治法:温补心肾,化气利水。

代表方剂:济生肾气丸合保元汤加减。

常用药:黄芪、人参、炙甘草、肉桂、附子、当归等。

3.阴阳两虚证

症状:畏寒蜷卧,腰膝酸软,小便清长或遗尿,男子阳痿,女子不孕,或见五心烦热、盗汗。舌质淡红,舌体胖大,苔薄白,脉尺弱。

治法:温肾滋阴,调补阴阳。

代表方剂:金匮肾气丸加减。

常用药:熟地黄、山药、山茱萸、牡丹皮、泽泻、茯苓、附子、枸杞子、龟甲、鳖甲等。

十、中西医结合治疗

(1)自拟温肾益气汤合左甲状腺素治疗中老年甲状腺功能减退症。温肾益气汤基础方:仙茅15 g,淫羊藿15 g,鹿角胶15 g,菟丝子10 g,枸杞子10 g,杜仲10 g,党参15 g,黄芪15 g,炙甘草10 g,当归20 g。阳虚甚者加熟附片6 g,肉桂6 g;水肿甚者加泽泻15 g,茯苓15 g,车前子15 g;手足麻木明显者加川芎10 g,千年健10 g,细辛3 g。每日1剂,2个月为1个疗程。同时服西药左甲状腺素片5 μg/d,早餐前服用,以后每2周按25～50 μg/d递增,维持量100 μg/d。

(2)以益气温阳汤为主配伍小剂量甲状腺片治疗原发性甲减,益气温阳汤基本方为制附片、补骨脂、白术、茯苓各12 g,肉桂6 g,黄芪30 g,红参、枸杞子、淫羊藿、鹿角霜、当归、巴戟、丹参各15 g。配伍小剂量甲状腺片30 mg/d,取得满意疗效。

(3)采用二草人参汤配合甲状腺素治疗甲状腺功能减退症。二草人参汤组成:甘草、金钱草各30 g,人参8 g,早中晚煎服或开水熬服,每日1剂。同时口服甲状腺片60 mg,每日1次,早上顿服。1个月为1个疗程。

(4)采用中西医结合治疗甲状腺功能减退症。治疗方法:加味肾气丸组成:熟地黄24 g,山药、山茱萸各12 g,泽泻、茯苓、牡丹皮各9 g,肉桂5 g(或用桂枝9 g),附子3 g,车前子18 g,木通6 g。每日1剂,每周服用5 d,停2 d,餐前服,同时服用甲状腺片20～40 mg/d。

(5)以甘草人参汤为主,治疗甲状腺功能减退,获得满意疗效,甘草人参汤组成:甘草20 g,人参10 g,每日1剂。30 d后改为隔日1次,人参改为每剂20 g,2个月为1个疗程。同时服用甲状腺片。第1周每次15 mg,每日1次晨顿服,第2周每次30 mg,晨1次顿服。以后每周递增15 mg,连服2个月。一般1个疗程即基本治愈,少数疗效欠佳者,可在疗程结束后间隔1个月,再行第2个疗程。

第四节 亚急性甲状腺炎

亚急性甲状腺炎(subacute granulomatous thyroiditis,SAT)又称De Quervain甲状腺炎、肉芽肿性甲状腺炎、巨细胞性甲状腺炎,是目前临床上常见的甲状腺疾病。系创始人DeQuervain于1904年首先描述,常见于20～50岁成年人,女性3～4倍于男性。典型症状以甲状腺肿大、疼痛为主要特征,严重者可以引起全身症状,如发热、头痛、全身乏力、大便干燥、口干舌燥、心烦等。

亚甲炎急性发作时可以出现高热及全身疼痛,患者如有发热,短期内甲状腺肿大伴单个或多个结节,触之坚硬而显著压痛,临床上可初步拟诊为本病。实验室检查早期血沉增高,白细胞正常或减少。血T_3、T_4增高,而血TSH降低,测摄碘率可降至5%～10%,这一特征对诊断本病有重要意义。血甲状腺免疫球蛋白初期也升高,其恢复正常也比甲状腺激素为晚。超声波检查在诊断和判断其活动期时是一个较好的检查方法,超声波显像压痛部位常呈低密度病灶;细胞穿刺或组织活检可证明巨核细胞的存在。

一、病因、病理

亚急性甲状腺炎的发病机制尚未完全阐明,一般认为和病毒感染有关,证据有以下两点。

(1)发病前患者常有上呼吸道感染史,发病常随季节变动,且具有一定的流行性。

(2)患者血中有病毒抗体存在(抗体的效价高度和病期相一致),最常见的是柯萨奇病毒抗体,其次是腺病毒抗体、流感病毒抗体、腮腺炎病毒抗体等。当腮腺炎流行时,亦可造成流行性甲状腺炎。虽然已有报道,从亚急性甲状腺炎患者受累的甲状腺组织中分离出腮腺炎病毒,但亚急性甲状腺炎的原因是病毒的确实证据尚未找到。

另外,中国人、日本人的亚急性甲状腺炎与 HLA-Bw35 有关联,提示对病毒的易感染性具有遗传因素,但也有患者与上述 HLA-Bw35 无关。

二、临床表现

多见于中年妇女,发病有季节性,夏季是其发病的高峰。起病时患者常有上呼吸道感染。本病病程长短不一,可自数周至数月,甚至反复复发和迁延至 1~2 年。典型者整个病期可分为早期伴甲状腺功能亢进症,中期伴甲状腺功能减退症以及极少数变成永久性甲状腺功能减退症患者。

1. 症状

(1)早期起病多急骤,呈发热,伴以怕冷、寒战、疲乏无力和食欲缺乏。最为特征性的表现为甲状腺部位的疼痛和压痛,常向颌下、耳后或颈部等处放射,咀嚼和吞咽时疼痛加重,甲状腺病变范围不一,可先从一叶开始,以后扩大或转移到另一叶,或始终限于一叶。病变腺体肿大,坚硬,压痛显著。

病变广泛时,腺泡内甲状腺激素以及非激素碘化蛋白质一时性大量释放入血,因而除感染外的一般表现外,尚可伴有甲状腺功能亢进的常见表现。

(2)中期当甲状腺腺泡内甲状腺激素由于感染破坏而发生耗竭,甲状腺实质细胞尚未修复前,血清甲状腺激素浓度可降至甲状腺功能减退水平,临床上也可转变为甲减表现。

(3)恢复期症状渐好转,甲状腺肿或/及结节渐消失,也有不少病例,遗留小结节以后缓慢吸收。如果治疗及时,患者大多可得以完全恢复,变成永久性甲状腺功能减退症患者极少数。

在轻症或不典型病例中,甲状腺仅略增大,疼痛和压痛轻微,不发热,全身症状轻微,临床上也未必有甲亢或甲减表现。本病病程长短不一,可自数星期至半年以上,一般为 2~3 个月,故称亚急性甲状腺炎。病情缓解后,尚可能复发。

2. 体征

体格检查可见甲状腺肿大多呈双侧性,少数为单侧。甲状腺轻度肿大,常出现结节,质地中等,有明显压痛,可位于一侧,经过一段时间可消失,以后又可在另一侧出现,甲状腺区压痛,表面光滑,质地韧实,可随吞咽运动,与周围组织无明显粘连及固定。压迫随甲状腺肿大的情况而定,一般不明显。

三、辅助检查

1. 实验室检查

早期血沉常明显增快,甲状腺摄^{131}I率明显降低而血清 T_3、T_4 等可一过性增高,呈所谓"分离现象"。

2.病理改变

甲状腺肿大,质地较实,切面仍可见到透明的胶质,其中有散在的灰色病灶。显微镜下见病变甲状腺腺泡为肉芽肿组织替代,其中有大量慢性炎症细胞、组织细胞和吞有胶性颗粒的巨细胞形成,病变与结核结节相似,故有肉芽肿性或巨细胞性甲状腺炎之称。

四、诊断标准

(1)甲状腺肿大、疼痛、质硬、触痛,常伴上呼吸道感染的症状和体征,发热、乏力、食欲缺乏、颈部淋巴结肿大等。

(2)红细胞沉降率加快。

(3)一过性甲状腺功能亢进。

(4)^{131}I摄取率受抑制。

(5)甲状腺自身抗体、甲状腺微粒体抗体、甲状腺球蛋白抗体阴性或低滴度。

(6)甲状腺穿刺或活检,有多核巨细胞或肉芽肿改变。

符合上述6条中的4条,即可诊断SAT。

五、鉴别诊断

(1)桥本病出现甲状腺疼痛和压痛时需与本病鉴别。前者病程早期甲状腺吸碘率正常或升高或轻度降低,甲状腺自体抗体滴度常常增高,而本病则不然。亚甲炎绝大多数最终完全康复,而前者常进展至甲低期。偶需活检鉴别。

(2)急性化脓性甲状腺炎的早期,甲状腺疼痛、压痛、体温升高等类似本病。前者甚为少见,病情更加严重,病变局限时穿刺可见脓液,甲状腺摄碘率并不降低,血沉轻度增快,而本病则不然。

(3)甲状腺结节或囊肿伴出血时,出现甲状腺疼痛和压痛而类似本病。前者无明显血沉增快,未出血部位的甲状腺摄碘功能正常,局部疼痛、压痛可于几天后减轻或消失,既往在疼痛部位有结节,通常无全身症状,而本病则不然。

(4)甲状腺癌迅速长大而出现局部疼痛和压痛时需与本病鉴别。青年男性患者出现单个甲状腺结节时应高度疑及甲状腺癌。甲癌的甲状腺更硬,常与邻近组织粘连,可有局部淋巴结转移,有特征性病程,甲功检查很少见到血清T_4和T_3增高而摄碘率减低的矛盾结果,而本病则不然。必要时甲状腺活检鉴别。

(5)慢性淋巴细胞性甲状腺炎有时其病较急,可有局部压痛,可与亚甲炎相混淆,但前者常呈弥散性甲状腺肿大,红细胞沉降率不明显增快,而甲状腺球蛋白与微粒体抗体常明显增高。此病预后良好,极少(2%)复发,晚期时甲状腺炎症反应减轻至消失,可有淋巴细胞浸润、滤泡再生及纤维化,可有轻度甲亢、甲功减退或正常,约10%的患者出现临床甲减,需甲状腺激素替代治疗。

六、西医治疗

治疗原则如下。

(1)肾上腺糖类皮质激素。激素对本病有显著效果,用药1~2 d内发热和甲状腺疼痛往往迅速缓解,1周后甲状腺常显著缩小。开始时可给泼尼松,每日3~4次,每次10 mg,连用1~2周。病情好转后,可根据红细胞沉降率逐步递减激素用量,逐步每周递减5 mg/d,全程

1~2个月。停药后,若有复发,可以泼尼松再治,并可加用甲状腺片剂,尤其有甲减者,每天可用40~120 mg,几个月后,渐而停用。适用于持续发热,疲乏无力,全身症状较重,甲状腺明显肿大或疼痛显著者。

(2)镇痛退热,如吲哚美辛(消炎痛)等药物,对本病也有效。吲哚美辛(消炎痛)、阿司匹林均可酌情应用,疗程一般在2周以上。

(3)少数患者出现一过性甲状腺功能减退,如果症状明显,可适当补充甲状腺制剂。

(4)有甲状腺毒症者可给普萘洛尔控制症状。

七、病因、病机及病位

对本病的病因、病机,各家认识颇不一致。有人认为,亚甲炎的发病机制多为气滞血瘀,邪气停着和五脏失和。有人则认为,其病因病理为风湿、风火客于肺胃,肝郁胃热,积热上壅,挟痰蕴结,以致气血凝滞而成。有人提出,本病基本病理不外气血痰浊瘀滞。多以肝郁气滞为始因,若气滞化火或外感火热之邪,可形成肝胆实热证。若气滞化火,煎熬津液为痰,则形成痰热之证。气滞化热伤阴,又可见阴虚火旺之证。气滞影响血供,又可形成气滞血瘀之证。有人认为,本病初期为外感风热,肝郁胃热;中期为肝阳不振,气不化水;恢复期为气郁痰凝,结于颈前。有人提出,本病病因乃风湿邪热袭击于瘿部,气血壅滞。或肝郁蕴热,阴虚内热,阳虚痰凝,瘿络瘀结。有人认为,其病机为肝郁胃热,肝热痰湿。还有其他医家认为,本病病因为风热或风湿,病机为气滞血瘀痰凝。病位在颈,病变脏腑涉及肝肺胃。

八、辨证分型

1.外感风热,邪毒壅滞型

症状:多见于急性期。恶寒发热,头痛、咽痛或周身肌肉酸痛,颈部瘿肿疼痛,伴心悸多汗,心烦不眠,大便不畅。舌边尖红,苔薄黄或黄腻,脉浮数或弦滑脉。

治法:清热解毒,通络止痛。

代表方剂:蒿芩清胆汤加减。

常用药:青蒿、金银花、连翘、草河车、玄参、黄芩等。

2.肝郁化火,痰瘀阻滞型

症状:多见于急性期。颈部瘿肿疼痛,口苦,口干欲饮,伴心悸多汗,大便干结。舌红苔黄,脉弦数。

治法:理气舒郁,化痰消瘿,兼以清泄肝火。

代表方剂:丹栀逍遥散加减。

常用药:柴胡、枳壳、郁金、牡丹皮、栀子、白芍、夏枯草、香附、茯苓等。

3.脾肾阳虚,痰瘀阻滞型

症状:多见于甲减期。颈部瘿肿,疼痛不甚或隐痛,神疲乏力,畏寒喜暖,腹胀纳呆,四肢水肿,心悸怔忡,大便溏薄。舌体胖大,边有齿痕,苔薄白或白腻,脉沉细。

治法:温阳健脾,益气活血化痰。

代表方剂:参苓白术散加减。

常用药:党参、白术、茯苓、扁豆、陈皮、甘草等。

第五节 慢性淋巴细胞性甲状腺炎

慢性淋巴细胞性甲状腺炎(chronic lymphocytic thyroiditis,CLT)亦即淋巴性甲状腺肿。由日本桥本策(Hashimoto)于1912年首先报道,因此又称桥本病或桥本甲状腺炎(HT)。因其发病与自身免疫机制密切相关,也称自身免疫性甲状腺炎,为自身免疫性甲状腺疾病中的一种。

据日本厚生省桥本病研究室统计,HT约占甲状腺疾病的20.5%,仅次于甲亢,总人口发病率达到40.7/10万人,95%为30～50岁的中年妇女,且呈不断上升的趋势。

早在1911年,Papazolu便报道甲状腺功能亢进患者的血清可与毒性甲状腺的浸出液发生阳性补体结合反应。1912年,桥本策根据组织学的特征,在德意志文献上发表了4例甲状腺淋巴肉芽肿(struma lymphomatosa)报道。1942年,Lerman用人体甲状腺球蛋白进行家兔免疫后,兔血清中的抗体可与人或兔的甲状腺球蛋白发生反应。1956年,Roitt和Doniach在患者血清中检出了抗甲状腺抗体,即甲状腺球蛋白抗体(TGAb)和甲状腺微粒体抗体(TMAb);同年,Witebsky和Rose采用甲状腺匀浆(homogenate)制作了在组织学上类似于桥本病的实验性甲状腺炎。Witebsky和Roitt分别在1957年和1958年用实验证明,甲状腺自身抗体有器官特异性和种族特异性。1959年,Wodner提出本病有4个基本组织学特征:淋巴细胞浸润;淋巴滤泡形成;甲状腺上皮细胞变性、破坏;间质有纤维组织增生。1963年,MacKay将桥本病列为6种特发性甲状腺炎中的第1种。

Doniach依组织学表现,将其分为青少年型、嗜酸细胞型与纤维化型。Wooler则将甲状腺的病变呈弥散性的称为弥散性甲状腺炎(diffuse thyroiditis),呈局灶性的称为散在性甲状腺炎(focal thyroiditis),以及滤泡上皮增生特别显著的称为伴有上皮增生的甲状腺炎(thyroiditis with hyperplastic epithelium)。1975年Fisher提出本病的诊断标准。

一、病因、病理

目前认为,本病是典型的器官特异性自身免疫性疾病。主要依据是大部分患者的血清中含有多种抗甲状腺抗体,尤其是TGAb与TMAb滴度较高。甲状腺组织中有大量淋巴细胞与浆细胞浸润或有淋巴滤泡形成以及纤维组织增生,淋巴细胞还对甲状腺上皮细胞具有毒性作用,在体外与甲状腺抗原组织接触后,可产生白细胞移动抑制因子。患者常合并其他自身免疫性疾病,如糖尿病、干燥综合征、系统性红斑狼疮等。所谓自身免疫性疾病就是机体对自身组织的识别功能或耐受性发生改变,形成针对自身抗原的特殊抗体及致敏的淋巴细胞,而形成的免疫反应性疾病。

HT的发病原因还不十分明确,但大量的研究已经表明,下列因素与其发生关系密切。

1. 遗传因素

在HT患者的家族成员,自身免疫性疾病患者较多,甲状腺疾病和甲状腺抗体阳性率都高于普通人群,说明可能由于遗传缺陷,机体免疫功能先天不足,不能有效支持保护自身组织,而致自身免疫过程。

2. 感染因素

对具备HT遗传基因的患者,一旦感染病毒,可以间接诱发甲状腺细胞出现HLA-DR,从而引发一系列的抗原产生、抗体形成和细胞破坏。此外,某些革兰阴性球菌感染也会伴有甲状腺自身抗体产生。

3. 环境因素

环境因素对HT的形成也有作用。物理(冷、热、电离辐射)、化学(试剂、药品)、生物因素接触可改变组织的抗原性;而煤等有机物污染(包括酚、硫氰酸盐、间苯二酚),接触这些污染物的人群常出现甲状腺自身抗体明显升高。而在工业区和碘缺乏国家,则表现为对碘敏感而发生临床HT流行性上升。

4. 精神因素

许多患者就诊时常有因情绪刺激而使甲状腺肿大加重的叙述。每逢季节交替烦躁之时,HT的发病率均高于平常,病情程度也较重。因此,各种精神刺激和创伤都可成为本病的诱发因素。

本病的发病机制,可能是因免疫系统的遗传性缺陷,T淋巴细胞"控制器"功能普遍丧失,不能正常使B淋巴细胞形成自身抗体。形成甲状腺自身抗体后,抗原—抗体复合物沉着于细胞基底膜上,激活K细胞的毒性作用,破坏甲状腺上皮细胞,形成自身免疫性甲状腺炎。

在本病的发病过程中,许多研究工作提示遗传因素起着重要作用,而且主要与HLA-Ⅱ类抗原相关。动物实验证实,抗MHC-Ⅱ类分子的抗体能阻断好几种自发性自身免疫病的发生。HT的发生与HLA-DR3和HLA-DR5有关,但其具体的分子作用机制有待研究。MHC-Ⅱ类分子参与$CD4^+$T细胞的选择和激活,在调节机体对蛋白抗原(包括自身抗原)的免疫应答中起关键作用。此外,MHC-Ⅲ类基因C2、C4和TNF也与自身免疫疾病有相关性。还有TCR基因、免疫球蛋白基因或者病毒受体的基因也可影响机体对自身免疫疾病的易感性。

环境因素对HT的形成作用在于改变组织的抗原性,是机体的免疫系统将之视为"非己"物质而予以排斥。正常时甲状腺球蛋白极微量存在于血浆中,引起机体对之发生低带耐受,不能辅助B细胞产生自身抗体。若甲状腺受到刺激使甲状腺球蛋白的入血量增多,其浓度超过了"低剂量耐受"的限度,相应Th细胞耐受消失,就能辅助相应B细胞产生抗甲状腺球蛋白抗体而引起自身免疫性甲状腺炎。

相关免疫细胞活性变化在HT患者也是常见的。自身免疫反应都为胸腺依赖性,因此HT患者的胸腺多增大。Ts细胞是维持免疫耐受的重要因素之一。无论是抗原特异性或非特异性Ts细胞的缺陷(如量的减少、完全阙如或功能受抑制),均可导致耐受终止,引起自身免疫。

有实验表明,细胞因子产生失调导致的局部炎症反应可引起自身免疫反应。可能机制是MHC-Ⅱ类抗原异常表达或表达增加,或通过增加黏附分子而增强抗原提呈细胞对T细胞的亲和力,使以前不反应的细胞对抗原发生反应。如在γ-干扰素的诱导下,细胞中编码MHC-Ⅱ类抗原的基因发生阻遏时,可异常表达MHC-Ⅲ类抗原,并进而将自身抗原提呈给Th细胞而导致自身免疫反应。甲状腺免疫反应通过抗原单独与B细胞结合,抗原与HLA-Ⅰ型$CD8^+$(抑制性)细胞以及抗原与HLA-Ⅱ $CD4^+$细胞(辅助性)结合而开始,经过细胞内的加工后,抗原与巨噬细胞表面的HLA分子结合,激活T细胞、B细胞或甲状腺细胞,再通过细胞活素(干扰素等),诱发HLA表达的甲状腺细胞,细胞表面的抗原-HLA复合物与$CD8^+$或$CD4^+$细胞上的受体依次结合,启动B细胞抗体产生TGAb与TMAb,与细胞毒素一起共同介导$CD8^+$细胞对非淋巴组织的细胞毒或抑制作用,并激活NK与K细胞的毒性作用。TMAb还可抑制酶的活性。Davisis等发现，HT患者甲状腺组织分离的T细胞，其抗原受体α链的易变区基因表达受极大限制，比从外周血分离的T细胞明显。因此，甲状腺内的T细胞比外周血的T细胞变化少，所以在与加工处理过的细胞或甲状腺细胞的抗原-HLA复合物反应好。

此外，感染源可以复制出甲状腺组织的某些结构成分，这些成分通过某种方式改变了甲状腺抗原，使之更具免疫性；或激活非依赖抗原的T细胞而引起HT。情绪等应激刺激，从理论上讲可以导致细胞激肽产物对神经内分泌的刺激，从而引起甲状腺细胞上的HLA表达及非依赖抗原的T细胞活化。

自身免疫病的病理损伤是由自身免疫应答的产物包括自身抗体和（或）自身致敏淋巴细胞引起的，其造成病理损伤的机制与各型超敏反应相同。在HT中，自身免疫应答产物是抗甲状腺滤泡上皮细胞的致敏T淋巴细胞，攻击甲状腺组织，造成局部炎症。Tc及Th细胞都可造成组织损伤，Tc细胞可直接攻击靶组织，而Th细胞则通过辅助Tc细胞及释放细胞毒性淋巴因子（如TNF-β），或释放促进其他炎性细胞（如巨噬细胞）聚集和激活的淋巴因子，直接或间接造成组织损伤。

NK细胞与K细胞在自身免疫反应中，ADCC等作用造成靶组织损伤。HT患者在甲状腺内含有大量甲状腺球蛋白抗体，与甲状腺球蛋白形成抗原—抗体复合物，并沉积于甲状腺上皮细胞上。抗体的Fc段与邻近K细胞的Fc受体结合，K细胞被激活而损伤甲状腺组织。

病理情况下，甲状腺呈轻度或中度弥散性肿大，少数亦可呈局限性、结节性肿大，质地韧硬，边缘清晰无粘连，包膜完整，色淡黄或呈灰白色。显微镜下观察可见间质内有不同程度的淋巴细胞和浆细胞浸润以及纤维化，大多数病例可形成具有生发中心的淋巴样滤泡。而在疾病不同时期，甲状腺滤泡上皮细胞破坏程度不一致。起病初期，少数甲状腺滤泡上皮细胞增生呈柱状，内含胶质，周边可见吸收空泡，此时病变为轻度；随着病情发展，滤泡开始萎缩，数目逐渐减少，腔内胶质及空泡渐趋消失，上皮细胞嗜酸变，体积肿胀变大，胞质增多，称Askenazy细胞，病情属中度。发展到后期，甲状腺可萎缩变性，有广泛纤维化与淋巴细胞浸润，约3/4以上滤泡结构破坏，甲状腺细胞变形，胞质内含空泡，核深染，微嗜酸性，边界不清，此时患者病情较重，临床多出现甲状腺功能减退症状。

电镜下HT的典型表现为甲状腺滤泡上皮顶部微绒毛脱落，核膜碎裂，可见较多的张力原纤维，胞质中线粒体增大呈圆形、卵圆形或形状不规则。线粒体间有残余的粗面内质网，管腔闭锁，其他细胞器稀少，未见高尔基体。而淋巴细胞胞膜有突起，核圆居中，染色质凝集呈块状，无核仁。胞质少，细胞器少，仅见散在的小竿状线粒体及松散的核糖体。可见到其胞质突起与上皮细胞胞质相接触，接触区的胞膜模糊或消失。

二、分类

本病组织学的特征是淋巴细胞和浆细胞浸润、淋巴滤泡形成和上皮细胞变性。Wooler据此将甲状腺的病变呈弥散性的称为弥散性甲状腺炎；呈局灶性的称为散在性甲状腺炎；把滤泡上皮增生特别显著的，称为伴有上皮增生的甲状腺炎。并观察散在性甲状腺炎最多见于20～30岁的年龄组，弥散性甲状腺炎青年中也占相当数量。通常散在性甲状腺炎的甲状腺多数较弥散性甲状腺炎的甲状腺为软。Doniach等依本病的组织学表现又将其分为以下三型。

1. 青少年淋巴细胞型

青少年淋巴细胞型多发于11～13岁的青少年。甲状腺轻度肿大，质稍韧，光滑无结节，不疼痛。甲状腺抗体含量低。组织学检查见中度淋巴细胞浸润,有局灶性甲状腺细胞增生,未见Askanazy细胞。可自行缓解,或进一步发展,用甲状腺素治疗效果好。临床常见的儿童慢性淋巴细胞性甲状腺炎多见此种变化。

2. 嗜酸细胞型

本型主要见于30~50岁的妇女,且男女性别比近1:20。患者甲状腺中等肿大,质韧硬,呈不规则马蹄形,边界清楚,无明显结节,偶有疼痛及压迫症状。甲状腺功能正常。TMAb呈高效价,TGAb大部分为阳性。

镜下见有大量淋巴细胞浸润,有生发中心形成,嗜酸细胞化生,少量纤维化,有一些巨细胞。用T_4治疗少部分无反应,约一半以上患者甲状腺功能减低。

3. 纤维化型

患病者多已为中老年,甲状腺中等肿大或稍小,质偏硬,可为马蹄形,也可不对称。多可触及结节或颗粒状,无局部疼痛。甲状腺功能往往减低。TGAb与TMAb均呈强阳性,TMAb效价很高。病检时浆细胞浸润为主,可见Askanazy细胞,显著纤维化,甲状腺小叶结构消失。少数患者T_4治疗无反应,大部分患者甲状腺功能丧失。

根据病理学及形态计量学研究,以上三型又分为CLT的早期(或称淋巴细胞浸润期)、中期(或称甲状腺滤泡萎缩期)、后期即纤维化期。

三、临床表现

本病常见于中年女性,15~20倍多于男性。起病隐匿,发展过程缓慢。其突出的临床表现是甲状腺肿大,呈对称性弥散性,往往峡部更为明显,状如马蹄。轮廓清楚,不与周围组织粘连,可随吞咽动作活动。表面光滑,质地坚韧如橡皮。亦有两侧不对称,少数病例为单侧叶肿大,偶可扪及结节。锥体叶也常肿大。若腺体有多量纤维化,则可坚硬如石,呈结节状。偶可出现压迫症状,如呼吸或吞咽困难等。甲状腺局部一般无疼痛,少数可发生局部疼痛并向下颌部放射。部分患者甲状腺肿大较快。

早期患者的甲状腺功能尚在正常范围,但也可出现一过性代谢亢进的症状,随着病情的发展,甲状腺储备功能逐渐降低,甲状腺破坏到一定程度,逐渐出现甲状腺功能减退的表现,如容易疲劳、记忆力减退、感觉迟钝、水肿等。约15%的患者会有黏液性水肿。也有部分患者甲状腺不肿大反而缩小,主要表现为甲状腺功能减退,少数患者可伴有突眼,但一般程度较轻。

四、并发症

1. 合并甲亢

合并甲亢亦称桥本甲亢,可出现高代谢综合征,如体重减轻、神经过敏、大便增多、月经减少或闭经,或轻度突眼和胫前黏液性水肿等,可一过性出现也可反复出现。

2. 合并甲状腺肿瘤

如甲状腺腺瘤或甲状腺癌等,即表现为孤立的甲状腺结节,其余部分腺体较韧,甲状腺抗体滴度较高。病理检查见结节部位为甲状腺瘤或甲状腺癌的病理改变,其余部分为慢性淋巴细胞性甲状腺炎表现。

3. 合并地方性甲状腺肿

这种情况的发生率较高,尤以合并结节性甲状腺肿者为多,但炎性病变往往分布不均匀,多分布在结节部分周围的甲状腺组织中。

4. 合并亚急性甲状腺炎

亚甲炎发病早期多见发热、疼痛，甲状腺肿块不固定，查甲状腺功能可有一过性升高，血沉增快。需要糖皮质激素类药物治疗。

5. 合并甲状腺恶性淋巴瘤

研究表明，CLT 患者的甲状腺淋巴瘤发病危险增加了 67 倍。鉴于 CLT 流行性的日益增加，对经过适当治疗甲状腺仍持续肿大的病例应警惕淋巴瘤的可能。其诊断是通过甲状腺针刺抽吸细胞学检查而确定，必要时更需切开取活组织检查，并应用免疫组织化学检查。Coombs 试验阳性则表明患淋巴瘤时存在红细胞抗体，可发生自身免疫性溶血性贫血。治疗宜采用放疗和化疗。

6. 合并干燥综合征

在 CLT 中，SS 的发病率远高于正常人群，尽管它们是两种不同靶器官的器官特异性自身免疫性疾病，但两者在组织学、血清学与遗传学上有共同的特征。由于遗传的缺陷和免疫的不稳定性，以致机体免疫功能紊乱，而发生免疫之间的重叠现象。因此，甲状腺抗体阳性的 SS 患者，应追踪观察甲状腺的功能状态，以便预防与早期治疗。治疗多用皮质激素类药物，可通过抑制抗体形成与减轻甲状腺淋巴浸润两方面起作用。

CLT 患者血清中常可检出 RF、ANA、SMA、抗 DNA、抗 RNP 及抗 SS-A 等自身抗体，而表现为器官非特异性的免疫异常。甚或本病还可与其他一些自身免疫性疾病合并出现，如恶性贫血、慢性活动性肝炎、系统性红斑狼疮、原发性肾上腺皮质功能减退、类风湿关节炎等。患者当此之时，除出现以上各种并发症的临床表现外，血清中不但有较高滴度的甲状腺抗体，还常检测出针对其他相应组织的自身抗体。

五、特殊临床类型

1. 儿童 CLT

患儿年龄以 9~12 岁为多见，女性为主，临床以无症状甲状腺肿大与 TGAb、TMAb 阳性为最主要特征，可存在不同甲状腺功能状态。诊断不明确者可做有关甲状腺功能试验或显像以助之。大部分儿童 CLT 预后良好，甲状腺炎所致甲状腺功能损害并非均为永久性，部分患儿甲状腺功能可恢复正常。除甲状腺肿大明显者外，甲状腺功能正常患儿一般无须治疗。CLT 伴甲减或代甲减是甲状腺激素补充治疗的应用指征，在甲状腺功能恢复正常后可停药。伴甲亢的 CLT 称"桥本毒症"，与炎症导致贮存于甲状腺滤泡内激素释放入血循环有关，故呈一过性出现，无须用抗甲状腺药物治疗。

2. 孕产期 CLT

CLT 是女性青春期甲状腺肿的常见原因之一，且在孕期和产后的变化有一定的规律。孕前无甲状腺肿大或甲低者，孕时也无任何症状。孕前有甲状腺肿大或伴甲低者，孕期未经治疗肿大的甲状腺逐渐缩小至未扪及，甲低也自行缓解。妊娠后期抗甲状腺抗体滴度降至正常水平。无论孕前有无甲状腺肿大，产后 1~5 个月甲状腺均呈弥散性非对称性肿大，且较孕前明显，质地中等或硬，表面不平，个别有压痛。而后甲状腺逐渐缩小，以孕前无甲状腺肿大，产后又无甲低者缩小较满意，但都未恢复到正常大小和正常质地。

CLT 患者有体液免疫与细胞免疫的异常，孕期外周血淋巴细胞总数和 K 细胞绝对计数降低，从而减轻对甲状腺细胞的破坏。也可能是孕妇血清中有来源于胎儿胎盘单位的免疫抑制因子,以及胎儿供给的抑制 T 淋巴细胞,可抑制母体淋巴细胞表面受体,降低母体淋巴细胞的增生和活性,而尤其 T 和 B 淋巴细胞的功能,致使细胞免疫降低,母体淋巴细胞产生抗体减少,孕期抗体滴度降至正常,病情缓解。

产后免疫抑制消失,免疫反应一过性增强,类似停止免疫抑制药糖皮质激素治疗后的反跳现象,外周血 B 和 K 淋巴细胞增加。由于甲状腺组织破坏,甲状腺激素释放而表现出一过性甲亢。继之为低甲状腺激素水平、高血清 TSH 值的产后甲低。

孕前无甲状腺肿或甲低者,产后才出现者不必急于治疗。孕前甲状腺肿大时间长或伴甲低者,产后甲低多需治疗。采用短期或是终身替代治疗,须视甲低纠正情况而定。总之,CLT 患者的孕期应选择在纠正甲低后为宜,并且在早孕期和产后仍需以适当剂量维持一段时间,以防胎儿畸形或产后严重甲低。

六、辅助检查

1. 实验室检查

(1)抗体测定:患者的血清中存在某些特殊的抗体,特别是甲状腺微粒体(过氧化物酶)抗体(TMAb)与甲状腺球蛋白抗体(TGAb),可据情况运用血凝法、补体结合法、酶联免疫法、放射免疫法测定,可呈一过性升高,但绝大多数都持续升高较长时间。通常情况下 TMAb 较 TGAb 升高明显,两者联合测定对本病的诊断有较高价值。

(2)激素水平:疾病发展中 T_3、T_4 多正常。早期合并甲亢者,T_3、T_4 可升高,TSH 降低;轻度甲低者,T_3 值多属正常偏低,T_4 低于正常,TSH 是升高的;明显甲低患者 T_3、T_4 降低,而 TSH 升高。FT_3、FT_4 也随病情的发展愈重降低程度越大,FT_4 降低较 FT_3 更明显。

(3)血浆蛋白结合碘(PBI):往往降低,但有些患者甲状腺可以产生一种异常的碘化蛋白质,可以使血 PBI 升高。

(4)基础代谢率(BMR):早期患者多正常,少数合并甲亢的患者可表现升高,有些病例开始即降低,疾病发展至后期,患者的代谢率多数降低。

(5)过氯酸盐释放实验:由于患者甲状腺摄取的碘化物与酪氨酸结合障碍,导致游离碘增多,服用过氯酸盐后抑制甲状腺主动摄取碘化物,使碘离子释放增加,释放率会超过 10% 以上,用静脉注射法其阳性率更高。

2. 甲状腺吸^{131}I率

早期多在正常范围或一过性升高且易受外源性 T_3 抑制。这一点不同于 Graves 病。疾病后期甲状腺储备功能明显下降,吸碘率降低,即使甲状腺兴奋试验,也不能使其升高。

3. 影像学检查

(1)甲状腺扫描:HT 患者甲状腺扫描其形态呈均匀分布,有不规则的外形,显示"冷结节"或因甲状腺局部破坏,淋巴与纤维组织增生而致密度不均,有片状稀疏区。

(2)超声检查:B 超除可反映甲状腺肿的大小,在某种程度上还可估计该病时的甲状腺功能。甲状腺回声减低是一项提示甲状腺功能减低和严重的甲状腺滤泡蜕变的征象。

4. 甲状腺细针抽吸活检(fine needle aspiration biopsy,FNAB)

许多研究表明,FNAB 与血清学的诊断一致,总能见到大量淋巴细胞和淋巴母细胞样细胞的浸润,这是具有特征性的现象。此外,还能见到相当于 Askanazy 细胞的上皮细胞。甲状腺滤泡变小,滤泡内胶质减少甚至消失。如果见到成堆的淋巴细胞即可诊断为桥本病,并排除甲状腺癌或甲状腺腺瘤。

5. 组织活检

对于 FNAB 有疑问者,可做手术活检。形态特点为正常甲状腺组织结构破坏,腺泡萎缩或脱落,或有嗜酸性变;弥散性淋巴细胞、浆细胞浸润;甲状腺间质小血管丰富,内皮细胞增生使管腔变小。

6. 其他

麝香草酚浊度试验、锌浊度试验、脑磷脂胆固醇絮状反应呈阳性。血清蛋白电泳丙种球蛋白增高,红细胞沉降率可加快。

七、诊断要点

根据临床表现与实验室检查,本病的诊断不难确定。凡中年妇女出现弥散性甲状腺肿或结节性甲状腺肿,质地坚韧,排除其他甲状腺肿大的因素,不论其甲状腺功能如何均应考虑本病的可能性,由于血清甲状腺抗体,尤其是 TMAb 与 HT 的诊断符合率较高。如 TGAb 与 TMAb 明显增高,已基本可确诊。需进一步明确诊断者,可行穿刺细胞学检查(FNAB)。个别不典型病例可做活体组织检查,以证实诊断。过氯酸盐释放试验呈阳性也有助于本病的诊断。若实验室条件不足者,可利用甲状腺激素试验治疗帮助确诊,即试验性服用甲状腺片 1～2 周后,甲状腺肿明显缩小,症状缓解者,基本可确诊 HT。

此外也可参考 1975 年 Fisher 提出诊断本病的 5 项指标。

(1) 甲状腺弥散性肿大、质韧或有结节而表面不平。

(2) 甲状腺球蛋白抗体和微粒体抗体阳性,两种抗体滴度在 1∶32 以上。

(3) 血清 TSH 升高,超过每毫升 20 μU。

(4) 甲状腺扫描有不规则点状浓集或稀疏区。

(5) 过氯酸盐释放实验阳性。

Fisher 认为,上述指标中有两项符合者即可拟诊,具备 4 项或 5 项者即可确诊。有人认为,这一标准误诊率高,提出诊断本病除了体检时发现有弥散性橡皮样甲状腺肿外,确诊本病最主要的指标是血清 TGAb 与 TMAb 检测;FNAB;过氯酸盐释放试验检查。其他实验室检查可做为次要或辅助指标。

八、鉴别诊断

1. Graves 病

本病患者多有不同程度的甲状腺肿,常伴有甲状腺功能亢进的表现,如神经过敏、体重减轻、明显乏力、肌肉萎缩等。突眼征是本病的典型体征。胫前黏液性水肿也是本病的特征之一,但较少见。实验室检查总与游离 T_4 均增高;甲状腺摄[131]I 功能不能被抑制。而甲状腺微粒体抗体、甲状腺球蛋白抗体检测很少为阳性,即使检测到了,滴度也是相当低的。

2. 地方性甲状腺肿

患者除呈弥散性肿大外,往往无自觉症状。病程越长,甲状腺肿大越显著,并可出现多个结节,其诊断主要依靠流行病学资料。患者甲状腺功能多在正常范围,甲状腺摄[131]I 率增高,但可被 T_3 抑制,尿碘减少。HT 患者的甲状腺也呈弥散性肿大,但血清 TGAb、TMAb 效价增高,红细胞沉降率加速,血丙种球蛋胆白增高,都可资鉴别。必要时还可做甲状腺活体组织检查帮助确诊。

3.甲状腺癌

慢性甲状腺炎患者的甲状腺可出现多个结节,质地较硬,应与甲状腺癌鉴别。后者结节较硬,在短期内明显增大,可转移至附近淋巴结,常与周围组织固定,并可压迫喉返神经引起声音嘶哑,甲状腺扫描常显示"冷结节",但血清甲状腺抗体多为阴性。必要时作甲状腺针刺活组织检查即可鉴别。

4.甲状腺腺瘤

甲状腺腺瘤也是一种常见病,多见于青年及中老年女性,单发结节居多,边缘清楚,生长缓慢,有时突然增大疼痛,见于囊内出血。

5.亚急性甲状腺炎

慢性淋巴细胞性甲状腺炎有时起病较急,偶尔可见甲状腺局部疼痛与压痛,与亚急性甲状腺炎不同之处在于甲状腺常呈弥散性肿大,甲状腺摄碘率无明显降低,一般无发热等全身症状。但亚急性甲状腺炎常出现一侧甲状腺结节性肿大,后又转移另一侧,呈交替发作。甲状腺摄碘率常明显降低,但多自行缓解,而甲状腺功能一般不受影响,也无自身抗体出现。

九、西医治疗

1.一般治疗

早期患者症状不显著时,治疗常被忽视,一般未特殊用药。

2.甲状腺制剂

当患者出现甲状腺功能不足,即使症状不很明显,也应给予甲状腺制剂治疗,可以抑制过高的TSH对甲状腺的刺激,阻断甲状腺抗体所致的甲状腺损害。由于大量使用会增加心血管系统的负担,因此,应从小剂量开始,甲状腺片20 mg/d,左甲状腺素片(L-T_4)为25~50 μg/d,也可选用三碘甲状腺素25~100 μg/d,分3次饭后口服。一段时间后,甲状腺肿有不同程度的缩小,局部压迫症状与甲状腺功能低下症状也能见到改善,TSH降至正常。不良反应一般不多,可以长期使用,但有时可引起胃肠道反应、碘过敏和精神神经症状。

3.糖皮质激素

由于糖皮质激素有一定不良反应,且停药后易复发,一般不提倡使用,但它可使甲状腺肿缩小及降低甲状腺抗体滴度。但当甲状腺肿大迅速或伴有发热、疼痛、突眼、压迫症状明显时,可适当选用糖皮质激素以较快缓解症状。用泼尼松20~40 mg/d,或泼尼松龙30 mg/d,分次口服,症状缓解后逐渐减量,可用1~2个月,病情稳定后停药。

4.免疫抑制药

总的来说关于免疫抑制药的效果尚无确切的结论。但有人试将吲哚美辛(消炎痛)和甲状腺激素合用能抑制免疫反应,每天75 mg左右。也有报道说,环磷酰胺、雷公藤多苷片有降低甲状腺抗体滴度作用。

5.手术治疗

慢性淋巴细胞性甲状腺炎患者的甲状腺肿不宜做外科手术治疗,因为它可以导致甲状腺功能减退。但如有下列情况时仍可考虑手术治疗。

(1)有明显压迫症状,如气管压迫、呼吸吞咽困难等。

(2)用甲状腺激素或对症药物治疗后,甲状腺肿不缩小,甲状腺疼痛无明显减轻、或甲状腺肿持续增大者。

(3)怀疑有甲状腺癌变的患者,可做手术探查。

手术方法多采用部分或大部分甲状腺切除术,包括一叶或双叶部分切除和次全切除术、一侧腺叶切除术、一侧腺叶连同峡部切除术等,而较少用甲状腺全切除术。如果能恰当地行腺体病灶切除(每侧保留 5~6 g),对 CLT 的治疗也是安全有效的。患者手术后应长期坚持甲状腺制剂替代治疗。^{131}I 和 X 线疗法均可导致甲状腺功能减退,故不采用。

十、病因、病机及病位

慢性淋巴细胞性甲状腺炎的病因有以下几种。

1. 素体因素

有先天禀赋不足(如胸腺功能不全)者,复因精神抑郁或猝然恼怒过度,以至肝气疏泄不及,气机阻滞,停津为痰,聚于颈部而成本病。因此,正气不足是本病发生的内在依据。通常女性的经、孕、产、乳过程与肝经气血密切相关。在致病因素作用下,易引起气郁痰结,气滞血瘀等病理变化,故女性较易患瘿病。

2. 情志因素

长期忧思抑郁或恼怒气结,既影响肝之疏泄而气机不畅,又损伤脾之运化,使气机郁滞,气不行津,凝聚成痰,壅于颈前,则成瘿病。久之血行受滞,瘿肿加甚,且可随情志消长,病久甚则损气伤气,出现肝郁气虚,脾肾亏虚之象。

3. 感受外邪

人生天地间,有无名疫毒由表入里,郁于肝脾,气血运行不畅,郁结颈前则发病,久则脾气虚弱,肾气亦亏损,致成虚劳之疾。

由上可知,本病主要由于素体虚弱及内伤七情,致使肝气郁结,条达不畅,气滞、痰凝、血瘀,交阻于颈前部,而成斯疾。若肝木疏泄太过,则致肝火、肝阳过亢,甚至有的心火亦亢,表现机体代谢功能亢进,产生心悸、手颤、心烦易怒、消谷善饥、消瘦等一系列综合征。若肝木疏泄不及,可致脾、肾功能减弱,甚则脾、肾亏虚,产生机体代谢功能减低,表现有肢体肿胀、面色萎黄、肢体寒冷、恶食等一系列症状。肝郁气滞,血行不畅,可致血瘀,脾肾不足,水湿运化失常,可形成痰浊。所以三者又常互为因果,由实致虚,以至成为虚实夹杂之证。

本病的表现与肝的功能一致,且肝脉的循行为"起于足大趾,上行绕阴器,过少腹,挟胃,属肝络胆,贯膈布胁肋,循喉咙之后,上吭嗓,系目系,上出额,与督脉交于巅"。本病之病位在肝经循行部位。肝主疏泄,疏泄情志与气机,甲状腺为肝经所络属,因此,本病病位即为肝经循行之部位,影响可及心、脾、肾。

十一、辨证分型

按虚实两端,辨证分型治疗如下。

1. 实证

(1)气郁痰阻证

症状:颈部肿大,局部胀感不适,触之质软,未触及明显肿块,伴胸胁胀满不适,乳房胀痛。舌质淡红,苔薄白,脉弦。

治法:理气舒郁,化痰消瘿。

代表方剂:柴胡疏肝散合四海舒郁丸加减。

常用药:柴胡、陈皮、香附、昆布、海带、海藻、海螵蛸、海蛤壳。

加减:咽部不适可加桔梗、牛蒡子、射干利咽消肿。

(2)肝郁脾壅证

症状:颈部正中肿块,质地不坚,胸闷嗳气,伴体倦乏力,大便溏薄,舌苔白腻,脉弦滑。

治法:疏肝理脾,行气化痰。

代表方剂:逍遥散加减。

常用药:柴胡、白芍、当归、茯苓、生姜。

加减:热象较甚可用牡丹皮、栀子;肿块较硬为瘀象显露,可加赤芍、丹参等。

(3)痰结血瘀证

症状:颈部肿大,可扪及肿块,肿块可偏于一侧或两侧均有;质地较韧或较硬,可伴有局部压痛或胀痛不适,胸脘痞闷,苔白或薄腻,脉弦或滑。

治法:化痰祛瘀,消瘿散结。

代表方剂:海藻玉壶汤加减。

常用药:海藻、昆布、海带、青皮、陈皮、半夏、当归、川芎。

加减:胸闷不舒加郁金、香附;肿甚加黄药子、丹参等;烦热甚加牡丹皮、夏枯草等。

(4)心肝火旺证

症状:颈部肿大,质韧光滑,心烦易怒,失眠烦躁,口苦,或目睛外突,面部烘热。舌尖红,苔薄黄,脉弦数。

治法:清热泻火,化痰消瘿。

代表方剂:龙胆泻肝汤合藻药散加减。

常用药:柴胡、龙胆草、栀子、牡丹皮、海藻、黄药子。

加减:若口渴多饮,可加泽泻、车前子等。

2.虚证

(1)气阴两虚型

症状:颈部呈弥散性肿大,质地较软,伴有自汗或多汗,乏力,手抖,心悸,腰膝软,易疲劳。舌质红,脉细或细数。

治法:益气养阴。

代表方剂:生脉散合二至丸加减。

常用药:太子参、麦冬、五味子、女贞子、墨旱莲。

加减:挟痰者可加浙贝母、瓜蒌皮等;气虚甚还可加生黄芪、生白术;虚风内动加钩藤、白芍等。

(2)肝肾阴虚型

症状:瘿肿或大或小,质稍韧,伴腰膝酸软,两目干涩,或烦热盗汗,头昏眩晕。舌质偏红,苔少,脉弦细。

治法:滋养肝肾为主。

代表方剂:杞菊地黄丸加减。

常用药:枸杞子、生地黄、山药、菊花、泽泻、牡丹皮。

加减:耳鸣甚加桑寄生、菟丝子;有痰瘀加瓜蒌皮、炙僵蚕等。

(3)脾肾阳虚型

症状:颈部肿大或有肿块,伴有畏寒肢冷,面色萎黄,肢体虚肿,食少纳呆。舌苔白,脉沉细。

治法：益气健脾，温阳补肾。

代表方剂：右归饮或右归丸加减。

常用药：附子、桂枝、鹿角、山药、黄芪、白术、熟地黄、车前子。

加减：水肿甚加生姜皮；颈前肿块坚硬属瘀血内停，可加益母草、丹参活血化瘀。

以上证型并非孤立的，常互相关联且兼夹出现。若气阴两虚型可兼有气瘀痰凝或痰结血瘀之证；心肝火旺常与肝肾阴虚并见。同时证型之间可以相互转化，如气瘀痰阻型可以转化为痰结血瘀等。临床上应从患者的局部病变和全身症状着手，一面分型治疗，一面具体情况具体分析，灵活加减用药。

十二、其他疗法

1. 局部敷贴

(1) 以川乌、草乌等中药外敷甲状腺结节处，有明显疗效。

(2) 自拟消瘿膏贴敷甲状腺局部。药物组成包括川乌60 g，草乌50 g，乳香面50 g，没药面60 g，急性子60 g，三七30 g，麻黄30 g，肉桂面30 g，白芷60 g，川芎30 g，生马钱子30 g，丁香面30 g，紫草30 g。制成膏药后贴于颈前患处，5～7 d换药1次。以冬、春、秋季用之为宜。有温通活血、软坚散结之功效。本药无明显不良反应，但颈前皮肤有破损、感染者禁用。

2. 体针疗法

取穴内关、合谷、脾俞、肾俞、关元、气海、足三里、三阴交，隔日针刺1次，每次留针30 min。

3. 灸法

(1) 将以上体穴分为腹部、腰背部、四肢穴位，分别施灸，每日灸治1次，交替运用。通常腰背部穴位施灸时，时间可长些，壮数可多些。

(2) 药灸法，取穴为两组，一组是膻中、中脘、关元；另一组是大椎、肾俞、命门。根据患者病情，可在附子饼下加温阳中药粉末，或加益气温阳与活血化瘀中药粉末。两组穴位交替使用，每次每穴灸五壮，50次1个疗程。也可在体针疗法的腰背部及腹部穴位采用隔姜灸或附子灸，加强温补脾肾的作用。

4. 耳针疗法

取穴可用甲状腺与内分泌，每次留针30～60 min，每隔10 min捻转1次，以加强刺激。耳壳有炎症或冻伤，应忌针刺。

5. 局部注射

(1) 用"注射用蜂毒针"作肌内注射，首次使用取0.05 mg作皮内注射，如无不良反应，隔日递增0.2～0.5 mg，以后隔日肌内注射2 mg，总剂量50 mg为1个疗程，个别患者对蜂毒过敏者禁用。蜂毒针既能提高抗病能力，即"扶正"，又有激素样作用，抑制抗体产生，即"消瘿"。因此，不失为HT的新疗法。

(2) 对于伴有结节的患者，最近推荐采用超声(US)指导下经皮注射乙醇(PEI)治疗自主功能性甲状腺结节(AFTN)。以其安全有效、价廉而受到普遍接受。患者首先经US检查确有实质性甲状腺结节，细针穿刺(FNAB)排除恶性病变。治疗时在实时超声导向下向结节内注入95%乙醇，每次0.5～10 mL，每周1～2次，在4周内根据结节大小给予4～8次注射，缓慢注射,快速拔针,观察患者 30 min。治疗前、中、后均反复多次测定血清 FT_3、FT_4、T_3、T_4、TG、TMAb、TGAb、TSH 等。

6.并发症治疗

(1)伴有甲状腺功能亢进的患者,应予以抗甲状腺药物治疗,如甲巯咪唑与丙硫氧嘧啶等,但剂量不宜过大,否则极易导致甲状腺功能减退;若心慌、突眼较甚还可适当运用 β 受体阻滞药,如普萘洛尔(每次 10~20 mg,每日 3 次)、美托洛尔(每次 12.5 mg,每日 1 次),不用手术和同位素碘治疗,而对假性甲亢患者,一般可用抗甲状腺药物。

(2)合并甲状腺腺瘤,行患侧腺叶切除或次全切除效果良好,由于这一肿瘤很少恶变,也可行单纯肿瘤摘除,术后要送病检。以结节出现者,还可用放射治疗,有效破坏瘤体组织,而不损伤结节以外的甲状腺。合并甲状腺囊肿者可以抽出其内容物,而后用硬化剂或碘酊反复冲洗,亦可注入泼尼松龙,使囊肿萎缩,用中药活血化瘀,化痰软坚也有良好的效果。

(3)合并甲状腺恶性肿瘤者,手术是主要的治疗手段。放射治疗、内分泌治疗、化疗和中医中药治疗都是辅助性措施。因此,以手术为主,进行综合治疗效果最佳。

(4)合并其他自身免疫性疾病的患者除对症治疗外,也应针对不同病因、病机分别施治,综合效应就是要降低自身抗体滴度,调节紊乱的免疫功能。

十三、预后与防护

1.预后

(1)本病的预后多数较好。凡甲状腺肿较小,质不硬,发现较早者,多可治愈。但免疫功能调节的紊乱难以短期内恢复,所以遇到情绪、感染等因素易复发。

(2)瘿肿较大者不易完全消散。而且由于甲状腺封闭抗体或破坏性抗体参与的免疫反应,使甲状腺分泌减少或滤泡结构不断遭到破坏,最终可能发展为甲状腺功能低下,约 1/6 的患者会有黏液性水肿。只有极少数患者可以自然缓解。

(3)若甲状腺肿经前述治疗,质地坚硬不变,活动性差,且增长迅速者,应考虑有恶变之可能。

2.预防与护理

(1)本病发生与情志因素密切相关,因此,应注意保持精神愉快、心情舒畅、心胸宽广,培养广泛的兴趣与爱好,如读书、听音乐等。一旦患病也不要焦急失望、情绪烦躁,而要有战胜疾病的信心,保持乐观的精神,与医护人员协调配合,双方在亲切和谐的气氛中发展医患关系,对患者的康复有百利而无一害。

(2)保持周围环境的清洁整齐,尽量减少与刺激性物质接触,如化学试剂、放射源等,在碘、煤矿等矿区工作者也不要太多接触矿物质,其中的有机物也会成为诱变剂。

(3)饮食调摄也是一个重要方面。应有节制,一日三餐,不宜食之过饱,否则易滞脾碍胃。尤其注意不要暴饮暴食,并且怒后勿食,食后勿怒。日常可适当食用一些海带、紫菜等,可采用碘化食盐(食盐中加入万分之一的碘化钠或碘化钾)。以高蛋白、高维生素的饮食为主。忌食黏腻生冷,肥甘厚味之物。还可有选择地应用以下一些食疗方法。

龙眼肉。单用本品 15~30 g。开水冲泡代茶,频频饮用。既不太滋腻,又不壅食,有安神补血之力,是营养滋补佳品。

用大枣 10~15 枚,龙眼肉 30 g,粳米 60 g 煮粥,供早、晚使用。可用于甲状腺功能低下之贫血患者。

以制何首乌 60 g,入砂锅煎取浓汁,去渣,与粳米 60 g,龙眼肉 30 g 同煮为粥,供早、晚食用,可用于甲状腺疾病有肝、肾虚损表现者。将黑芝麻晒干炒熟,研末蜜调,每次服 15 g,每日 1~2 次,可用于甲状腺功能低下之便秘症。

秋冬天寒之节,慢性甲状腺炎患者有神疲乏力、腰膝痿软、畏寒肢冷等症可以羊肉、狗肉烧汤或烹煮为食。

(4)为防止恶变,患者应定期复查。

十四、专家点评

瘿病是由于素体不足,复加情志内伤,导致气滞、痰凝、血瘀壅结颈前所引起的,以颈前喉结两旁结块肿大为主要临床特征的一类疾病。

本病多发于女性,主要表现喉结两旁结块肿大,可随吞咽动作上下移动,触之坚韧、光滑,偶可扪及结节。与情志变化相关,其他症状不明显。若以心悸为主要表现而就诊者,兼夹有心悸病;见眼突甚者兼有目珠突出症;发展至后期,常有畏寒肢冷、脸面虚肿、肢体水肿、面色萎黄等一系列脾肾阳虚症状,多兼有虚劳病,或以虚劳病为主。

诊断时应注意与瘰疬鉴别。后者多发生颈项、颌下及锁骨下部位。本病肿块恰在颈部正前方。瘰疬肿块一般较小,每个约胡豆大,个数多少不等,活动度小。瘿病肿块较大,为影袋及囊状,且随吞咽而上下移动。两者是可以区分的。

本病之阴虚火旺型还应与消渴病鉴别。消渴病以多饮、多食、多尿、形体消瘦或尿浊、尿有甜味为特征。本病亦可见多饮多食或身体消瘦,但少见尿浊与尿甜,临床还可借助实验室检查,区别两者是不困难的。

发展过程中,肝气不充,影响血行,痰瘀互结则肿甚;气郁久可化火,心肝火旺;火盛伤阴,壮火食气,则脾肾不足,肝肾同亏亦是必见之症。所以辨证过程中,根据本病的临床特点及发病经过,当以虚实为纲,若瘿肿质地较软及有结节多为实证,当辨气郁、痰阻、血瘀之象;若病久甚,虚象尽显,也亦分清在气在血,或是肝肾阴虚与脾肾阳虚之症,治疗方能不误其法。

1. 诊断标准

本病患者血清和甲状腺组织内含有针对甲状腺抗原的抗体,可使甲状腺组织受到破坏,早期可出现甲状腺功能亢进(即桥本甲亢),后期出现甲状腺功能减退(即桥本甲减)。

(1)桥本甲亢:除有心悸、怕热、汗出、多食、消瘦、大便次数增多、心烦急躁易怒、失眠多梦、脉率增快等甲亢症状以外,实验室检查结果有 TGAb、TMAb 为强阳性;或 TGAb、TMAb 为阴性,而甲状腺活检或穿刺细胞学检查可确诊,T_3、T_4 升高,TSH 降低。并行甲状腺摄碘率及甲状腺扫描等各项检查。

(2)桥本甲减:除有怕冷、嗜睡、无汗、食欲缺乏、体重增加、水肿、面色萎黄、皮肤干燥、大便秘结、脉率缓慢等甲减症状以外,实验室检查结果包括 TGAb、TMAb 强阳性,或 TGAb、TMAb 为阴性,而甲状腺活检或穿刺细胞学检查可确诊者。轻度甲减者,T_3 值多正常偏低,T_4 值多降低,TSH 升高;明显甲减者 T_3、T_4 降低,而 TSH 明显升高,并进行甲状腺摄碘率、甲状腺扫描及血脂三项,ESR 等项检查。

2. 疗效标准

(1)痊愈:症状、体征基本消失,TGAb、TMAb、T_3、T_4、TSH 恢复正常。

(2)显效:症状、体征明显改善,TGAb、TMAb、T_3、T_4、TSH 接近正常。

(3)有效:症状、体征有所改善,TGAb、TMAb、T_3、T_4、TSH 有改善。

(4)无效:症状、体征改善不明显,TGAb、TMAb、T_3、T_4、TSH 无好转。

3.老中医经验

(1)湖北中医药大学陈如泉教授认为,本病位在肝经,病机以气滞、痰凝、血瘀为主,可分为以下 4 型论治。①气郁痰阻型,以柴胡疏肝散合四海舒郁丸加减。②痰结血瘀型,自拟活血消瘿汤(经验方)化裁,药味包括柴胡、郁金、香附、青皮、瓜蒌皮、山慈菇、土贝母、三棱、莪术、蜣螂虫、自然铜等,若甲状腺肿硬不消加蜈蚣、全蝎、土鳖虫等;若质软不显可用荔枝核、橘核、瓦楞子破气化瘀。③气阴两虚型,常合并有甲亢,以生脉散合二至丸加减为主,酌情配伍疏肝、化痰、活血之品。④脾肾阳虚型,以温补脾肾为主,以右归饮或右归丸加减,同样需配伍疏肝、化痰、活血之品。

(2)北京伍氏将辨病与辨证相结合,首先明确甲状腺功能状况,再辨证使用不同方剂。凡诊断桥本甲亢,气阴两虚型服用甲亢 1 号(如党参、麦冬、五味子等);阴虚胃热型服用甲亢 2 号(如生石膏、知母、玉竹等);肝阳上亢型服用甲亢 3 号(如柴胡、川楝子、牡蛎、夏枯草)。对于桥本甲减,以面色萎黄、喜太息为主者服用甲减 1 号(如郁金、香附、当归等);以畏寒喜暖、嗜睡、水肿为主者,服甲减 2 号(如当归、淫羊藿、菟丝子等)。若仅有甲状腺肿大明显者服消瘿丸(如姜半夏、乳香、夏枯草等)。以上所用均为丸药。

4.临床报道

(1)治疗 HT 患者,分以下三型论治。①肝热痰湿型,处方以钩藤、牡丹皮、黄药子、夏枯草、海藻、昆布、地丁草等;②肾阴虚型,以六味地黄丸化裁;③脾肾阳虚型,以桂附八味丸化裁。所有患者均加服甲状腺片 60~90 mg/d,4~6 周。

(4)运用理气滋肾法治疗,取得满意疗效。所用基本方是香附、木香、川芎各 10 g,郁金 15 g,柴胡 10 g,为细面,每次 3 g 内服,每日 3 次。属阴虚加服新六味地黄丸(黄精 50 g,生山药 30 g,泽泻、牡丹皮各 15 g,茯苓、杞果各 25 g,蜜制为丸,每丸 10 g),每次 2 丸。每日 3 次;阳虚加服金匮肾气丸,用量同前。30~50 d 为 1 个疗程,最长达 4 个疗程。

(5)自拟复方香附散行气破结,活血化瘀,治疗 HT。基本方为香附 22.5 g,厚朴 15 g,枳实 22.5 g,柴胡 15 g,白芍 25 g,川芎 22.5 g,共为细末,每次 2 g 内服,每日服 3 次。阴虚者加用新六味地黄丸,阳虚加服金匮肾气丸,每丸 10 g,每日 3 次,连续服用 4 个月以上统计疗效。

(6)以隔药灸治疗 HT 患者,分为艾灸 1 组在附子饼下加温阳中药粉末,2 组加益气温阳与活血化瘀中药粉末。取穴同为两组:一组是膻中、中脘、关元;另一组为大椎、肾俞、命门。两组穴位交替,每次每穴灸五壮,50 次为 1 个疗程。

5.实验研究

1956 年,Witebsky 和 Rose 发现家兔或自身的甲状腺组织浸出液加 Freund 佐剂进行免疫注射后,血清中出现甲状腺抗体,甲状腺发生特异的病变。用豚鼠和狗所作实验也同样证实,同种组织和自身组织加佐剂反复注射可致实验性甲状腺炎。

1964 年,Lerner 用豚鼠甲状腺组织加 Freund 佐剂大量注射于皮内和足等,分注于 30 个部位后 5 d,3 个月达最高峰,1 年以后渐渐消退,终期大部分动物仍有轻度病变。血清中的抗体出现于 7 d 以后,6~7 周达最高峰,6 个月以后渐低,终期仍有很低的滴度。

实验性 HT,用血清作被动转移试验未获成功,而用淋巴细胞作转移也有报道。1961 年 Waksman 用甲状腺抗原加佐剂单次注射纯系豚鼠足掌,7 d 后杀死动物,取脾或淋巴结制成细胞悬液,静脉注射于正常的同纯系豚鼠,又隔 7 d 后剖验受体动物,甲状腺炎被动转移成功。已经证实发病动物的淋巴细胞对培养中的甲状腺细胞有直接损伤作用。

对于自身免疫性甲状腺炎动物模型的复制,一直以来主要采用 3 种途径:①在药物、化学物质及高碘的作用下,使动物自发形成 EAT;②T 细胞减除法,联合应用胸腺切除、抗胸腺血清及骨髓移植减除全部 T 细胞,引发 EAT;③甲状腺抗原直接注入免疫缺陷的动物体内诱导 EAT。目前,效果比较理想并且得到研究人员一致认可的是第 3 种。

动物实验性免疫性甲状腺炎和人类 HT 病至少有以下相同之处。
(1)血清中有甲状腺自身抗体。
(2)病变的组织学检查结果一致。
(3)用血清不能被动转移这种甲状腺炎。
(4)用甲状腺抗原做皮肤试验,迟发性超敏反应阳性。

值得注意的是动物实验性甲状腺炎在抗原刺激终止后,病变逐渐可复原,而人类 HT 为终身性疾患,自愈倾向不明显。

当前关于 HT 的实验研究不多,集中于临床报道,对其诊断和治疗进行探讨,及其与某些自身免疫病的关系等,如陆义群测得自身免疫性甲状腺疾病胰岛细胞表面抗体增高,李昌臣等 HT 与蛋白尿有相关性。从免疫学方面的研究有:桥本病的甲状腺球蛋白与甲状腺素的免疫组织化学研究;慢性淋巴性甲状腺炎的抗甲状腺抗体的动态变化;陈格等还检测桥本患者血清中抗 TSH 自身抗体。对过氧化物酶也进行免疫组化研究;从病理学方面有苏日达对桥本毒症的免疫学病理学研究及其临床特征;江昌新对慢性淋巴性甲状腺炎的超微结构病理研究;内分泌方面有无症状自身免疫性甲状腺炎中甲状腺激素的储备;桥本病的碘代谢及其临床价值等。中医中药研究着重益气养阴法治疗小鼠实验性自身免疫性甲状腺炎的研究。

第六节　甲状旁腺功能减退症

甲状旁腺功能减退症(hypoparathyroidism,简称甲旁减)是指甲状旁腺素(PTH)分泌过少和(或)效应不足而引起的一组临床综合征。其临床特点是手足搐搦、癫痫样发作、低钙血症和高磷血症。临床常见类型有特发性甲旁减、继发性甲旁减、低血镁性甲旁减,少见类型包括假性甲旁减等。长期口服钙剂和维生素 D 制剂可使病情得到控制。本病可因甲状腺或甲状旁腺手术损伤甲状旁腺或其血液供应;特发性可能与自身免疫异常有关;极少数是由于遗传缺陷,甲状旁腺靶器官受体异常所致。此病临床较少见且临床表现往往复杂多变,因而对该病认识不足而容易延误诊断与治疗。

一、病因、病理

PTH 从合成、释放、与靶器官受体结合的过程中,任何一个环节的障碍均可引起甲旁减,包括PTH生成减少、分泌受抑制、作用受阻三类原因。

1. PTH生成减少

有继发性和特发性两种原因。前者主要是由于甲状腺或颈部手术误将甲状旁腺切除或损伤所致，也可因甲状旁腺手术或颈部放射治疗而引起。特发性甲旁减的病因尚未明确，可能与自身免疫有关。患者血中可检出甲状旁腺抗体，并可伴有肾上腺皮质、甲状腺或胃壁细胞抗体。还可伴有其他自身免疫病，如原发性甲状腺功能减退症、恶性贫血、特发性肾上腺皮质萎缩所致的Addison病等。本病可有家族史，伴有性联隐性遗传或常染色体隐性或显性遗传。

2. PTH分泌受抑制

严重低镁血症可暂时性抑制PTH分泌，引起可逆的甲旁减，因为镁离子为释放PTH所必需。缺镁时，血清PTH明显降低或测不出。补充镁后，血清PTH立即增加。低镁血症还可影响PTH对周围组织的作用。

3. PTH作用障碍

由于PTH受体或受体后缺陷，使PTH对其靶器官（骨、肾）组织细胞的作用受阻，从而导致PTH抵抗，称为假性甲旁减。本病为一种遗传性疾病，致病基因定位于20q13.11(GNASI基因突变)，其主要与GTP结合蛋白的α亚基有关。缺陷可存在于PTH受体、腺苷酸环化酶、G蛋白，突变通过母亲遗传。

由于PTH缺乏，破骨作用减弱，骨吸收降低；同时因$1,25-(OH)_2D_3$形成减少而肠道钙吸收减少；肾小管钙重吸收降低而尿钙排出增加，从而引起血钙降低。但当血清钙降至1.75 mmol/L以下时，尿钙浓度显著降低甚而不可测得。由于肾排磷减少，血清磷增高。低血钙与高血磷是甲旁减的临床生化特征。由于PTH缺乏，尿cAMP降低，但注射外源性PTH后，尿cAMP立即上升。血清钙浓度降低主要是钙离子浓度降低，当达到一定严重程度时，神经肌肉兴奋性增加，可出现手足搐搦，甚至惊厥。长期低钙血症可引起白内障，基底神经节钙化，皮肤、毛发、指甲等外胚层病变，在儿童可影响智力发育。

二、分类

(1)特发性甲状旁腺功能减退，约1/3的患者血中有甲状旁腺抗体，说明本病的病因与自身免疫有关。有的特发性甲状旁腺功能减退可伴有其他免疫系统疾病，萎缩性多发性内分泌腺功能低下。

(2)手术后甲状旁腺功能减退，为甲状腺次、全切除术后的常见并发症之一。甲状旁腺局部解剖多为4个，双侧对称紧贴于甲状腺分布。如果甲状旁腺数目少或异位，则在甲状腺手术过程中容易误切，导致甲状旁腺激素合成和分泌减少，引起甲旁减。

(3)假性甲状旁腺功能减退症(pseudohypoparathyroidism,PHP)是一种罕见的多基因缺陷病，其特征类似于真性特发性甲状旁腺功能减退症，但甲状旁腺本身无病变。患者周围靶器官受体或受体后缺陷，对PTH无反应，表现出靶细胞对PTH抵抗，因此表现为甲旁减，但血清PTH常增高。目前认为，PTH对靶器官的作用是cAMP调节的。信号转导鸟苷酸结合蛋白(G蛋白)调节第二信使系统。激活型G蛋白(Gs)可激活腺苷酸环化酶(AC)，AC可促使ATP合成cAMP。因此，G蛋白若出现结构或功能异常，均可影响PTH对靶器官的作用。近来研究表明，假性甲状旁腺功能减退症患者的组织蛋白酶D对PTH的反应是降低的，因此表现出PTH抵抗。

假性甲状旁腺功能减退症又可分为Ⅰ型与Ⅱ型，Ⅰ型又有Ⅰa、Ⅰb、Ⅰc 3个亚型。Ⅰa型，Albright等首先于1942年报道一类甲状旁腺功能减退的患者和其他甲状旁腺功能减退症一样有低血钙和高血磷，但是，静脉输入PTH不能使尿磷排出增加和血钙升高。此外，还有身体畸形，表现为身材矮小、圆脸、第4掌骨短、肥胖及皮下钙化。这种体形被称为Albright遗传性骨营养不良（Albright's hereditary osteodystrophy，AHO）。后来，发现此类患者的血浆PTH高，输入合成PTH不能增加尿磷和cAMP的排出。推断本病的发病机制是PTH受体对PTH不敏感。深入研究发现该受体的鸟苷酸结合蛋白Gas的基因出现变异，活性下降，患者同时合并其他肽类激素（TSH、胰高血糖素、促性腺激素）受体的不敏感，这些受体的Gas活性也下降，导致这些激素的靶腺体功能低下。患者的遗传方式是常染色体显性遗传。符合上述临床特点者归为Ⅰa型。Ⅰc型，为显性遗传，具有Ⅰa的所有特征，只是Gas活性正常。Ⅰb型，没有AHO特征和其他肽类激素抵抗，没有Gas的基因变异，只是肾对PTH抵抗，而骨骼对PTH反应正常。部分Ⅰb型患者骨骼被过多的PTH作用，可出现骨量丢失，类似甲状旁腺功能亢进的表现，多为显性遗传，也有散发病例。

另外，有一类患者有AHO体形和Gas的基因变异，但是尿cAMP和尿磷对PTH反应正常，也没有低血钙和高血磷。此类患者被称为假假性甲状旁腺功能减退症（pseudopseudohypoparathyroidism）。

Ⅱ型，散发病例，Gas活性正常，没有AHO体形，尿cAMP排出量正常或稍高。静脉输入PTH可使尿cAMP显著增加，但尿磷不增加。

三、临床表现

甲状旁腺功能减退症的症状取决于血钙降低的程度与持续时间以及下降的速度。

1. 神经肌肉应激性增加

可出现指端或嘴部麻木和刺痛，手足与面部肌肉痉挛，随即出现手足搐搦（血清钙一般在2 mmol/L以下），典型表现为双侧拇指强烈内收，掌指关节屈曲，指骨间关节伸展，腕、肘关节屈曲，形成鹰爪状。有时双足也呈强直性伸展，膝关节与髋关节屈曲。发作时可有疼痛，但由于形状可怕，患者常异常惊恐，因此加重手足搐搦。有些轻症或久病患者不一定出现手足搐搦。其神经肌肉兴奋性增高主要表现为面神经叩击征（Chvostek征）阳性，用手指叩击耳前和颧弓下的面神经，同侧面肌抽动。束臂加压试验（Trousseau征）阳性，维持血压稍高于收缩压（10 mmHg）2~3 min，如果出现手足搐搦即为阳性，有时当血压介于收缩压与舒张压之间时也可出现阳性反应。

2. 神经、精神症状

有些患者，特别是儿童可出现惊厥或癫痫样全身抽搐，如果不伴有手足搐搦，常可误诊为癫痫大发作。手足搐搦发作时也可伴有喉痉挛与喘鸣。常由于感染、过劳和情绪等因素诱发。女性在月经期前后更易发作。除了上述表现外，长期慢性低钙血症还可引起锥体外神经症状，包括典型的帕金森病的表现，纠正低血钙可使症状改善。少数患者可出现颅内压增高与视盘水肿。也可伴有自主神经功能紊乱，如出汗、声门痉挛、气管呼吸肌痉挛及胆、肠和膀胱平滑肌痉挛等。慢性甲旁减患者可出现精神症状，包括烦躁、易激动、抑郁或精神病。

3. 外胚层组织营养变性

白内障在本病者中颇为常见，可严重影响视力。纠正低血钙可使白内障不再发展。牙齿发育障碍,牙齿钙化不全,齿釉发育障碍,呈黄点、横纹、小孔等病变。长期甲旁减患者皮肤干燥、脱屑,指甲出现纵嵴,毛发粗而干,易脱落,易患念珠菌感染。血钙纠正后,上述症状也能好转。

4.其他

转移性钙化多见于脑基底节(苍白球、壳核和尾状核),常呈对称性分布。脑CT检查发现率较头颅X线平片高。其他软组织、肌腱、脊柱旁韧带等均可发现钙化。心电图检查可发现QT时间期延长,主要为ST段延长,伴异常T波。脑电图可出现癫痫样波。血清钙纠正后,心、脑电图改变也随之消失。

四、辅助检查

多次测定血清钙,若<2.2 mmol/L者,存在低血钙。有症状者,血清总钙一般≤1.88 mmol/L,血清游离钙≤0.95 mmol/L。多数患者血清磷增高,部分正常。尿钙、尿磷排出量减少。碱性磷酸酶正常。血PTH多数低于正常也可在正常范围,因低钙血症对甲状旁腺是一强烈刺激,血清总钙≤1.88 mmol/L时,血PTH值应增加5~10倍,所以低钙血症时,如血PTH在正常范围,仍属甲状旁腺功能减退。因此,检测血PTH时应同时测血钙,两者一并分析。

五、诊断要点

本病常有手足搐搦反复发作史,Chvostek征与Trousseau征阳性,实验室检查如有血钙降低(常低于2 mmol/L)、血磷增高(常高于2 mmol/L),且能排除肾功能不全者,诊断基本上可以确定。如果血清PTH测定结果明显降低或不能测得,或滴注外源性PTH后尿磷与尿cAMP显著增加,诊断可以肯定。在特发性甲旁减的患者,临床上常无明显病因可发现,可有家族史。手术后甲旁减常为甲状腺或甲状旁腺手术后发生。

六、鉴别诊断

1.假性甲状旁腺功能减退症

本病是一种具有以低钙血症和高磷血症为特征的显性或隐性遗传性疾病,典型患者可伴有发育异常、智力发育迟缓、体态矮胖、脸圆,可见掌骨(跖骨)缩短,特别是对称性第4与第5掌骨缩短。由于PTH受体或受体后缺陷,周围器官对PTH无反应(PTH抵抗),PTH分泌增加,易与特发性甲旁减鉴别。

假性甲旁减又可分为Ⅰ型与Ⅱ型。静脉滴注200U PTH后,尿cAMP与尿磷不增加(仍低)为Ⅰ型;尿cAMP增加,但尿磷不增加为Ⅱ型。以Ⅰ型最常见,又可分为Ⅰa、Ⅰb、Ⅰc 3个亚型,体外测定表明Ⅰa型中刺激性G蛋白亚基(Gs)活性下降。Ⅰa、Ⅰc型患者常伴有掌骨、趾骨变短以及营养发育异常的其他特征,Ⅰb型表型正常。本病的治疗基本上与特发性甲状旁腺功能减退症相同。

2.严重低镁血症(血清镁低于0.4 mmol/L)

患者也可出现低血钙与手足搐搦。血清PTH可降低或不能测得。但低镁纠正后,低钙血症迅即恢复,血清PTH也随之正常。

3.其他

其他如代谢性或呼吸性碱中毒、维生素D缺乏、肾功能不全、慢性腹泻、钙吸收不良等,应加以鉴别。

七、西医治疗

1. 内科治疗

治疗目的是控制症状,包括中止手足搐搦发作,使血清钙正常或接近正常;减少甲旁减并发症的发生;避免维生素D中毒。

(1)急性低钙血症的治疗:当发生手足搐搦、喉痉挛、哮喘、惊厥或癫痫样大发作时,即刻静脉注射10%葡萄糖酸钙10~20 mL,注射速度宜缓慢,必要时4~6 h后重复注射,每日酌情1~3次不等。若发作严重可短期内辅以地西泮或苯妥英钠肌内注射,以迅速控制搐搦与痉挛。

(2)间歇期处理:钙剂:应长期每日口服钙剂,服含钙元素1~1.5 g的药物钙(供给1 g元素钙需乳酸钙7.7 g,葡萄糖酸钙11 g,氯化钙3.7 g或碳酸钙2.5 g),维持血钙接近正常水平为宜。孕妇、乳母酌加,小儿也需多些。血钙升高后,磷肾阈相应降低,尿磷排出增加,血磷随之下降,常不需降低血磷的药物。饮食中注意摄入高钙、低磷食物。

维生素D及其衍生物:轻症甲旁减患者,经补充钙与限制磷的治疗后,血清钙可基本保持正常,症状控制。症状较重患者则须加用维生素D制剂,常用剂量为维生素D_3 3万~10万 U/d;或$1\alpha\text{-}(OH)D_3$ 1~4 μg/d;或$1,25\text{-}(OH)_2D_3$ 0.75~1.5 mg/d。用药期间应定期复查血、尿钙水平,及时调整剂量。

避免维生素D过量中毒、高钙血症发生。甲旁减时肾1α羟化作用减弱,外源性维生素D转变为活性维生素D的过程受到障碍,故需要较大剂量,起效慢,在体内的清除亦慢,停药后作用消失需2周至4个月。羟化的活性维生素D疗效迅速且较稳定,口服较方便,停药后3~6 d作用即消失,但价格较贵。维生素D与钙剂的剂量可相互调节。增加维生素D剂量可加速肠道钙吸收,钙剂可相应减少;增加钙剂也可增加肠道钙吸收,可相应减少维生素D的补充。甲旁减时,肾小管重吸收钙减少,肾小球滤出钙的排泄量增加,在血钙正常条件下(如2.35 mmol/L,即9.5 mg/dL)即出现明显的高尿钙,因而甲旁减用钙剂和维生素D治疗的目标为减轻、控制临床症状,而不是将血钙提到正常范围,宜将血清钙保持在2.0~2.25 mmol/L之间。如此可防止手足搐搦发作,同时使尿钙不致过高,以避免尿路结石、肾钙质沉积、肾功能减退,并防止维生素D中毒。

补镁:对伴有低镁血症者,应立即补充镁,如25%的硫酸镁10~20 mL加入5%葡萄糖盐水500 mL中静脉滴注,或用10%葡萄糖溶液肌内注射,剂量视血镁过低程度而定。低镁血症纠正后,低钙血症也可能随之好转。

2. 外科治疗

对于甲状旁腺激素分泌不足或缺失引起的甲状旁腺功能减退症,可以通过甲状旁腺腺体、组织或细胞的移植,来代替自身甲状旁腺分泌甲状旁腺激素,维持钙磷代谢的平衡。

八、中医辨证论治

历代中医古籍中没有甲状旁腺功能减退症的病名记载。根据其临床特点是手足搐搦、癫痫样发作、低钙血症和高磷血症,可属中医学"痉病""癫证""痫证""骨痛"等范畴,进行辨证论治。

九、预后与防护

1. 预后

继发性甲旁减的预后与原发病有很大关系。对于特发性甲旁减和假性甲旁减,钙剂和维生素 D 的联合应用完全可以控制病情,因此,决定预后的重点是能否得到早期正确的诊断和合理的治疗。这不仅意味着消除低血钙相关的手足搐搦和神经系统症状,而且可以预防和防止低钙性白内障和基底节钙化的发生和进展。

2. 预防与护理

预防主要在于甲状腺手术时,避免损伤或误将甲状旁腺切除;甲状旁腺手术时,必须在术前对甲状旁腺病变诊断可靠、定位明确、熟悉甲状旁腺的解剖,细致而有步骤地进行探查和手术操作,避免过多或全部将甲状旁腺切除。甲旁减确诊后应及时应用维生素 D 制剂和补充钙剂治疗,纠正低血钙,以达到缓解症状,预防发生低血钙的并发症。

高水平的颈部外科手术是减少颈部手术继发甲旁减的重要因素。控制好母亲的血钙水平,可减少新生儿甲旁减。

第七节 糖尿病

糖尿病是一种由胰岛素分泌缺陷及(或)胰岛素作用障碍引起的,以血糖水平增高为主要特征的代谢性疾病。糖尿病对人体的长期影响主要是造成各种器官的功能损伤,包括不断进展的血管性疾病和神经病变。糖尿病最严重的急性并发症是酮症酸中毒及高渗性昏迷,严重危害健康,甚至生命。

一、病理生理

糖尿病的发病机制可归纳为不同病因导致胰岛 B 细胞分泌缺陷及(或)周围组织胰岛素作用不足。胰岛素分泌缺陷可由于胰岛 B 细胞组织内兴奋胰岛素分泌及合成的信号在传递过程中的功能缺陷,亦可由于自身免疫、感染、化学毒物等因素导致胰岛 B 细胞破坏,数量减少。

胰岛素作用不足可由于周围组织中复杂的胰岛素作用信号传递通道中的任何缺陷引起。胰岛素分泌及作用不足的后果是糖、脂肪及蛋白质等物质代谢紊乱。依赖胰岛素的周围组织(肌肉、肝及脂肪组织)的糖利用障碍,以及肝糖原异生增加,导致血糖升高、脂肪组织的脂肪酸氧化分解增加、肝酮体形成增加及合成三酰甘油增加;肌肉蛋白质分解速率超过合成速率以至负氮平衡。这些代谢紊乱是糖尿病及其并发症、伴发病发生的病理生理基础。

二、临床表现

糖尿病的临床表现可归纳为糖、脂肪及蛋白质代谢紊乱综合征和不同器官并发症及伴发病的功能障碍两方面表现。血糖明显升高时可出现多尿、多饮、体重减轻,有时尚可伴多食及视物模糊。并可出现各种急、慢性并发症。

1. 急性糖尿病并发症

(1)酮症酸中毒:是糖尿病最常见的急性并发症,常见于1型糖尿病患者,多发生于代谢控制不良、伴发感染、严重应激、胰岛素治疗中断及饮食失调等情况。2型糖尿病,如代谢控制差、伴有严重应激时,亦可发生,是糖尿病代谢紊乱严重失代偿的一种临床表现。

在各种诱因下,由于胰岛素严重缺乏,胰岛素拮抗激素(如胰高血糖素、儿茶酚胺、生长激素、肾上腺皮质激素)相对或绝对增多,使脂肪分解加速,脂肪酸在肝脏内经β-氧化产生的酮体大量增加,当酮体生成多于组织利用和肾排泄时,使血酮体浓度显著升高。由于大量有机酸聚积消耗了体内碱储备,超过体液缓冲系统和呼吸系统代偿能力,即发生酸中毒。另外,由于尿渗透压升高,大量水分、钠、钾、氯丢失,进而引起脱水。

(2)糖尿病非酮症性高渗综合征:其生化特点为高血糖(>33.3 mmol/L)、高血浆渗透压(>350 mOsm/kg,H_2O)、无明显酮症及酸中毒;临床以严重脱水、不同程度的神经精神症状、肾前性尿毒症为特征。多见于老年2型糖尿病患者,病死率超过30%,是糖尿病威胁生命的急性并发症之一。

其最主要的病理生理变化是严重失水和高渗状态,由于胰岛素相对或绝对不足,在各种诱因作用下,血糖急剧升高,严重的高血糖和尿糖引起渗透性利尿,致使水及电解质大量自肾丢失,出现脱水、血容量不足、血压下降、肾功能不全、血液浓缩,由于患者多有主动摄水能力障碍和不同程度的肾损害,故高血糖、脱水、高渗透压逐渐加重。另外,脱水时,皮质醇、儿茶酚胺、胰高血糖素等升糖激素分泌增多,而胰岛素分泌受抑,造成高血糖状态的继续加重,形成恶性循环。

(3)乳酸性酸中毒:糖尿病合并乳酸性酸中毒大多发生在伴有肝、肾功能不全,或伴有慢性心肺功能不全等缺氧性疾病患者,尤其是同时服用苯乙双胍者。主要是由于体内无氧酵解的糖代谢产物乳酸大量堆积导致高乳酸血症,进一步出现体液pH降低,导致乳酸性酸中毒。实验室检查可见血乳酸水平超过5 mmol/L、pH明显降低、阴离子间隙扩大。乳酸性酸中毒一旦发生,应立即给予补充胰岛素、纠正酸中毒、补液、给氧、去除诱因等治疗。因其病死率极高、对治疗反应不佳,故预防比治疗更为重要。本病可伴有酮症酸中毒、糖尿病非酮症高渗综合征,使诊断更加复杂。

2. 慢性糖尿病并发症

(1)糖尿病心、脑血管并发症:糖尿病患者并发动脉粥样硬化,如冠心病、脑血管病的危险性大大增加,是糖尿病患者致死致残的主要原因。①冠心病:糖尿病患者冠心病致残和病死率是同年龄组非糖尿病患者的2~3倍,且发生左心力衰竭、心源性休克、心律失常、传导阻滞的频率和程度都高。推荐男性>50岁或女性>60岁,并伴1项其他心血管危险因素者的2型糖尿病患者使用阿司匹林进行一级预防(参见中国2型糖尿病防治指南(2010年版,讨论稿))。②脑血管病变:糖尿病脑血管病变的发生率较非糖尿病明显增高,并以脑梗死为多见。

(2)糖尿病肾病:糖尿病肾病(DN)是糖尿病的常见慢性并发症之一,也是导致肾功能不全的重要原发病。DN病变累及肾小管和肾小球,通常在糖尿病发生15~20年内出现,其自然病程开始于微量清蛋白尿,并可发展为显性蛋白尿,血压升高,肾功能下降,若不积极治疗,部分患者最终进入终末期肾病(ESRD)进而导致死亡。DN是当前导致ESRD的主要原因。

(3)糖尿病性白内障:糖尿病是导致白内障的危险因素之一,糖尿病患者发生白内障的危险性比正常人高5~10倍,严重影响视力。糖尿病白内障发病机制与异常糖代谢通路激活,特别是多元醇代谢通路激活有关,晶状体内甘露醇含量增加、晶状体组织代谢障碍,水肿、老化、混浊,透光性下降。非酶性糖基化反应也与糖尿病白内障正相关。在高血糖或高半乳糖病理情况下,晶体蛋白的游离氨基被糖分子中醛基结合后,改变了表面电荷分布和分子结构,使内部巯基基因暴露,氧化形成二硫键,最终形成高分子聚合物,导致光散射增加,白内障形成。糖尿病性白内障病变累及双眼,可于数日达到完全成熟,很少超过数周。最初为散在的灰白色点状混浊,位于囊膜下皮质层的表面,情况有如点状雪花飘荡在灰暗的天空,形态特殊;混浊很快融合,迅速进展,可在数日发展为全晶状体混浊。当糖尿病患者有视物不清、眼前云雾感、阳光灯光不耀眼、视力下降、换眼镜也不能改善视力等情况时,要高度怀疑患白内障。在糖尿病白内障早期,严格控制血糖,滴用治疗白内障的眼液,晶状体混浊可能会部分消退。当白内障明显影响视力,妨碍工作和生活时,可在血糖控制下行白内障摘除术和人工晶体植入术,植入人工晶状体可恢复80%左右的视力。白内障术后糖尿病视网膜病变进展加快,因此,若合并有糖尿病性视网膜病变,眼底检查尚能看到黄斑水肿、严重背景性或增生性视网膜病变时,建议对白内障手术前,先进行全视网膜光凝治疗,手术中要力求保持晶状体囊的完整性,以便延缓视网膜病变的进程,手术后应继续治疗眼底病变。

(4)糖尿病足:糖尿病足又称糖尿病肢端坏疽,是糖尿病患者因末梢神经病变、下肢血管病变致供血不足及细菌感染等多种因素引起的足部疼痛、足部溃疡及肢端坏疽等病变。糖尿病足最常见的后果是慢性溃疡,最严重的结果是截肢,是糖尿病最严重的慢性并发症之一,也是糖尿病患者致残、致死的重要原因。

(5)糖尿病骨关节病:糖尿病骨关节病的发生率为0.1%~0.4%,主要系神经病变所致,感染可加重其损伤。最受影响的关节依次为跖趾关节(31.5%)、跗跖关节(27.4%)、跗骨(21.8%)、踝关节(10.2%)、趾间关节(9.1%)。跖趾关节是最容易受累的,多关节同时受累也较常见。有时双足同时受累,但是病情程度可不一致。本病发生率虽然不高,但可致关节脱位、畸形,严重影响关节功能,使患者生活质量降低。治疗上取决于基础的致病因素。首选非手术治疗,充分地控制糖尿病高血糖是治疗的前提,卧床休息和减轻足受到的压力也是基本治疗。如果有炎症,需要做微生物培养和选用广谱抗生素。采用二膦酸盐治疗Charcot关节病。即使有较广泛的骨组织破坏,或有骨畸形或X线表现已经到了3期,仍然有可能达到愈合的程度。预后较好,通常不需用外科治疗。

(6)糖尿病胃肠病:糖尿病胃肠病变十分常见,可见于3/4以上的糖尿病患者,且病变可发生在从食管至直肠的消化道的各个部分,临床表现多样,给患者带来不同程度的不适和痛苦。临床表现包括咽下困难和胃灼热、恶心呕吐、腹泻或便秘等。

(7)糖尿病与口腔疾病:糖尿病患者机体对细菌的抗感染能力下降,口腔颌面部组织及口腔内的牙龈和牙周组织易发生感染,可引起齿槽溢脓、牙槽骨吸收、牙齿松动。发生在颌面部软组织的感染,起病急,炎症扩展迅速,发病初期就可以使全身情况突然恶化,治疗不及时可引起死亡。

(8)糖尿病勃起功能障碍:糖尿病勃起功能障碍(ED)是多因素综合作用的结果。预防ED的方法包括:①树立乐观、积极的品格;②戒断烟和酒;③拒绝毒品;④控制高血糖;⑤预防和控制高血压和高血脂;⑥监测动脉粥样硬化和糖尿病自主神经病变的发生和发展;⑦不滥用药物;⑧出现ED迹象时,应尽早到专科咨询和就诊。

(9)糖尿病心理障碍:糖尿病心理障碍发病率高达30%~50%。多数糖尿病患者存在心理障碍,包括糖尿病患者特有的恐惧心理(精神应激)、焦虑和抑郁等。应采取综合治疗,如严格控制血糖,预防及治疗低血糖及其并发症;正确评价患者的身体状况及心理状况,提高患者自我管理的能力;帮助患者保持自尊和建立良好的社会关系;严重者给予药物干预。

三、疾病评估

根据2009年美国糖尿病协会(ADA)的建议,对糖尿病分型如下。

(一) 1型糖尿病

胰岛B细胞破坏导致胰岛素绝对缺乏。

1. 免疫介导性糖尿病

免疫介导性糖尿病占糖尿病的5%~10%,其根本病因是细胞介导的针对胰岛B细胞的自身免疫性损伤。患者可有以下遗传—免疫临床病因学标志物,包括胰岛细胞抗体、胰岛素自身抗体、谷氨酸脱羧酶65(GAD65)抗体、酪氨酸磷酸酶样蛋白(IA-2)抗体及IA-2β抗体。同时,与人类主要组织相容复合物上的Ⅱ型人类白细胞抗原(HLA)密切相关。HLA-DQ位点为1型糖尿病易感性的主要决定因子,HLA-DR/DQ基因既可以是其易感基因,也可以是其抵抗基因。免疫介导性糖尿病可以表现为不同临床特点,胰岛B细胞破坏进展程度也有不同。儿童和青少年患者多起病急,有明显高血糖症状或以酮症酸中毒为首发表现,检查多见明显胰岛B细胞胰岛素分泌不足;而成年患者多缓慢起病,症状隐匿,多无酮症,起病时尚残存一定的胰岛B细胞功能,病程中B细胞功能逐渐减退;还有部分患者发病时表现为中等程度高血糖,当存在感染及各种应激因素时迅速发展至严重高血糖和(或)酮症酸中毒。无论表现为哪种临床过程,最终会发生胰岛B细胞功能衰竭,需要依赖外源胰岛素维持生命。此型糖尿病伴肥胖者少见,但并不排除某些肥胖糖尿病患者属此类型。有的患者易伴有其他自身免疫性疾病,包括Graves病、桥本甲状腺炎、肾上腺皮质功能减退、白癜风、吸收不良综合征、肝炎、重症肌无力、恶性贫血。

2. 特发性糖尿病

无明确病因,无自身免疫机制参与的证据,与HLA无关联,具有明显家族遗传倾向。有明显但是一过性的胰岛B细胞功能减退甚至衰竭,临床上常伴酮症甚至酸中毒,但胰岛B细胞功能不一定呈进行性减退,病程中胰岛B细胞功能可好转,以致数年无须胰岛素治疗。

(二) 2型糖尿病

2型糖尿病占糖尿病的90%~95%。2型糖尿病是遗传和环境因素共同作用而形成的多基因遗传性复杂性疾病。遗传因素和环境因素的多样性造成了患者个体的多样性和异质性。目前普遍认为,胰岛素抵抗和B细胞分泌缺陷是2型糖尿病发病机制的两个主要环节。

(三) 特殊型糖尿病

1. 胰岛B细胞遗传缺陷

由于单基因突变导致胰岛B细胞功能缺陷。这一类型患者通常起病年龄早(25岁之前),称为青年发病的成年型糖尿病(MODY),其特征为胰岛素分泌不足,无或有很轻的胰岛素作用障碍,为常染色体显性遗传。现已鉴定出MODY的6种突变基因。线粒体基因突变可致糖尿病。最多见的是线粒体亮氨酸转运核糖核酸基因核苷酸顺序3243A→G突变糖尿病。此外,已经发现有些基因突变影响到胰岛素原加工裂解为胰岛素的过程,导致胰岛素生成减少,为常染色体显性遗传。也发现少数家系有胰岛素基因点突变,产生变异胰岛素,其生物活性低下。

2. 胰岛素作用遗传缺陷

由于胰岛素受体基因突变导致胰岛素作用障碍。其中，A 型胰岛素抵抗常伴有黑棘皮病、卵巢源性雄激素过多症及多囊卵巢。此外，具有严重胰岛素抵抗的脂肪萎缩性糖尿病患者中，未能找到胰岛素受体结构和功能变化的证据，推测存在胰岛素受体后信号传递通路缺陷。

3. 胰腺外分泌疾病

任何导致胰腺广泛破坏的因素都可能引发糖尿病，包括胰腺炎、创伤、感染、胰腺切除术后和胰腺肿瘤。

胰腺纤维囊性病和血色病可破坏胰岛 B 细胞导致胰岛素分泌不足。纤维钙化性胰腺病，原属 WHO 糖尿病分型(1985 年)中的营养不良相关糖尿病，现归于本类，本病以发作性腹痛并向背部放射、胰腺管明显钙化扩展伴结石为特点。

4. 内分泌疾病

许多内分泌腺肿瘤或增生(如肢端肥大症、Cushing 综合征、胰升糖素瘤、嗜铬细胞瘤、生长抑素瘤、醛固酮瘤等)所致功能亢进常伴糖尿病，其致病机制并不相同。生长激素、糖皮质激素、胰升糖素、肾上腺素主要拮抗胰岛素作用，生长抑素及醛固酮则主要通过抑制胰岛 B 细胞分泌胰岛素。

5. 药物或化学制剂诱致糖尿病

许多药物可以引起胰岛 B 细胞胰岛素分泌缺陷。药物所致糖尿病不一定完全归咎于药物本身，尚可能涉及个体对糖尿病的遗传易感度。不同药物致病机制有所不同，某些药物如 Vacor(杀鼠药)和喷他脒可致胰岛 B 细胞永久性破坏；而另一些药物如烟酸和糖皮质激素则通过拮抗胰岛素作用；有报道干扰素-α 诱发糖尿病，其机制可能是导致与胰岛细胞抗体有关的胰岛素分泌缺陷。

6. 感染

病毒感染致糖尿病的机制通常认为是造成胰腺破坏，亦可能是病毒抗原与胰岛细胞自身抗原有交叉反应性而激起针对胰岛的自身免疫反应。先天性风疹致糖尿病与 HLA 有关，并且具有 1 型糖尿病相关的多种免疫标志物。涉及糖尿病发病的病毒还有柯萨奇 B 病毒、巨细胞病毒、腺病毒和腮腺炎病毒等。

7. 免疫介导的罕见类型

这一类型中目前已经明确的有 2 种情况：①僵人(stiff man)综合征，为自身免疫性中枢神经系统疾病，以躯干、颈肩肌发作性痉挛伴肌痛为临床特征。患者体内存在较多的 GAD 抗体滴度，约 1/3 的患者可发生糖尿病。②患者存在针对胰岛素受体的抗体，此抗体与胰岛素受体结合阻断了胰岛素与受体的结合，导致糖尿病。有的抗胰岛素受体抗体为受体兴奋抗体，可引发低血糖症。某些患者有明显的高胰岛素血症、重度胰岛素抵抗及黑棘皮病，常伴红斑性狼疮等自身免疫病，并存在相应的自身免疫抗体，以往称此类型为 B 型胰岛素抵抗。

8. 可伴糖尿病的遗传综合征

分型中列出了 10 个与糖尿病发生相关的遗传综合征，包括 Down 综合征、Klinefelter 综合征、Turner 综合征、Wolfram 综合征等。

(四)妊娠糖尿病

妊娠糖尿病是指妊娠期间初次发现的任何程度的糖尿病或糖耐量受损。妊娠糖尿病不包括妊娠前已知的糖尿病患者。

四、诊断依据

(一)糖尿病的诊断标准(2010 年 ADA)

(1)糖化血红蛋白(HbAlc)水平≥6.5%,试验用美国全国糖化血红蛋白标准化项目(NGSP)认证的方法进行。

(2)空腹血糖(FPG)≥7.0 mmol/L,"空腹"的定义是至少 8 h 未摄入热量。

(3)口服葡萄糖耐量(OGTT)试验中 2 h 血糖试验应按照世界卫生组织(WHO)的标准进行,用含 75 g 无水葡萄糖溶于水中作为糖负荷。

(4)有高血糖的症状或高血糖危象,随机血糖>11.1 mmol/L,"随机"是指 1 d 内任意时间、无论进食与否。糖尿病典型症状包括多尿、多饮和不可解释的体重减轻。

如果无高血糖症状,标准(1)~(3)应该再次检测证实。

另外,在明确诊断糖尿病和正常水平之间,有糖尿病风险增加状态,包括:①餐后 2 h 血糖(2h PG)>7.8 mmol/L,但≤11.1 mmol/L 时为糖耐量损伤(IGT);②空腹血糖(FPG)>5.6 mmol/L,但<7.0 mmol/L 时为空腹血糖损伤(IFG);③HbAlc 水平处于 5.7%~6.4%的人群,这一群体未来发生糖尿病的风险显著增加,故应作为糖尿病预防的重点对象。

(二)实验室检查

1. 血糖

空腹及餐后血糖升高是诊断糖尿病的主要依据,目前除诊断、科研、校正血糖仪等用途外,更多应用毛细血管全血糖(CBG)进行血糖随访。另外,动态血糖监测(CGMS)是通过葡萄糖感应器监测皮下组织间液的葡萄糖浓度来反映血糖水平的监测技术,可以提供连续、全面、可靠的全天血糖信息,了解血糖波动的趋势,发现不易被传统监测方法所探测的高血糖和低血糖。

2. 空腹血浆或血清胰岛素及 C 肽测定

采用放射免疫法测定的胰岛素包括胰岛素原及与抗体结合的胰岛素 C 肽测定不受胰岛素抗体影响,不与胰岛素产生交叉免疫反应,也不受外源性胰岛素干扰。1 型糖尿病空腹血浆胰岛素和 C 肽水平很低,2 型糖尿病早期多为正常或增高。

3. 胰岛素或 C 肽释放试验

试验方法与 OGTT 相同,只是于空腹,服糖后 30 min、60 min、120 min、180 min 时采血同时测胰岛素或 C 肽,以直接了解胰岛 B 细胞的功能状态。正常人血胰岛素和 C 肽的高峰与血糖高峰一致,于服糖后 30~60 min 胰岛素测值为空腹的 5~10 倍,C 肽测值为空腹的 5~6 倍。1 型糖尿病患者糖负荷后无胰岛素和 C 肽释放反应峰,其释放曲线呈低平状态;2 型糖尿病肥胖患者,糖负荷后胰岛素和 C 肽释放反应峰值正常或增高,但高峰却在 2 h 后延迟出现;病程已久的消瘦 2 型糖尿病患者胰岛素和 C 肽的释放反应峰值低于正常。

4. 糖基化血红蛋白测定

糖化血红蛋白(HbAlc)是葡萄糖与红细胞内的血红蛋白之间形成的非酶催化的稳定糖基化产物,糖化血红蛋白占总血红蛋白的比例与血糖的浓度成正比。因红细胞的寿命为 120 d,因此糖化血红蛋白的浓度可以反映约 120 d 内的血糖平均水平。HbAlc 目前被当作评价糖尿病患者所采用的血糖控制方案的金标准。如果条件许可,血糖控制达到目标的糖尿病患者应每年检查 2 次 HbAlc，血糖控制未达到目标或治疗方案调整后的糖尿病患者应每 3 个月检查 1 次 HbAlc。

5.糖化血清蛋白测定

葡萄糖与血清蛋白和其他蛋白质亦可发生非酶糖化反应，使清蛋白等蛋白质 N-末端上形成酮胺结构，类似果糖胺，因此又将糖化血清蛋白测定称为果糖胺测定，其含量亦取决于血糖浓度，可反映受试者 2 周前的血糖平均浓度。

6.自身抗体测定

自身抗体包括胰岛细胞抗体(ICA)、胰岛素抗体(IAA)及谷氨酸脱羧酶(GAD)抗体测定。1 型糖尿病患者血清中该三种抗体可同时存在，亦可仅测到 1～2 种。3 种抗体中 GAD 存在的时间较长，于发病 10 余年后仍可测到该抗体。

五、治疗方案

糖尿病的治疗是一种综合治疗，包括对患者的教育、饮食治疗、运动疗法、药物治疗等几个方面。

(一)糖尿病教育

教育是糖尿病综合治疗的前提，教育内容包括以下几个方面。

(1)向患者及家属介绍有关糖尿病的知识，以及控制血糖的重要性。

(2)明确血糖控制的目标：空腹血糖控制良好指标为＜6.1 mmol/L，至少应＜7.8 mmol/L，餐后 2 h 应＜8.0 mmol/L，不应高于 10 mmol/L，以及不达标的危害性。

(3)教会患者进行饮食计算及换算方法，并主动遵守饮食计划。

(4)教会患者糖尿病治疗管理的基本方法，包括尿糖定性试验、服药或注射胰岛素的方法、低血糖的识别及处理、足部护理、自我监测并及时与医生联系。

(二)饮食治疗

饮食治疗是所有糖尿病治疗的基础，是糖尿病自然病程中任何阶段预防和控制糖尿病必不可少的措施。

合理控制热量是糖尿病营养治疗的首要原则。热量供给应根据病情、血糖、尿糖、年龄、性别、身高、体重、劳动强度、活动量大小及有无并发症来确定。摄取必需的最低热量，以达到或维持理想体重。

食品交换法是目前普遍采用的糖尿病饮食简便计算法。该法通常将糖尿病患者常用食品分成谷类、蔬菜类、水果类、肉类(畜、禽、鱼、豆制品、蛋)、乳类(含豆奶)、油脂类六大类，并制定出了每类食物的一个交换份的重量、热量及所含其他营养素的数量，可根据病情，选择个人喜爱的食物品种，制定出一日食谱。

饮食治疗应个体化，糖类所提供的热量应占总热量的 55%～65%，总热最的 20%～30% 应来自脂肪和油料，其中少于 1/3 的热量来自饱和脂肪，单不饱和脂肪酸和多不饱和脂肪酸之间要达到平衡；蛋白质的摄入量应限制在 0.8～1.0 g/kg 体重之内；同时注意补充维生素和矿物质；限制饮酒；烹调以清淡为主，食盐限量在 6 g/d 以内；合理分配餐次比例，以少量多餐、定时定量进餐为宜，防止一次进食过多。

(三)运动治疗

运动可以消耗葡萄糖，使血糖降低；增加胰岛素的敏感性，从而改善糖代谢；改善异常的脂代谢紊乱,降低三酰甘油、胆固醇和低密度脂蛋白等容易引起冠心病的有害成分,同时又能使具有保护作用的高密度脂蛋白升高,预防糖尿病患者心脑血管并发症的发生和发展;提高抗凝因子的活性,改善血液的高凝状态,减少血栓的形成;降低血压,可以增加血管的弹性,运动对轻、中度的高血压有一定的防治作用;可以减肥,通过增加能量消耗,降低体重;可以改善心肺功能,对糖尿病并发症的发生起一定的预防作用。

运动的形式多种多样,采取的方式因人而异,但应以容易调节运动强度的运动为宜。运动量的大小取决于运动强度和时间,在实施运动计划时应根据个人的具体情况,由轻到重地增加运动强度。糖尿病患者不宜参加比赛和剧烈运动,要循序渐进,持之以恒。选择喜爱的运动,如打网球、羽毛球、乒乓球、篮球、游泳、跳舞、慢跑步等,对以往没有运动习惯的人,散步更易被接受。按照个人习惯也可以选择家务劳动、上街步行购物、步行上班,这都是可取的运动方式。运动的时间安排,至少每周 4 次以上,每次 30~60 min。强度以轻中度的有氧运动为宜,以运动后稍微出汗为好,若情况良好可逐渐增加,以身体能耐受、无不良反应为准。

运动过程中应注意,运动时间应相对固定,饭后 1 h 运动较为合适,因为此时血糖较高,运动时不易发生低血糖。运动量也要相对固定,不要忽高忽低,以免血糖波动;运动前后测血糖,运动时血糖过低或过高均对患者不利,因此有血糖仪者应做到运动前后各测一次血糖;穿着舒适的鞋袜,每次运动后应检查足部有否破损;运动前做好准备活动,如伸腰踢腿慢走 10 min 再开始运动。结束时,也应做 10 min 恢复动作,如由跑步改为快走慢走逐渐停止;注射胰岛素的患者,因为运动可使胰岛素作用增强,也使注射在四肢皮下的胰岛素吸收加快,易发生低血糖,运动前胰岛素最好注射在腹部;运动中出现胸痛、胸闷的症状,应立即停止运动,原地休息,症状若不缓解应尽快去医院就诊;随身携带糖果,低血糖发生时立即停止运动,口服糖果,若休息 10 min 无缓解,应立即去医院就诊;随身携带糖尿病卡,上面有姓名、住址、电话号码,若发生意外,他人可以根据卡片给予救助。

当患者存在下列情况时,不适宜进行运动,如严重胰岛素缺乏的患者,高血糖难以控制,运动时升糖激素(儿茶酚胺、皮质醇、胰高血糖素及生长激素)会使血糖增高更显著,可以引起酮症酸中毒;病情控制不佳、血糖很高的患者或血糖波动明显的患者;有急性并发症的患者,如急性感染、酮症等;有慢性并发症在进展期的患者,如心绞痛频繁发作、肾病者尿蛋白增加、肾功能不全、增生期视网膜病变、严重的下肢大血管病变、自主神经病变和严重的高血压,以及糖尿病妊娠期间。

(四)监测血糖

血糖监测是糖尿病管理中的重要组成部分,血糖监测的结果可被用来反映饮食控制、运动治疗和药物治疗的效果并指导对治疗方案的调整。血糖监测的频率取决于治疗方法、治疗的目标、病情和个人的经济条件。基本形式是患者的自我血糖监测。常采用的血糖监测方法有四点法(即三餐前+睡前)、五点法(空腹+三餐后 2 h+睡前)以及七点法(三餐前+三餐后 2 h+睡前),必要时尚需加测凌晨 3 时血糖,以防夜间低血糖。血糖监测的频率应根据具体情况而定。初始治疗(尤其是应用胰岛素或磺酰脲类药物者)、血糖控制差或不稳定者应每日监测;血糖控制好且稳定者可每 1~2 周监测 1 d,血糖长期控制良好者可进一步减少监测频率;病重、剧烈活动前后及患病时,如发热和腹泻等情况下,应增加测定次数。应用血糖仪进行自我监测时一般需注意,自我监测技术应让专科医师或其医疗保健小组每年 1 次或 2 次进行核准,监测的质量控制相当重要,特别是其结果与糖基化血红蛋白或临床状态不符或血糖仪所测结果有时与实际血糖不一致,建议抽取静脉血采用生化法测血糖。糖尿病患者应在每次就诊时,将监测结果完整记录,供医生参考。

(五)口服药物治疗

1型糖尿病患者在饮食和运动治疗的基础上必须使用胰岛素治疗,而2型糖尿病患者如饮食和运动治疗未能达到满意血糖控制时,需加用药物治疗。2型糖尿病的药物治疗应着眼于解决胰岛素缺乏和胰岛素抵抗两个问题。

1. 双胍类药物

代表药物为二甲双胍。糖尿病患者发生高血糖与肝产生和释放过多葡萄糖有关,而二甲双胍主要作用于肝,抑制糖异生,减少肝糖输出,降低血糖。它可促进胰岛素与其受体结合,提高胰岛素敏感性,增加肌细胞和脂肪细胞膜上葡萄糖转运子摄取并利用葡萄糖;可抑制脂肪酸氧化,而促进肌细胞利用葡萄糖,还可通过非氧化途径,促进糖原合成,降低血糖浓度。此外,它还可减少肠道葡萄糖吸收,延缓血糖的升高。二甲双胍没有促进胰岛素分泌的作用,其降糖作用必须有胰岛素存在,对血糖正常者无降糖作用,故不引起低血糖。二甲双胍可解除胰岛素抵抗,有一定的胰岛素增敏作用。对于以胰岛素抵抗为主的糖尿病患者,特别是肥胖的2型糖尿病患者治疗应首选双胍类药物。其主要的不良反应是消化道反应,有食欲缺乏、恶心、呕吐、腹痛及腹泻等。为减少不良反应,开始剂量宜从小量并以晚餐时服用,剂量逐渐增加,以500 mg,每日3次、餐后服用为宜,二甲双胍可抑制消化道对维生素B_{12}的吸收,导致大细胞性贫血,应予注意。另外,因其促进肌糖原无氧酵解,产生大量乳酸,机体缺氧时易致乳酸中毒,应引起重视。

2. 磺酰脲类药物

磺酰脲类药物是目前应用最广泛的口服降血糖药,通过直接刺激胰岛B细胞,关闭磺酰脲受体(SUR)1及细胞膜上的调节ATP敏感的钾通道,使细胞膜去极化,从而使电压依赖性钙通道开放,细胞外钙离子向细胞内流入,迅速增加细胞内钙离子浓度,从而促进胰岛素颗粒融合于细胞膜并向胞外分泌,而达到降糖目的。本类药物作用于SUR1的位点不一,但并无叠加作用,故不宜合用。磺酰脲类药物兼有改善胰岛素敏感性的作用(即胰腺外作用),可减少基础肝糖产生和输出、提高周围组织对胰岛素的敏感性、促进细胞内胰岛素信号的转导。不同磺酰脲类药物的区别在于其吸收率,其生物转变和清除还与受体的亲和性有关,适用于尚有一定胰岛功能,经饮食及运动治疗血糖控制仍不满意的非肥胖的2型糖尿病患者。主要不良反应为低血糖,多见于剂量过大、不定时进饮食、大量饮酒、年老体弱、消瘦及肝肾功能损害者。根据磺酰脲类药物发现的先后顺序可分为第一代、第二代和第三代,第一代包括甲苯磺丁脲和氯磺丙脲;第二代包括格列本脲、格列吡嗪、格列齐特、格列喹酮;第三代为格列美脲。

(1)甲苯磺丁脲(D860):为第一代磺酰脲类降糖药物,口服吸收快,半衰期约为6 h,在肝内降解,主要通过肾排出。每片0.5 g,每次0.5~1.0 g,每天2~3次,餐前0.5 h服用,最大剂量为每日3.0 g。降糖作用较弱,肝肾功能减退者禁用。现已逐渐被第2代磺脲类药物取代,临床已不常用。

(2)格列本脲:格列本脲作为第二代磺酰脲类药物中第一种更有效的降糖药物,于1966年开始在临床应用。也是目前降糖作用最强、作用持续时间最长的一种磺酰脲类降糖药。每片剂量为2.5 mg,1~2次/天,每次1.25~2.5 mg,最大剂量15 mg/d,餐前30 min服用。一般口服后20~30 min起效,高峰在2~6 h,其半衰期为10~16 h,作用持续16~24 h。本品主要在肝代谢,其代谢产物的50%经胆道排出,50%经肾排出。格列本脲导致低血糖的风险是SU类药物中最常见和最严重的,因此治疗中一定要注意从小剂量开始,逐渐加量,根据空腹及餐后血糖调整药物剂量。若每日已服用至最大剂量(15 mg)而血糖仍未控制者,即使再加大剂量也不会增加降糖效果,反而会增加不良反应。故此时应及时调整治疗方案。服用本药后引起的低血糖经过处理以后,因其半衰期长,有可能再次引起低血糖,要继续留院观察2~3 d。年龄在70岁以上者,因低血糖往往不易早期察觉,而一旦低血糖持续时间长,可导致永久性神经损害,严重时足以致死,所以老年人要慎用,尽量不作为首选药。肝肾功能减退者也不宜服用,以防因药物蓄积而引起严重的低血糖。

(3)格列吡嗪:为常用的第二代磺脲类降糖药,口服后吸收迅速完全。服药后30 min起效,1~3 h达血药浓度高峰,半衰期2~4 h,药效可维持6~12 h。剂量为每次2.5~10 mg,2~3次/天,餐前0.5 h服用,最大剂量为30 mg/d。主要在肝代谢,24 h内经肾排出97%。降糖作用仅次于格列本脲,是一种短效的磺脲类降糖药,大多数2型糖尿病患者均可服用,尤其适合餐后血糖居高不下的糖尿病患者。由于其药效持续时间短,故引起低血糖的风险也很小,所以对老年人比较适宜。

(4)格列吡嗪控释片:通过控释技术,能相对稳定地释放格列吡嗪,全天血药浓度波动小,可维持24 h有效血药浓度,口服6~12 h达到最大药效浓度,服药5 d后血药浓度达到稳态,老年患者达到稳态需要6~7 d的时间。控释片通过肠道后,完整的药壳随粪便排出体外。每片5 mg,起始剂量为5 mg,1次/天,与早餐同服,根据血糖调整计量,每次增加5 mg,最大剂量为20 mg/d。该药不可掰开服用,有严重胃肠疾病患者忌用。格列吡嗪控释片每日服用1次,相当于格列吡嗪普通片每日3次的降糖效果,具有很好的服药依从性,而且服药时间不受进餐限制,特别适合不能规律进食的2型糖尿病患者。

(5)格列齐特:属于第二代磺脲类药物,是目前应用较多的磺脲类降糖药物之一。口服后30 min起效,2~6 h到达高峰,半衰期10~12 h,作用持续12~24 h,属中效制剂。该药主要在肝代谢,60%~70%从肾排泄。降糖作用比较温和,药效持续时间比较长。除了刺激胰岛素分泌外,还有降低血液黏稠度,减少血小板聚集,预防和治疗糖尿病血管并发症的作用。因此,特别适合有心血管并发症、血液黏稠度高及老年糖尿病患者。每片剂量为80 mg,餐前0.5 h服用,2~3次/天,最大剂量为320 mg/d。开始每次服用40~80 mg,每日1~2次,早、晚餐前服用。后根据血糖调整剂量,最大剂量为320 mg/d,分2~3次服用。

(6)格列齐特缓释片:是利用亲水性基质控制格列齐特释放的药物,每片30 mg,剂量为30~120 mg/d,1次/天,早餐时服用,可以平稳控制全天血糖,低血糖时间发生率较低。一般不影响体重,故适合肥胖的2型糖尿病患者。该药不可嚼服,药片嚼碎后会影响吸收和对活性成分的释放。每日服1次,可增加患者对治疗的顺应性。

(7)格列喹酮:口服后吸收快而且完全,半衰期短,仅1~2 h,作用温和,8 h时血液中已无法测出。分解产物也无降糖作用,仅5%通过肾排出,其余95%通过胆管经肠道排出体外。此药很少引起低血糖,故使用范围较广,特别适合老年糖尿病伴轻中度肾功能减退,以及服用其他磺酰脲类药物后反复发生低血糖者,但严重肾功能减退者仍需改用胰岛素治疗。每片30 mg,2~3次/天,餐前0.5 h服用,最大剂量为180 mg/d。

(8)格列美脲:属于第三代磺酰脲类药物,口服吸收快速,服用后血药浓度2~3 h达峰值,降糖作用持续24 h以上,属于长效制剂,每日服用1次即可。60%经肾排泄,40%经胆道排泄,即该药通过双通道排泄,故可用于轻度肾功能减退的糖尿病患者。与第一和第二代磺酰脲类降糖药物相比,此药具有以下特点:其一,相同剂量的 SU 类药物中格列美脲的降糖活性最强,即有效血药浓度较低和降糖作用呈葡萄糖依赖性,故低血糖发生率低而且程度较轻。其二,增加体重的作用不明显,对心血管系统的影响很小。其三,对服用其他磺酰脲类药物失效者也可能发挥良好的降糖作用,这是由于格列美脲的化学结构较独特,其分子内侧链上有两个巯基(SH)。其四,具有胰外降糖作用,不会导致高胰岛素血症,与胰岛素合用时,可减少胰岛素用量。总之,格列美脲具有降糖作用迅速、持久、高效、安全,患者服药依从性高等优点。初始剂量为 1~2 mg,1 次/天,以后可以根据血糖监测结果逐渐增加剂量,一般剂量为 1~4 mg/d,最大剂量不超过 6 mg(英国)或 8 mg(美国),早餐前顿服,对于不进食早餐者,也可于第一次正餐之前即刻服用。

3.非磺酰脲类胰岛素促泌药

在 B 细胞的结合位点与磺酰脲类药物不同,其作用也通过 ATP 敏感的钾通道关闭和钙通道的开放,增加细胞内钙离子浓度而刺激胰岛素释放。起效快,半衰期短,口服 30 min 即出现胰岛素促泌反应。为餐时血糖调节药,通常在进餐时服用,具有快速刺激胰岛素分泌,使餐时血糖增高波峰与胰岛素峰值相一致,既可防止餐时血糖值过高,又可防止高血糖持续刺激 B 细胞而有胰岛素分泌过多引起低血糖发作。其促胰岛素分泌有一定的葡萄糖依赖性,对胰岛有一定能够保护作用,低血糖发生率较低。代表药物有瑞格列奈、那格列奈。

(1)瑞格列奈:是氨甲基苯甲酸家族中的一员,口服吸收良好,约在服药 30 min 血浆浓度达最高峰,90%经胆汁排泄进入粪便,8%的代谢产物经肾排泄进入尿液,代谢产物没有降糖效果。瑞格列奈促进胰岛素分泌的作用依赖于血中葡萄糖水平。进餐时口服药物可被迅速吸收,对胰岛素分泌的促进作用较快,但持续时间较短,近似进餐时的胰岛素生理分泌。由于药效持续时间短等原因,不易引起低血糖。主张每次主餐前服药,初始剂量 0.5 mg,最大单剂量 4 mg。每日总用量一般不应超过 16 mg,可与双胍类及胰岛素联合使用,适用于老年患者或有轻度肝肾损害的患者。不良反应与其他口服磺酰脲类药物相似。如轻度低血糖、短暂视力障碍、胃肠道功能紊乱、腹泻呕吐等较为常见。个别病例可有肝酶水平的轻度、短暂升高。

(2)那格列奈:那格列奈是一种 D-苯丙氨酸衍生物,具有起效快、作用时间短的优点,餐时可模拟生理性胰岛素分泌,恢复胰岛素第一时相,在降低餐后血糖和糖化血红蛋白方面取得了显著的疗效。剂量一般为每次 120 mg,口服 10 min 起效。服药后 1 h 达峰值浓度,餐前 0~30 min服用,不进餐无须服药,其剂量耐受性良好,且对血糖控制的改善作用呈剂量依赖性。在整个剂量范围内,胰岛素分泌的增加也呈剂量依赖性。那格列奈主要经肾排泄,服用后 80%的药物随尿排出。常见不良反应为低血糖,极少患者出现肝酶增高、过敏反应、胃肠道反应、头痛等。

4.α-糖苷酶抑制药

作用于小肠上部绒毛膜细胞处,竞争性抑制葡萄糖淀粉酶、蔗糖酶和麦芽糖酶活性,阻止葡萄糖自多糖链或双糖的断裂,限制多糖或双糖转变为单糖,延缓葡萄糖在肠道的吸收从而降低餐后血糖,从而使餐后血糖上升的幅度减弱。适用于 IGT 及 2 型糖尿病的各个阶段,1 型糖尿病患者在用胰岛素治疗同时加用该类药物,对改善血糖控制及减少胰岛素用量也有明显效果。主要不良反应是消化道反应,表现为腹部胀满、胀气、肠鸣音亢进和排气过多,少数患者有腹泻或便秘。这些症状多在服药 2 周左右缓解,仅少数患者不能耐受而停药。为了减轻胃肠道反应，剂量应缓慢递增，并做个体化调整。代表药物有阿卡波糖、伏格列波糖。

(1)阿卡波糖：阿卡波糖是可逆的竞争性α-糖苷酶抑制药，在小肠刷状缘与α-糖苷酶产生竞争性结合，干扰消化道中食物多糖类的水解，延缓葡萄糖和果糖的吸收，因此餐后血糖升高的峰值明显降低。这种抑制是可逆性的，所以阿卡波糖仅能推迟复杂糖类的吸收，而不完全阻断葡萄糖的吸收。在控制饮食的基础上，每餐服用阿卡波糖 50～100 mg，可使餐后血糖降低 20%～25%，空腹血糖降低约 10%，单独应用阿卡波糖不引起低血糖。不良反应轻，表现为肠鸣、腹胀等，给予剂量调整自行消失，肠道不良反应在控制饮食和继续用药中，会逐渐减轻甚至消失。低血糖发生率低，多发生于与其他降糖药联用中。

(2)伏格列波糖：是一种新型的α-D-葡萄糖苷酶抑制药，随餐服用，3 次/天，每次 0.2 mg。伏格列波糖主要抑制麦芽糖酶和蔗糖酶，在糖类消化的最后一步，抑制双糖降解为单糖，从而减缓 D-葡萄糖的形成，对淀粉酶的抑制作用较小。不良反应主要是腹胀和排气增加，仅在治疗 1～2 周观察到并逐渐减轻，大多数患者可以耐受，无需停药。

5.噻唑烷二酮类(TZD)药物

噻唑烷二酮是一类作用于 PPARγ 核受体的药物。PPARγ 活化后与 RXR 构成杂二聚体，通过 DNA 上的 PPARγ 应答元件而发挥其作用，影响生理和病理情况下糖代谢和脂质代谢的调节作用。PPARγ 激动药具有调节多种蛋白质作用，从而影响机体生长、糖脂代谢，调节增加胰岛素的效应，包括影响胰岛素受体的酶活性、胰岛素受体磷酸化、胰岛素受体数量及肝糖输出，促进胰岛素介导的葡萄糖利用，增加胰岛素敏感性，改善 B 细胞功能。代表药物为罗格列酮、吡格列酮。

(1)罗格列酮：是一种强效的噻唑烷二酮类口服药物，通过与 PPARγ 结合而起作用。改善胰岛 B 细胞功能，降低胰岛素抵抗，增强胰岛素刺激的葡萄糖摄取和储存，减少肝糖原的异生，也减少三酰甘油分解为游离脂肪酸。该药引起低血糖的概率很低，几乎无肝肾毒性。1～2 次/天，剂量 2～8 mg，对于新诊断的 2 型糖尿病患者，罗格列酮长期控制血糖的能力强于格列本脲和二甲双胍。常见的不良反应有体重增加、水肿、心脏缺血和心力衰竭，绝经期女性有骨质疏松等。近年来有关罗格列酮增加心肌梗死和心血管性死亡风险的争议，引发了广泛担忧，目前认为，NYHA2 级和 3 级的充血性心力衰竭患者禁用罗格列酮；具有心力衰竭症状，以及应用胰岛素或硝酸酯类药物的患者不宜应用。因此，临床过程中应权衡利弊，进行个体化治疗，合理应用罗格列酮，避免或减少心血管相关事件发生，以使血糖干预所造成的风险降至最低程度。

(2)吡格列酮：吡格列酮是用于治疗 2 型糖尿病的噻唑烷二酮类胰岛素增敏药，不仅对改善糖代谢、减轻胰岛素抵抗有良好的疗效，而且能降低三酰甘油、提升高密度脂蛋白胆固醇，在降低体重和减轻肥胖也有一定的作用。每日服药 1 次，每次 30 mg，安全有效。吡格列酮可与磺酰脲类、二甲双胍类及胰岛素同用，与曲格列酮相比，本药几乎完全无肝毒性。但是，近年来有些学者认为吡格列酮可能增加膀胱癌罹患风险，故部分国家已停用。

6.口服降糖药的合理选用

(1)根据药物作用机制，有针对性选药：消瘦或胰岛素分泌功能差的患者，首选胰岛素促泌药，如磺酰脲类；肥胖或高胰岛素血症，胰岛素抵抗明显的患者，首选胰岛素增敏药，如双胍类；餐后血糖较高或空腹血糖升高不明显者，首选α-葡萄糖苷酶抑制药和瑞格列奈。

(2)根据口服降糖药的半衰期及特点选药：双胍类、α-葡萄糖苷酶抑制药和磺酰脲类的

D860与格列吡嗪、格列喹酮及瑞格列奈,那格列奈属短效类,每日一般服药3次;格列本脲、格列齐特属中长效,可每日服药1~2次;罗格列酮、吡格列酮及格列美脲半衰期较长,每日服药1次。此外对不同作用的口服药的服药时间也应注意,否则影响疗效。

(3)选择降血糖药时,要考虑代谢特点:如果对肝肾功能不良者不能用双胍类;对胃肠道疾病者,不宜用α-葡萄糖苷酶抑制药;肾功能轻度不全者,磺酰脲类药中唯有格列喹酮可适当选用,非磺酰脲类促泌药及糖苷酶抑制药根据情况可以适当应用;噻唑烷二酮类药物应用中要严格监测肝功能。

(4)选择降糖药,要考虑病情轻重和降糖药的强弱:格列本脲和格列美脲是目前口服药中作用最强者,其次是格列吡嗪,其余降糖药作用较缓和。老年人不宜选用格列本脲,以防持久性低血糖。

(5)选择降糖药的联合治疗,要考虑不同降糖机制的联合:不同降糖机制的药物联合治疗,可协同降糖,减少单一用药的剂量,进而减轻不良反应。有效的联合可以是双胍类+磺酰脲类、双胍类+噻唑烷二酮类、双胍类+非磺酰脲类促胰岛素分泌药、双胍类+α-葡萄糖苷酶抑制药,以及以上3种不同作用机制的任意组合。但不宜在同一类之间重复使用,如同一患者既用格列本脲又用格列美脲,或既用罗格列酮又用吡格列酮等。

(六)胰岛素治疗

胰岛素治疗主要目的是补充胰岛素,降低高血糖,改善糖、脂代谢,减少或消除糖尿病症状,预防和治疗糖尿病急慢性并发症。胰岛素治疗适用人群包括:①1型糖尿病;2型糖尿病病程久,胰岛功能衰竭或口服降糖药物不能理想控制血糖;②并发严重糖尿病微血管、大血管并发症者;③合并肝、肾功能不全;④慢性消耗性疾病如结核和肿瘤;⑤糖尿病妊娠或分娩时。目前还认为,对新诊断的2型糖尿病患者,早期积极使用胰岛素治疗在恢复和保持胰岛B细胞功能方面及延长血糖缓解时间方面有独特效果。使用胰岛素的前提应熟练掌握胰岛素制剂类型、使用原则、剂量调节和不良反应等。

1.胰岛素制剂类型

我国常用制剂有40 U/mL和100 U/mL两种规格,使用时应注意注射器与胰岛素浓度相匹配。

(1)胰岛素按制剂来源不同的分类。①动物胰岛素:包括猪胰岛素和牛胰岛素。目前临床常用为猪胰岛素,是从猪胰腺中提取并纯化,其分子结构与人胰岛素相差1个氨基酸的不同;②合成人胰岛素:其生产过程是通过基因工程技术将人胰岛素基因插入酵母菌质粒或大肠埃希菌质粒中,所得的胰岛素与人胰岛B细胞分泌的胰岛素分子结构完全一样;③胰岛素类似物:在结构上与胰岛素存在细小差异,可模拟正常人胰岛素的生理作用,但不改变免疫原性。其中,胰岛素类似物按其作用方式还分为三大类:①模拟餐时峰值胰岛素的类似物:赖脯胰岛素、门冬胰岛素、赖谷胰岛素;②双时相胰岛素类似物:预混门冬胰岛素(诺和锐30)、预混赖脯胰岛素(优泌乐25,50);③模拟基础胰岛素的类似物:甘精胰岛素、地特胰岛素。

(2)胰岛素还可按作用快慢和维持作用时间分类。

2.使用原则和剂量调整

(1)胰岛素强化治疗:建议每日三餐前各注射1次餐时胰岛素(包括普通胰岛素(RI)、赖脯胰岛素或门冬胰岛素),睡前注射1次基础胰岛素(包括NPN、甘精胰岛素或地特胰岛素)。初次使用胰岛素的糖尿病患者,胰岛素的需要量为每日0.4 U/kg,如一位患者体重50kg,初治时每日先用 20 U 胰岛素,分 4 次注射。早餐多(如 RI 25%～30%),中餐少(如 RI 15%～20%),晚餐前中等量(如 RI 20%～25%),睡前少(如 NPH 20%)。要求患者每日自我监测血糖 4～8 次或由护理人员帮助监测。以后根据监测结果调整胰岛素用量或者调整饮食,每次调整 2～8 U。具体调整方法如下。

用 RI+NPH 强化治疗时剂量和饮食调整。

①高血糖:早餐后 2 h:加早餐前 RI;晚餐前:增加中餐前 RI;睡前:增加晚餐前 RI;空腹:增加睡前 NPH。

②低血糖:上午:减少早餐前 RI 或上午 9 时 30 分加餐;下午:减少中餐前 RI 或下午 3 时加餐;睡时:减少晚餐前 RI;夜间:减少睡前 NPH 或增加睡前点心。

采用 RI+NPH 强化胰岛素治疗方案后,有时早晨空腹血糖仍然较高,应注意鉴别其原因。常见原因包括:①夜间胰岛素作用不足,查夜间血糖与早晨空腹血糖均升高,应增加睡前 NPH 的剂量;②"黎明现象",即夜间血糖控制良好,也无低血糖发生,仅于黎明一段短时间出现高血糖,其机制可能为皮质醇、生长激素等升糖激素分泌增多所致,可适当增加睡前 NPH 的剂量或延迟注射 1 h;③Somogyi 现象,在黎明前曾有低血糖,但症状轻微和短暂而未被发现,继而发生低血糖后的反应性高血糖,查夜间 1 时至 2 时血糖偏低,而清晨空腹血糖很高,宜适当减少晚餐前的 RI 和睡前的 NPH 或适当增加睡前点心。

1 型糖尿病新患者开始治疗 4～8 周后,多数患者可能出现缓解期(又称蜜月期),此时胰岛素需要量<0.2 U/(kg·d),可用 NPH 于早餐前 1 次注射。缓解期间应加强血糖、尿糖的监测,及时发现血糖升高的情况并调整治疗。

强化胰岛素治疗的另一种方法是持续皮下胰岛素输注(continuous subcutaneous insulin iniusion,CSII),又称为胰岛素注射泵。胰岛素泵治疗是采用人工智能控制的胰岛素输入装置,通过持续皮下输注胰岛素的方式,模拟胰岛素的生理性分泌模式从而控制高血糖的一种胰岛素治疗方法。根据生理状态下胰岛素分泌与进餐的关系可大致分为两部分:一是不依赖于进餐的持续微量基础胰岛素分泌,此时胰岛素以间隔 8～13 min 脉冲形式分泌;二是由进餐后高血糖刺激引起的大量胰岛素分泌。胰岛素泵可更精确地模拟生理性胰岛素分泌模式,以可调节的脉冲式皮下输注方式,模拟体内基础胰岛素分泌;同时在进餐时,根据食物种类和总量设定餐前胰岛素及输注模式以控制餐后血糖。胰岛素泵更有利于平稳控制血糖,减少血糖波动,减少胰岛素用量,避免过大剂量使用胰岛素导致的体重增加,有效控制黎明现象,降低糖化血红蛋白水平,并明显减少低血糖发生的风险。同时增加糖尿病患者进食、运动的自由度,提高患者生活质量。可用于所有需要应用胰岛素治疗的糖尿病患者。

(2)混合胰岛素治疗:采用 70/30(或 50 R)混合胰岛素于早餐前及晚餐前 30 min 皮下注射。一般先采用强化治疗方案,确定每日胰岛素需要总量,再过渡到混合胰岛素治疗,胰岛素需要的总量不变,早餐前用总量的 2/3,剩余 1/3 于晚餐前注射。预混胰岛素类似物目前应用也较为普遍,其较接近人体生理胰岛素释放规律,餐前即刻注射,应用更为方便。

(3)联合口服药治疗:可减少胰岛素用量,防止体重增加,更好地使血糖达标。继续口服降糖药,在睡前注射一次中效或长效胰岛素,剂量 0.2 U/kg 体重,可加强白天所用口服降糖药的效果,并改善空腹高血糖。

3.胰岛素治疗的并发症和处理

(1)低血糖:与剂量过大和(或)饮食不当有关,多见于胰岛素强化治疗的 1 型糖尿病患者。

2岁以下幼儿、老年患者,已有晚期严重并发症者,不宜采用强化胰岛素治疗。低血糖时间过长,极易损伤脑组织,甚至造成永久性的损害。低血糖一般表现为交感神经兴奋症状(如心悸、出汗、手抖、饥饿感,软弱,皮肤和面色苍白等)和脑功能障碍表现(如头晕、嗜睡、反应迟钝、步态不稳、瘫痪和昏迷)。医护人员、糖尿病患者和家属应熟知低血糖的表现,尽早发现及处理。

只要是胰岛素治疗的糖尿病患者出现上述症状,首先要考虑低血糖,测血糖<2.8 mmol/L,可明确诊断,当然血糖<3.5 mmol/L时,就应采取措施。如神志清楚时,立即给含糖食物(果汁或饼干)10~15 g,症状在10 min内无改善时需再进食。当患者意识丧失时应立即静脉注射50%葡萄糖液,直至患者清醒。

(2)胰岛素水肿和视物模糊:胰岛素治疗初期可因钠潴留作用而发生轻度水肿,一般可自行缓解,严重水肿者可用少量利尿药。部分患者注射胰岛素后视物模糊,为晶状体屈光改变,常于数周内自然恢复,无须处理。

(3)局部或全身反应:由于胰岛素纯化技术的提高,发生局部和全身反应者越来越少。局部反应可表现为局部过敏反应,先在注射部位瘙痒,继而出现荨麻疹样皮疹。脂肪营养不良是少见的局部反应,在注射部位呈皮下脂肪萎缩或增生,停止在该部位注射后可缓慢自然恢复,为防止其发生,应经常更换注射部位。胰岛素全身过敏反应由IgE引起,非常罕见,表现为血清病、支气管痉挛、血管神经水肿及过敏性休克。处理措施包括更换高纯度人胰岛素制剂、使用抗组胺药物和糖皮质激素,以及脱敏疗法。

(4)胰岛素抗药性:极少数患者表现为胰岛素抗药性,即在无酮症酸中毒和拮抗胰岛素因素存在的情况下,每日胰岛素需要量超过2 U/kg。此时应改为高纯度人胰岛素制剂,并试用静脉注射20 U,观察0.5~1 h后血糖下降情况。若仍无效,除继续加大胰岛素剂量外,考虑加用二甲双胍和胰岛素增敏药(噻唑烷二酮类药物)。经适当处理后胰岛素抗药性可消失。

(七)胰高血糖素样多肽-1(GLP-1)类似物和二肽酰酶4(DPP-Ⅳ)抑制药

可刺激葡萄糖依赖性胰岛素分泌,抑制胰升糖素分泌,减少肝糖产生和输出,延缓胃排空速度,增强饱感并减少摄食,减轻体重,提高胰岛素敏感性,改善胰岛B细胞功能。GLP-1可为DPP-Ⅳ所迅速降解并由肾清除,在体内半衰期很短,仅为1~2 min。而GLP-1类似物(利拉鲁肽)保留天然GLP-1功效,并能与清蛋白结合,增加代谢稳定性。在显著改善血糖控制的同时减少低血糖的发生风险;DPP-Ⅳ抑制药(磷酸西格列汀)选择性抑制DPP-Ⅳ活性并呈剂量依赖性,从而提高GLP-1和GIP(葡萄糖依赖性使胰岛素分泌肽)水平,降低空腹及餐后高血糖浓度。两者在有效控制血糖的同时通过刺激胰岛B细胞增生和再生、抑制凋亡来增加胰岛B细胞数量,从根本上缓解2型糖尿病的病程进展。

(八)手术治疗

这是重度肥胖糖尿病患者的有效解决方法,包括胃旁路术(gastric bypass,GBP)、空回肠旁路术、胆胰转流术、胃减容手术等。GBP具有长期稳定减肥并治疗糖尿病的作用,GBP不仅使肥胖症患者体重得到显著、持久的控制,且患者的血糖、胰岛素、糖化血红蛋白长期处于正常水平,还可恢复患者对胰岛素的敏感性。其机制在于GBP改变了食物的流向,调节肠—胰岛轴。手术前,糖尿病患者的上消化道经食物刺激产生"胰岛素抵抗因子",使机体产生胰岛素抵抗现象;手术后,食物对上消化道的刺激消失或减轻,抵抗因子不再产生。另外,手术使未消化或未完全消化的食物提前进入回肠,可使机体产生增加胰岛素作用的因子,从而达到控制糖尿病的作用。胃减容手术也可使部分2型糖尿病患者第一时相胰岛素分泌在术后6个月时恢复正常,实现 B 细胞功能逆转。

(九)胰腺、胰岛和干细胞移植

与传统的胰岛素治疗相比,胰岛细胞替代(胰腺器官移植或分离胰岛移植)是重建体内的胰岛素分泌能力及分泌模式,获得稳定正常血糖状态和避免低血糖发作的最理想治疗方法。

1. 胰腺移植

目前胰腺移植主要作为肾移植的附属手术,来解决糖尿病肾病出现尿毒症的问题,胰腺移植依赖于新免疫抑制药的问世和丰富的供体来源。胰腺移植研究的重点集中在术后急慢性排斥反应及其他手术并发症的防治、如何获得移植物长期携功能存活方面。

2. 胰岛移植

与胰腺移植相比,成年人胰岛细胞移植更加安全,创伤性更小,手术简捷,并发症极少,并可多次重复进行,而且通过移植前的特殊培养,有望实现脱离免疫抑制药的胰岛移植。成功的胰岛移植可以达到一个正常或接近正常的血糖控制水平和糖化血红蛋白水平,还不会出现胰岛素疗法经常出现的严重的低血糖反应。目前比较通用的胰岛移植方法是在"Edmonton 方案"基础上加以改进,从供体获得胰腺,使用两层冷藏法保存胰腺,运送到胰岛分离纯化实验室,在无菌环境下收集到纯度较高的胰岛。肝是临床胰岛移植成功的有效部位。

肝是胰岛素的主要作用部位,符合胰腺分泌胰岛素直接入门静脉系统的生理。可采用在 X 线或超声引导下经皮穿刺肝门静脉,向肝植入短期低温培养或未培养的胰岛,也可采用腹腔镜技术经肠系膜静脉的分支插管进入肝门静脉系统。在移植前即开始使用不含糖皮质激素的免疫抑制方案,即西罗莫司、他克莫司和达克力莫。胰岛移植后需终身服药,如果一次移植后未完全脱离胰岛素治疗可再次进行胰岛移植。随着时间的延长,移植胰岛逐渐失去功能,一部分患者需要重新依赖胰岛素治疗,免疫抑制药的不良反应也比预想得要大,这些都直接影响胰岛移植的疗效。目前胰腺来源也远远不能满足临床移植的需求,胰岛干细胞和异种胰岛移植研究进入临床尚有困难。目前的胰岛移植研究主要集中在以下方面:①扩大供胰来源,利用胰岛干细胞或异种胰岛;②进一步提高胰岛分离效果,使一个供体的胰腺即可以满足一个受体的需求;③探索更加无胰岛毒性的免疫抑制方案,使移植的胰岛既克服排斥反应,又避免自身免疫反应的攻击;④减少胰岛细胞移植后的衰减,使患者在接受一次移植后就可以长期脱离对外源胰岛素的依赖。

3. 干细胞移植

胰岛移植的不足之处是单纯胰岛移植使接受移植的患者不得不承受免疫抑制治疗带来的一系列不良反应。而如何使移植物保持更长时间的活力和功能以更好地控制血糖,还有许多研究工作要做。而胰岛干细胞移植是解决上述问题最有希望的途径。用胰岛干细胞治疗糖尿病,可有很多传统治疗方法无法比拟的优点,如高度增生和多向分化的潜能干细胞能极大地解决胰岛细胞来源不足的问题;用自身干细胞转分化的胰岛干细胞可减少或避免免疫排斥反应,而且不受应用胚胎干细胞的社会伦理方面的制约。

但是,尽管近年胰岛干细胞研究也已经取得了一定的进展和成果,但用于治疗糖尿病仍有许多问题需进一步探索。①用于提取、分选胰岛干细胞和诱导胰岛素分泌细胞成熟的技术有待于进一步完善;②评估干细胞来源的胰岛素分泌细胞移植到体内的长期安全性(如排除肿瘤形成的可能);③利用现代分子生物学技术,如基因芯片、蛋白组学方法等,寻找胰腺干细胞特异性的标志物,为其鉴定和纯化提供技术保障;④更合适的移植部位仍有待探索;⑤为了扩大胰岛素分泌细胞的来源,如何将骨髓基质干细胞转分化为胰岛细胞也是将来重要的研究课题;⑥因为诱导分化得到的胰岛细胞的胰岛素分泌量小,不能满足临床的需要,所以高选择地分离、纯化胰岛干细胞、优化体外扩增及分化方案、细胞的体外修饰等将是今后的研究方向;⑦胰岛在体内存在自身复制和凋亡的动态平衡,如何诱导胰岛的自身复制亦是一个颇有前景的研究方向。

随着研究深入,胰腺、胰岛和干细胞移植必然会在临床广泛应用,为广大糖尿病患者带来治愈疾病的希望。

第八节 慢性糖尿病并发症

糖尿病是一组以长期高血糖为主要特征的代谢综合征,除糖代谢紊乱,同时伴有脂肪、蛋白质、水、电解质等代谢障碍,并可并发眼、肾、神经、心血管等多脏器的慢性损害。近年来,糖尿病的发病率逐年升高,人们对糖尿病的认识不断深入,糖尿病的分型、诊断、治疗等方面也正发生着深刻变革。

一、糖尿病神经病变

糖尿病神经病变是糖尿病常见慢性并发症,由于糖尿病神经病变可累及神经系统的不同部位,加之诊断标准和判定方法不同,所以其真实发病率难以准确估计。常见的神经病变是慢性远端对称性感觉神经、运动神经的多神经病变和自主神经病变,其临床表现可以是局灶性或弥散性的。

(一)病理生理

糖尿病微血管病变时,毛细血管基底膜增厚,内皮细胞肿胀、增生和透明变性,血管管腔狭窄,致使神经细胞存在不同程度的缺血缺氧。高血糖还可以通过葡萄糖的酶促和非酶促代谢通路参与糖尿病神经病变的发生,包括神经细胞内多元醇通路激活导致山梨醇和果糖的聚积;非酶促糖化作用产生晚期糖基化产物;蛋白激酶C激活后启动氧化应激反应;已糖胺通路流量增加;线粒体电子传递链超氧化物生成增加。上述机制均可促使活性氧增加、增加细胞的氧化应激,导致神经细胞损伤和凋亡。常见的形态学改变包括有髓纤维的脱髓鞘和轴突变性、无髓纤维的变性和再生、神经内膜的微血管病变,晚期可出现神经纤维缺失。电生理学检查可见神经传导速度减慢和幅度降低。

(二)临床表现

(1)糖尿病多神经病变是最常见的神经病变,表现为烧灼感、电击或针刺样感觉、感觉异常和感觉过敏等,疼痛经常在夜间发作,大多数患者为足或下肢疼痛。下肢检查显示患者存在震动觉、压力觉、痛温觉缺失及跟腱反射消失。外周交感神经病变的常见症状包括热感觉、冷感觉减退,有时可见足背静脉扩张、足部皮肤干燥及足负重部位的胼胝。

(2)糖尿病自主神经病变包括静息性心动过速、运动不耐受、直立性低血压、便秘和胃轻瘫等。心血管自主神经病变是自主神经功能异常最严重的表现,可能危及生命。

(三)诊断依据

糖尿病神经病变的主要诊断依据:明确的糖尿病病史;在诊断糖尿病时或之后出现的神经病变;临床症状和体征与周围神经病变的表现相符;排除导致这些症状和体征的其他神经病变。

糖尿病神经病变的检查方法包括如下几个方面。

1. 定量感觉测定

用于检测感觉神经的反应。震动觉阈值是无知觉足溃疡最好的预测方法。电生理学检查是诊断的金标准,具有高度的可重复性,能较好预测终点事件并且与潜在的结构异常之间存在良好的相关性,尤其是运动神经传导速度的测定。

2. 皮肤活检

微创的皮肤活检可评价糖尿病患者是否存在远端神经纤维的异常,其结果异常通常反映存在早期症状性神经病变。

皮肤活检还可以反映表皮神经纤维的密度,用于评价小纤维神经病变时对治疗的反应,甚至预测神经病变的进展。

3. 角膜激光共聚焦检查

角膜神经纤维的密度、长度及迂曲等改变与下肢周围神经病变之间存在较强的关联性,因此,角膜激光共聚焦检查可做为一种非常有效的无创性方法,用于糖尿病周围神经病变的早期发现。

4. 神经病变筛查

神经病变筛查是早期发现糖尿病神经病变最有效的方法,可应用 10 g 单尼龙丝、128 Hz 音叉、针刺及踝反射来筛查糖尿病患者是否存在神经病变。

(四)治疗方案

1. 控制血糖和相关危险因素

长期良好的血糖控制可以预防、延缓或阻止包括糖尿病神经病变在内的糖尿病慢性并发症的发生与进展,不仅需要优化血糖控制,还要避免极端血糖波动幅度,这是治疗糖尿病神经病变最为有效的方法。同时控制相关危险因素,如血脂、血压、吸烟、过度乙醇摄入等。

2. 改善微循环

改善神经细胞的缺血、缺氧有助于促进受损神经细胞的修复和再生,从而改善神经细胞的功能。

前列腺素 E_1 制剂(如前列地尔)可抑制血栓素 A_2 合成,扩张血管,改善末梢循环的缺血状态,从而有效改善微循环,促进神经细胞的修复。

3. 神经营养

维生素 B_{12} 通过甲基转移作用参与核酸、蛋白质和脂质的代谢,参与神经细胞的新陈代谢过程,故糖尿病神经病变时补充维生素 B_{12} 可通过转甲基作用进入神经细胞,使受损的轴突再生。

神经节苷脂是一种复合糖脂,在神经系统的发育和再生中发挥重要作用,促进神经元的生长、分化和再生,修复脱髓鞘的神经元,还具有周围神经镇痛作用。

4. 抗氧化应激

常用的抗氧化药物有谷胱甘肽和 α-硫辛酸,能够清除自由基,减少自由基对神经细胞的损伤,改善神经细胞功能。

5.改善代谢

醛糖还原酶抑制药(如 Epalrestat)对醛糖还原酶的活性有较强的抑制作用,可减少神经细胞内山梨醇的聚积,从而改善神经细胞功能,减轻疼痛。

6.对症治疗

部分糖尿病神经病变患者的疼痛症状较为严重,影响日常生活和睡眠,因此有效缓解疼痛具有重要意义。

常用的镇痛药物包括三环类抗抑郁药和抗惊厥药,如丙米嗪、利多卡因和卡马西平,选择性 5-羟色胺和去甲肾上腺素再摄取抑制药(如度洛西汀)也可用于治疗糖尿病神经病变所致的疼痛等症状。对剧烈疼痛者可选择麻醉性镇痛药物,如曲马多、可待因和美沙酮。

(五)小结

良好的代谢控制是预防糖尿病神经病变最有效的方法,能够阻止或延缓糖尿病神经病变的进展。与其他糖尿病慢性并发症相似,晚期的糖尿病神经病变很难或不能逆转。早期识别和管理糖尿病神经病变具有非常重要的意义。

二、糖尿病视网膜病变

糖尿病视网膜病变是一种具有特异性改变的眼底病变,视网膜病变将导致患者视力显著下降,严重时将会引起失明,是青年糖尿病患者引起失明最普遍的原因,也是使糖尿病患者致残的重要并发症。糖尿病视网膜病变在病程长、血糖控制不良、男性、妊娠妇女及合并高血压等疾病的人群中发生率较高。

(一)病理生理

糖尿病视网膜病变的病理改变主要为视网膜血管周细胞减少、内皮细胞增生和基底膜增厚,进而血管腔狭窄、血流滞缓和微循环障碍,引起视网膜组织缺血、缺氧。同时毛细血管脆性和通透性增加,导致微血管瘤的出现和点、片状或絮状渗出、出血。缺血和缺氧将刺激视网膜新生血管的形成,新生血管易破裂出血,特别是玻璃体内出血,其机化和纤维增生将导致视网膜脱离而引起失明。

(二)临床表现

糖尿病视网膜病变的发生和发展是一个缓慢的过程。病变早期一般无明显眼部自觉症状。随着病情发展,引起不同程度的眼胀疼痛、视力障碍、视物变形、眼前黑影飘动和视野缩小、视力减退等症状,视网膜病变发展到最后,会出现新生血管性增生膜、牵引性视网膜脱离、新生血管性青光眼,最终导致失明。

(三)疾病评估

按照眼底的病理改变,糖尿病视网膜病变可分为以下几型。

(1)非增生性视网膜病变表现为微小动脉瘤、点片状出血、硬性渗出、黄斑水肿。

(2)增生前期视网膜病变表现为软性渗出(视网膜梗死)、视网膜内微血管的异常。

(3)增生性视网膜病变表现为新生血管形成、出血及视网膜剥离。

(四)治疗方案

糖尿病视网膜病变的治疗目标是最大限度降低糖尿病视网膜病变导致的失明和视力损伤。预防和控制糖尿病视网膜病变的发生和发展,需按视网膜病变程度制订随诊计划,目前有效的方法如下。

1. 严格血糖控制

治疗糖尿病视网膜病变,首先要控制血糖。糖尿病控制与并发症研究(DCCT)显示,在1型糖尿病患者中,严格血糖控制可以使发生糖尿病视网膜病变的危险性降低76%;英国糖尿病前瞻研究(UKPDS)同样发现,严格血糖控制可以使2型糖尿病患者发生视网膜病变的危险性降低25%。另外,由于高血糖常常伴有高血压和高血脂,血糖控制的同时也要控制血压和血脂。采用严格的血糖、血压控制措施,可显著减少和延缓糖尿病视网膜病变的发生和发展。

2. 定期眼底检查

早期发现和合理治疗可以最大限度降低视网膜病变导致的失明和严重视力损害。糖尿病患者应每年散瞳检查眼底,做到早发现、早治疗,在出现严重视力减退前控制住病情,避免视力严重损害,提高生活质量。

美国眼科学会建议:①1型糖尿病患者在发病5年后开始进行筛检;②2型糖尿病一经诊断,立即筛检。散瞳后检眼镜筛检,需每年1次;立体镜7视野30°彩色眼底摄影初检,确认无视网膜病变者4年内无须进行检查,但4年后必须用同法或散瞳检眼镜复检,以后每年检查1次。持续高血糖或有蛋白尿者必须每年检查1次;③糖尿病合并妊娠有加速视网膜病变发生、发展的危险,妊娠最初3个月需做眼科检查,并在妊娠期密切随访;④患者伴有黄斑水肿、中度至严重的单纯型视网膜病或任何程度的增生型视网膜病均需转给有经验的眼科医生诊治。眼底检查的方法包括:眼底镜检查、眼底摄影、散瞳眼底摄影、视网膜影像和计算机分析、荧光眼底造影及电视视网膜摄影、视觉诱发反应和血流测定、计算机黄斑增厚定量扫描、玻璃体荧光光度定量荧光素漏入玻璃体腔量及眼底动脉造影。

3. 眼科手术

目前尚未证实有确切的治疗糖尿病视网膜病的药物,在血糖控制的基础上,改善视网膜病变主要采用激光治疗,目的是封闭视网膜新生血管和微血管瘤,增进视网膜渗出和出血的吸收、减轻黄斑水肿、封闭视网膜无灌流区,减轻缺血状态,预防新生血管的形成,防止反复出血,防止视力进一步减退。

同时还可改变视网膜和其下脉络膜之间的新陈代谢关系,使脉络膜能提供更多的视网膜代谢所需物质。激光治疗主要用于治疗增生性糖尿病视网膜病变和有临床意义的黄斑水肿。局灶光凝适用于早期单纯型的视网膜病变。

全视网膜光凝适用于晚期单纯型的视网膜病变;对虹膜、前房角或视盘出现的新生血管,全视网膜光凝将分3~4次完成;对需要全视网膜光凝的患者,如同时存在黄斑水肿,就要在全视网膜光凝前或第1次视网膜光凝的同时做局部光凝,经光凝治疗后的微血管瘤于2周内萎缩,新生血管经6周至数月出现萎缩,硬性渗出需经2~3个月才逐渐被吸收。

如果发生视网膜脱离,需尽早手术,切除混浊的玻璃体,清除积血、剥除增生膜,松解增生膜对视网膜的牵拉,使视网膜复位。玻璃体切割术是挽救晚期视网膜病变患者有限视力的一种补救手段,适用于严重不吸收的玻璃体积血、牵拉性视网膜剥离影响黄斑、牵引孔源混合性视网膜剥离、严重进展的纤维血管增生、眼前段玻璃体纤维血管增生、红细胞诱导的青光眼、黄斑前致密的出血等。

通过手术把混浊的玻璃体清除,将机化膜及增生膜从视网膜表面分离并切割,松解对视网膜的牵引,防止视网膜脱离,使因玻璃体积血致盲眼恢复有用的视力。

(五)小结

总之,糖尿病视网膜病变早期治疗效果较好。由于病变损害的不可逆性,预防是最重要的一环,而且早期预防的花费要远远低于晚期治疗的费用,疗效也更佳。预防视网膜病变的关键,在于早期发现、早期治疗糖尿病,在糖尿病还未发生并发症之前就诊断出糖尿病,规范其治疗和护理。

第五章 泌尿内科疾病

第一节 肾小球疾病

一、肾小球疾病概述

肾小球疾病是一组临床表现相似,但病因、发病机制、病理、病程和预后不尽相同,且主要是侵犯双肾肾小球的疾病,其主要临床表现有血尿、蛋白尿、水肿、高血压和肾功能损害等。肾小球疾病按病因可分为原发性、继发性和遗传性三大类。原发性肾小球疾病大多原因不明,需排除继发性及遗传性肾小球疾病后才能诊断;继发性肾小球疾病是指继发于全身性疾病的肾脏损害,如系统性红斑狼疮肾炎、糖尿病肾病等;遗传性肾小球疾病是指遗传基因突变所致的肾小球疾病,如 Alport 综合征等。其中,原发性肾小球疾病占绝大多数,是引起慢性肾衰竭的主要疾病。

(一)病因与发病机制

肾小球疾病的发病机制虽尚未完全清楚,但已公认属于免疫反应介导的炎症性疾病。免疫反应是这类疾病的始发机制,某些炎症介质如补体、白细胞介素、活性氧和多肽生长因子等参与了炎性反应过程。在其慢性化进程中,非免疫因素如高血压、蛋白尿、高脂血症等,也起主要损害作用,最终导致肾小球疾病。

1.免疫反应

按发生机制可分为两类。①体液免疫。分为以下两个方面。a.循环免疫复合物沉积:为肾脏免疫损伤中最常见的免疫复合物形成机制。系外源性抗原(如致病菌株的某些成分)或内源性抗原刺激机体产生相应抗体,在血循环中形成免疫复合物,沉积于肾小球系膜区和基膜的内皮细胞下而导致肾脏损伤。b.原位免疫复合物形成:肾小球自身抗原(如肾小球基膜)或外源性种植抗原(如 SLE 患者体内的 DNA)刺激机体产生相应抗体,抗原与抗体在肾脏局部结合成原位免疫复合物而导致肾脏损伤;②细胞免疫:实验性抗肾小球基膜肾炎模型早期,即在肾小球内发现较多的单核—巨噬细胞浸润;微小病变肾病肾小球内无免疫复合物证据,但患者淋巴细胞在体外培养可释放血管通透因子,导致肾小球上皮细胞足突融合,故细胞免疫在肾小球肾炎发病机制中得到重视,其直接致肾炎作用尚未肯定。

2.炎症介导系统

(1)炎症介导系统包括炎症细胞(中性、单核、巨噬细胞、血小板、肾小球系膜细胞、内皮细胞、上皮细胞)及炎症介质(补体、白细胞介素、凝血及纤溶因子、活性氧等),两者共同参与及相互作用,最终导致肾小球损害。

(2)非免疫非炎症损伤:在肾小球疾病的慢性进行性发展过程中,非免疫因素起着重要作用,主要包括:①健存肾单位代偿性肾小球毛细血管内高压、高灌注及高滤过,可促进肾小球硬化;②高脂血症具有"肾毒性",可加重肾小球的损伤;③大量蛋白尿可作为一个独立的致病因素参与肾脏的病变过程。

(二)原发性肾小球疾病的分类

目前常用的分类方法包括病理分型和临床分型。

1.原发性肾小球疾病的病理分型

(1)轻微性肾小球病。

(2)局灶性节段性病变,包括局灶性肾小球肾炎。

(3)弥散性肾小球肾炎:①膜性肾病;②增生性肾炎;③硬化性肾小球肾炎。

(4)未分类的肾小球肾炎。

2.原发性肾小球疾病的临床分型

根据1992年原发性肾小球疾病分型与治疗及诊断标准专题座谈会纪要,原发性肾小球疾病的临床分型如下。

(1)急性肾小球肾炎(急性肾炎)。

(2)急骤进展性肾小球肾炎(急进性肾炎)。

(3)慢性肾小球肾炎(慢性肾炎)。

(4)隐匿性肾小球肾炎。

肾小球疾病的临床分型与病理类型之间有一定的联系,但并无肯定的对应关系。同一病理类型可呈现多种临床表现,而同种临床表现又可见于不同的病理类型。肾活组织检查是确定肾小球疾病病理类型和病变程度的必要手段,而准确的病理诊断又必须与临床紧密结合。

二、急性肾小球肾炎

急性肾小球肾炎(acute glomerulonephritis,AGN),简称急性肾炎,是一组起病急,以血尿、蛋白尿、水肿和高血压为特征的肾小球疾病,常称为急性肾炎综合征,可伴有一过性肾损害。多见于链球菌感染后,其他细菌、病毒和寄生虫感染后也可引起。

链球菌感染后急性肾炎,任何年龄均可发病,但以5~14岁的少年儿童多见,20岁以下者占93.7%,男与女比例约为2∶1。冬、春季发病多见,多为散发,多数患者可获临床痊愈,部分遗留少量镜下红细胞和少量蛋白尿,迁延1~2年消失,重症患者可发生肾衰竭。

(一)病因与发病机制

急性链球菌感染后肾小球肾炎常发生于β溶血性链球菌"致肾炎菌株"引起的上呼吸道感染(如急性扁桃体炎、咽炎)或皮肤感染(脓疱疮)后,其发生机制是链球菌的胞壁成分或某些分泌蛋白刺激机体产生抗体,形成循环免疫复合物沉积于肾小球或原位免疫复合物种植于肾小球,最终发生免疫反应引起的双侧肾脏弥散性的炎症。

(二)临床表现

本病好发于儿童,男性多见。发病前常有前驱感染,潜伏期为1~3周,平均为10 d,相当于机体产生初次免疫应答所需的时间,其中皮肤感染引起者的潜伏期较呼吸道感染稍长。起病多较急,病情轻重不一,轻者可无明显临床症状,表现为镜下血尿及血清补体异常,重者表现为急性肾衰竭。预后大多较好。常在数月内自愈。典型者呈急性肾炎综合征的表现。

1.尿液改变

(1)血尿:常为首发症状,几乎所有患者均有肉眼或镜下血尿,约40%呈肉眼血尿且常为首发症状。尿液呈洗肉水样,一般于数天内消失,也可于1~2周后转为镜下血尿;镜下血尿持续时间较长,常可达 3~6 个月或更久。

(2)蛋白尿:绝大多数患者有蛋白尿,多为轻中度,每天尿蛋白不超过 3.5 g,少数为大量蛋白尿,达到肾病综合征水平。

(3)尿量减少:大部分患者在起病初期,尿量常降至 400~700 mL/d,1~2 周后逐渐增多。

2.水肿

80%以上患者可出现水肿。主要为肾小球滤过率下降导致水钠潴留所引起,多表现为晨起眼睑水肿,面部肿胀感,呈"肾炎病容"。可伴有双下肢轻度凹陷性水肿,严重者可出现全身性水肿、胸腔积液和腹腔积液。

3.高血压

约有 80%患者患病初期水钠潴留时,出现一过性的轻、中度高血压。经积极利尿后血压可很快恢复正常。严重高血压较少见,重者可发生高血压脑病、急性左心衰竭等。

4.肾功能异常

部分患者在起病早期可因尿量减少而出现一过性轻度氮质血症,常于 1~2 周内随尿量增加而恢复至正常,极少数患者可出现急性肾衰竭。

5.并发症

部分患者在急性期可发生较严重的并发症。

(1)心力衰竭:以左心衰竭为主,儿童及老年患者多见。多在起病后 1~2 周内发生,但也可为首发症状,其发生主要是水钠潴留,循环血容量增加、心脏负荷过重引起。肾小球肾炎是死亡的主要原因,但多数可逆。

(2)高血压脑病:以儿童多见,多发生于病程早期。

(三)治疗要点

治疗以卧床休息、对症处理为主。治疗原则是清除链球菌感染,防治水钠潴留引起的水肿、高血压或心力衰竭,急性肾衰竭患者应予短期透析。

1.一般治疗

急性期应绝对卧床休息,直至肉眼血尿消失、水肿消退及血压恢复正常。

2.对症治疗

(1)经限制水、钠摄入后水肿仍明显者,应适当使用利尿剂治疗。如呋塞米 20~100 mg/d,分次口服或静脉注射。

(2)若经限制水、钠和应用利尿剂后血压仍不能控制者,应给予降压药治疗,如 β 受体阻滞剂(阿替洛尔 12.5~25 mg,口服,一日 3 次)等。

3.控制感染灶

有上呼吸道或皮肤感染者,应选用无肾毒性抗生素治疗,如青霉素、头孢菌素等,一般不主张长期预防性使用抗生素。反复发作的慢性扁桃体炎,待病情稳定后行扁桃体摘除术,手术前后 2 周应使用青霉素。

4.透析治疗

发生急性肾衰竭且有透析指征者,应及时给予短期透析治疗,以度过危险期。本病有自愈倾向,一般无须长期透析。

第二节 尿路感染

尿路感染(urinary tract infection,UTI)简称尿感,是由于各种病原微生物感染所引起的非特异性感染,包括肾盂肾炎、膀胱炎和尿道炎。

本病主要由细菌引起,未婚少女发病率约为2%,已婚女性发生率为5%。男女之比为1:10。老年男性和女性患者多为无症状性细菌尿。

一、病因与发病机制

(一)病因

尿路感染主要为细菌感染所致,致病菌以革兰阴性杆菌为主,其中以大肠埃希杆菌最常见,占70%以上;其次为副大肠杆菌、变形杆菌、克雷白杆菌、产气杆菌、沙雷杆菌、产碱杆菌、粪链球菌、铜绿假单胞菌和葡萄球菌;偶见厌氧菌、真菌、病毒和原虫感染。铜绿假单胞菌感染常发生于尿路器械检查后或长期留置导尿的患者,性生活活跃女性以柠檬色或白色葡萄球菌感染多见,尿路结石者以变形杆菌、克雷白杆菌感染多见,糖尿病及免疫功能低下者可发生真菌感染。

(二)细菌入侵途径

1.上行感染

90%尿路感染的致病菌源自于上行感染。正常情况下尿道口周围有少量细菌寄居,一般不引起感染。当机体抵抗力下降、尿道黏膜有损伤或入侵细菌毒力大、致病力强时,细菌可侵入尿道并沿尿路上行至膀胱、输尿管或肾脏而发生尿路感染。常见诱因有尿路器械检查、导尿、性生活、尿液过浓及月经期等。此感染途径的致病菌多为大肠埃希菌。女性因尿道的解剖特点而易发生尿路感染。

2.血行感染

细菌经由血循环到达肾脏为血行感染,临床少见,多发生于原有严重尿路梗阻或机体免疫力极差者,金黄色葡萄球菌为主要致病菌。

3.淋巴道感染与直接感染

淋巴道感染与直接感染极其少见。淋巴道感染是因下腹部、盆腔器官的淋巴管和肾周围淋巴管有交通支,细菌经淋巴管进入肾脏而致病。直接感染是由外伤或肾、尿路附近的器官与组织感染,细菌直接蔓延至肾引起肾盂肾炎。

(三)机体防御能力

细菌进入泌尿系统后是否引起感染与机体的防御功能和细菌本身的致病力有关。机体的防御功能主要包括:①尿液的冲刷作用可清除绝大部分入侵的细菌;②尿路黏膜及其所分泌IgA和IgG等可抵御细菌入侵;③尿液中高浓度尿素和酸性环境不利于细菌生长;④男性前列腺分泌物可抑制细菌生长。

(四)易感因素

1.女性

女性因尿道短而直,尿道口离肛门近而易被细菌污染。尤其是在经期、妊娠期、绝经期和性生活后较易发生感染。

2.尿路梗阻

尿路梗阻是尿路感染最主要的易感因素。尿流不畅时,上行的细菌不能被及时地冲刷出尿道,易在局部停留、生长和繁殖而发生感染。最常见于尿路结石、膀胱癌、前列腺增生等原因所致的尿路梗阻。此外,泌尿系统畸形和结构异常,如肾发育不良、肾盂及输尿管畸形也可引起尿流不畅和肾内反流而易发生感染,膀胱输尿管反流可使膀胱内的含菌尿液进入肾盂而引起感染。

3.使用尿道插入性器械

如留置导尿管、膀胱镜检查、尿道扩张术等可引起尿道黏膜损伤,并可将前尿道或尿道口的细菌带入膀胱或上尿路而致感染。

4.机体抵抗力低下

全身性疾病,如糖尿病、慢性肾脏疾病、慢性腹泻、长期卧床的重症慢性疾病和长期使用肾上腺糖皮质激素等,可使机体抵抗力下降而易发生尿路感染。

5.尿道口周围或盆腔炎症

如妇科炎症、细菌性前列腺炎均可引起尿路感染。

二、临床表现

(一)膀胱炎和尿道炎

膀胱炎和尿道炎约占尿路感染的60%,患者主要表现为尿频、尿急、尿痛等膀胱刺激症状及排尿末下腹部疼痛。一般无全身毒血症状。常有白细胞尿伴有肉眼或镜下血尿。单纯尿道炎时,排尿时有烧灼感,尿道口有炎性分泌物,一般无全身症状且较少见。

(二)急性肾盂肾炎

临床表现因炎症程度不同而差异较大,多数起病急骤,表现如下。

1.全身表现

常有寒战、高热,伴有头痛、全身酸痛、乏力、食欲减退。轻者全身表现较少,甚至阙如。

2.泌尿系统表现

常有尿频、尿急、尿痛等膀胱刺激症状,多伴有腰痛或肾区不适,肋脊角压痛和(或)叩击痛。部分患者可无明显的膀胱刺激症状,而以全身症状为主,或表现为血尿伴低热和腰痛。

3.尿液变化

重者尿外观混浊,可见脓尿和血尿。

(三)无症状性菌尿

致病菌多为大肠埃希菌,一般无尿路刺激症状,或仅有低热、腰痛,尿检查改变轻微,但有细菌尿,故也称隐匿型尿感。多见于老年人和孕妇,60岁以上老年人的发生率约为10%,孕妇约为7%。若不治疗,约20%无症状菌尿者可发生急性肾盂肾炎。

(四)尿路感染并发症

1.肾乳头坏死

肾乳头坏死主要表现为高热、剧烈腰痛和血尿,可有坏死组织脱落随尿排出,发生肾绞痛。常发生于严重的肾盂肾炎伴有尿路梗阻时。

2.肾周脓肿

除原有肾盂肾炎症状加重外,常出现明显单侧腰痛,向健侧弯腰时疼痛加剧。

三、治疗要点

治疗目的是消灭病原体,控制临床症状,去除诱发因素及防止复发。

(一)急性膀胱炎

一般采用单剂量或短程疗法的抗菌药物治疗。

1. 单剂量疗法

可选用复方磺胺甲噁唑 6 片或阿莫西林 3 g 顿服,但单剂量疗法易复发。应于治疗后第 5 天及第 2、6 周复查尿。此阶段无复发为临床治愈,复发者提示肾盂肾炎或复杂尿路感染。

2. 短程疗法

多用 3 d 疗法,可给予磺胺类,如复方磺胺甲噁唑 2 片,每天 2 次;或氟喹诺酮类,如氧氟沙星 0.2 g,每天 3 次。

(二)急性肾盂肾炎

1. 应用抗生素

轻型肾盂肾炎宜口服有效抗菌药物 14 d,可选用磺胺类和氟喹诺酮类(剂量同急性膀胱炎),一般用药 72 h 可显效。若无效,则应根据药物敏感试验更改药物。严重肾盂肾炎有明显毒血症状者需肌内注射或静脉用药,可选用氨基糖苷类、青霉素类(如氨苄西林)、头孢类(如头孢唑啉)等药物,获得尿培养结果后应根据药敏选药,一般两种抗生素联合用。另外,严重肾盂肾炎应在病情允许时,做影像学检查,以确定有无尿路梗阻,尤其是结石等。已有肾功能不全,则避免应用肾毒性抗生素,如氨基糖苷类抗生素。

2. 碱化尿液

口服碳酸氢钠片(1.0 g,每天 3 次),可增强上述抗菌药物的疗效,减轻尿路刺激症状。

(三)无症状细菌尿

对于非妊娠妇女和老年人无症状细菌尿,一般不予治疗。妊娠妇女的无症状细菌尿则必须治疗,选用肾毒性较小的抗菌药物,如青霉素类、头孢类等,不宜用氯霉素、四环素、氟喹诺酮类,慎用复方磺胺甲噁唑和氨基糖苷类。学龄前儿童的无症状细菌尿也应予以治疗。

(四)再发性尿路感染

再发性尿感是指尿感经治疗、细菌尿转阴后,再次发生真性细菌尿。再发可分为复发和重新感染,其中重新感染约占 80%。复发是指原致病菌再次引起感染,通常在停药 1 个月内发生;而重新感染是指因另一种新致病菌侵入而引起感染,一般多在停药 1 个月后发生,提示患者的抵抗力低。对于复发性尿感,应积极寻找并去除易感因素如尿路梗阻等,并选用有效的强力杀菌性抗生素,在允许的范围内用最大剂量,治疗 6 周。如果不成功,可再延长疗程或改为注射用药。

第六章 心内科疾病

第一节 高血压病

一、病因

原发性高血压有家族群集倾向,提示其有遗传学基础异常。据家族研究和双胞胎研究数据,血压的遗传力为30%~50%。高血压和血压相关遗传变异有2种不同类型:单基因高血压和与小幅血压变化独立相关的常见遗传变异。双亲均有高血压的正常血压子女,以后发生高血压的比例增高。一项国外观察研究发现,双亲均有高血压的受试者发生高血压的风险是双亲均无高血压的2.4倍。目前公认的原发性高血压发病环境危险因素是年龄、超重、高盐膳食、过量饮酒、锻炼不足以及肾单位减少。

1. 年龄

随着年龄增长,血压特别是收缩压会升高,高血压发病率也增加。

2. 超重和肥胖或腹型肥胖

减重可使血压明显下降,这一效应独立于运动和限盐。中国成人正常BMI为$19\sim24$ kg/m^2,$\geqslant24$ kg/m^{2}为超重,$\geqslant28$ kg/m^{2}为肥胖。人群BMI的差别对人群的血压水平和高血压患病率有显著影响。我国24万成人数据汇总分析表明,超重者患高血压的危险是体重正常者的3~4倍,患糖尿病的危险是体重正常者的2~3倍。基线BMI每增加3 kg/m^2,4年内发生高血压的危险,男性增加50%,女性增加57%。

中国成人腹型肥胖以男性腰围$\geqslant85$ cm、女性$\geqslant80$ cm为切点,检出"代谢综合征"的假阳性率和假阴性率相对较低。腹部脂肪聚集和危险因素的增加有密切关系,腹型肥胖者高血压的危险为腰围低于此界限者的3.5倍,其患糖尿病的危险为2.5倍。

肥胖导致高血压的原因可能是:①心输出量和全身血管阻力增加。②肾素—血管紧张素—醛固酮系统激活增加。③高胰岛素血症和胰岛素抵抗引起的交感神经活性增加、肾脏钠重吸收增多导致的血容量增加、血管紧张素Ⅱ受体上调—心脏利钠肽减少。④睡眠呼吸暂停低通气综合征。⑤瘦素—黑皮质素通路通过引起交感神经活性增加而产生的作用。

3. 膳食高钠盐、低钾、低钙、低动物蛋白质

在控制了总热量后,膳食钠摄入量与收缩压、舒张压呈显著相关性。我国北方人群食盐摄入量每人每日15~18 g,南方为7~12 g,因而北方人群血压水平高于南方。人群平均每人每日摄入食盐增加2 g,则收缩压、舒张压分别升高2.0 mmHg、1.2 mmHg。目前认为其机制是:①盐摄入导致血容量增加;②肾排钠功能减退,使体内钠积累,导致血管平滑肌细胞对加压物质的反应性增加,使外周血管阻力增高。

近年来医学研究还发现,缺钙也会引起高血压。我国膳食普遍低钙,可能加重钠、钾对血压的作用。我国3组人群研究显示:在膳食钙摄入量低于中位数的人群中,膳食钠/钾比值对

血压呈显著正相关,而在膳食钙摄入量高于中位数的人群中,则此种关联不显著,说明我国膳食低钙可能促进钠的升血压作用。增加膳食钙摄入量的干预研究表明,钙的摄入增加使有些患者血压降低。每日膳食中钙含量<0.5 g 的孕妇与食钙量>1 g 的孕妇相比,前者高血压的发病率比后者高 10~20 倍。对一般人群而言,每日食钙量<300 mg 者,高血压的发病率是每日食钙量>1 200 mg 者的 2~3 倍。流行病学也证实,人群平均每日钙摄入量与血压水平呈显著负相关,摄钙量每增加 100 mg,平均收缩压可下降 2.5 mmHg,舒张压可下降 1.3 mmHg。缺钙引起血压升高的原因可能是:①钙的膜稳定作用,钙结合在细胞膜上可降低细胞膜通透性,提高兴奋阈,使血管平滑肌松弛;②钙自身可阻断 Ca^{2+} 钙通道,使细胞外 Ca^{2+} 不能进入细胞内;③高钙可对抗高钠所致的尿钾排泄增加,而 K^+ 对稳定细胞膜起重要作用,维持足够的高钙摄入可抵抗高钠的有害作用。

研究表明,人群平均每人每日摄入的动物蛋白质热量百分比增加 1%,收缩压及舒张压力均值分别降低 0.9 mmHg 及 0.7 mmHg。因此,膳食高盐是中国人群高血压发病的重要危险因素,而低钾、低钙、低动物蛋白质的膳食结构又加重了钠对血压的不良影响。

4.饮酒

按每周至少饮酒一次为饮酒计算,我国中年男性人群饮酒率为 30%~66%,女性为 2%~7%。男性持续饮酒者比不饮酒者 4 年内高血压发生危险增加 40%。最近研究表明,饮酒量与血压之间存在着剂量—反应关系。每日饮酒超过 2 标准杯的患者高血压发生率是不饮酒者的 1.5~2 倍,且在超过 5 标准杯时最突出。饮酒引起血压升高的机制可能是:①长期饮酒导致皮质激素水平增高;②长期或大量饮酒可激活肾素—血管紧张素—醛固酮系统活性;③影响细胞膜的流动性和通透性,引起 Na^+-K^+ 泵活性异常和离子转运功能障碍,特别是细胞内游离钠浓度增高,使外周血管阻力增加,导致血压升高。

5.锻炼不足

有氧运动和抗阻训练都可以使收缩压和舒张压降低 4~6 mmHg 和 3 mmHg。这一作用独立于体重减轻。其机制可能为增加心血管调节适应能力而带来的血压稳定作用。

6.肾单位减少

遗传或低体重出生的婴儿可能造成肾单位减少而易发高血压。可能的机制是肾单位减少导致代偿性肥大,肾小球高压累积产生的肾小球硬化。

二、诊断

高血压病的诊断,除血压要达到高血压诊断标准外,还要排除其他各种继发性高血压,确定血压水平及其他心血管病危险因素,并寻找靶器官损害以及相关临床的情况,以利于高血压原因的鉴别诊断、心血管危险因素的评估,并指导诊断措施及预后判断。因此,病史和家族史的采集、体格检查及实验室检查非常重要。

(一)临床病史的采集要点

(1)血压测量方法和血压水平、高血压持续的时间、既往治疗方法和效果。

(2)导致高血压的遗传或环境因素。

(3)可能诱发或者加重因素,如精神应激、饮酒等。

(4)靶器官损害和程度,如左心室肥厚、高血压视网膜病变、缺血性心血管疾病、脑组卒中、肾病等。

(5)出现高血压亚急症或急症的病史。

(6)继发性高血压的临床病史特征：使用药物，如口服避孕药、非甾体类抗炎药、抗抑郁药和部分抗精神病药、皮质类固醇、减充血剂、减肥药物、甘草、可卡因、安非他明、红细胞生成素、血管生成抑制剂、环孢素或他克莫司、兴奋剂等；急慢性原发性肾脏疾病；阵发性肌无力和软瘫（醛固酮增多症）；阵发性出汗、头痛、焦虑、心悸（嗜铬细胞瘤）；打鼾；甲状腺或甲状旁腺功能异常等。

(7)其他已知心血管疾病危险因素等。

（二）体格检查

体格检查有助于发现继发性高血压的线索及靶器官损害的情况。除了血压测量外，还应包括观察有无 Cushing 面容、神经纤维瘤性皮肤斑、甲状腺触诊、有无甲亢突眼征、有无颜面及下肢水肿等。还应该做全面的心脏检查和腹部检查，如有无肾脏增大、肿块以及四肢动脉搏动、神经系统检查等。

1. 心脏检查

高血压病早期的主要体征是主动脉瓣听诊区第二心音亢进。而后，心脏逐渐向左下扩大，心尖部可闻及 3 级以上粗糙的收缩期杂音，这是由于左心室扩大形成的相对二尖瓣关闭不全或由于心肌缺血、乳头肌功能不全所致；主动脉瓣听诊区可闻及吹风样收缩期杂音，提示主动脉扩张和相对性主动脉瓣狭窄；少数患者在主动脉瓣听诊区可闻及泼水样舒张期杂音，提示主动脉扩张和主动脉瓣相对关闭不全。晚期，发生心力衰竭，心率增快，并可出现相应的心力衰竭体征，如心前区病理性第三心音和（或）病理性第四心音。

2. 神经系统检查

神经系统的异常体征有偏瘫、口角歪斜、半身感觉障碍、失语、共济失调、眼球震颤、眼球麻痹、瞳孔缩小、对侧面神经或舌咽神经等脑神经瘫痪、病理反射阳性等。

3. 动脉血管检查

动脉粥样硬化病变多见于主动脉、冠状动脉、颈动脉和脑动脉。高血压合并主动脉缩窄的患者，除下肢动脉搏动较桡动脉弱和延迟外，在肩胛间区可闻及收缩期喷射性杂音。在上腹部和（或）脐周闻及血管杂音时，应考虑肾动脉狭窄的可能性。足背动脉搏动减弱或消失提示下肢动脉硬化、狭窄。

（三）辅助检查

辅助检查的目的是要寻找其他危险因素、继发性高血压和靶器官损害存在的证据。常规辅助检查应包括血生化（钾、钙、空腹血糖、血脂全项、尿酸、肌酐）、血常规、尿常规、心电图等，计算 10 年动脉硬化性心血管疾病风险。糖尿病和慢性肾病患者应每年至少查一次尿蛋白、尿蛋白肌酐比。推荐检查项目包括超声心动图、颈动脉和股动脉超声、餐后血糖（当空腹血糖 $\geqslant 6.1$ mmol/L 时测量）、高敏 C 反应蛋白、微量清蛋白尿（糖尿病患者必查项目）、尿蛋白定量（若纤维素试纸检查为阳性者检查此项目）、眼底检查、睡眠呼吸监测（睡眠呼吸暂停综合征）。

对怀疑继发性高血压者，根据需要，分别进行以下检查：血浆肾素活性、血及尿醛固酮、血及尿儿茶酚胺、血及尿皮质醇、生长激素、甲状腺及甲状旁腺功能、性激素、肾血流、肾小球滤过率、动脉造影、肾和肾上腺超声、肾上腺 CT 或 MRI、脑和垂体 CT 或 MRI 等。

（四）血压测量

血压测量是诊断高血压及评估其严重程度的主要手段，可分为直接测量和间接测量两种方法。直接测量法精确、可靠，但它属于一种创伤性检查，因而临床应用范围有限。间接测量主要有3种方法：诊所血压、自测血压、动态血压。

在确定高血压诊断标准的同时，国际上也对血压测量的方法、仪器、环境和测量次数等影响因素做了明确的规定，形成了血压测量的标准化方法，对高血压的研究和国际间比较起到重要的推动作用。

无论是在诊室还是在家中，都必须采用标准的血压测量技术。至少在初次就诊时应测定双臂的血压。对有直立位症状者或老人，应注意在不同体位下测量血压。

三、治疗

治疗高血压的主要目的是最大限度地降低心血管发病和死亡的总危险。这就要求医生在降压的同时，干预患者检查出来的所有可逆性危险因素（如吸烟、高胆固醇血症或糖尿病），并适当处理患者同时存在的各种临床情况。危险因素越多，程度越严重，治疗的力度就应越大，通过治疗获得的绝对效益也越高。

（一）降压目标

诊室外日间血压普通高血压患者血压降至＜140/90 mmHg；年轻人或糖尿病、肾病、心力衰竭或病情稳定的冠心病合并高血压患者降至＜130/80 mmHg；老年人降压目标同青年人，但降压速度宜适度缓慢，或综合考虑跌倒、痴呆、其他合并疾病、直立性低血压和预期寿命等因素改变血压目标。

（二）治疗策略

所有患者均应首先改善生活方式。高危及很高危患者无论经济条件如何，必须立即开始对高血压及其并存的危险因素和临床情况进行药物治疗；中危患者先观察患者的血压及其他危险因素数周，进一步了解情况，然后决定是否开始药物治疗；低危患者可观察几个月，然后决定是否开始药物治疗。

（三）非药物治疗

1. 减重

建议BMI应控制在24 kg/m^2 以下。高血压患者体重减少10%，则可使胰岛素抵抗、糖尿病、高脂血症和左心室肥厚改善。减重的方法主要是减少总热量的摄入，强调少脂肪并限制过多糖类的摄入；另一方面则需增加体育锻炼，有氧运动或抗阻训练均可。减重的速度可因人而异，一般每月减重2～3 kg，首次减重最好能达到5 kg，以增强减重信心。

2. 减少钠盐

WHO建议每人每日食盐量≤6 g。我国膳食中约80%的钠来自烹调或含盐高的腌制品，因此限盐首先要减少烹调用盐及含盐高的调料，少食各种咸菜及盐腌食品。如果北方居民减少日常用盐一半，南方居民减少1/3，则基本接近WHO建议。高血压预防试验（the trials of hypertension prevention, TOHP）研究长达10～15年随访结果发现，在高血压前期人群分2组，限钠仅差别33 mmol/24 h（1.9 g氯化钠）时，即使降压幅度差别不大，也能明显减少心血管事件发生的长期风险。因此，限盐并不只是对盐敏感者有益。

3. 调整膳食结构

增加蔬菜、水果、低脂奶制品、多种谷物、鱼类、禽类、坚果摄入，减少糖类、含糖饮料或高糖食品和红肉摄入。这种饮食结构富含钾、镁、钙、蛋白质和纤维，结合限钠盐，能加强降压效果。

4. 限制饮酒

相比于不饮酒者，每日饮酒量超过 2 标准杯的女性和 3 标准杯的男性高血压发病率显著增加。成年男性和女性每日饮酒量建议不超过 2 标准杯和 1 标准杯。

5. 增加运动

高血压患者在运动前最好了解一下自己的身体状况，以决定相应的运动种类、强度、频度和持续运动时间。对中老年人应包括有氧、伸展及增强肌力练习三类，具体项目可选择步行、慢跑、太极拳、气功等。运动强度宜采用中等强度，即以运动时最大心率（220－年龄）的 60%～70% 作为运动适宜心率目标。运动频度一般要求每周 3～5 次，每次持续 40 min。以 12 周为一周期。

6. 戒烟

虽然烟碱只使血压一过性地升高，但大量吸烟，由于尼古丁对血管壁的损伤，常引起大血管硬化或斑块形成（如冠心病、脑卒中等）及小血管损伤（脑腔隙性梗死）。此外，大量吸烟可降低服药的依从性并增加降压药物的剂量，如服用 β 受体阻滞剂时吸烟会抵消其降压及减慢心率的作用。

（四）药物治疗

1. 降压药物治疗的重要性

降低血压可以降低脑卒中、冠状动脉疾病和充血性心力衰竭的危险，并能降低因心血管原因所致的心血管病总病死率和病残率。降低收缩压 10～12 mmHg 和（或）舒张压 5～6 mmHg，3～5 年内脑卒中、冠心病与心脑血管病死率事件分别减少 38%、16%、20%，心力衰竭减少 50% 以上。有 8 项随机对照临床研究荟萃分析提示：入选 15 693 例单纯收缩性高血压患者，平均随访 3.8 年，显示治疗前，收缩压每升高 10 mmHg，总死亡相对危险度为 1.2（$P=0.0001$），脑卒中相对危险度为 1.2（$P=0.02$），冠状动脉事件相对危险度为 1.07（$P=0.37$），有效达标降压治疗，可以降低总病死率 13%（$P=0.02$），心血管死亡降低 18%，脑卒中降低 30%，冠脉事件降低 23%。在我国，18 岁以上人群中，高血压处于"三高三低"：高发病、高致残、高死亡；知晓率低、治疗率低、控制率更低。因此，高血压治疗面临着巨大挑战，高血压防治工作任重而道远。

2. 降压药的种类

降压治疗的主要获益源自降低血压本身，当前常用降压的药物主要有五大类，即利尿药/噻嗪类利尿药，钙拮抗剂（CCB），血管紧张素转化酶抑制剂（ACEI），血管紧张素 Ⅱ 受体拮抗剂（ARB），β 受体阻滞剂。

（五）心理治疗

焦虑和愤怒人格的人容易发生高血压。前瞻性研究表明，焦虑可以明显增加心脏性猝死和冠心病死亡的发生。另一项研究证明，合并焦虑的高血压患者 Q-T 间期离散度明显增加，为焦虑增加心脏性猝死提供了心理生理的依据。血压波动受精神因素的影响非常大，对于伴有焦虑或抑郁的高血压患者联合心理疏导和（或）抗抑郁药往往能提高疗效，改善生活质量。

四、预后

原发性高血压属于一种慢性疾病，WHO/ISH 指南委员会根据"弗明汉心脏研究"的危险因素和靶器官损害、糖尿病及临床并存的情况进行危险分层，可初步判断预后。如果高血压能得到及时的诊断和合理的治疗，一般预后较好。当然，高血压的预后还与降压药的种类有一定关系，某些降压药物有降压以外的益处，可改善预后。

急进型高血压预后不佳者多见，如果未及时治疗，多在1～5年内死亡。鉴于我国高血压病患病率高并呈逐年上升趋势，为减少高血压病给人们带来极大的危害和防治心脑血管疾病，预防高血压有重大意义。

由于高血压的发病、维持及抗高血压制剂的疗效机制是复杂的，需要我们组织多种临床学科和基础学科合作，以观察降血压治疗能否改善不同类型患者的预后。另外，降血压治疗既以降低心血管病危险为目的，临床试验的硬指标理应为心血管病病死率、非致命性心肌梗死和脑卒中。但一般临床试验的时间短，观察的危险度相对低，难以采用这些终点评估干预效果。目前研究结果反映，只有血压是唯一经核实的心血管预后的替代标志(动态血压监测与靶器官关联似优于偶测血压)，为了节省临床试验的时间和经费，加速高血压研究的进程，提高我国高血压人群的知晓率、治疗率和控制率，迫切需要协同实验室研究及社区防治工作者，加强一级预防力度，通过政府部门、健康教育的专业机构、非政府的学术组织团体和各种社区高血压防治计划开展高血压及与高血压有关的健康教育，大力宣传健康的饮食结构和生活方式，从根本上降低患病率，配合有效的、安全的和价廉的抗高血压制剂(包括复方制剂)及其他干预措施全面改善高血压患者的预后。

第二节 先天性心血管病

一、房间隔缺损

房间隔缺损(atrial septal defect，ASD)是左右心房间隔缺损所致的先天性心脏病，占成人先天性心脏病的20%～30%，女性多于男性，男女之比为1:(1.5～3)，与遗传因素、妊娠期母体感染和接触环境有关。房间隔缺损是在成年人中最常见的先天性心脏病。

(一)概述

房间隔缺损是指在胚胎发育过程中，房间隔的发生、吸收和融合出现异常，导致左、右心房之间残留未闭的缺损。房间隔缺损一般分为原发孔缺损(primumatrial defect)和继发孔缺损(secundum atrial septaldefect)，前者实际上属于部分心内膜垫缺损，常同时合并二尖瓣和三尖瓣发育不良；后者为单纯房间隔缺损(包括卵圆窝型、卵圆窝上型、卵圆窝后型以及单心房)；其中继发孔缺损约占75%、原发孔缺损占15%～20%。另外还有两种少见的特殊类型：即位于上、下腔静脉进入右心房的位置称静脉窦型缺损(5%～10%)和位于冠状静脉窦称冠状静脉窦缺损(<1%)。

房间隔缺损对血流动力学的影响主要取决于分流量的多少，通常由于左心房压力高于右心房，所以形成左向右的分流。分流量的多少除缺损口大小之外，更重要的是取决于左、右心室的顺应性。如果左心室顺应性降低，其充盈压力增大从而使左心房压力增高，将导致左向右分流量增加。

左向右分流必然使肺循环血流量(Qp)超过体循环血流量(Qs),一般以 Qp/Qs<2:1 者称之为小房间隔缺损,而 Qp/Qs>2:1 者为大房间隔缺损。ASD 使右心容量负荷增加,持续的肺血流量增加导致肺淤血,肺血管顺应性下降,从功能性肺动脉高压发展为器质性肺动脉高压,右心系统压力随之持续增高,使原来的左向右分流逆转为右向左分流而出现青紫。

(二)诊断

1.临床表现

房间隔缺损大小不同所引起的症状和预后差别很大,除非巨大房间隔缺损,否则早期很少出现症状,很小的缺损可以毫无症状也不影响患者的寿命,但缺损很大者如单心房患者往往很早出现症状,如不及时手术难以活到成年。

单纯房间隔缺损者在儿童期大多可无症状,随年龄增长症状逐渐明显,其中活动性呼吸困难为主要表现,继之可发生室上性心律失常,特别是心房扑动、心房颤动而使症状加重。有些患者可因右心室慢性容量负荷过重而发生右心衰竭。晚期有15%患者因重度肺动脉高压出现右向左分流而有轻至中度发绀,于劳累后加重,逐渐出现杵状指(趾),常伴有气急、乏力、头晕等不适;以后可出现右心衰竭的相关症状,并形成艾森门格综合征,称之为肺动脉高压性右向左分流综合征。该综合征在先天性心脏病手术尚未普及的年代较为多见,近年来已逐渐减少。也有反复性脑梗死发生的病例报道,其原因可能是静脉系统的小栓子,通过房间隔缺损进入左心,然后进入脑动脉致脑梗死。一般随年龄增长病情逐渐恶化,死亡原因常为心力衰竭,其次为肺部感染、肺动脉血栓形成或栓塞。

房间隔缺损的杂音很轻,不易听到,常在学龄期查体时才被发现,体格检查最典型的体征为肺动脉瓣区第二心音亢进且呈固定分裂,并可闻及Ⅱ~Ⅲ级收缩期喷射性杂音,此系肺动脉血流量增加,肺动脉瓣关闭延迟并相对狭窄所致,而非左向右分流的血流经由房间隔缺损口所产生。若出现艾森门格综合征时,体征显示胸骨左缘第3~4肋间有明显搏动,心浊音界明显增大,原有的左向右分流的杂音减弱或消失;肺动脉瓣第二心音亢进、分裂,以后可出现舒张期杂音,为肺动脉高压致肺动脉瓣关闭不全所致;胸骨下段偏左部位可闻及收缩期反流性杂音,是相对性三尖瓣关闭不全所致。

2.相关检查

(1)心电图:典型病例所见为电轴右偏、右室肥大、右束支传导阻滞的表现。

(2)X线检查:可见右心房、右心室增大,肺动脉段突出及肺血管影增加。透视下可有肺门舞蹈现象。

(3)心导管检查:典型病例不需要行心导管检查;当疑有其他合并畸形,或需测定肺血管阻力以判断手术治疗预后时,应进行右心导管检查。根据房室水平压力及血氧含量的测定并计算分流量以判断病情。当出现艾森门格综合征时,心导管检查除可见原有畸形外,还可确定双向分流或右向左分流。导管检查对本综合征有一定危险,因已无手术指征,一般不行此项检查。

(4)超声心动图。是临床明确诊断最可靠和最常用的检查项目,对大部分房间隔缺损可明确诊断,或可借助于声学造影、食管超声明确诊断。二维心脏彩超可显示房间隔缺损的位置及各个边缘,除可见肺动脉增宽,右心房、右心室增大外,剑突下心脏四腔图可显示房间隔缺损的部位和大小。彩色多普勒可显示血流的分流方向,并可测定左、右心室排血量,从而计算出 Qp/Qs 值。后期可出现肺动脉扩张及相对性肺动脉瓣及三尖瓣关闭不全的表现,提示并发艾森门格综合征。

3.鉴别诊断

典型的心脏听诊、心电图、X线表现可提示房间隔缺损存在,超声心动图可以确诊。ASD应与肺静脉畸形引流、肺动脉瓣狭窄及小型室间隔缺损等鉴别。当发展致艾森门格综合征时,应与法洛四联症相鉴别。

(三)治疗

治疗主要是应用介入或手术的方法封堵缺损的房间隔,从根本上纠正血流动力学紊乱,达到根治的目的。外科开胸手术修补房间隔缺损安全、有效,但手术仍有一定的并发症及遗留手术瘢痕等问题。药物治疗只用于临床出现心律失常或心力衰竭的、拒绝手术的患者或无手术适应证的患者。

若患者发生心房颤动,应在适当抗凝治疗后进行心脏复律以恢复窦性心律;若患者通过药物或介入方法无法维持窦性心律,推荐进行心室率控制及抗凝治疗。对于一些分流量小,没有任何症状以及右心室大小正常的小ASD患者不需要药物治疗,但通常需要评估患者的症状,尤其是有无心律失常,以及可能发生的反常栓塞事件等,每2~3年进行超声心动图的随访,评估右心室的大小、功能以及肺动脉的压力。大ASD可能导致肺动脉高压,而药物治疗肺动脉高压仅推荐用于那些不可逆的肺动脉高压以及不适合关闭ASD的患者。

有或无症状的右心房及右心室扩大患者,或当出现反常栓塞,或直立性低氧血症时,均应通过介入或手术闭合ASD。

1.非外科手术的介入治疗(房间隔缺损封闭术)

(1)适应证。

1)有手术指征的ASD患者符合以下条件者可经导管行介入封闭术:①ASD缺损最大伸展直径<30 mm;②缺损上下房间隔边缘不少于4 mm;③房间隔的整体直径应大于拟使用的补片直径。

2)外科修补术后残留缺损。

(2)禁忌证。

1)已有右向左分流者。

2)多发性房间隔缺损。

3)合并有其他需外科手术的先天性心血管畸形。

2.手术治疗

对单纯房间隔缺损引起血流动力学改变的均应手术治疗。年龄大并发严重肺动脉高者应慎重手术。

3.药物治疗

主要是针对并发肺动脉高压患者的辅助治疗。由于血管收缩在肺血管中膜肥厚中所起的重要作用,而血管扩张药可以降低肺血管阻力、减轻心脏负荷、增加心排出量、逆转肺血管病变,因此血管扩张药物是内科治疗先心病(CHD)合并肺动脉高压(PH)的主要方法。

(1)钙通道阻滞药。为主要作用于血管平滑肌的钙通道阻滞药,对外周血管和肺血管都具有较强的扩张作用,可使CHD患者肺血管阻力及肺动脉压力下降。然而,钙通道阻滞药具有负性肌力作用,多数CHD患儿不能长时间耐受,限制了它的临床应用。

(2)前列腺素类药物。为血管内皮花生四烯酸,包括前列地尔(PGE)和前列环素(PGI)

等,此类药物可通过G蛋白途径,激活腺苷酸环化酶,引起血管扩张,还可降低肺血管阻力、改善右心功能,提高患者静脉血氧饱和度、运动耐量及远期生存率。同时,前列腺素类药物具有抑制炎性介质释放及抑制血管平滑肌增生作用,但由于其半衰期短(2~3 s),需持续静脉微泵给药。曲前列素钠作为新型的前列环素类药物,可皮下注射或静脉内注射,已获FDA批准,并被美国胸科医师学会(ACCP)推荐为一线治疗药物,具有效果好、使用方便的特点,该药适用于Ⅱ级PH的患者;而伊洛前列素适用于较晚期的Ⅲ级PH者的治疗;依前列醇(前列环素)则适用于Ⅳ级PH者,但不推荐作为Ⅳ级PH患者的一线药物。

(3)磷酸二酯酶抑制药(PDE)。通过阻止磷酸二酯酶降解,使血管平滑肌细胞内cAMP的含量增加,从而减少了肌浆网钙离子的释放,使血管平滑肌舒张,PDE-3制剂主要有氨力农、米力农。此类药物可降低肺动脉压力及肺血管阻力,增加心排出量,改善心室舒张功能,且不增加心肌氧耗量。近年有报道一种高选择性磷酸二酯酶抑制药(PDE-5)西地那非(商品名:万艾可)、伐地那非(艾力达)和他达拉非(艾希力)可以提高PH患者的血氧饱和度和运动耐量,具有不良反应小的特点,比较安全有效地控制PH。

(4)腺苷。其作用机制是直接抗交感神经和作用于血管内皮细胞及平滑肌细胞的腺苷A_2受体而产生扩血管效应,可降低肺血管阻力指数、肺动脉收缩压及平均压,对体循环影响小。但该药在外周循环中失活很快,需肺血管途径给药,因此临床使用较少。

(5)血管紧张素转化酶抑制药(ACEI)。此类药物有快速而温和的肺血管扩张作用,长期用药血流动力学指标显示肺血管阻力持续下降。当仅有PH而无心力衰竭,以及左向右分流型先天性心脏病发展到梗阻性PH阶段时,则不宜使用。

(6)内皮素受体拮抗药。内皮素是PH发病的重要介质。内皮素受体拮抗药波森坦(Bosentan)作为代表性药物在治疗PH时能有效降低肺动脉压力,改善PH患者的生活质量,延长寿命并且安全有效,是一种很好的治疗手段。该类药物与西地那非共同被ACCP推荐作为治疗较早期的Ⅲ级PH的治疗药物。

(7)其他。一氧化氮(NO)吸入疗法可改善CHD合并PH患者肺血流动力学和通气/血流比值,降低PH危象发生。也有报道辛伐他汀能改善PH患者心功能、使右心室收缩压降低而无明显不良反应

二、室间隔缺损

室间隔缺损(ventricular septal defect,VSD)是在左、右心室之间存在一直接开口的先天性心脏病。按国内统计,在成年人先天性心脏病中占10%,仅次于房间隔缺损,占第2位。近年来国内儿科先天性心脏病手术治疗开展较普遍,成年人室间隔缺损患者相应减少。

(一)概述

室间隔解剖上由流入道、肌小梁部、流出道三部分构成,三者均与位于主动脉瓣下的一小片膜状间隔相连。根据室间隔缺损的边界构成,分为三型:Ⅰ型为肌型缺损,指缺损周边均为肌肉组织,可位于以上3个部分中的任何一部分,较少见;Ⅱ型为膜部缺损,指周边除肌肉组织外,有一部分由房室瓣或动脉瓣间延伸的纤维组织构成,亦可位于以上三部分中的任何一部分,为最常见的类型,占80%左右;Ⅲ型为动脉瓣下缺损,缺损周边主要由主、肺动脉瓣延伸的结缔组织构成,仅见于流出道,常合并有主动脉瓣关闭不全,在亚洲人群多见。动脉瓣下型不能自然闭合,而肌部及膜部室间隔缺损都有自然闭合的可能。如果缺损较小,不影响患儿发

育,无反复肺炎和心力衰竭发生,无重度肺动脉高压,均可在医生随诊下等待至2岁时复查,有30%～40%患者的室间隔缺损可以自愈。若未能闭合再考虑择期手术。如果在婴儿期反复肺炎、心力衰竭发作,药物又难以控制,或伴重度肺动脉高压,则需在1岁以内手术。

室间隔缺损必然导致心室水平的左向右分流,分流量一般均较大,其血流动力学效应为:①肺循环血流量增多;②左心室容量负荷增大;③体循环血流量增加。室间隔缺损时肺动脉压力增高,早期肺血管阻力呈功能性增高,随着时间的推移,肺动脉逐渐发生器质性狭窄或闭塞性病变,右心室和右心房压力也逐渐增高,使原来的左向右分流逆转为右向左分流从而出现青紫,并发生继发性相对性肺动脉瓣及三尖瓣关闭不全;以上改变的发生时间多在20岁以后,形成艾森门格综合征。

(二)诊断

1.临床表现

一般根据血流动力学变化的影响程度、症状轻重等,临床上将室间隔缺损分为大、中、小型室间隔缺损。

(1)小型室间隔缺损。在收缩期左、右心室之间存在明显压力阶差,左向右分流量不大,$Qp/Qs<1.5$,右心室压力及肺动脉压力正常。缺损面积一般$<0.5\ cm^2/m^2$(BSA),有人称之Roger病者。此类患者通常无症状,沿胸骨左缘第3～4肋间可闻及Ⅳ～Ⅵ级全收缩期杂音伴震颤,第二心音可有轻度分裂,P2(肺动脉)成分无明显亢进。

(2)中型室间隔缺损。左、右心室之间分流量较大,Qp/Qs为1.5～2.0,但收缩期右心室压力仍低于左心室,缺损面积一般为$0.5～1.0\ cm^2/m^2$(BSA)。听诊在胸骨左缘第3～4肋间可闻及Ⅳ级全收缩期杂音伴震颤外,并可在心尖区闻及舒张中期反流性杂音(相对性二尖瓣狭窄所致),P2可轻度亢进。部分患者有劳力性呼吸困难。

(3)大型室间隔缺损。左、右心室之间收缩期已不存在压力差,左向右分流量大$Qp/Qs>2.0$。因血流动力学影响严重,存活到成年者较少见;即使存活至成年,常已发展至继发性肺血管阻塞性病变和严重肺动脉高压,导致右向左分流而呈现青紫;患者常有呼吸困难及负荷能力下降;胸骨左缘收缩期杂音常减弱至Ⅲ级左右,P2亢进;有时可闻及因继发性肺动脉瓣关闭不全而导致的舒张早期杂音。

若出现艾森门格综合征时,体征显示心浊音界明显增大,心前区胸骨左缘3～4肋间有明显搏动,原有的左向右分流的杂音减弱或消失,肺动脉瓣第二心音亢进、分裂,以后可出现舒张早期杂音,胸骨下段偏左部位可闻及收缩期反流性杂音(相对性三尖瓣关闭不全所致)。

2.相关检查

(1)心电图:大部分VSD患者心电图表现正常,尤其是小室间隔缺损者。缺损较大者可以表现为室内传导阻滞或右束支阻滞。当出现严重左心室容量超负荷时,可能表现为左心房增大和左心室增大、肥厚;在发展为艾森门格综合征或严重严重右室流出道梗阻时,可见右室高电压的征象。

(2)X线检查:小室间隔缺损X线片上可无异常征象;中等大的室间隔缺损可见肺血增加,心影略向左增大;大室间隔缺损主要表现为肺动脉及主要分支明显扩张,但在肺野外1/3处血管影突然减少,心影大小不一,表现为左心房、左心室大,或左心房、左心室、右心室增大,或以右心室增大为主,心尖向上抬举提示右心室肥厚。

(3)超声心动图:用以确定诊断,同时可以测定缺损大小及部位,判断心室肥厚及心腔大小。运用 Doppler 技术还可测算跨隔及跨(肺动脉)瓣压差,并可推算 Qp/Qs 值,是本病最重要的检查手段。

(4)心导管检查:典型的室间隔缺损一般不需要进行心导管检查及心血管造影。如无创检查无法明确室间隔缺损的血流动力学情况、伴肺动脉瓣狭窄或肺动脉高压或双腔右心室、疑有多孔缺损(室间隔上不止一个缺损口)时应进行导管介入检查。可测定心室水平分流量,测量肺动脉压、肺循环阻力。

3.诊断及鉴别诊断

典型室间隔缺损根据临床表现及超声心动图即可确诊。轻度肺动脉瓣狭窄、肥厚性心肌病等心前区亦可闻及收缩期杂音应注意鉴别;大室间隔缺损合并肺动脉高压者应与原发性肺动脉高压、法洛四联症相鉴别。

(三)治疗

成年人室间隔缺损自然闭合者为数极少。存活至成年的室间隔缺损患者一般分为两种情况:一种是缺损面积较小,对血流动力学影响不大,属于较小室间隔缺损,预后较好;另一种为较大的缺损,儿童期未做手术,长大到成年已发展成严重肺动脉高压,导致右向左分流,预后极差。

1.非手术介入治疗(室间隔缺损封闭术)

室间隔缺损非手术封闭治疗,其封闭处理原则虽与 ASD 相似,但因在心室水平操作难度更大,严重并发症较多,国内外所做病例积累相对较少,尚有待继续研究和进一步完善。我国室间隔缺损封堵术例数居世界首位,并且近年来多家报道严重并发症明显减少,介入治疗疗效肯定。

经导管封堵 VSD 的适应证,包括外科手术后的残余漏、有意义的左向右分流、外伤致 VSD 或者医源性的外科主动脉瓣置换术后出现的 VSD。医源性的、外科主动脉瓣置换术后出现的成年人 VSD 关闭的适应证包括:感染性心内膜炎的病史、有血流动力学意义的左向右的分流和 Qp/Qs>1.5。经导管封堵 VSD 技术的出现为有外科手术风险的 VSD 患者提供了非常可行的治疗方法,尤其对那些已经进行过多次心脏外科干预的患者。但是到目前为止,美国 FDA 仅批准室间隔缺损封堵器用于肌部 VSD。而在美国以外的许多个心脏中心,已经有丰富的导管封堵治疗各种类型室缺的经验,并且有非常理想的效果。

(1)适应证:有手术指征的 VSD 符合以下条件者:①肌部或膜部 VSD;②室间隔缺损直径<14 mm;③缺损口中点距主动脉瓣膜的距离大于缺损直径 2 倍以上,无主动脉瓣反流;④心室水平左向右分流;⑤外科手术后残余漏。

(2)禁忌证:相对禁忌证为不符合上述条件的单纯 VSD;绝对禁忌证为已有右向左分流。

2.手术治疗

小室间隔缺损者应首先进行介入治疗。中度室间隔缺损者应考虑手术治疗。重度室间隔缺损伴肺动脉压增高者不宜手术。

3.药物治疗

如发展至肺动脉高压,出现右向左分流,药物治疗同 ASD 合并肺动脉高压者。

第三节 心脏瓣膜病

心脏瓣膜病(valvular heart disease)是由于炎症、黏液样变性、退行性改变、先天性畸形、缺血性坏死、创伤等引起的单个或多个瓣膜结构(包括瓣叶、瓣环、腱索或乳头肌)的功能或结构异常,导致瓣口狭窄和(或)关闭不全。心室和主、肺动脉根部严重扩张也可产生相应房室瓣和半月瓣的相对性关闭不全。二尖瓣最常受累,其次为主动脉瓣。

心脏瓣膜病中最常见的是风湿性心脏病(rheumatic heart disease)简称风心病,是风湿性炎症过程所致瓣膜损害,二尖瓣最常受累,主要累及 40 岁以下人群,女性多于男性。近年来风心病的发病率已有所下降,但仍是我国常见的心脏病之一。瓣膜黏液样变性和老年人的瓣膜钙化在我国日渐增多,主要为主动脉瓣病变。

一、二尖瓣狭窄

(一)病因与发病机制

二尖瓣狭窄(mitral stenosis)最常见的病因是风湿热。2/3 的患者为女性。约半数患者无急性风湿热病史,但多有反复链球菌扁桃体炎或咽峡炎史。急性风湿热后,至少需 2 年才开始形成明显的二尖瓣狭窄,多次发作急性风湿热较第一次发作出现狭窄早。运动、情绪激动、快速房颤、感染、妊娠、分娩、贫血等是常见的诱发发病或促使病情加重的因素。

风湿热导致二尖瓣装置不同部位的粘连融合(如瓣膜交界处粘连、瓣叶游离缘粘连、腱索粘连融合或几个部位的复合粘连)导致二尖瓣开放受限,瓣口面积减少,从而致使二尖瓣狭窄。狭窄的二尖瓣呈漏斗状,瓣口常呈"鱼口"状。如果风湿热主要导致腱索的挛缩和粘连,而瓣膜交界处的粘连很轻,则主要出现二尖瓣关闭不全。

正常人的二尖瓣口面积为 $4\sim 6$ cm^2。当瓣口面积至 $1.5\sim 2$ cm^2 为轻度狭窄,$1.0\sim 1.5$ cm^2 为中度狭窄,<1 cm^2 为重度狭窄。一般至中度狭窄开始出现症状。狭窄致左房压升高,导致肺静脉和肺毛细血管压升高,进而出现肺毛细血管扩张和淤血,产生肺间质水肿。心率增快时舒张期缩短,左房压更高,故任何增加心率的诱因均可促使急性肺水肿的发生。由于左房压和肺静脉压升高,引起肺小动脉反应性收缩,最终导致肺小动脉硬化、肺血管阻力增高、肺动脉压力升高,引起右室肥厚扩张,终至右心衰竭。

(二)临床表现

1.症状

一般在二尖瓣中度狭窄时方有明显的症状。

(1)呼吸困难:为最常见的早期症状。患者常因有诱因出现,多先有劳力性呼吸困难,随狭窄加重,出现静息时呼吸困难、阵发性夜间呼吸困难甚至端坐呼吸。

(2)咳嗽:常见,多在夜间睡眠或劳动后出现,干咳,可伴有泡沫痰。

(3)咯血:有以下几种情况:①大咯血,通常见于严重二尖瓣狭窄,可为首发症状;②常见于阵发性夜间呼吸困难时出现血性痰或痰中带血;③急性肺水肿时咯大量粉红色泡沫样痰;④肺梗死伴咯胶冻状暗红色痰,为心力衰竭晚期并发症。

(4)其他症状:①声嘶:较少见,由于扩大的左心房和肺动脉压迫左喉返神经所致;②吞咽困难:压迫食管引起;③消化道淤血症状:食欲减退、腹胀、恶心等;④血栓栓塞:本病的严重并发症,占病死率15%～20%,多合并房颤;⑤胸痛。

2.体征

重度二尖瓣狭窄常有双颧绀红的"二尖瓣面容"。右心功能不全可有颈静脉怒张、肝大、下肢水肿等。心音因瓣膜钙化程度、肺动脉高压是否存在出现心尖部拍击样第一心音亢进、开瓣音,或P2亢进伴分裂。其特征性心脏杂音为心尖区舒张中晚期低调隆隆样杂音,左侧卧位、用力呼气、运动时显著。严重肺动脉高压或右心室扩大时可闻及肺动脉瓣关闭不全或相对性三尖瓣关闭不全的杂音。

3.并发症

二尖瓣狭窄的主要并发症包括:①房颤是本病相对早期的常见并发症,发生率约为45%。也是最常见的心律失常,可为首发症状;②继发性肺动脉高压;③体循环血栓栓塞事件;④三尖瓣关闭不全和右心衰竭。60%以上患者死于进行性右心衰竭和(或)肺水肿,其余患者死因大多为血栓栓塞。

(三)辅助检查

1.心电图检查

重度二尖瓣狭窄可有"二尖瓣P波",P波宽度>0.12 s,伴切迹。QRS波群显示电轴右偏和右心室肥厚的表现。

2.影像学检查

(1)X线检查:轻度二尖瓣狭窄时,X线表现可正常。中、重度狭窄时,左心房增大,肺动脉段突出,心外形呈梨形(二尖瓣型),有肺淤血征。

(2)超声心动图:为明确和量化诊断二尖瓣狭窄的可靠方法。M型示二尖瓣城墙样改变(EF斜率降低,A峰消失),后叶向前移动及瓣叶增厚。二维超声心动图可显示狭窄瓣膜的形态和活动度,测绘二尖瓣口面积。

3.心导管检查

测定肺毛细血管压和左心房压以确定跨瓣压差和计算瓣口面积,正确判断狭窄程度。

二、二尖瓣关闭不全

二尖瓣关闭不全(mitral incompetence)常与二尖瓣狭窄同时存在,亦可单独存在。可分为急性二尖瓣关闭不全和慢性二尖瓣关闭不全。

(一)病因与发病机制

二尖瓣包括瓣叶、瓣环、腱索、乳头肌。正常收缩期二尖瓣关闭依赖二尖瓣装置和左心室的结构和功能的完整性,其中任何部分的异常均可导致二尖瓣关闭不全。风湿性病变使瓣膜僵硬、变性、瓣缘卷缩、连接处融合以及腱索融合缩短。若瓣叶穿孔发生在感染性心内膜炎时,以及创伤损伤二尖瓣结构或人工瓣损坏等,可发生急性二尖瓣关闭不全。

二尖瓣关闭不全首先累及左心房、左心室,继之影响右心,最终为全心衰竭。

(二)临床表现

1.症状

轻者可无明显症状或仅有轻度不适感。严重二尖瓣关闭不全的常见症状有劳力性呼吸困难、疲乏、端坐呼吸等,晚期右心衰竭时可出现肝脏淤血肿大,有触痛,踝部水肿,有胸腔积液或腹腔积液。急性者可很快发生急性左心衰竭、急性肺水肿甚至心源性休克。

2. 体征

心尖区收缩期杂音是主要体征,可在心尖区闻及≥3/6级收缩期吹风样粗糙高调的杂音。随病程延长出现心脏向左下扩大,心尖搏动向左下移位,心尖部第一心音减弱。

3. 并发症

二尖瓣关闭不全与二尖瓣狭窄相似。感染性心内膜炎较二尖瓣狭窄常见;体循环栓塞较二尖瓣狭窄少见;心力衰竭在急性期早期出现,慢性者晚期发生。此外,二尖瓣脱垂并关闭不全者尚可发生猝死。

(三)辅助检查

1. 心电图检查

轻症和急性期心电图可正常。慢性者主要表现为左心房增大,心房颤动常见。

2. 影像学检查

(1)X线检查:左心室、左心房增大,肺淤血和肺间质水肿征,肺动脉段突出。

(2)超声心动图:彩色多普勒超声的敏感性几乎达100%,且可半定量反流程度。二维超声心动图可显示二尖瓣装置的形态特征,有助于明确病因。超声心动图还可提供心腔大小、心功能与合并其他瓣膜损害的资料。

(3)其他:若无创检查结果与症状结果不一致可使用心导管检查。左心室对比造影不适用于急性期患者。心血管核磁共振可能在指导手术干预方面有更好的准确性。

三、主动脉瓣狭窄

(一)病因与发病机制

风湿性炎症导致瓣膜交界处粘连融合,瓣叶纤维化、僵硬、钙化和挛缩畸形,因而瓣口狭窄。先天性二尖瓣畸形为最常见的先天性主动脉瓣狭窄的病因。退行性老年钙化性主动脉瓣狭窄为65岁以上老年人单纯性主动脉瓣狭窄的常见原因,常伴有二尖瓣钙化。风湿性主动脉瓣狭窄(aortic stenosis)大多合并关闭不全和二尖瓣病变。

左心室对慢性主动脉瓣狭窄所致的压力负荷增加的主要代偿方式是通过进行性室壁向心性肥厚,以平衡左心室收缩压升高,维持正常收缩期室壁应力和左心室心排出量。左心室肥厚使其顺应性降低,引起左心室舒张压末压进行性升高,因而使左心房的后负荷增加,左心房代偿性肥厚。左心室舒张末容量直至失代偿的晚期才增加。最终导致左心室功能衰竭。

(二)临床表现

1. 症状

出现较晚。劳力性呼吸困难、心绞痛和昏厥为典型主动脉瓣狭窄常见的三联征。呼吸困难见于90%的有症状患者。劳力性呼吸困难为常见的首发症状,进而可发生阵发性夜间呼吸困难、端坐呼吸和急性肺水肿。

2. 体征

心尖搏动相对局限、持续、有力,主动脉瓣第一听诊区可触及收缩期震颤,并可闻及粗糙而响亮的喷射性收缩期吹风样杂音,向颈部、胸骨左下缘和心尖区传导,第二心音减弱。老年人钙化性主动脉瓣狭窄者杂音在心底部。

3. 并发症

左心功能不全常见,猝死亦有发生。钙化性主动脉瓣狭窄者可出现栓塞,以脑栓塞最常见。

感染性心内膜炎较少见。

(三)辅助检查

1. 心电图检查

重度狭窄者有左心室肥厚伴 ST-T 继发性改变和左心房大。可有房室阻滞、室内阻滞、心房颤动或室性心律失常。

2. 影像学检查

(1)X 线检查:心影正常或左心室轻度增大,左心房可能轻度增大,升主动脉根部常见狭窄后扩张。在侧位透视下有时可见主动脉瓣钙化。晚期可有肺淤血征象。

(2)超声心动图:为明确诊断和判断狭窄程度的重要方法。二维超声心动图探测主动脉瓣异常十分敏感,有助于显示瓣膜结构,确定狭窄的病因,但不能准确定量狭窄程度。多普勒超声可测出主动脉瓣口面积及跨瓣压差。

3. 心导管检查

当超声心动图不能确定狭窄程度并考虑人工瓣膜置换时,应行心导管检查。

四、主动脉瓣关闭不全

(一)病因与发病机制

主动脉关闭不全(aortic incompetence)是由于主动脉瓣和(或)主动脉根部和升主动脉变形或扩张所致。急性发病病因主要有感染性心内膜炎、主动脉夹层、人工瓣膜撕裂等。慢性发病在我国主要由风湿性心脏病引起,占 2/3。在发达国家常由主动脉根部扩张、先天性主动脉瓣畸形和瓣膜钙化引起。

(二)临床表现

1. 症状

通常情况下,主动脉瓣关闭不全患者在较长时间内无症状,病变严重时可出现劳累后呼吸困难等左心功能不全的表现,亦可出现心悸、心前区不适、头部强烈搏动感及心绞痛症状。

2. 体征

心尖搏动向左下移位,呈心尖抬举样搏动。胸骨左缘第 3、4 肋间可闻及高调叹气样递减型杂音,舒张早期向心尖部传导,前倾坐位和深呼气时易听到。严重主动脉瓣关闭不全时,收缩压升高、舒张压降低、脉压增大。可出现周围血管征如颈动脉搏动明显、随心脏搏动的点头征、毛细血管搏动征、水冲脉、枪击音等。

3. 并发症

感染性心内膜炎较常见;可发生室性心律失常,但心脏猝死少见;心力衰竭在急性者出现早,慢性者于晚期出现。

(三)辅助检查

1. 心电图检查

急性者常见窦性心动过速和非特异性 ST-T 改变。慢性者常见左心室肥厚劳损。

2. 影像学检查

(1)X 线检查:急性患者心脏大小正常。除原有主动脉根部扩大或有主动脉夹层外,无主动脉扩大。常有肺淤血或肺水肿征。慢性心影呈靴形(主动脉型),即左心室增大,伴升主动脉扩张、迂曲,主动脉弓突出、搏动明显。

(2)超声心动图:M型显示舒张期二尖瓣前叶或室间隔纤细扑动,为主动脉瓣关闭不全的可靠诊断征象,但敏感性低(43%)。脉冲式多普勒和彩色多普勒超声为最敏感的确定主动脉瓣反流方法,判断其严重程度。二维超声可显示瓣膜和主动脉根部的形态改变,有助于病因确定。经食管超声可发现其他检查遗漏的病变。放射性核素心室造影可判断左心室功能,估测反流程度。磁共振成像诊断主动脉疾病如主动脉夹层极为准确。当无创技术不能确定反流程度,并考虑外科治疗时,可行选择性主动脉造影,半定量反流程度。

五、常见心脏瓣膜病的治疗

(一)治疗目的

防止病情进展,减轻症状。治疗原则为防止风湿活动,改善心功能,防止并发症。无症状者应定期随访,重度者每半年一次,轻中度每1~2年一次。

(二)治疗要点

1. 药物

包括利尿剂、ACEI或ARB、β受体阻滞剂、地高辛、盐皮质激素受体拮抗剂等治疗心力衰竭。如果伴有左室收缩功能障碍,建议使用ACEI或ARB;伴有高血压者,建议使用ACEI、ARB、钙离子拮抗剂。

2. 外科治疗

外科治疗是根本解决瓣膜病的手段,主要有人工瓣膜置换术。

3. 介入治疗

主要针对单纯二尖瓣狭窄、主动脉狭窄,可行经皮球囊瓣膜成形术。风湿性心脏瓣膜病已经确诊,应当住院治疗。若无风湿活动、心力衰竭和亚急性细菌性心内膜炎等并发症,也可以在医师指导下进行家庭养护。

第四节 感染性心内膜炎

感染性心内膜炎(infective endocarditis,IE)是心内膜表面的感染,伴赘生物形成。可累及1个或多个自体或人工心脏瓣膜。危险因素包括IE既往史、人工心脏瓣膜置换或心脏装置植入后、深静脉置管、近期牙科或外科手术史、静脉注射毒品、使用免疫抑制剂等。临床特点为发热、心脏杂音、脾大、淤点、周围血管栓塞和血培养阳性等。瓣膜为最常受累部位,但感染也可发生在间隔缺损部位、腱索或心壁内膜。根据病程分为急性和亚急性。根据瓣膜材质IE又可分为自体瓣膜心内膜炎、人工瓣膜心内膜炎。

一、自体瓣膜心内膜炎

(一)病因与发病机制

1. 病因

链球菌和葡萄球菌分别占自体瓣膜心内膜炎(native valve endocarditis)病原微生物的

65%和25%。急性者,主要由金黄色葡萄球菌引起,少数由肺炎球菌、淋球菌、A族链球菌和流感杆菌等所致。亚急性者,草绿色链球菌最常见,其次为D族链球菌(牛链球菌和肠球菌)、表皮葡萄球菌,其他细菌较少见。真菌、立克次体和衣原体为自体瓣膜心内膜炎的少见致病微生物。

2. 发病机制

(1)亚急性:至少占据2/3的病例。相关因素有:①血流动力学因素:亚急性者主要发生于器质性心脏病,首先为心脏瓣膜病,尤其是二尖瓣和主动脉瓣;其次为先天性心血管病。心脏内膜表面微生物感染形成的赘生物常位于血流从高压腔经病变瓣口或先天缺损至低压腔产生高速射流和湍流的下游,致使压力下降和内膜灌注减少,有利于微生物沉积和生长有关。高速射流冲击心脏或大血管内膜处可致局部损伤,因而容易感染。②非细菌性血栓性心内膜病变:当内膜的内皮受损,血小板在此聚集,形成血小板微血栓和纤维蛋白沉着,成为结节样无菌性赘生物,称非细菌性血栓性心内膜病变,是细菌定居瓣膜表面的重要因素。③短暂性菌血症:循环中的细菌如果定居在无菌性赘生物上,感染性心内膜炎即可发生。④细菌感染无菌性赘生物:取决于发生菌血症的频率、细菌的数量及细菌黏附于无菌性赘生物的能力。草绿色链球菌从口腔进入血流的机会频繁,黏附性强,因而成为亚急性感染性心内膜炎的最常见致病菌。

(2)急性:发病机制尚不清楚,主要累及正常心瓣膜,以主动脉瓣受累常见。

(二)临床表现

1. 症状

从短暂性菌血症的发生至出现症状之间的时间间隔长短不一,多在2周以内。

(1)发热:是感染性心内膜炎最常见的症状。亚急性者起病隐匿,可有全身不适、乏力、食欲不振和体重减轻等非特异性症状。可有弛张性低热,一般<39 ℃,午后和晚上高。头痛、背痛和肌肉关节痛常见。急性者呈暴发性败血症过程,有高热寒战,突发心力衰竭者较为常见。

(2)心脏杂音:有80%~85%的患者可闻及心脏杂音,可由基础心脏病和(或)心内膜炎导致瓣膜损害所致。急性者要比亚急性者更易出现杂音强度和性质的变化,或出现新的杂音,瓣膜损害所致的新的或增强的杂音主要为关闭不全的杂音,尤以主动脉瓣关闭不全多见。

(3)周围体征:多为非特异性,现已不多见。包括:①淤点,可出现于任何部位,以锁骨以上皮肤、口腔黏膜和睑结膜常见,病程长者较多见;②指和趾甲下线状出血;③Roth斑,为视网膜的卵圆形出血斑,其中心呈白色,多见于亚急性感染;④Osler结节,为指和趾垫出现的为豌豆大的红或紫色痛性结节,较常见于亚急性者;⑤Janeway损害,为手掌和足底处直径1~4 mm无痛性出血红斑,主要见于急性患者。引起这些周围体征的原因可能是微血管炎或微栓塞。

(4)动脉栓塞:赘生物引起动脉栓塞占20%~40%,栓塞可发生在机体的任何部位。脑、心脏、脾、肾、肠系膜和四肢为临床所见的体循环动脉栓塞部位。脑栓塞的发生率为15%~20%。在有左向右分流的先天性心血管病或右心内膜炎时,肺循环栓塞常见。

(5)感染的非特异性症状:脾大见于15%~50%、病程>6周的患者,急性者少见;贫血,较常见,多为轻、中度,晚期患者可有重度贫血;部分患者可出现杵状指(趾)。

2. 并发症

心力衰竭为最常见并发症,主要由瓣膜关闭不全所致,主动脉瓣受损者最常发生(75%),其次是二尖瓣(50%)和三尖瓣(19%);细菌性动脉瘤占3%~5%,多见于亚急性者,受累动脉依次为近端主动脉、脑、内脏和四肢,一般见于病程晚期,多无症状;迁移性脓肿多见于急性患者,亚急性者少见,多发生于肝、脾、骨髓和神经系统;约 1/3 的患者有神经系统受累的表现,表现为脑栓塞、脑细菌性动脉瘤、脑出血、中毒性脑病、脑脓肿、化脓性脑膜炎;大多数患者有肾损害,包括肾动脉栓塞和肾梗死、免疫复合物所致局灶性和弥散性肾小球肾炎、肾脓肿。

(三)辅助检查

1. 常规检查

尿液检查:常有显微镜下血尿和轻度蛋白尿。肉眼血尿提示肾梗死,红细胞管型和大量蛋白尿提示弥散性肾小球肾炎;血液检查:亚急性者正常色素型正常细胞性贫血常见,白细胞计数正常或轻度升高。急性者常有血白细胞计数增高和明显核左移,红细胞沉降率增快。

2. 血培养

血培养是诊断感染性心内膜炎的最重要的方法。在近期未接受过抗生素治疗的患者血培养阳性率可高达 95% 以上,其中 90% 以上患者的阳性结果获自入院后第一日采取的标本。

3. 超声心动图

经胸壁超声检查可检出 50%～75% 的赘生物;经食管超声可检出 <5 mm 的赘生物,敏感性高达 95% 以上。赘生物 ≥10 mm 时,易发生动脉栓塞。

(四)治疗要点

1. 抗微生物药物治疗

抗微生物药物治疗为最重要的治疗措施。用药原则:早期应用,在连续送 3～5 次血培养后即可开始治疗;充分用药,选用杀菌性抗微生物药物。大剂量和长疗程,旨在完全消灭藏在赘生物内的致病菌;静脉用药为主,保持高而稳定的血药浓度;病原微生物不明时,急性者选用针对金黄色葡萄球菌、链球菌和革兰阴性杆菌均有效的广谱抗生素,亚急性者首选针对大多数链球菌的抗生素;对已分离出的病原微生物,应根据致病微生物对药物的敏感程度选择抗微生物药物。

(1)经验治疗:急性者采用萘夫西林 2 g,每 4 h 1 次,静脉注射或滴注,或氨苄西林 2 g,每 4 h 1 次静脉注射。或加庆大霉素,每天 160～240 mg,静脉注射。亚急性者按常见的致病菌链球菌的用药方案以青霉素为主或加庆大霉素,青霉素 320 万～400 万 U 静脉滴注,每 4～6 h 1 次;庆大霉素剂量同上。

(2)已知致病微生物的治疗

1)对青霉素敏感的细菌:首选青霉素 1200 万～1800 万 U/d,每 4 h 1 次静脉点滴;青霉素联合庆大霉素 1 mg/kg 静脉或肌肉注射,每 8 h 1 次;青霉素过敏时选用头孢曲松 2 g/d,静脉注射或万古霉素 30 mg/(kg·d),分 2 次静脉滴注(24 h 最大量不超过 2 g)。所有病例均至少用药 4 周。

2)对青霉素耐药的链球菌和肠球菌:青霉素加庆大霉素静脉点滴 4～6 周。

2. 外科治疗

一般情况下,感染性心内膜炎应先行内科治疗。有些严重心内并发症或抗生素无效的应考虑手术治疗。其适应证为:严重瓣膜反流致心力衰竭;真菌性心内膜炎;虽充分使用抗微生物药物,血培养持续阳性或反复复发;虽然充分抗微生物药物治疗,仍反复发作大动脉栓塞,超声检查证实的赘生物 ≥10 mm;主动脉瓣受累致房室传导阻滞、心肌或瓣环脓肿需手术引流。

二、人工瓣膜和静脉药瘾者心内膜炎

人工瓣膜心内膜炎(prothetic valve endocarditis)发生于人工瓣膜置换术后 60 d 以内者为

早期人工瓣膜心内膜炎,60 d 以后发生者为晚期人工瓣膜心内膜炎。早期者,致病菌1/2为葡萄球菌;表皮葡萄球菌明显多于金黄葡萄球菌;其次为革兰阴性杆菌和真菌。晚期以链球菌最常见,其中以草绿色链球菌为主,其次为葡萄球菌,以表皮葡萄球菌多见;其他有革兰阴性杆菌和真菌,除赘生物形成外,常致人工瓣膜部分破裂、瓣周漏、瓣环周围组织和心肌脓肿。最常累及主动脉瓣。早期者常为急性暴发性起病,晚期以亚急性表现常见。预后不良,难以治愈。

静脉药瘾者心内膜炎(endocarditis intravenous drug abusers)多见于年轻男性,近年由于毒品使用增加,发病年龄趋向年轻化,男女比例差距缩小。致病菌最常来源于皮肤,药物污染所致者较少见。主要致病菌为金黄色葡萄球菌,其次为链球菌、革兰阴性杆菌和真菌。大多累及正常心瓣膜,三尖瓣受累占50%以上,其次为主动脉瓣和二尖瓣。急性发病者多见,常伴有迁移性病灶。亚急性表现多见于有感染性心内膜炎史者。年轻伴右心金黄葡萄球菌感染者病死率在5%以下。而左侧心瓣膜(尤其主动脉瓣)受累,革兰阴性杆菌或真菌感染者预后不良。

第五节 冠心病

一、冠心病的发病原因

冠心病是冠状动脉粥样硬化性心脏病的简称,是冠状动脉发生粥样硬化病变,使冠状动脉狭窄或闭塞,影响冠状动脉血液循环,引起心肌缺血、缺氧的一种心脏病。由于心脏不停跳动,这就需要有大量的能量源源不断地供应,而其所需要的能量和氧气都来自于冠状动脉。可以想象,如果冠状动脉发生狭窄或者闭塞,心肌得不到血液和氧气的供应,必然会发生损伤,甚至坏死。

值得注意的是,损伤通常是可逆的,而坏死则是完全不可逆的,前者就是我们所说的心肌缺血,后者就是心肌梗死。

(一)冠心病的发病部位

冠状动脉是冠心病发病的主要部位。心脏的形状像一个倒置的、前后略扁的圆锥体,如将其视为头部,则位于头顶部、几乎环绕心脏一周的冠状动脉恰似一顶"王冠",这就是其名称的由来。冠状动脉从主动脉根部分成左右两条,然后再分成小支,像蚯蚓一样盘绕在心脏外面,逐渐分成无数小支进入心肌内。

营养物质和氧气就通过这些复杂、密集的血管网送到心脏。心肌细胞吸取氧气和营养物质后,使鲜红的动脉血变成暗红的静脉血。由小静脉逐渐汇合成大的冠状静脉,直接流进右心房。由于冠状动脉的分布特殊,没有流经体循环,且循环途径也短,所以称"冠状循环"。

冠状循环虽然很短,但血流量却很大。人体在安静时,通过冠状循环的血流量,大约占心脏输出血量的4%~5%。如1 min心输出量(心排出量)是5 000 mL,则流经冠状动脉的血量大约有250 mL。这个数量是很大的,因为心脏的重量一般只有260 g左右,1 min流入冠状动脉的血量几乎等于心脏本身的重量。运动或体力劳动的时候,心输出量可增加4~5倍,甚至每分钟可达30 L,冠状动脉的血流量可增加4~5倍以上,每分钟可超过1 200 mL,是心脏本身重量的 5 倍多。

冠状动脉循环的血流量只有这么大才能满足心肌的营养和代谢的需要。心脏工作量越大,需要能量越多,冠状动脉血流量也越多。实际上,如果冠状动脉循环正常,无论怎样剧烈运动,心脏本身也不会缺乏营养物质和氧气。但如果冠状动脉受到损害(比如发生冠状动脉粥样硬化),致使管腔狭窄,心肌就会缺血、缺氧,此时对心脏将造成极大的危害。

(二)冠状动脉发生狭窄和闭塞的原因

造成冠状动脉狭窄和闭塞的原因非常多,其中最常见的是粥样硬化斑块。粥样硬化斑块附着在动脉血管壁上,逐步增大,外观上像我们平时熬煮的米粥一样,其突入血管腔,造成血管腔狭窄甚至闭塞,如同自来水管或水壶嘴被长年逐渐堆积的水垢堵塞一样,从而导致心肌的血流量减少,供氧不足,出现憋气、胸闷、心绞痛等症状;如果在斑块基础上突然发生血栓,就会完全闭塞血管腔,导致心肌坏死,即心肌梗死。

二、冠心病的易患因素

冠心病的病因较复杂,研究发现,冠心病更容易发生在某些具有特殊因素的人群中。大量流行病学研究证实,许多因素都可以增加冠心病发病的危险,这些因素都被称为冠心病的危险因素或易患因素,这些危险因素包括体质因素、伴随因素和不良生活方式等。具有这些因素的人群称为冠心病发病的高危人群。尽量减少冠心病发作的危险因素有助于预防冠心病。

(一)体质因素

1. 年龄

年龄因素也是较为明显的冠心病的危险因素。随着年龄的增长,各种危险因素的不断累积,对机体的损伤也不断累积,当累积到一定程度就表现出临床症状。另外,年龄因素也是各种危险因素中引起冠心病死亡的最重要的因素,高龄心肌梗死患者急性期病死率显著升高。因此,对老年人群更应积极控制各种危险因素。

2. 性别

性别是最为明显的冠心病的危险因素之一。冠心病的发病率男性是女性的数倍,这可能主要是性激素的原因。绝经期前的女性冠心病的发病率明显低于男性,绝经期后骤然升高,到了老年男女冠心病的发病率就相近了。

3. 遗传(冠心病家族史)

除了性别和年龄,家族遗传倾向是冠心病的第三个不可控危险因素。冠心病虽不像其他遗传病那样具有显而易见的遗传性,但它却有明显的遗传倾向。与正常人群相比,具有明显遗传倾向的人群更容易患冠心病。研究发现,有冠心病家族史的人群较无冠心病家族史的人群发生冠心病的危险性增加 2.0~3.9 倍,发生心肌梗死的危险性增加 2.2 倍,而且冠心病的发生较无冠心病家族史的人群提前数年,冠状动脉病变的程度也更重。冠心病在有家族史的人群中发生率高,可能是其易患基因作用的结果。

4. 个体类型(A 型性格)

在人处于压力下时,会分泌一种叫肾上腺素的激素,这种激素能够提高心率和血压,在紧急时刻能够增加能量供给,提高警觉,逃离危险。但是长期高水平分泌肾上腺素,则会使心血管长期处于高压力的状态下,更加容易患心血管疾病。研究现实,A 型性格(争强好胜、易怒、没有耐心)的人比 B 型性格的人冠心病的患病率高出 2 倍。所以,健康包括身体健康和心理健康,良好的情绪和性格是健康的重要前提。

(二)伴随因素

1.高血压

高血压与冠状动脉粥样硬化的形成和发展关系密切。收缩期血压比舒张期血压更能预测冠心病事件,140～149 mmHg(1 mmHg=0.133 kPa)的收缩期血压比90～94 mmHg的舒张期血压更能增加冠心病死亡的危险。

2.高脂血症

脂质代谢紊乱是冠心病最重要预测因素。总胆固醇、低密度脂蛋白胆固醇水平与冠心病事件的危险性之间存在着密切的关系。

3.肥胖症

肥胖已被明确为诱发冠心病的首要危险因素,它会增加冠心病病死率。肥胖被定义为体重指数BMI=体重(千克)/身高(米)的平方。男性应保持在小于27.8,女性应保持在小于27.3。

4.糖尿病

糖尿病也是诱发冠心病的危险因素之一,被称为冠心病的等危症。糖尿病几乎影响从动脉粥样硬化形成到心脏性死亡的各个环节。近年来,糖尿病在人群中的发病率增长迅猛,而且极其严重的是,大部分糖尿病患者不知道自己患有糖尿病,没有得到有效的治疗,而是在出现并发症之后才检查出有糖尿病,此时已延误了治疗。

5.牙周病

牙周病是诱发心脏病发作的一个重要危险因素。牙周病包括牙周炎、牙周变性、牙周萎缩等。其主要表现是牙龈红肿出血、牙龈糜烂、牙结石及菌斑堆积,甚至形成牙周脓肿。据统计,一立方毫米牙菌斑中可有一亿多个细菌,主要是革兰阴性杆菌和链球菌,它们能分泌酶素及毒素,不仅破坏牙及牙周组织,而且能产生大量的内毒素,进入血管"兴风作浪",导致动脉粥样硬化和血栓。同时,由于患牙松动,咀嚼时遭受挤压,将致病菌及其毒素挤压到血管和淋巴管中,导致血管痉挛、血栓形成,发展为冠状动脉硬化,堵塞血管,引起心绞痛或心肌梗死。

牙周炎患者因冠心病死亡或住院的人数比无牙周炎者高25%。有牙病者发生冠心病的概率是没有牙病者的1.4倍;发生卒中的概率为2.1倍;缺牙越多,发生冠心病和卒中的概率越高。牙周病在我国发病率很高,35岁以上成年人的发病率为20%左右,出现牙痛不要不当回事,不要采取吃止痛片甚至找游医一拔了之的方法,那样不但会掩盖病情,误失本来可修复的牙,而且会"引狼入室"让病菌通过牙病打开缺口,危及心脏及其他系统。因此,患了牙痛,要及时到正规医院诊治。

6.高同型半胱氨酸血症

高同型半胱氨酸血症是诱发冠心病的独立重要危险因素,它对血栓形成的作用程度与高胆固醇血症、高血压和吸烟对血管内皮损伤相同,它们之间互相作用,产生恶性循环。血浆同型半胱氨酸浓度增高是早期冠心病、周围血管疾病的易患因素。血清同型半胱氨酸浓度大于16.2 $\mu mol/L$ 者,72%的有动脉粥样硬化性血管疾病,而正常浓度人群中仅有44%发现有动脉粥样硬化性疾病。

7.脉压增大

许多中老年人去体检时发现,自己血压并不算高,但是脉压(收缩压与舒张压之差)较大,有的甚至达六七十毫米汞柱或以上。这是因为大动脉扩张性降低导致收缩压升高;而在心脏舒张时,扩张性降低的大动脉又不能保持血管腔内的压力,故使舒张压降低,从而导致脉压增大。脉压增大,发生冠心病的危险性就加大。

在50岁以上人群中,无论收缩压正常还是增高,只要脉压增大,冠心病的患病率就增高。而高血压患者更为明显,脉压≤40 mmHg,冠心病患病率为0.24%;脉压41~80 mmHg,冠心病患病率为3.26%;脉压≥81 mmHg,冠心病患病率为9.73%。众多数据显示,当收缩压相同、脉压不同时,随着脉压的增大,冠心病发病率则增高;当收缩压逐渐增高,舒张压却逐渐下降时,冠心病发病率增加得更高。

8.微量元素缺乏

微量元素铬、硒、锌、钼、硅等缺乏者易加速动脉粥样硬化斑块的形成;镉、铅、钡、钴增加会加重心肌的缺血、缺氧状态。

9.便秘

便秘在中老年人中十分常见,便秘者用力排大便时心脏负担加重,心肌耗氧量增加,容易诱发心绞痛甚至心肌梗死。临床中因便秘在排大便时用力屏气而诱发心绞痛,甚至招致心肌梗死的中老年人并不少见。因此,保持大便通畅对患有冠心病的中老年人尤为重要。

(三)不良因素

1.吸烟

吸烟是诱发冠心病最重要的危险因素之一。如果吸烟和其他危险因素同时存在,还有明显的协同危害作用。例如每日吸1包香烟的高血压病患者停止吸烟后,发生心血管病的危险性降低35%~40%。研究还证实,被动吸烟者心血管死亡的危险性亦明显增加。吸烟可使冠状动脉痉挛的危险性增加2.4倍。男性烟民患急性心肌梗死或冠状动脉性猝死的危险性是非吸烟者的2.7倍,女性为4.7倍。

2.酗酒

少量饮酒,尤其是干红葡萄酒,有扩张血管作用,能改善冠心病。但是大量饮酒,尤其是烈性酒,长期不醉不休会加重动脉粥样硬化,使冠心病加重,诱发心绞痛或心肌梗死发作。长期大量饮酒会促发脂肪肝、血三酰甘油升高、低密度脂蛋白升高,酒精刺激血管壁使"坏"胆固醇容易在动脉内壁沉积,加重动脉粥样硬化。同时,饮酒量与血压呈正相关,会升高血压。

3.口服避孕药

长期口服避孕药可使血压升高、血脂增高、糖耐量异常,同时改变凝血机制,增加血栓形成机会。

4.缺乏体育锻炼

一般认为,脑力劳动者较体力劳动者患冠心病的概率高,脑力劳动者静坐时间长,缺乏体力活动,患病率为体力劳动者的2~4倍。这是因为精神紧张,可造成神经内分泌功能紊乱,血中儿茶酚胺、皮质激素水平提高,血压上升;还可造成脂代谢紊乱,血胆固醇水平周期性升高;精神紧张还使人易于疲劳而懒于体育锻炼。相反,坚持参加体育锻炼的脑力劳动者,冠心病患病率明显下降。

因为运动可升高"好"的胆固醇,降低血中"坏"的胆固醇,改善脂代谢紊乱,促使动脉壁的粥样斑块缩小,减轻动脉粥样硬化,降低血压,提高胰岛素的敏感性。坚持长期中等量的体育运动,可减少冠心病发病率达25%之多,降低冠心病病死率达25%。

5. 饮食习惯

长期摄取高热量、高脂肪、高糖饮食,尤其是平常宴席不断、常吃夜宵的人群,势必引发脂代谢紊乱,使血总胆固醇、低密度脂蛋白胆固醇("坏"胆固醇)升高;含糖高的食物或饮料会导致血三酰甘油水平升高,高密度脂蛋白胆固醇("好"胆固醇)水平下降。这些都是动脉粥样硬化的主要危险因素。

三、冠心病的临床类型

根据冠状动脉病变的部位、范围、血管阻塞程度和心肌供血不足的发展速度、程度和范围的不同,将冠心病分为以下几种临床类型。

(一)隐匿型冠心病(又称无症状型冠心病)

隐匿型冠心病是指确有心肌缺血的客观原因,但是又缺乏胸痛或与心肌缺血相关的主要症状。隐匿型冠心病没有主观症状,但是检查可发现,有心肌缺血的心电图改变或放射性核素心肌显像示灌注不足的改变,而心肌多没有组织形态的改变。

由于隐匿型冠心病无临床症状,不容易发现,往往会被患者及其家属,甚至医务人员忽视,致使不能采取应有的预防和治疗措施。所以从某种意义上讲,隐匿型冠心病是暗藏的"杀手",其危险性更大,应当引起大家足够的重视。建议40岁以上的中老年人,尤其是有引发冠心病危险因素的人,要定期检查身体,特别是心电图(静息、动态或负荷试验等)检查,以及时发现隐匿型冠心病。

(二)心绞痛型冠心病

心绞痛型冠心病是冠心病中最为常见的类型,表现为胸骨后的压榨感、闷胀感,伴随明显的焦虑,持续3～5 min,常发散到左侧臂部、肩部、下颌、咽喉部、背部,也可放射到右臂。有时可累及这些部位而不影响胸骨后区。用力、情绪激动、受寒、饱餐等增加心肌耗氧情况下发作的称为劳力性心绞痛,休息和服用硝酸甘油后心绞痛会缓解。有时候心绞痛不典型,可表现为气紧、昏厥、虚弱、嗳气,尤其是老年人。根据发作的频率和严重程度,可分为稳定性和不稳定性心绞痛。

1. 稳定性心绞痛

如果在相当长的一段时间内(世界卫生组织规定病程1个月以上)病情比较稳定,心绞痛发生的频率、持续的时间、诱因及缓解方式均相当固定,就属于稳定性心绞痛。其稳定性包含两方面的含义,其一是指病情稳定,其二是指冠状动脉粥样硬化斑块稳定。

如果一般强度的日常活动不会诱发心绞痛的发作,而在超过一般活动量的情况下才会诱发,而且这种情况已经持续1个月以上,说明目前心绞痛处于稳定期,病情相对稳定,一般不需住院治疗,不会引起急性心肌梗死、死亡等各种恶性结果。一般来说,静息心电图不会捕捉到动态变化,而进行心电图运动试验会发现,在一定程度的运动负荷下,心电图会出现心肌缺血的特征性改变,可以对心脏缺血的状态进行评价。

2. 不稳定性心绞痛

如果近3个月出现新发生的心绞痛,或者原有心绞痛症状加重、发作更加频繁,这说明目前的冠脉粥样斑块变得不稳定了。不稳定性心绞痛主要包括初发心绞痛、恶化劳力性心绞痛、静息心绞痛和心肌梗死后早期心绞痛。由于其具有独特的病理生理机制及临床预后,如果不能恰当及时地治疗,患者可能发展为急性心肌梗死甚至发生猝死。所以,一旦发现应立即到医院就诊。

(三)心肌梗死型冠心病

心肌梗死型冠心病,即心肌缺血性坏死,是在冠状动脉粥样硬化病变的基础上,血管完全阻塞,导致血流中断,使部分心肌因为严重、持久性缺血而发生的局部坏死。急性心肌梗死属于冠心病的严重类型,其基本病因是冠状动脉粥样硬化造成一支或多支血管管腔狭窄和心肌血供不足,而侧支循环未充分建立,在此基础上,一旦血供急剧减少或中断,使心肌严重而持久地急性缺血达1h以上,即可发生心肌梗死。急性心肌梗死的临床表现有持久的胸骨后剧烈疼痛、发热、白细胞计数和血清心肌坏死标志物增高以及心电图进行性改变,并可发生心律失常、休克或心力衰竭,其发病急、病情重、变化快、病死率高,应引起高度重视,积极进行抢救治疗。

(四)缺血性心肌病型冠心病

缺血性心肌病型冠心病也称心力衰竭和心律失常型冠心病,它是冠状动脉粥样硬化病变使心肌的血液供应长期不足,心肌组织发生了营养萎缩和障碍,或者是因为局部反复坏死和愈合,导致心肌纤维组织增生或者硬化,导致心律失常或心力衰竭。

缺血性心肌病以心脏扩大、心律失常和心力衰竭为主要临床表现。患者有心绞痛或心肌梗死的病史,心脏逐渐增大,以左心室扩大为主,后期则心脏两侧均扩大,部分患者可无明显的心绞痛或心肌梗死史。心力衰竭多逐渐发生,大多先呈现左心衰竭,然后继以右心衰竭,出现相应的症状。可出现各种心律失常,这些心律失常一旦出现将持续存在,其中以期前收缩(室性或房性)、心房颤动、病态窦房结综合征、房室传导阻滞和束支传导阻滞多见,阵发性心动过速亦时有发生,有些患者在心脏还未明显增大前已发生心律失常。

四、冠心病的检查

判断自己是否患上了冠心病,应及时去医院就医,而不能仅根据自己的感觉来判断。冠心病需要做的辅助检查主要有心电图、心电图运动试验、动态心电图、心脏超声和血管内超声、放射性核素心肌显像、冠状动脉造影、心脏CT、左心功能测定、心肌酶学检查等,具体应遵医嘱根据病情需要有选择地进行检查。

(一)心电图

心电图是诊断冠心病最常用、最基本的检查方法。与其他方法相比,心电图检查方便,价格便宜,易于普及。通过心电图的曲线变化,可以及时捕捉其病情变化情况,并能连续动态观察和进行各种负荷试验,以提高诊断的敏感性。无论是心绞痛还是心肌梗死,都有其典型的心电图变化。心电图对心律失常的诊断更有临床价值,当然,心电图也存在一定的局限性。

(二)心电图运动试验

虽然许多冠心病患者冠状动脉扩张的最大储备能力已经下降,但通常静息状态下冠状动脉血流量仍可维持正常,心电图检查可以完全正常,为了揭示减少或相对固定的血流量,可给心脏以负荷,进行心电图运动负荷试验。心电图运动负荷试验可使心电图正常的患者出现异常心电图,能了解冠心病的程度,其实用价值较高,不过有的患者不宜应用,应由医生决定是否需要检查。

(三)动态心电图

动态心电图是可以长时间连续记录,并编集分析心脏在活动和安静状态下变化情况的心电图检查方法。常规心电图只能记录静息状态短暂的心动周期的波形,而动态心电图于 24 h 内可连续记录多达 10 万次左右的心电信号,对提高非持续性异位心律,尤其是对一过性心律失常及短暂的心肌缺血的检出很有意义。

(四)放射性核素心肌显像

根据病史,心电图检查不能排除心绞痛时,可做此项检查。放射性核素心肌显像可以显示缺血区、明确缺血的部位和范围大小。结合运动试验再显像,则可提高检出率。

(五)冠状动脉造影

冠状动脉造影是目前冠心病诊断的"金标准"。可以明确冠状动脉有无狭窄、狭窄的部位、程度、范围等,并可据此指导进一步治疗所应采取的措施。同时,进行左心室造影,可以对心功能进行评价。

冠状动脉造影的主要指征为,对经内科治疗心绞痛仍较重者,明确冠状动脉病变情况考虑旁路移植手术者;胸痛似心绞痛而不能确诊者。

(六)心脏 CT

冠状动脉钙化是冠状动脉粥样硬化的标志,超高速 CT 不仅可以较清楚地显示冠状动脉钙化及其程度,而且还能评价心脏的运动功能及心肌、冠状动脉的血流灌注情况,对冠心病的诊断意义更大。另外,心脏螺旋 CT 也能够发现冠状动脉硬化,同样有助于冠心病的诊断。

(七)左心功能测定

左心功能测定是通过多导电生理仪,同步记录心电图、心音图、颈动脉搏动及心尖搏动图来测定左心室功能,对冠心病的诊断有一定的意义。

(八)心肌酶学检查

心肌酶学检查是冠心病诊断、急性心肌梗死的诊断和鉴别诊断的重要手段之一。临床上根据血清酶浓度的序列变化和特异性同工酶的升高等肯定性酶学改变,便可明确诊断急性心肌梗死。

六、冠心病的并发症

要警惕冠心病的并发症,对先兆症状要及时识别、及时处理。

(一)心律失常

心律失常的表现可归纳为心电不稳引起的心室颤动、室性心动过速及室性早搏;泵衰竭引起的心房扑动或纤颤、室上性心动过速;起搏点功能低下引起的房室传导阻滞及窦性心动过缓。

(二)心源性休克

心源性休克表现为低血压,收缩压在 80 mmHg 以下,面色苍白,脉象弱而细,呼吸浅快,出冷汗,意识障碍,少尿或者无尿等。

(三)心功能不全

起初表现为心率加快,呼吸困难,随后可出现下肢水肿、肝大等,严重的心功能不全者预后不良。

(四)心室破裂

心室破裂表现为心前区剧烈疼痛,血压骤然下降,气急发绀,眼球上翻,意识突然丧失,几乎每个发病者均发生猝死,生存者呈现急性心脏压塞症状。

(五)心室壁瘤
心室腔内的压力使心室壁向外膨出而形成心室壁瘤。心室壁瘤多发生于左心室、前壁心尖部,有时心底部也可发生。

(六)心室间隔穿孔
心室间隔穿孔表现为原有症状加重,出现心力衰竭和休克。

(七)乳头肌功能失调或断裂
乳头肌功能失调或断裂可造成二尖瓣关闭不全,引起心力衰竭。

(八)血栓栓塞症
心肌梗死后有血液凝固性增高倾向,加上血流缓慢、血压下降、卧床静养等因素,容易形成血栓。血栓脱落可造成脑、肺、脾、肾等血栓栓塞。

第七章 中医内科疾病

第一节 感 冒

一、概述

感冒是因风邪侵袭人体而引起的疾病。临床上以头痛、鼻塞、流涕、喷嚏、恶寒、发热、脉浮等为特征。一般病程3～7 d,在整个病程中很少传变。

感冒亦称伤风、冒风。如果病情较重,并在一个时期内广泛流行,证候多相类似者,称作时行感冒。临床表现有风寒、风热、暑湿三证。若感受风寒湿邪,则皮毛闭塞,邪郁于肺,肺气失宣;若感受风热暑燥,则皮毛疏泄不畅,邪热犯肺,肺失清肃。若感受时行病毒,则病情多重,甚至有变生它病者。在病程中且可见寒与热的转化或错杂。

二、相关检查

本病通常可做血白细胞计数及分类检查,胸部 X 线检查。部分患者可见白细胞总数及中性粒细胞升高或降低。有咳嗽、痰多等呼吸道症状者,胸部 X 线片可见肺纹理增粗。

三、鉴别诊断

1. 感冒与风温

本病与诸多温病早期症状相类似,尤其是风热感冒与风温初起颇为相似,但风温病势急骤,寒战发热甚至高热,汗出后热虽暂降,但脉数不静,身热旋即复起,咳嗽胸痛,头痛较剧,甚至出现神志昏迷、惊厥、谵妄等传变入里的证候。而感冒发热一般不高或不发热,病势轻,不传变,服解表药后,多能汗出热退,脉静身凉,病程短,预后良好。

2. 普通感冒与时行感冒

普通感冒病情较轻,全身症状不重,少有传变。在气候变化时发病率可以升高,但无明显流行特点。若感冒1周以上不愈,发热不退或反见加重,应考虑感冒继发他病,传变入里。时行感冒病情较重,发病急,全身症状显著,可以发生传变,化热入里,继发或合并他病,具有广泛的传染性、流行性。

四、辨证论治

(一)辨证要点

本病邪在肺卫,辨证属表实证。但应根据病邪的性质,区别风寒、风热和暑湿兼夹之证,还需注意虚体感冒者的特殊性。

(二)治疗原则

感冒的病位在卫表肺系,治疗应因势利导,从表而解,"其在皮者,汗而发之"之义,采用解表去邪的治疗原则。

证治以辛凉清解;暑湿杂感者,又当清暑祛湿解表。

(三)证治分类

1. 风寒束表

主症:恶寒重,发热轻,无汗,头痛,肢节酸疼,鼻塞声重,或鼻痒喷嚏,时流清涕,咽痒,咳嗽,痰吐稀薄色白,口不渴或渴喜热饮。舌苔薄白而润,脉浮或浮紧。

治法:辛温解表。

方药:荆防达表汤或荆防败毒散加减。

若表寒重,头痛身痛,憎寒发热,无汗者,配麻黄、桂枝以增强发表散寒之功用;表湿较重,肢体酸痛,头重头胀,身热不扬者,加羌活、独活祛风除湿,或用羌活胜湿汤加减;湿邪蕴中,脘痞食少,或有便溏,苔白腻者,加苍术、厚朴、半夏化湿和中;头痛甚,配白芷、川芎散寒止痛;身热较著者,加柴胡、薄荷疏表解肌。

2. 风热犯表

主症:身热较著,微恶风,汗泄不畅,头胀痛,面赤,咳嗽,痰黏或黄,咽燥,或咽喉乳蛾红肿疼痛,鼻塞,流黄浊涕,口干欲饮。舌苔薄白微黄,舌边尖红,脉浮数。

治法:辛凉解表。

方药:银翘散或葱豉桔梗汤加减。

若风热上壅,头胀痛较甚,加桑叶、菊花以清利头目;痰阻于肺,咳嗽痰多,加贝母、前胡、杏仁化痰止咳;痰热较盛,咯痰黄稠,加黄芩、知母、瓜蒌皮;气分热盛,身热较著,恶风不显,口渴多饮,尿黄,加石膏、鸭趾草清肺泄热;热毒壅阻咽喉,乳蛾红肿疼痛,加一枝黄花、土牛膝、玄参清热解毒利咽;时行感冒热毒较盛,壮热恶寒,头痛身痛,咽喉肿痛,咳嗽气粗,配大青叶、蒲公英、草河车等清热解毒;若风寒外束,入里化热,热为寒遏,烦热恶寒,少汗,咳嗽气急,痰稠,声哑,苔黄白相兼,可用石膏合麻黄内清肺热,外散表寒;风热化燥伤津,或秋令感受温燥之邪,伴有呛咳痰少,口、咽、唇、鼻干燥,苔薄,舌红少津等燥象者,可酌配南沙参、天花粉、梨皮清肺润燥,不宜再伍辛温之品。

3. 暑湿感冒

主症:身热,微恶风,汗少,肢体酸重或疼痛,头昏重胀痛,咳嗽痰黏,鼻流浊涕,心烦口渴,或口中黏腻,渴不多饮,胸闷脘痞,小便短赤。舌苔薄黄而腻,脉濡数。

治法:清暑祛湿解表。

方药:新加香薷饮(香薷、鲜扁豆花、厚朴、金银花、连翘)。

若暑热偏盛,热盛烦渴者,加黄连、山栀子、黄芩、青蒿;湿困卫表,肢体酸重疼痛,加豆卷、藿香、佩兰;里湿偏重,口中黏腻,胸闷脘痞,泛恶,腹胀,便溏者,加苍术、白蔻仁、法半夏、厚朴,小便短赤者,加六一散、赤茯苓等。

4. 气虚感冒

主症:恶寒较甚,发热,无汗,头痛身楚,倦怠懒语,咳嗽,咳痰无力。舌淡苔白,脉浮而无力。

治法:益气解表。

方药:参苏饮(人参、紫苏叶、葛根、前胡、法半夏、茯苓、橘红、甘草、桔梗、枳壳、木香、陈皮、生姜、大枣)。

若气虚而见自汗,形寒,易感风邪者,可常服玉屏风散以益气固表,增强卫外功能,以防感冒复发。

5. 阳虚感冒

主症：阵阵恶寒，甚则蜷缩寒战，或稍兼发热，无汗或自汗，汗出则恶寒更甚，头痛，骨节酸冷疼痛，面色苍白，语言低微，四肢不温。舌质淡胖，苔白，脉沉细无力。

治法：温阳解表。

方药：桂枝加附子汤（制附子、桂枝、白芍、生姜、大枣）。

若大便溏泻，腹中隐痛者，加炮姜、肉桂。

6. 阴虚感冒

主症：身热，微恶风，少汗，头昏，心烦，口干，干咳少痰。舌红少苔，脉细数。

治法：滋阴解表。

方药：加减葳蕤汤（玉竹、葱白、桔梗、白薇、豆豉、薄荷、甘草、大枣）。

若阴伤较重，口渴咽干明显者，加沙参、麦冬；心烦明显者加黄连、竹叶；咳嗽咽干，咳痰不爽者，加牛蒡子、射干、瓜蒌皮；咳嗽胸痛，痰中带血者加鲜茅根、藕节等。

7. 血虚感冒

主症：头痛、身热、微寒，无汗或汗少，面色不华，唇淡，指甲苍白，心悸，头晕。舌淡，苔白，脉细或浮而无力或脉象结代。

治法：养血解表。

方药：葱白七味饮（葱白、豆豉、葛根、生姜、熟地、麦冬）。

若恶寒重者加黄芪、防风、荆芥；恶热重加银花、连翘。如血虚，血液运行不畅，脉络瘀阻，而见脉象结代者，加桂枝、红花、丹参等。

五、其他疗法

简验方如下。

(1) 羌蓝汤。羌活 15 g，板蓝根 30 g，每日 1 剂煎服。适合于风热感冒。

(2) 葛苏饮。葛根 30 g，紫苏叶、荆芥穗、防风、白芷各 10 g，麻黄 6 g，煎服。无论风寒、风热感冒均在此基础上加减治疗。

(3) 蒲公英、大青叶各 30 g，拳参 15 g，薄荷 5 g（或荆芥 10 g），煎服。用于风热感冒、热毒较盛者。

(4) 金银花 30 g，山豆根 10 g，玄参 12 g，煎服。用于感冒合并喉蛾红肿疼痛者。

(5) 柴胡、黄芩、青蒿各 15 g，大青叶 30 g，煎服。用于感冒身热持续不退，或发热起伏者。

(6) 贯众汤。贯众、紫苏、荆芥各 10 g，甘草 3 g，水煎顿服。连服 3 d，可预防冬春季流感。

(7) 藿佩汤。藿香、佩兰各 30 g，薄荷 10 g，煎汤代茶饮。可预防夏季暑湿感冒。

(8) 贯众 10 g，板蓝根（或大青叶）12 g，生甘草 3 g，煎服。预防时行病毒偏盛之感冒。

六、预防与调摄

加强身体锻炼，增强正气卫外能力，可以根据不同的年龄和体质情况，进行各种体育活动，如广播操、太极拳、八段锦、跑步等。要养成经常性户外活动习惯。保持室内、外环境卫生和个人卫生，室内应经常开窗，以使空气新鲜，并有充足的阳光照射。如遇感冒流行季节，可用食醋熏蒸法进行空气消毒。其法是先将门窗紧闭，每立方米的空间，用食醋 5 mL，加水 5 mL，放在沙锅或铝锅内，置炉子上，利用蒸气，在室内熏半小时以上，可起消毒、预防作用，对患者亦可起一定的治疗作用。对时行感冒患者,要做好隔离工作。

发热时间要休息,多饮开水,饮食宜清淡,忌油腻辛辣燥热之物。

七、注意事项

治疗感冒咳嗽的药物一定要注意煎药时间不可过长,不要超过 15 min,方药中有薄荷要后下。笔者曾诊治过一名咳嗽的老年患者,其自述服用中药半个月都不见好,看过处方与脉象、舌像吻合,辨证处方用药均正确,自言一上午的煎药都没时间做饭,仔细询问才知锅开后煎半个小时,这是煎药时间错误导致的,纠正后,两付药即痊愈。

第二节 咳 嗽

一、概述

咳嗽是肺系疾患的一个常见证候。外感或内伤的多种病因,导致肺气失于宣发、肃降时,均会使肺气上逆而引起咳嗽。

古人曾将无痰而有声音称为咳,无声而有痰者称为嗽,既有痰而又有声音称为咳嗽。用之临床,很难将两者截然分开,故一般均通称咳嗽。现代医学所称的呼吸道感染、急慢性支气管炎、支气管扩张、肺炎等疾病所见的咳嗽,均可参考本节辨证论治。

二、临床表现

以咳嗽或伴咽痒、咳痰为主症。外感咳嗽起病急,病程短,可伴有寒热等表证,属新病。内伤咳嗽病程较长,常反复发作,往往咳喘并见,为久病。

三、相关检查

两肺听诊可闻呼吸音增粗,或伴有散在干湿性啰音。肺部 X 线检查大都正常或肺纹理增粗。

四、鉴别诊断

肺痈、肺痿、肺胀、肺痨、哮喘病均可出现咳嗽,故当与一般咳嗽鉴别。

一般说来,肺痈咳嗽,多以高热寒战、胸痛、咳嗽脓血为主症;肺痿之咳,以唾泡沫状痰、短气乏力、反复发作为特点;肺胀多有反复咳喘病史,证以胸中胀满,咳喘上气,甚或唇舌发绀,经久难疗为特点;肺痨起病慢,病程长,其咳嗽以咯血、胸痛、潮热盗汗、逐渐消瘦为特点;哮喘主要表现为气道壅塞,呼吸不利,胸闷气憋,呼吸喘促,张口抬肩,喉间痰鸣,喘呼有声等症状。

五、辨证论治

(一)辨证要点

1. 辨外感内伤

外感咳嗽,多为新病,起病急,病程短,常伴肺卫表证。内伤咳嗽,多为久病,常反复发作,病程长,可伴见他脏之证。

2.辨证候虚实

外感咳嗽以风寒、风热、风燥为主均属实,而内伤咳嗽中的痰湿、痰热、肝火多为邪实正虚,阴津亏耗咳嗽则属虚,或虚中夹实。

(二)分证论治

第一类为外感咳嗽。

1.风寒咳嗽

主症:咳痰清稀色白,发热恶寒无汗,头痛鼻塞,四肢酸痛等。舌淡苔薄白,脉浮紧或浮弦。

治法:疏散风寒,宣肺止咳。

方药:杏苏散。

紫苏叶、半夏、茯苓、前胡、杏仁各9 g,苦桔梗、枳壳、橘皮各6 g,甘草3 g,生姜3片,大枣3枚。水煎服。

若是外寒内热,见恶寒发热,痰稠难出,口渴咽痛,甚或气逆而喘者,可用麻杏石甘汤,外散寒邪,内清郁热;外寒挟湿,见恶寒身重,胸脘满闷,食少痰多,舌淡苔润者,可用《金匮要略》麻黄加术汤加减,散寒除湿止咳。风寒挟饮,见发热恶寒,咳痰清稀量多,胸闷气喘,喉中有声,舌淡苔滑,脉弦,可用小清龙汤散寒化饮。

2.风热咳嗽

主症:咳嗽气粗,喉燥咽痛,咳痰不爽,痰黏稠或稠黄,咳时汗出,常伴鼻流黄涕,口渴,头痛,肢楚,恶风,身热等表证。舌苔薄黄,脉浮数或浮滑。

治法:疏风清热,肃肺化痰。

方药:桑菊饮。

桑叶7.5 g,菊花3 g,杏仁6 g,连翘5 g,薄荷2.5 g,桔梗6 g,甘草2.5 g,芦根6 g。

肺热内盛加黄芩、知母;咽痛声嘎加射干、赤芍;热伤肺津加南沙参、天花粉;夏令挟暑加六一散、鲜荷叶。

3.火热咳嗽

主症:发热汗出,烦渴面赤,胸高气粗,干咳少痰,甚则痰中带血,时有便秘等。舌红而干、脉数有力。

治法:清肺止咳。

轻症:东垣凉膈散。

连翘3 g,栀子1.5 g,薄荷叶1.5 g,淡竹叶1.5 g,黄芩1.5 g,桔梗1.5 g,甘草(生)4.5 g。

中症:麻杏石甘汤。

麻黄6 g,杏仁9 g,生石膏24 g,甘草6 g。

重症:白虎汤合东垣凉膈散。

白虎汤:知母18 g,石膏(碎)30~45 g,甘草(炙)6 g,粳米18 g。

若是暑热咳嗽,初起常头晕头重,身重汗出,咳痰少而黏稠,舌苔黄而脉濡数,可用三物香薷饮合六一散加减治之。暑热甚而两伤肺胃气阴者,常见高热烦渴汗出,咳嗽较重,舌质偏红,苔黄燥,脉洪大微芤等,可用白虎加人参汤治之,并酌加沙参、麦冬、花粉等养阴清热、润肺止咳之品。

若是热盛伤阴化燥,见干咳无痰,或痰黄稠而咯吐不爽,身热不解,咽干喉痛,心烦口渴,舌红苔燥,脉细数等,治当清肺润燥,可用《景岳全书》门冬清肺汤治疗。

4.伤湿咳嗽

主症:咳嗽痰多,发热恶寒,头身痛重,胸闷脘痞,头晕身倦等。舌淡红苔腻,脉濡滑。

治法:宣肺散邪,祛湿止咳。

方药:麻杏苡甘汤加味。

麻黄、杏仁、薏苡仁、茯苓、半夏、甘草。

若是湿郁化热而成湿热咳嗽,见头面烘热,身重而痛,发热恶寒,痰多黄稠,胸闷不舒,烦渴尿赤者,可用清代吴瑭著《温病条辨》之黄芩滑石汤加桔梗、杏仁治疗。

5.伤燥咳嗽

主症:干咳无痰,或痰少而黏,或痰中带血,咽喉干痛,唇鼻干燥,初起可见微寒身热等症。舌苔薄黄而干,脉浮细数。

治法:疏风清肺,润燥止咳。

方药:凉燥用杏苏散。

紫苏叶、橘皮、苦桔梗各6 g,杏仁、半夏、茯苓、前胡各9 g,甘草3 g,生姜3片,大枣3枚,水煎服。

温燥用桑杏汤加减。

桑叶12 g,沙参15 g,杏仁12 g,浙贝母10 g,栀子9 g,淡豆豉6 g,梨皮18 g,麦冬12 g,甘草6 g。水煎服,每日1剂。

若津伤较甚配麦冬、玉竹;热重酌加石膏、知母;痰中夹血配白茅根。

第二类为内伤咳嗽。

1.肺虚咳嗽

(1)肺气亏虚。

主症:咳嗽气短,身疲懒言,吐痰清稀,动则汗出,易感外邪等。舌淡苔白,脉虚无力。

治法:温补肺气,止嗽化痰。

方药:补肺汤。

黄芪30 g,甘草、钟乳、人参各12 g,桂心、干地黄、茯苓、白石英、厚朴、桑白皮、干姜、紫菀、橘皮、当归、五味子、远志、麦门冬各15 g,大枣20枚。

(2)阴虚肺燥。

主症:干咳,或痰中带血,口干咽燥,潮热,盗汗,手足心热。舌红少苔,脉细数。

治法:养阴润肺止咳。

方药:沙参麦冬汤加减。

沙参18 g,麦冬15 g,玉竹15 g,川贝母10 g,天花粉15 g,南杏仁10 g,百合15 g,扁豆10 g,甘草6 g。水煎服,每日1剂。

若潮热盗汗者,可选加鳖甲20 g,秦艽12 g,地骨皮15 g,银柴胡12 g。咯血者,选加三七粉6 g(冲服),仙鹤草20 g,藕节30 g。

2.脾虚咳嗽

(1)肺脾气虚。

主症:咳嗽痰多,少气体倦,动则汗出;食少便溏,易感外邪等。舌淡胖嫩白,脉虚细无力。

治法:两益脾肺,化痰止嗽。

方药:四君子汤加味。

人参、茯苓、白术、桔梗、杏仁、甘草。

(2)痰湿郁肺。

主症:咳嗽痰多,色白而稀,胸闷,纳呆,神疲乏力,便溏。舌苔白腻,脉濡滑。

治法:健脾燥湿,化痰止咳。

方药:二陈汤合三子养亲汤。

法半夏 12 g,茯苓 15 g,陈皮 6 g,党参 15 g,苍术 10 g,杏仁 10 g,苏子 12 g,莱菔子 12 g,紫菀 10 g,款冬花 10 g,炙甘草 6 g。

水煎服,每日 1 剂。

若寒痰较重加干姜、细辛;久病脾虚,神倦酌加党参、白术、炙甘草。

3.肝木侮肺

(1)肝肺气滞。

主症:心情抑郁,咳嗽频作,胸胁胀满,心烦易怒,时见呕恶等。舌红苔白,脉弦。

治法:疏肝利肺。

方药:四逆散加味。

柴胡 6 g,枳实 6 g,芍药 6 g,炙甘草 6 g,杏仁 6 g,桔梗 6 g。

(2)肝火犯肺。

主症:咳嗽气急,呛咳痰少,甚则痰中带血,伴口苦咽干,胸胁串痛,心烦易怒等。舌边尖红,苔薄黄少津。

治法:平肝清肺,顺气降火。

方药:加减桑白散合黛蛤散加减。

桑白皮 15 g,知母 10 g,地骨皮 12 g,栀子 10 g,桔梗 12 g,青皮 10 g,陈皮 6 g,青黛(冲)3 g,蛤壳 20 g,甘草 6 g。水煎服,每日一剂胸闷气逆加枳壳、旋覆花;胸痛配郁金、丝瓜络;痰黏难咯酌加海浮石、贝母;火郁伤津,咽燥口干,咳嗽日久不减酌加沙参、麦冬、天花粉、诃子。

4.肾虚咳嗽

(1)肾阳虚衰。

主症:咳嗽久作,吐痰清稀,头眩短气,腰膝酸软,畏寒肢冷,或见小便不利。舌质淡,苔白润,脉沉而无力。

治法:温补元阳,化气行水。

方药:肾气丸加味。

熟地黄、山茱萸、茯苓、泽泻、山药、丹皮、附子、肉桂、干姜、细辛、半夏、五味子。

(2)阴液亏虚。

主症:咳呛气急,痰少不爽,口干舌燥,甚或五心烦热,盗汗少气,咳痰带血等。舌红少苔,脉细数。

治法:壮水滋阴,润肺止咳。

方药:四阴煎。

生地 6～9 g,麦冬 6 g,白芍药 6 g,百合 6 g,沙参 6 g,甘草(生)3 g,茯苓 4.5 g。

六、其他疗法简验方

(1)枇杷叶、杏仁、紫苏叶各 12 g,煎服,适用于新感风寒咳嗽。

(2)桑叶、枇杷叶、麦冬各12 g,煎服,适用于新感风热咳嗽。

(3)黄芩10 g,瓜蒌皮、鱼腥草各30 g,煎服,适用于痰热咳嗽。

(4)川贝母10 g,梨干、冰糖适量,加水煎服,适用于阴虚咳嗽。

(5)荸荠适量,剥皮煮熟,喝汤食肉,适用于咳嗽多痰。

七、饮食禁忌

人生在世食为天,正确恰当的饮食对于人体是养、是助,是长寿的基石。饮食不当会导致疾病发生,影响疾病发展、转归,以及疾病预后,迟早甚至影响到生命。临床上遇到咳嗽患者尤其是多年久咳不愈(四年到二十余年咳)的,首先问其饮食,是否食用禁忌之物,比如辛辣、生冷、干果、酸奶、饮料、甜食蛋糕、烟酒、冷的水果,或者一些黏腻不好消化的食物,黏米油糕,或者大鱼大肉之物。一定要记得叮嘱患者不要贪口腹之欲,致使病情反复发作,长久不愈。

咳嗽期间还需要注意不要吃酸性食物和水果,比如酸菜、西红柿、百香果、猕猴桃,一般咳嗽应该是宣发,而酸性食物有收敛之效,如同加了盖子,会加重咳嗽,不利于宣肺。

三分治病七分养,正气存内邪不可干。饮食正所谓养助之功,但一定要适当、适度,不可贪口腹之欲,亦不可不知节制。尤其是冷物包括冷食、冷饮,笔者十余年前曾治疗一例患者半月内无效,反增加了呕吐,仔细询问下才知道他家饮食与众不同,从小不曾吃过热的饮食,不论寒暑季节均是,服用中药也是放凉了才喝,因此疗效大打折扣。

八、预防与调摄

积极开展卫生宣传教育,改善环境卫生,积极消除烟尘和有害废气的危害,加强劳动保护。吸烟对呼吸道是一种刺激,应当戒绝。锻炼身体,增强体质,有利于提高抗病能力。

咳嗽患者,应忌食辛辣香燥、炙煿肥腻及过于寒凉之品。注意气候变化,预防感冒。感冒是引起咳嗽发生、复发和加重的重要原因,应极力避免。体虚易感冒者,尚可服玉屏风散之类方药以益气固表。

内伤咳嗽,应积极针对原发病因进行治疗及护理。如就肝火与湿痰而言,每与情志、饮食有关,须嘱患者戒郁怒、薄滋味,方能收到预期效果。

九、结语

咳嗽辨证一定要分清楚寒热温凉再相对应的处方用药,否则可能会背道而驰,永远走不到目的地。有些咳嗽通过声音就可以基本判断病位深浅,病邪寒热属性。

咳嗽辨证一定要注意辨证要点,抓住主要的点就可以确立辨证,然后处方用药,比如风痰咳嗽的辨证要点是咽痒则咳,只需要问患者咽部感觉基本上可以判断。

第三节 胃 痛

一、概述

胃痛,又称胃脘痛,是因感受外邪、饮食伤胃、药物损伤、情志不畅以及素体脾虚引起胃气郁滞,胃失和降,不通则痛,以上腹胃脘部近心窝处疼痛为主症的病证。

现代西医学中急性胃炎、慢性胃炎、胃溃疡、十二指肠溃疡、功能性消化不良、胃黏膜脱垂、胆囊炎、胆石症等病,凡以上腹部疼痛为主要症状者,可参照本节进行辨证论治,必要时结合辨病处理。

胃痛的发生,主要病因由外邪犯胃、饮食伤胃、药物损伤、情志不畅和脾胃素虚等,病机主要是各种因素导致胃气郁滞,胃失和降,不通则痛。

(一)外邪犯胃

外感寒、湿、热等邪,内客于胃,皆可致胃脘气机阻滞,不通则痛。其中尤以寒邪为多,如《素问·举痛论》说:"寒气客于肠胃之间,膜原之下,血不能散,小络急引,故痛。"

(二)饮食伤胃

饮食不节,或过饥过饱,损伤脾胃,胃气壅滞,胃失和降,不通则痛。《素问·痹论》指出:"饮食自倍,肠胃乃伤。"五味过极,辛辣无度,肥甘厚腻,饮酒如浆,则蕴湿生热,伤脾碍胃,气机壅滞。如《医学正传·胃脘痛》说:"致病之由,多由纵恣口腹,喜好辛酸,恣饮热酒……复餐寒凉生冷,朝伤暮损,日积月深……故胃脘疼痛。"

(三)药物损伤

过服寒凉、温燥中西药物,伤胃体,损胃气,耗胃阴,使脾失健运,胃失和降,不通而痛。如《证治汇补·心痛》指出:"服寒药过多,致脾胃虚弱,胃脘作痛。"

(四)情志不畅

忧思恼怒,伤肝损脾,肝失疏泄,横逆犯胃,脾失健运,胃气阻滞,均致胃失和降,而发胃痛。如《沈氏尊生书·胃痛》所说:"胃痛,邪干胃脘病也。……唯肝气相乘为尤甚,以木性暴,且正克也。"气滞日久或久痛入络,可致胃络血瘀。如《临证指南医案·胃脘痛》说:"胃痛久而屡发,必有凝痰聚瘀。"

(五)素体脾虚

脾胃为仓廪之官,主受纳及运化水谷,若素体脾胃虚弱,运化失职,气机不畅,或中阳不足,中焦虚寒,失其温养而发生疼痛。

胃为阳土,喜润恶燥,其气以和降为顺,不宜郁滞。上述病因如寒邪、湿邪、饮食伤胃等皆可引起胃气阻滞,胃失和降而发生胃痛,正所谓"不通则痛"。胃痛的病变部位在胃,但与肝、脾的关系极为密切。肝与胃是木土乘克的关系。若忧思恼怒,气郁伤肝,肝气横逆,势必克脾犯胃,致气机阻滞,胃失和降而为痛。肝气久郁,既可出现化火伤阴,又能导致瘀血内结,病情至此,则胃痛加重,每每缠绵难愈。脾与胃同居中焦,以膜相连,一脏一腑,互为表里,共主升降,故脾病多涉于胃,胃病亦可及于脾。若禀赋不足,后天失调,或饥饱失常,劳倦过度,以及久病正虚不复等,均能引起脾气虚弱,运化失职,气机阻滞而为胃痛。脾阳不足,则寒自内生,胃失温养,致虚寒胃痛。如脾润不及,或胃燥太过,胃失濡养,或阴虚不荣,脉失濡养,致阴虚胃痛。阳虚无力,血行不畅,涩而成瘀,可致血瘀胃痛。

胃痛早期由外邪、饮食、情志所伤者,多为实证;后期常为脾胃虚弱,但往往虚实夹杂,如脾胃虚弱夹湿、夹瘀等。胃痛的病理因素主要有气滞、寒凝、热郁、湿阻、血瘀。其基本病机是胃气阻滞,胃失和降,不通则痛。

二、鉴别诊断

(一)胃痛与真心痛

真心痛是心经病变所引起的心痛证。多见于老年人,为当胸而痛其多刺痛,动辄加重,痛引肩背,常伴心悸气短、汗出肢冷,病情危急。正如《灵枢·厥论》曰:"真心痛手足青至节,心痛甚,旦发夕死,夕发旦死。"其病变部位、疼痛程度与特征、伴有症状及其预后等,与胃痛有明显区别。

(二)胃痛与胸痹

心在脘上,脘在心下,故有胃脘当心而痛之称,以其部位相近。胸痹不典型者,其疼痛可在胃脘部,极易混淆。但胸痹以闷痛为主,为时短暂,虽与饮食有关,但休息、服药常可缓解。胃脘痛与饮食相关,以胀痛为主,局部有压痛,持续时间较长,常伴有泛酸、嘈杂、嗳气、呃逆等胃部症状。

(三)胃痛与胁痛

胁痛是以胁部疼痛为主症,可伴发热恶寒,或目黄肤黄,或胸闷太息,极少伴嘈杂泛酸、嗳气吐腐。肝气犯胃的胃痛有时亦可攻痛连胁,但仍以胃脘部疼痛为主症。两者具有明显的区别。

(四)胃痛与腹痛

腹痛是以胃脘部以下,耻骨毛际以上部位疼痛为主症;胃痛是以上腹胃脘部近心窝处疼痛为主症。两者仅就疼痛部位来说,是有区别的。但胃处腹中,与肠相连,因而胃痛可以影响及腹,而腹痛亦可牵连于胃,这就要从其疼痛的主要部位和如何起病、伴随症状来加以辨别。胃痛常伴有食欲缺乏、恶心呕吐、嘈杂泛酸、嗳气吞腐等症状,而腹痛常伴有大便性状的改变,并随大便前后而腹痛症状增加或减轻。

三、辨证论治

(一)辨证要点

1. 辨虚实

实者多痛剧,固定不移,拒按,脉盛。虚者可分为胃阳虚和胃阴虚。胃阳虚者多见胃脘部隐痛,每遇寒冷而发,喜温喜按,口淡不渴,舌淡苔白滑,脉沉迟无力;胃阴虚者多见饥不欲食,胃脘隐痛,口燥咽干,大便干结,舌红少津,脉细数。

2. 辨寒热

胃痛遇寒则痛甚,得温则痛减,为寒证;胃脘灼痛,痛势急迫,遇热则痛甚,得寒则痛减,为热证。

3. 辨气血

一般初病在气,久病在血。在气者,有气滞、气虚之分。其中,气滞者,多见胀痛,或涉及两胁,或兼见恶心呕吐,嗳气频频,疼痛与情志因素显著相关;气虚者,指脾胃气虚,除见胃脘疼痛或空腹痛显外,兼见饮食减少,食后腹胀,大便溏薄,面色少华,舌淡脉弱等。在血者,疼痛部位固定不移,痛如针刺,舌质紫暗或有瘀斑,脉涩,或兼见呕血、便血。

4. 辨兼夹

各证往往不是单独出现或一成不变的,而是互相转化和兼杂,如寒热错杂、虚中夹实、气血同病等。

(二)治疗原则

胃痛治疗以"通"立法，总以理气和胃止痛为主，审证求因，辨证施治。邪盛以祛邪为急，正虚以扶正为先，虚实夹杂者，则当祛邪扶正并举。

属于胃寒者，散寒；属于食停者，消食；属于气滞者，理气；属于热郁者，泄热；属于血瘀者，化瘀；属于阴虚者，益胃养阴；属于阳虚者，温运脾阳。根据不同病机而采取相应治法，善用"通"法。

(三)证治分类

1. 寒邪客胃

胃痛暴作，恶寒喜暖，得温痛减，遇寒加重，口淡不渴，或喜热饮。舌淡苔薄白，脉弦紧。

证机概要：寒凝胃脘，阳气被遏，气机阻滞。

治法：温胃散寒，行气止痛。

方药：香苏散合良附丸加减。

若兼见恶寒、头痛等风寒表证者，可加苏叶、藿香等以疏散风寒，或内服生姜汤、胡椒汤以散寒止痛；若兼见胸脘痞闷，胃纳呆滞，嗳气或呕吐者，是为寒夹食滞，可加枳实、神曲、鸡内金、制半夏、生姜等以消食导滞，降逆止呕。若寒邪郁久化热，寒热错杂，可用半夏泻心汤辛开苦降，寒热并调。

2. 饮食停滞

胃脘疼痛，胀满拒按，嗳腐吞酸，或呕吐不消化食物，其味腐臭，吐后痛减，不思饮食，大便不爽，得矢气及便后疼痛减轻。舌苔厚腻，脉滑。

证机概要：饮食积滞，阻塞胃气。

治法：消食导滞，和胃止痛。

方药：保和丸加减。

若脘腹胀甚者，可加枳实、砂仁、槟榔等以行气消滞；若胃脘胀痛而便闭者，可合用小承气汤或改用枳实导滞丸以通腑行气；胃痛急剧而拒按，伴见苔黄燥，便秘者，为食积化热成燥，则合用大承气汤以泄热解燥，通腑荡积。

3. 肝气犯胃

胃脘胀痛，痛连两胁，遇烦恼则痛作或痛甚，嗳气、矢气则痛减，胸闷嗳气，喜长叹息，大便不畅。舌苔多薄白，脉弦。

证机概要：肝气郁结，横逆犯胃，胃气阻滞。

治法：疏肝解郁，理气止痛。

方药：柴胡疏肝散加减。

若胃痛较甚者，可加川楝子、延胡索以加强理气止痛；嗳气较频者，可加沉香、旋覆花以顺气降逆；泛酸者加乌贼骨、煅瓦楞子中和胃酸。

痛势急迫，嘈杂吐酸，口干口苦，舌红苔黄，脉弦或数，乃肝胃郁热之证，改用化肝煎或丹栀逍遥散加黄连、吴茱萸以疏肝泄热和胃。

4. 肝胃郁热

胃脘疼痛，痛势急迫，脘闷灼热，口干口苦，口渴而不欲饮，纳呆恶心，小便色黄，大便不畅。舌红，苔黄腻，脉滑数。

证机概要:湿热蕴结,胃气痞阻。
治法:清化湿热,理气和胃。
方药:清中汤加减。
湿偏重者加苍术、藿香燥湿醒脾;热偏重者加蒲公英、黄芩清胃泄热;伴恶心呕吐者,加竹茹、橘皮以清胃降逆;大便秘结不通者,可加大黄通下导滞;气滞腹胀者加厚朴、枳壳以理气消胀;纳呆少食者,加神曲、谷芽、麦芽以消食导滞。

5.瘀血停滞

胃脘疼痛,如针刺,似刀割,痛有定处,按之痛甚,痛时持久,食后加剧,入夜尤甚,或见吐血黑便。舌质紫黯或有瘀斑,脉涩。

证机概要:瘀停胃络,脉络壅滞。
治法:化瘀通络,理气和胃。
方药:失笑散合丹参饮加减。
若胃痛甚者,可加延胡索、木香、郁金、枳壳以加强活血行气止痛之功;若四肢不温,舌淡脉弱者,当为气虚无以行血,加党参、黄芪等以益气活血;便黑可加三七、白及化瘀止血,出血不止应参考血证有关内容辨证论治;若口干咽燥,舌光无苔,脉细,为阴虚无以濡养,加生地、麦冬以滋阴润燥。

6.胃阴亏虚

胃脘隐隐灼痛,似饥而不欲食,口燥咽干,五心烦热,消瘦乏力,口渴思饮,大便干结,舌红少津,脉细数。

证机概要:胃阴亏耗,胃失濡养。
治法:养阴益胃,和中止痛。
方药:一贯煎合芍药甘草汤加减。
若见胃脘灼痛、嘈杂泛酸者,可加珍珠层粉、牡蛎、海螵蛸或配用左金丸以制酸;胃脘胀痛较剧,兼有气滞,宜加厚朴花、玫瑰花、佛手等行气止痛;大便干燥难解,宜加火麻仁、瓜蒌仁等润肠通便;若阴虚胃热可加石斛、知母、黄连养阴清胃。

7.脾胃虚寒

胃痛隐隐,绵绵不休,喜温喜按,空腹痛甚,得食则缓,劳累或受凉后发作或加重,泛吐清水,神疲纳呆,四肢倦怠,手足不温,大便稀薄,舌淡苔白,脉虚弱或迟缓。

证机概要:脾虚胃寒,失于温养。
治法:温中健脾,和胃止痛。
方药:黄芪建中汤加减。
泛吐清水较多,宜加干姜、制半夏、陈皮、茯苓以温胃化饮;泛酸,可去饴糖,加黄连炒吴茱萸、乌贼骨、煅瓦楞子等以制酸和胃;胃脘冷痛,里寒较甚,呕吐,肢冷,可加理中丸以温中散寒;若兼有形寒肢冷,腰膝酸软,可用附子理中汤温肾暖脾,和胃止痛;无泛吐清水,无手足不温者,可改用香砂六君子汤以健脾益气,和胃止痛。

8.其他治疗方法

胃痛腹痛尤其是虚症,治疗时加艾灸效果更好,艾灸治胃痛穴位为中脘穴(位于腹正中线脐上4寸处)及足三里穴。选准穴位后,点燃药用艾条,在中脘穴、一侧足三里穴上各悬灸10 min,以穴位上皮肤潮红色为度。胃痛可立即缓解。使用时要注意力集中,艾火与皮肤的距离,以受灸者能忍受的最大热度为佳。注意不可灼伤皮肤。

艾灸足三里穴能使胃痉挛趋于弛缓,胃蠕动强者趋于减弱;又能使胃蠕动弱者立即增强,胃不蠕动者开始蠕动。因此,除胃溃疡出血、穿孔等重症,应及时采取措施或外科治疗外,其他不论什么原因所致的胃痛,包括现代医学中的急、慢性胃炎和胃、十二指肠溃疡病及胃神经官能症等,若以胃脘疼痛为主者,用本法艾灸,均能立时止痛。

四、预防调护

笔者记忆中儿时寄生虫病很多,当时基本上十个孩子有七八个吃过宝塔糖驱虫,以后人们对饮食卫生环境逐渐重视下已经很少见了,但近五六年又死灰复燃。归结起来是由于饮食上儿童爱吃甜食如奶油蛋糕,爱吃不知厂家的小零食,尤其是生鱼片、海螺等容易滋生寄生虫卵的海鲜产品所致。

冰箱的广泛使用使一年四季冷饮均赶时髦,尤其是年轻人贪食冷饮,如冰镇啤酒等饮料,自觉舒畅,导致不思饮食,或时常胃疼,久则损伤阳气,变生他病。

因此人们应养成有规律的生活与饮食习惯,忌暴饮暴食,饥饱不匀。胃痛持续不已者,应在一定时期内进流质或半流质饮食,少食多餐,以清淡易消化的食物为宜,忌粗植多纤维饮食,尽量避免进食浓茶、咖啡和辛辣食物,进食宜细嚼慢咽。慎用非甾体抗炎药、肾上腺皮质激素类药、抗风湿药以及某些抗菌药等。以上药物可对胃黏膜产生不同程度的损伤而引发药物性胃黏膜损伤。同时保持乐观的情绪,避免过度劳累与紧张也是预防本病复发的关键。

五、结语

胃痛多由外感寒邪、饮食所伤、情志不畅和脾胃素虚等病因而引发。以上腹胃脘部近心窝处疼痛为主症的病证。

胃是主要病变脏腑,常与肝脾等脏有密切关系。发生胃痛的病因较多,病机演变亦较复杂,但胃气郁滞、失于和降是胃痛的主要病机。胃痛初期,病变脏腑单一,久则累及多个脏腑。辨证要点主要是辨虚实、辨寒热,辨在气在血,还应辨兼夹证。寒邪、食停、气滞、热郁、湿阻、血瘀等多属实证;脾胃虚寒、胃阴不足多为虚证。且虚实之间,可相互转化,由实转虚,或因虚致实,虚实夹杂;可由寒化热,寒热错杂;可因气滞而血瘀,或瘀血阻遏气机而气滞。胃痛日久可发生吐血、便血、呕吐、反胃、噎膈等变证。

第四节 呃 逆

一、概述

呃逆是由饮食、情志所伤,正气虚弱,胃气上逆动膈,气逆上冲,临床以喉间呃呃连声,声频而短,不能自制为特征。呃,古作"鸡声""鸟声"解,这里指气逆喉间发生的一种声音;逆,指肺胃之气上逆。本病可以单独发生,亦可并发于其他疾病过程中。

呃逆是由于饮食不节,情志不遂,正气亏虚等致胃失和降、气逆动膈所引起。

(一)饮食不节

嗜食生冷或过服寒凉药物,寒气蕴蓄于中,胃气被遏,和降失司,气逆于上;或过食辛辣煎炸或过服温燥补品,燥热内结阳明,腑气不通,胃气不降,气逆于上均可动膈而形成呃逆。或饮食冷热不调,寒热相激而致。

(二)情志不遂

郁怒伤肝,肝失条达,横逆犯胃;或气郁化火,灼津成痰,痰火蕴胃;或气郁日久,血行不畅,瘀血内阻于胃,致胃失和降,气逆动膈而呃逆。忧思伤脾,或肝郁乘脾,脾气郁结,健运失常,痰浊食滞内生,或素有痰浊食滞,复因情志所伤,更易致胃气蕴阻,肝胃气逆,挟痰浊食滞动膈形成呃逆。

(三)体虚病后

素体虚弱,年老体衰,或久泻久痢,大病之后,或劳累太过,损伤正气,或虚损误攻,吐下太过,以致中阳中气亏虚,胃失和降,气逆动膈而呃逆;素体阴虚,或热病日久,或吐下太过,或过服温燥,均可致胃阴不足,胃失润降,气逆动膈而呃逆。甚或病久及肾,肾虚冲气上逆,挟胃气上逆动膈,发生呃逆。

呃逆的基本病机是胃气上逆动膈。寒气蕴蓄,燥热内盛,气郁痰阻,正气亏虚等,引起胃失和降,气逆于上,循手太阴之脉上动于膈,膈间之气不利,气逆上冲,又循肺之清道断续冲出喉间,致喉间呃呃连声,不能自制。呃逆病位在膈,病变脏腑关键在胃,且常与肺、肾、肝、脾有关。胃居膈下,胃与膈有经脉相连。

肺处膈上,手太阴肺之经脉,还循胃口,上膈,属肺。肺气与胃气同主于降,膈居肺胃之间,当各种致病因素乘袭肺胃时,每使膈间之气不畅。当胃气上逆,循手太阴肺经上行时,可冲动膈肌,继循肺之清道上冲喉间而发呃逆。

肺气之肃降,胃气之和降,有赖于肾气之摄纳,若肾失摄纳,则肺胃之气不降,气逆动膈而成呃逆。

肝气郁结,横逆犯胃,胃失和降,气逆动膈,可发呃逆。脾失健运,痰饮食浊内停,胃气被遏,气逆动膈,亦成呃逆。本病的病性有实有虚,临床多虚实夹杂,本虚标实。

本虚主要为脾胃阳虚、气虚或阴虚;标实为寒邪、胃火、肝火、痰火、湿热、食滞、气郁或瘀血等。

从病机转化来看,初期多为实证,久病则寒蕴伤阳耗气,热盛伤阴,由实转虚;正气亏损又可因虚致实,或复感邪气形成虚实夹杂及本虚标实之证。

二、鉴别诊断

(一)呃逆与干呕

两者同属胃气上逆的表现,干呕属于有声无物的呕吐,乃胃气上逆,冲咽而出,发出呕吐之声。

呃逆则气从膈间上逆,气冲喉间,呕呃连声,声短而频,不能自制。

(二)呃逆与嗳气

两者均为胃气上逆,嗳气乃胃气阻郁,气逆于上,冲咽而出,发出沉缓的嗳气声,常伴酸腐气味,食后多发,故张景岳称之为"饱食之息",与喉间气逆而发出的呃呃之声不难区分。

三、辨证论治

(一)辨证要点

1. 辨虚实寒热

大抵呃逆初起,呃声响亮有力,连续发作,脉弦滑者,多属实证;呃逆后期,反复发作,呃声时断时续,低长无力,脉虚弱者,多为虚证;呃声沉缓有力,得热则减,面青肢冷便溏,舌苔白滑者,多属寒证;呃声响亮,声高而短,口臭烦渴,得凉则减,面赤身热便秘,舌红苔黄脉数者,多为热证。

2. 辨轻重危候

突然起病,病程较短,无明显兼症者病轻;反复发作,病程较长,伴有明显兼症者病重;若呃逆逐渐加重,纳食衰少,精神萎顿,或老年正虚,或出现于某些急慢性疾病后期者,多为元气衰败,胃气将绝之危候。

(二)治疗原则

呃逆的治疗原则为理气和胃,降逆平呃。寒证温中散寒;热证清热和胃;泻实分别施以理气化痰、清肝泻火、消食导滞、治血化瘀等法;补虚分别施以温补脾胃、益气养阴、补肾纳气等法。

(三)证治分类

1. 胃中寒冷

呃声沉缓有力,得热则减,遇寒食冷更甚,饮食减少,口淡不渴,大便溏薄,面青肢冷。舌苔白,脉迟缓。

证机概要:寒蕴于胃,胃失和降。

治法:温中散寒,降逆止呃。

方药:丁香散加减。

可加刀豆子、半夏、代赭石加强理气降逆平呃之效。若寒重者,加吴茱萸、干姜、肉桂、荜茇;兼气滞者,加香附、陈皮、厚朴理气除满;兼食滞者,加神曲、麦芽消食和胃。

2. 胃火上逆

呃声洪亮有力,口臭烦渴,多喜冷饮,脘腹胸膈满闷,面赤身热,大便秘结,小便短赤。舌苔黄燥,脉滑数。

证机概要:胃肠积热,胃火上冲。

治法:清热和胃,降逆止呃。

方药:竹叶石膏汤加减。

应用时人参改沙参。可加竹茹、柿蒂、代赭石增强降逆止呃之功;火盛加黄连;大便秘结者,加大黄、芒硝泄热通腑;湿热中阻者,加黄芩、栀子、厚朴、滑石清利湿热;若兼食滞者,加枳实、槟榔、神曲消食导滞。

3. 气机郁滞

呃逆连声,常因情志不遂而诱发或加重,胸胁胀满,脘腹闷滞,烦躁易怒,嗳气纳减,肠鸣矢气。舌苔薄白,脉弦。

证机概要:肝郁气滞,胃失和降。

治法:顺气解郁,降逆止呃。

方药:五磨饮子加减。

可加柿蒂、丁香、代赭石降逆止呃;加香附、郁金疏肝解郁。

若气郁化火,心烦易怒,口干口苦者,加栀子、丹皮清肝降火;若气逆痰阻,恶心眩晕者,加半夏、陈皮、茯苓化痰降逆;若瘀血内阻,胸胁刺痛,久呃不止者,加丹参、桃仁、莪术以活血化瘀。

4.脾胃阳虚

呃声低弱,气不得续,时发时止,泛吐清水,脘腹不舒,喜温喜按,手足不温,食少乏力,大便溏薄。舌质淡,舌苔薄白,脉细弱。

证机概要:中阳亏虚,胃失和降。

治法:温补脾胃,和中降逆。

方药:理中汤加味。

可加柿蒂、刀豆、吴茱萸、丁香加强温中平呃之功。若兼食滞者,加麦芽、神曲;脾虚气滞者,加木香、陈皮;阳虚甚者,加附子、肉桂温肾摄纳。

5.胃阴不足

呃声短促而不连续,口干舌燥,烦躁不安,纳少,或食后饱胀,大便干结,舌苔少而干,脉象细数。

证机概要:胃阴不足,胃失润降。

治法:益气养阴,和胃止呃。

方药:益胃汤加减。

应用时加枇杷叶、柿蒂、橘皮以顺气降逆平呃。若胃火较甚者,加石膏、黄连以清胃泻火;便干加麻仁润肠通便;肝肾阴虚,相火挟气上逆动膈者,加知母、黄柏、肉桂等清泄相火,引火归元。

四、预防调护

(1)应保持精神舒畅,避免暴怒、过喜等不良情志刺激。

(2)注意寒温适宜,避免外邪侵袭。

(3)饮食宜清淡,忌吃生冷、辛辣、肥腻之品,避免饥饱无常,发作时应进食易消化食物。

五、结语

呃逆以喉间呃呃连声,声短而频,难以自制为主症。

病因有饮食不节,情志不遂,体虚病后等,发病在膈,与脾、胃、肺、肝、肾等脏腑病变有关,基本病机为胃气失降,上逆动膈。

治疗以理气和胃、降逆平呃为原则,应分清寒热虚实,在辨证论治的同时,适加降逆止呃之品,以标本兼治。若在急慢性疾病的严重阶段出现呃逆不止,往往是胃气衰败的危象,预后不佳,应予警惕。

第五节 腹 痛

一、概述

腹痛是指胃脘以下，耻骨毛际以上的部位发生疼痛为主要表现的病变。临床极为常见，可以单独发生，也可以出现在多种疾病过程中。

外感时邪、饮食不节、情志失调、阳气素虚等，均可导致气机阻滞、脉络痹阻或经脉失养而发生腹痛。

本节讨论内科腹痛，外科、妇科疾病所致的腹痛不包括在内。西医学中胰腺炎、胃肠痉挛、消化不良性腹痛、结核性腹膜炎、肠系膜淋巴结炎、术后肠粘连、腹型过敏性紫癜、消化不良性腹痛等疾病，当出现腹痛为主症时可参考本节内容辨治。

（一）外感时邪

六淫时邪，侵袭腹中，虽然都能导致腹痛，但常见者有寒邪、暑热或湿热之邪。寒邪侵袭，伤及中阳，凝敛气机，经脉气血运行受阻，不通则痛；伤于暑热、湿热，湿热塞滞，或寒邪不解，郁而化热，可致腑气不通，发生腹痛。

（二）饮食不节

暴饮暴食，饮食停滞；恣食肥甘辛辣，饮酒太过，湿热内蕴；误食馊腐，损伤肠胃；过食生冷，寒湿内阻等，均可致胃肠气机不利，腑气通降受阻而引起腹痛。

（三）情志失调

七情过极，脏腑气机不利，气血运行受阻引起腹痛。如郁怒伤肝，肝失疏泄，肝气郁结乘脾，肝脾气机不和；或忧思伤脾，腹中气机不利，致腑气通降失调而引起腹痛。若气滞日久，则瘀血内阻，可形成血瘀腹痛。

（四）阳气素虚

禀赋不足，或劳逸不当，或长期饮食、情志内伤，导致脾肾阳气虚弱，气血不足，不能温养或濡养脏腑经脉而腹痛。

腹痛的基本病机是脏腑气机不利，经脉气血阻滞，脏腑经络失养，不通则痛。

不通则痛者，由外邪、食滞、气郁、血瘀等邪阻滞腹中，脏腑功能失调，气机不利，经脉气血阻滞而痛；不荣则痛者，由气血不足，阳气虚弱，脏腑经络失于温养或濡养而痛。腹痛病位在腹部，与肝、胆、脾、肾、大小肠、膀胱及通过腹部的多条经脉有关。腹痛的病性有实有虚，实者多为寒邪内阻，湿热积滞，饮食停滞，气滞血瘀；虚者多为中脏虚寒。虚实之间常相互影响，形成虚实夹杂。

从病机转化来看，初期多为实证，实证之间可以相互转化或兼夹，日久则损伤正气由实转虚，形成不荣则痛的虚证。虚证腹痛，又易兼诸邪，或因虚致实，痰浊、食滞、湿热、气滞、瘀血内生，形成虚中夹实之证。

二、鉴别诊断

（一）腹痛与胃痛

胃处腹中，与肠相连，腹痛常伴有胃痛的症状，胃痛亦时有腹痛的表现，常需鉴别。胃痛部位在心下胃脘之处,常伴有恶心、嗳气等胃病症状,腹痛部位在胃脘以下,上述症状在腹痛中较少见。

(二)腹痛与其他内科疾病中的腹痛症状

许多内科疾病可兼见腹痛的表现,此时的腹痛只是该病的症状。内科腹痛多有外感、内伤等诱因及腹痛病史,起病较缓,疼痛不剧,腹部柔软,压痛不明显,亦无反跳痛,或表现为先发热后腹痛。如痢疾之腹痛,伴有里急后重,下痢赤白脓血;积聚之腹痛,以腹中包块为特征等。而腹痛病证,当以腹部疼痛为主要表现。

(三)腹痛与外科、妇科腹痛

外科腹痛多有外伤、手术病史,起病较急,疼痛剧烈,痛有定处,腹部肌肉紧张,有压痛或反跳痛,且多表现为先腹痛后发热。女性患者,应与妇科腹痛鉴别,妇科腹痛,病位在小腹,或多表现为腰腹疼痛,常伴有经、带、胎、产的异常,如痛经、流产、异位妊娠、输卵管破裂等,应进一步进行妇科检查,以明确诊断。

三、辨证论治

(一)辨证要点

1. 辨缓急

凡起病较急,腹痛较剧,兼见症状明显者,属于急性腹痛,多由外邪、饮食所致;凡起病较缓,时发时止,腹痛绵绵,或胀痛走窜,或刺痛固定者,属于慢性腹痛,多由中脏虚寒,气血不足,或气滞血瘀所致。

2. 辨病性

主要是区分寒、热、虚、实,在气、在血。腹痛拘急,遇冷痛增,得热痛减者属寒;腹痛急迫,痛处灼热,遇热痛增,得寒痛减,烦躁口渴者属热。腹痛急剧胀满,痛势急迫,拒按有形,得食加重,大便秘结或臭秽者属实;腹痛绵绵,喜按无形,饥而痛增,大便溏薄者属虚。腹中胀痛,攻撑不定,得嗳气、屎气痛减者属气滞;腹部刺痛,固定不移,入夜尤甚者属血瘀。

3. 辨部位

大腹脐周疼痛,多属于脾、大小肠受病;小腹疼痛,多为肾与膀胱病变;胁腹、少腹疼痛,多为肝胆及经脉受病。

(二)治疗原则

腹痛的治疗以"通"为大法,根据寒热虚实,在气在血,进行辨证论治,实则泻之,虚则补之,热者寒之,寒者热之,滞者通之,瘀者散之。

(三)证治分类

1. 寒邪内阻

腹痛暴作,剧烈痛势,得温痛减,遇寒痛增,口淡不渴,恶寒蜷卧,手足不温,小便清长。舌苔白腻,脉沉紧。

证机概要:寒凝血脉,中阳不振。

治法:温里散寒,理气止痛。

方药:良附丸合正气天香散加减。

可加木香行气止痛。若寒甚者,加附子、肉桂、荜菝;呕吐者,加半夏、生姜降逆和胃;若寒滞肝脉,少腹拘急冷痛者,用暖肝煎暖肝散寒。

2. 湿热积滞

腹部胀痛拒按,胸脘闷滞,纳食减少,烦渴引饮,身热汗出,大便溏滞不爽或秘结,小便短赤,舌苔黄腻,脉滑数。

证机概要:湿热内壅,气机阻滞。

治法:通腑泄热,行气导滞。

方药:大承气汤加减。

若湿热偏重,大便溏滞不爽者,去芒硝,加黄芩、黄连清热燥湿。若气滞重者,加木香、槟榔以加强行气导滞之功;湿偏重者,加苡仁、苍术燥湿利湿;若纳食减少而食滞者,酌加山楂、神曲、莱菔子消食导滞。

3. 中虚脏寒

腹部隐痛绵绵,喜热恶冷,喜揉喜按,饥饿劳累后加重,得食或休息后减轻,面色不华,神疲乏力,形寒肢冷,纳少纳呆,大便溏薄。舌质淡胖,舌苔薄白,脉沉细。

证机概要:脾阳亏虚,脏腑失温。

治法:温中补虚,缓急止痛。

方药:小建中汤加减。

应用时可加党参、黄芪、白术、附子、干姜、吴茱萸等加强益气温阳散寒之力。

4. 饮食停滞

腹部胀满疼痛,嗳腐吞酸,纳呆或厌食,痛而欲泻,泻后痛减,大便臭秽,或便闭不通,舌苔厚腻,脉滑。

证机概要:食滞胃肠,气机不利。

治法:消食导滞。

方药:枳实导滞丸加减。

胀甚加木香、厚朴;积滞重者,加槟榔。若食滞较轻,化热之象不著者,可用保和丸消食和胃。

5. 气机郁滞

脘腹胀满疼痛,攻窜两胁,或痛引少腹,得嗳气屁气则减轻,遇忧思恼怒则加重。舌苔薄白,脉弦。

证机概要:肝脾不和,气机郁滞。

治法:疏肝解郁,理气止痛。

方药:柴胡疏肝散加减。

若气滞甚者,加木香、郁金、青皮;若气郁化火,症见口干口苦,心烦失眠者,加丹皮、栀子;若兼有血瘀之象者,加丹参、元胡;若痛引少腹睾丸者,加荔枝核、橘核。

6. 瘀血阻滞

脐腹或少腹疼痛,痛如针刺,拒按,固定不移,入夜尤甚。舌质紫暗,脉细涩。

证机概要:瘀血内阻,脉络不通。

治法:活血化瘀,理气止痛。

方药:少腹逐瘀汤加减。

本方适用于瘀血阻滞而兼有寒象之腹痛。若属外伤作痛者,加苏木、刘寄奴、三七粉;若下焦蓄血,大便色黑者,可用桃核承气汤。

四、预防调护

(1)适寒温,以避免外邪侵袭;慎饮食,以免食积伤中;调情志,以防七情内伤。

(2)脾阳虚弱者,食物宜温热;痛势较重者,暂缓进食;气滞痛者要保持心情舒畅;虚寒腹痛可用热水袋外敷痛处。

(3)注意观察病情变化,若见汗出肢冷,面色苍白,脉沉微欲绝者,当谨防变端。

五、结语

腹痛是临床常见病证之一,可由多种病因引起,以脏腑气机不利、脏腑失养、经脉气血阻滞、不通则痛为基本病机,以寒热虚实为辨证纲领。但病程中病机变化复杂,往往互为因果,互相转化,互相兼夹。如寒痛缠绵发作,可以郁而化热;热痛经久不愈,可以转化为寒,成为寒热交错之证;实痛治不及时,或治疗不当,日久饮食少进,化源不足,则实证可转化为虚证。腹痛病位在腹,有脐腹、胁腹、小腹、少腹之分,病变脏腑涉及肝、胆、脾、肾、膀胱、大小肠等。临床应根据不同证候,分辨寒热的轻重、虚实的多少、气血的深浅,以"通"为治则,实则攻之,虚则补之,热者寒之,寒者热之,滞者通之,随病机兼夹变化,或寒热并用,或攻补兼施,灵活遣方用药。

第六节 头 痛

一、概述

头痛是临床上常见的自觉症状,可以出现于多种急慢性疾病之中。本节所论头痛是指内科杂病范围内,以头痛为主要症状的疾病。若属某一疾病过程中所出现的兼证,不列在本节讨论范围内。现代医学中的内、外、神经、五官以及感染性发热疾病、高血压、颅内疾病、神经官能症等以头痛为主症时均可参照本病进行辨证施治。

二、诊断要点

(1)辨别致病的原因,头痛之久暂、疼痛的性质、特点及其部位。

(2)外感头痛,一般发病较急,病势较剧,多表现为掣痛、跳痛、灼痛、胀痛、重痛、发无休止,多属实证。

(3)内伤头痛,其发病原因与肝、脾、肾三脏有关,一般起病缓慢,病势较缓,多表现为隐痛、空痛、昏痛、痛势悠悠,疲劳则剧,时作时止,多属虚证。

(4)瘀血头痛,头痛多见刺痛、钝痛、固定痛或有头部外伤史。

三、辨证论治

(一)辨证要点

1.辨疼痛轻重

一般来说,以外感、寒厥、偏头痛较重;而内伤、气虚、血虚、肝肾阴虚头痛较轻;气虚早晨反重;血虚午后痛重。

2.辨疼痛性质

因于痰湿者,重坠或胀;肝火者,跳痛;寒厥者,冷感而刺痛;阳亢者,痛而胀;气血、肝肾阴虚者,隐痛绵绵或空痛。

3.辨部位

一般气血、肝肾阴虚者,多以全头作痛;阳亢者在枕部,多连颈肌;寒厥者痛在巅顶;肝火者痛在两颞;偏头痛者痛在一侧,痛连同侧眼齿。就经络而言,前部为阳明经,后部为太阳经,两侧为少阳经,巅顶为厥阴经。

(二)分证论治

第一类为外感头痛。

1.风寒头痛

主症:头痛起病较急,其痛如破,连及项部,恶风畏寒,遇风尤剧,常喜棉巾裹头。口不渴或兼鼻塞流清涕等症。苔薄白,脉浮或浮紧。

治法:疏风散寒。

方药:川芎茶调散(川芎、荆芥、防风、薄荷、羌活、细辛、白芷、甘草)。

若寒邪著,头痛剧烈,遇寒即发,舌苔白,应加重温经散寒之品,如细辛、川乌。头重痛如裹、肢体困重,湿困清阳,可加独活、苍耳子、苍术。

2.风热头痛

主症:头痛如灼,甚则如裂,发热恶风,面红目赤,口渴欲饮,鼻流浊涕,便秘,溲黄。舌红苔黄,脉浮数。

治法:疏风清热。

方药:芎芷石膏汤(川芎、白芷、石膏、菊花、羌活、藁本)。

热甚便秘者,加制大黄或黄连上清丸。热甚伤津,舌红少津,加茅根、天花粉等;若伴鼻流浊涕如脓、鼻根及鼻旁亦痛者,加苍耳子、辛夷等,清热散风,除湿。

3.风湿头痛

主症:头痛如裹,肢体困重,纳呆胸闷,小便不利,大便或溏。苔白腻,脉濡。

治法:祛风胜湿。

方药:羌活胜湿汤(羌活、独活、川芎、蔓荆子、甘草、防风、藁本)。

若头痛发生于夏季暑湿内侵,症见身热汗少或身热微畏寒,汗出不畅,口渴胸闷,干呕不食,治宜清暑化湿,用黄连香薷饮加知母、佩兰、荷叶、竹茹等。

第二类为内伤头痛。

1.肝阳头痛

主症:头痛而眩,甚或两侧跳痛,常波及巅顶,心烦易怒,睡眠不宁,面部升火,目赤口干苦。苔薄干或黄,舌质红,脉弦有力。

治法:平肝潜阳。

方药:天麻钩藤饮(天麻、钩藤、石决明、川牛膝、桑寄生、杜仲、山栀、黄芩、益母草、朱茯神、夜交藤)。

若肝火旺盛,头痛剧甚,面红目赤,口苦,胁痛,便秘,苔黄,脉弦数者,加龙胆草、夏枯草或加服龙胆泻肝丸。素体肝肾阴虚或因肝旺阳亢而耗伤肝肾之阴,证见两耳干涩,腰膝酸软无力,舌红少津,脉细弦者,加生地、何首乌、石斛、桑寄生等滋养肝肾之品。

2.肾虚头痛

主症:头痛且空,每兼眩晕、腰痛酸软、神疲乏力、遗精带下、耳鸣少寐,舌红少苔,脉细无力。

治法:养阴补肾。

方药:大补元煎(人参、炒山药、熟地黄、杜仲、枸杞子、当归、炙甘草、山茱萸)。

若头痛而畏寒,面白、四肢不温,舌淡、脉沉细而缓,证属肾阳不足,可用右归丸,温补肾阳,填补精血,若兼外感寒邪,侵犯少阴经脉,可用麻黄附子细辛汤。

3.血虚头痛

主症:头痛且花,时时昏晕,痛势隐隐,午后或遇劳则甚,神疲乏力,心悸怔忡,食欲缺乏,面色少华。舌淡苔薄白,脉细弱无力。

治法:滋阴养血。

方药:加味四物汤(白芍、当归、生地、川芎、蔓荆子、菊花、黄芩、甘草)。

若血不养心,心悸不寐者,配炒枣仁、柏子仁、桂圆肉、远志等。若体倦乏力,少气懒言,气虚阴虚者加党参、黄芪、白术等,益气养血。

4.痰浊头痛

主症:头痛而重,如物裹首,有目眩,胸脘痞闷,恶心泛泛,甚则呕吐痰涎,纳呆。舌苔白腻,脉滑或弦滑。

治法:化湿祛痰。

方药:半夏白术天麻汤(半夏、白术、天麻、陈皮、茯苓、甘草、生姜、大枣)。

若肝胃虚寒,干呕吐涎沫,头痛者,加吴茱萸、生姜温肝和胃而降逆。若痰湿蕴久化热,痰热上蒸口苦,舌苔黄浊,大便不畅者宜去白术加黄芩、竹茹、枳实、胆星等。

5.瘀血头痛

主症:头痛经久不愈,痛处固定不移,痛如锥刺或有头部外伤史。舌质紫,苔薄白,脉细或细涩。

治法:活血化瘀。

方药:通窍活血汤(赤芍、川芎、桃仁、红花、麝香、老葱、鲜姜、大枣、酒)。

疼痛甚者,加全蝎、地龙、五灵脂、乳香、没药等。若兼因受寒而诱发或加重,并有畏寒、舌苔薄白、舌质淡者,加细辛、桂枝等。

五、预防调护

(1)平时生活应有规律,起居有常,参加体育锻炼,增强体质,避免精神刺激,保护情志舒畅。

(2)饮食有节,宜食清淡,以免过食肥甘,损伤脾胃,聚湿生痰。痰浊中阻,清阳不展,肝阳上亢者,禁食公鸡、猪头肉、螃蟹、虾等以免动风,使病情加重。

(3)头痛剧烈者,宜卧床休息,环境要清静,光线不要过强。

第七节 眩晕

一、概述

眩晕的病因主要有情志、饮食、体虚年高、跌仆外伤等方面。其病性有虚实两端,属虚者居多,如阴虚易肝风内动,血虚则脑失所养,精亏则髓海不足,均可导致眩晕。属实者多由于痰浊变遏,或化火上蒙,而形成眩晕。

(一)情志不遂

忧郁恼怒太过,肝失条达,肝气郁结,气郁化火,肝阴耗伤,风阳易动,上扰头目,发为眩晕;或忧思伤脾,气血乏源,日久清窍失养,均可发生眩晕,同时气郁化火生痰,上蒙清窍亦可致眩。

(二)年高肾亏

肾为先天之本,主藏精生髓,脑为髓之海。若年高肾精亏虚,髓海不足,无以充盈于脑;或体虚多病,损伤肾精肾气;或房劳过度,阴精亏虚,均可导致髓海空虚,发为眩晕。

(三)病后体虚

若久病体虚,脾胃虚弱,或失血之后,耗伤气血,或饮食不节,均可导致气血两虚。气虚则清阳不升,血虚则清窍失养,故而发为眩晕。

(四)饮食不节

若饮食不节,嗜酒肥甘,损伤脾胃,以致健运失司,水湿内停,积聚生痰,痰阻中焦,清阳不升,头窍失养,发为眩晕。或饥饱失宜,过食寒凉,损伤中气,气血生化乏源,亦可致清窍失养而眩晕。脾胃运化功能失常,则聚水生痰,上蒙清窍亦可致眩。

(五)跌仆损伤,瘀血内阻

跌仆坠损,头脑外伤,瘀血停留,阻滞经脉,而致气血不能上荣于头目,故眩晕时作。

本病的病位在于头窍,其病变脏腑与肝、脾、肾三脏相关。其基本病理变化,不外虚实两端。虚者为髓海不足,或气血亏虚,清窍失养;实者为风、火、痰、瘀扰乱清空。病性以虚者居多,气虚血亏、髓海空虚、肝肾不足所导致的眩晕多属虚证;因痰浊中阻、瘀血阻络、肝阳上亢所导致的眩晕属实证;风、火、痰、瘀是眩晕的常见病理因素。在眩晕的病变过程中,各个证候之间相互兼夹或转化。

若脾胃虚弱,气血亏虚而生眩晕,而脾虚又可聚湿生痰,二者相互影响,临床上可以表现为气血亏虚兼有痰湿中阻的证候;痰湿中阻,郁久化热,形成痰火为患,甚至火盛伤阴,形成阴亏于下,痰火上蒙的复杂局面。肾精不足,本属阴虚,若阴损及阳,或精不化气,可以转为肾阳不足或阴阳两虚之证。

此外,风阳每夹有痰火,肾虚可以导致肝旺,久患者络形成瘀血,故临床常形成虚实夹杂之证候。若中年以上,阴虚阳亢,风阳上扰,往往有中风晕厥的可能。

二、鉴别诊断

(一)眩晕与中风

中风以卒然昏仆,不省人事,口舌歪斜,半身不遂,失语,或不经昏仆,仅从歪僻不遂为特征。中风昏仆与眩晕之甚者相似,眩晕之甚者亦可仆倒,但无半身不遂及不省人事、口舌歪斜诸症。

也有部分中风患者,以眩晕、头痛为其先兆表现,朱丹溪提出:"眩晕者,中风之渐也。"临证当注意中风与眩晕的区别与联系。

(二)眩晕与厥证

厥证以突然昏仆,不省人事,四肢厥冷为特征,发作后可在短时间内苏醒。严重者可一蹶不复而死亡。眩晕严重者也有欲仆或晕旋仆倒的表现,但眩晕患者无昏迷、不省人事的表现。

三、辨证论治

(一)辨证要点

1. 辨相关脏腑

眩晕病在清窍,但与肝、脾、肾三脏功能失调密切相关。肝阳上亢之眩晕兼见头胀痛、面色潮红、急躁易怒、口苦脉弦等症状。脾胃虚弱,气血不足之眩晕,兼有纳呆、乏力、面色苍白等症状。脾失健运,痰湿中阻之眩晕,兼见纳呆呕恶、头痛、苔腻诸症。肾精不足之眩晕,多兼有腰酸腿软、耳鸣如蝉等症。

2. 辨标本虚实

凡病程较长,反复发作,遇劳即发,伴两目干涩,腰膝酸软,或面色苍白,神疲乏力,脉细或弱者,多属虚证,由精血不足或气血亏虚所致。

凡病程短,或突然发作,眩晕重,视物旋转,伴呕恶痰涎、头痛、面赤、形体壮实者,多属实证。

其中,痰湿所致者,头重昏蒙,胸闷呕恶,苔腻脉滑;瘀血所致者,头昏头痛,痛点固定,唇舌紫暗,舌有瘀斑;肝阳风火所致者,眩晕,面赤,烦躁,口苦,肢麻震颤,甚则昏仆,脉弦有力。

3. 辨体质

面白而肥,多为气虚有痰,面黑而瘦,多为血虚有火。

(二)治疗原则

眩晕的治疗原则是补虚泻实,调整阴阳。虚者当滋养肝肾,补益气血,填精生髓。实证当平肝潜阳,清肝泻火,化痰行瘀。

(三)证治分类

1. 肝阳上亢证

眩晕,耳鸣,头目胀痛,口苦,失眠多梦,遇烦劳郁怒而加重,甚则仆倒,颜面潮红,急躁易怒,肢麻震颤。舌红苔黄,脉弦或数。

证机概要:肝阳风火,上扰清窍。

治法:平肝潜阳,清火息风。

方药:天麻钩藤饮加减。

若肝火上炎,口苦目赤,烦躁易怒者,酌加龙胆草、丹皮、夏枯草;若肝肾阴虚较甚,目涩耳鸣,腰酸膝软,舌红少苔,脉弦细数者,可酌加枸杞子、首乌、生地、麦冬、玄参;若阳亢化火,扰动心神,神不得安则可发生不寐,表现为失眠,性情急躁,目赤口苦等,治宜清肝泻热,佐以安神,可用龙胆泻肝汤加磁石、龙齿等。

2. 气血亏虚证

眩晕动则加剧,劳累即发,面色苍白,神疲乏力,倦怠懒言,唇甲不华,发色不泽,心悸少寐,纳少腹胀。舌淡苔薄白,脉细弱。

证机概要:气血亏虚,清阳不展,脑失所养。

治法:补益气血,调养心脾。

方药:归脾汤加减。

若中气不足,清阳不升,兼见气短乏力,纳少神疲,便溏下坠,脉象无力者,可合用补中益气汤;若自汗时出,易于感冒,当重用黄芪,加防风、浮小麦益气固表敛汗;若脾虚湿盛,腹泻或便清,腹胀纳呆,舌淡舌胖,边有齿痕,可酌加薏苡仁、炒扁豆、泽泻等;若兼见形寒肢冷,腹中隐痛,脉沉者,可酌加桂枝、干姜以温中助阳;若血虚较甚,面色苍白,唇舌色淡者,可加阿胶、紫河车粉(冲服);兼见心悸怔忡,少寐健忘者,可加柏子仁、合欢皮、夜交藤养心安神。

3. 肾精不足证

眩晕日久不愈,精神萎靡,腰酸膝软,少寐多梦,健忘,两目干涩,视力减退;或遗精滑泄,耳鸣齿摇;或颧红咽干,五心烦热,舌红少苔,脉细数;或面色苍白,形寒肢冷,舌淡嫩,苔白,脉弱尺甚。

证机概要:肾精不足,髓海空虚,脑失所养。

治法:滋养肝肾,益精填髓。

方药:左归丸或右归丸加减。

若阴虚火旺,症见五心烦热,潮热颧红,舌红少苔,脉细数者,可加鳖甲、知母、黄柏、丹皮、地骨皮等;若肾失封藏固摄,遗精滑泄者,可酌加芡实、莲须、桑螵蛸等;若兼失眠,多梦,健忘诸症,加阿胶、鸡子黄、酸枣仁、柏子仁等交通心肾,养心安神。

4. 痰湿中阻证

眩晕,头重昏蒙,或伴视物旋转,胸闷恶心,呕吐痰涎,食少多寐。舌苔白腻,脉濡滑。

证机概要:痰浊中阻,上蒙清窍,清阳不升。

治法:化痰祛湿,健脾和胃。

方药:半夏白术天麻汤加减。

若眩晕较甚,呕吐频作,视物旋转,可酌加代赭石、竹茹、生姜、旋覆花以镇逆止呕;若痰郁化火,头痛头胀,心烦口苦,渴不欲饮,舌红苔黄腻,脉弦滑者,宜用黄连温胆汤清化痰热。

5. 瘀血阻络证

眩晕,头痛,兼见健忘,失眠,心悸,精神不振,耳鸣耳聋。面唇紫暗,舌暗有瘀斑,脉涩或细涩。

证机概要:瘀血阻络,气血不畅,脑失所养。

治法:祛瘀生新,活血通窍。

方药:通窍活血汤加减。

若兼见神疲乏力,少气自汗等症,加入黄芪、党参益气行血;若兼畏寒肢冷,感寒加重,可加附子、桂枝温经活血。

四、预防调护

眩晕的发生,多与饮食不节、劳倦过度、情志失调等因素有关,因此,预防眩晕之发生,应避免和消除能导致眩晕发生的各种内、外致病因素。要坚持适当的体育锻炼,增强体质;保持心情舒畅,情绪稳定,防止七情内伤;注意劳逸结合,避免体力和脑力的过度劳累;饮食有节,防止暴饮暴食,过食肥甘醇酒及过咸伤肾之品,尽量戒烟戒酒。

眩晕发病后要及时治疗,注意休息,严重者当卧床休息;注意饮食清淡,保持情绪稳定,避免突然、剧烈的体位改变和头颈部运动,以防眩晕症状的加重,或发生昏仆。有眩晕史的患者,当避免剧烈体力活动,避免高空作业。

第八节 中 风

一、概述

中风又名卒中,是以猝然昏仆,不省人事,伴口眼歪斜,半身不遂,语言不利;或不经昏仆而仅以歪僻不遂为主症的一种疾病。因起病急骤,证见多端,变化迅速,与风性善行数变的特性相似,故以中风名之。现代医学中的脑出血、脑血栓形成、脑梗死、蛛网膜下隙出血、脑血管痉挛以及周围性面神经瘫痪等疾病,均可参照本节进行辨证施治。

根据历代医家论述,结合近代认识,中风的发生多是在内伤积损的基础上,复因忧思恼怒、或恣酒饱食、或房室劳累、或外邪侵袭等诱因,以致脏腑阴阳失调,血随气逆,肝阳暴张,内风旋动,夹痰夹火,横窜经脉,蒙蔽神窍,从而发生猝然昏仆、半身不遂诸症。

(一)积损正虚

年迈力衰,肾元不固,或形体肥胖,气虚于中;或思虑烦劳过度,气血亏损,以致真气耗散,元气衰惫,复因调摄失度,虚风内生,气血上逆,神明不用,昏厥仆倒而成本病。正如《景岳全书·非风》说:"卒倒多有昏聩,本皆内伤积损颓败而然。"

(二)劳欲过度

烦劳过度,耗气伤阴,易使阳气暴张,引动风阳上旋,气血上逆,壅阻清窍;纵欲过度,房事不节,亦能引动心火,耗伤肾水,水不制火,则阳亢风动。

(三)饮食不节

嗜食肥甘厚味、辛香炙馎之物,或饮酒过度,致使脾失健运,聚湿生痰,痰湿生热,热极生风,终致风火痰热内盛,窜犯络脉,上阻清窍。此即《丹溪心法·论中风》所言:"湿土生痰,痰生热,热生风也。"

(四)情志所伤

长期精神紧张,脑力劳动过度,或情绪剧烈波动,或素体阴虚,水不涵木,复因情志所伤,致心火暴盛,肝阳暴张,风火相煽,火盛水衰,水衰不能制火涵木,阴虚阳亢,气血上逆,心神昏冒,卒发昏仆。此外,素体阳盛,心肝火旺之青壮年,亦有阳亢化风,突然发病者。

(五)气虚邪中

年老体衰,或饮食不节,或劳役过度,或禀赋不足,或久病体虚,皆可致正气衰弱,气血不足,营卫失调,腠理空疏,风邪乘虚而入,使气血痹阻,肌肤筋脉失濡,而见偏枯不用。亦有形盛气衰,痰湿内盛,外风引动痰湿流窜经络,以致出现口舌歪斜,半身不遂。

本病基本病机总属阴阳失调,气血逆乱。病位在心脑,与肝肾密切相关。病理基础是肝肾阴虚。因肝肾之阴下虚,则肝阳易于上充,复加饮食起居不当,情志刺激或感受外邪,气血上冲于脑,神窍闭阻,故卒然昏仆,不省人事。病理因素主要风、火、痰、瘀,其形成与脏腑功能失调有关。病理性质多属本虚标实。肝肾阴虚,气血衰少为致病之本,风、火、痰、气、瘀为发病之标,两者可互为因果。发病之初,邪气鸱张,风阳痰火炽盛,气血上菀,故以标实为主;若病情剧变,在病邪的猛烈攻击下,正气急速溃败,可以正虚为主,甚则出现正气虚脱。后期因正气未复而邪气独留,可留后遗症。由于病位浅深、病情轻重的不同,又有中经络和中脏腑之别。

由此可见,中风的发生,病机虽然复杂,但归纳起来不外虚(阴虚、血虚)、火(肝火、心火)、风(肝风、外风)、痰(风痰、湿痰)、气(气逆、气滞)、血(血瘀)六端。恢复期因气血失调,血脉不畅而后遗经络形证。中脏腑者病情危重,但经积极抢救治疗,往往可使患者脱离危险,神志渐趋清醒,但因肝肾阴虚,气血亏损未复,风、火、痰、瘀之邪留滞经络,气血运行不畅,而仍留有半身不遂、口歪或失语等后遗症,一般恢复较难。

二、鉴别诊断

(一)中风与口僻

口僻俗称吊线风,主要症状是口眼歪斜,但常伴耳后疼痛,口角流涎,言语不清,而无半身不遂或神志障碍等表现,多因正气不足,风邪入脉络,气血痹阻所致,不同年龄均可罹患。

(二)中风与厥证

厥证也有突然昏仆、不省人事之表现,一般而言,厥证神昏时间短暂,发作时常伴有四肢逆冷,移时多可自行苏醒,醒后无半身不遂、口眼歪斜、言语不利等表现。

(三)中风与痉证

痉证以四肢抽搐、项背强直,甚至角弓反张为主症,发病时也可伴有神昏,需与中风闭证相鉴别。但痉证之神昏多出现在抽搐之后,而中风患者多在起病时即有神昏,而后可以出现抽搐。痉证抽搐时间长,中风抽搐时间短。痉证患者无半身不遂、口眼歪斜等症状。

(四)中风与痿证

痿证可以有肢体瘫痪,活动无力等类似中风之表现;中风后半身不遂日久不能恢复者,亦可见肌肉瘦削,筋脉弛缓,两者应予以区别。但痿证一般起病缓慢,以双下肢瘫痪或四肢瘫痪,或肌肉萎缩,筋惕肉瞤为多见;而中风的肢体瘫痪多起病急骤,且以偏瘫不遂为主。痿证起病时无神昏,中风则常有不同程度的神昏。

(五)中风与痫证

痫证发作时起病急骤,突然昏仆倒地,与中风相似。但痫证为阵发性神志异常的疾病,卒发仆地时常口中作声,如猪羊啼叫,四肢频抽而口吐白沫;中风则仆地无声,一般无四肢抽搐及口吐涎沫的表现。痫证之神昏多为时短暂,移时可自行苏醒,醒后一如常人,但可再发;中风患者昏仆倒地,其神昏症状严重,持续时间长,难以自行苏醒,需及时治疗方可逐渐清醒。中风多伴有,口眼歪斜等症,亦与痫证不同。

三、辨证论治

(一)辨证要点

1. 辨病期

根据病程长短,分为三期。急性期为发病后两周内,中脏腑可至一个月;恢复期指发病两周后或一个月至半年内;后遗症期指发病半年以上。

2.急性期辨证要点

中风的急性期是指发病后两周或至一月以内,此阶段病情重、变化多,易发生危重变证。

(1)辨中经络、中脏腑。

中经络者虽有半身不遂、口舌歪斜、语言不利,但意识清楚;中脏腑则昏不知人,或神志昏糊、迷蒙,伴见肢体不用。

(2)中脏腑辨闭证与脱证。

闭证属实,因邪气内闭清窍所致,症见神志昏迷、牙关紧闭、口噤不开、两手握固、肢体强痉等。脱证属虚,乃为五脏真阳散脱,阴阳即将离决之候,临床可见神志昏聩无知、目合口开、四肢松懈瘫软、手撒肢冷汗多、二便自遗、鼻息低微等。

此外,还有阴竭阳亡之分,并可相互关联。闭证常见于骤起,脱证则由闭证恶变转化而成,并可见内闭外脱之候。

(3)闭证当辨阳闭和阴闭。

阳闭有瘀热痰火之象,如身热面赤、气粗鼻鼾、痰声如拽锯、便秘溲黄、舌苔黄腻,甚则舌体卷缩,脉弦滑而数。阴闭有寒湿痰浊之征,如面白唇紫、痰涎壅盛、四肢不温、舌苔白腻、脉沉滑等。

(4)辨病势顺逆。

临床应注意辨察患者之"神",尤其是神志和瞳神的变化。若患者由清醒渐至神昏,瞳神变化,甚至呕吐、头痛、项强者,为正气渐衰,邪气日盛,病情加重。若目不能眴,或瞳仁大小不等,或突见呃逆频频,或突然昏聩、四肢抽搐不已,或背腹骤然灼热而手足厥逆,或见戴阳及呕血,均属病势逆转,预后凶险。先中脏腑,若神志逐渐转清,半身不遂未再加重或有恢复者,病势为顺,预后多好。

(5)辨真中类中。

真中风是由脉络空虚,风邪入中经络而致,患者发病有感邪病史,并兼有恶寒,发热,周身不适或肢体疼痛等表证。类中风是由阳化风动,气血上逆,挟痰挟火,流窜经络,蒙闭清窍而成,病因为内伤所致。

3.恢复期辨证要点

恢复期是发病两周或一个月以后,经过急性期的治疗,此时病情比较稳定,患者表现出半身不遂,口歪流涎,舌歪颤动,语言不利等后遗症。恢复期的辨证要点主要区别本虚标实的主次。

本虚为主者,应进一步区分气血阴阳亏虚的不同性质。若患者头晕头痛,心烦少寐,口干咽干,手足心热,舌红少苔,多为阴虚内热;若病程日久,肢体肌肉萎缩,久卧少动,神靡或痴呆,多为肾精亏虚;若肢体软瘫,手足肿胀,口角流涎,气短自汗,多属气虚;若兼有畏寒肢冷,为阳气虚衰的表现。

标实者,宜明辨风、痰、瘀的主次。若眩晕,肢体麻木、震颤、强直拘急者属风阳扰动;若痰多流涎,肢体僵硬变形,咯痰或喉中痰鸣,舌苔腻者,多属痰浊壅盛;若面色晦暗,患肢疼痛,舌质紫暗,脉弦涩,属瘀血阻络。

总之,恢复期是虚实夹杂、病机复杂的时期,往往多种因素交互致病,应综合分析,区别主次,做出合理判断。

(二)治疗原则

中经络以平肝息风,化痰祛瘀通络为主。中脏腑闭证,治当息风清火,豁痰开窍,通腑泄热;脱证急宜救阴回阳固脱;对内闭外脱之证,则须醒神开窍与扶正固脱兼用。恢复期及后遗症期,多为虚实兼夹,当扶正祛邪,标本兼顾,平肝息风,化痰祛瘀与滋养肝肾,益气养血并用。

(三)证治分类

1. 中经络

在中经络的见证中,兼有发热恶寒、头身疼痛、肢体拘急等表证者,为外风入中,即真中风,治宜祛风通络,养血和营;兼有头晕目弦,面红烘热,失眠多梦等里证者,为肝风内动,属类中风,治宜滋阴潜阳,镇肝息风。

(1)风痰入络证。

肌肤不仁,手足麻木,突然发生口眼歪斜,语言不利,口角流涎,舌强语謇,甚则半身不遂,或兼见手足拘挛,关节酸痛等症,舌苔薄白,脉浮数。

证机概要:脉络空虚,风痰乘虚入中,气血闭阻。

治法:祛风化痰通络。

方药:真方白丸子加减。

语言不清者,再加菖蒲、远志祛痰宣窍;痰瘀交阻,舌紫有瘀斑,脉细涩者,可酌加丹参、桃仁、红花、赤芍等活血化瘀。另可选用大秦艽汤、牵正散。

外风入中,属中风轻证,其临床表现特点为无神志改变,外感症状明显。

(2)风阳上扰证。

平素头晕头痛,耳鸣目眩,突然发生口舌歪斜,舌强语謇,或手足重滞,甚则半身不遂等症。舌质红,苔黄,脉弦。

证机概要:肝火偏旺,阳亢化风,横窜络脉。

治法:平肝潜阳,活血通络。

方药:天麻钩藤饮加减。

夹有痰浊,胸闷,恶心,苔腻,加胆星、郁金;头痛较重,加羚羊角、夏枯草以清肝息风;腿足重滞,加杜仲、桑寄生补益肝肾。

(3)阴虚风动证。

平素头晕耳鸣,腰酸,突然发生口眼歪斜,言语不利,手指瞤动,甚或半身不遂,舌质红,苔腻,脉弦细数。

证机概要:肝肾阴虚,风阳内动,风痰瘀阻经络。

治法:滋阴潜阳,息风通络。

方药:镇肝息风汤加减。

痰热较重,苔黄腻,泛恶,加胆星、竹沥、川贝母清热化痰;阴虚阳亢,肝火偏旺,心中烦热,加栀子、黄芩清热除烦。

2. 中腑脏

(1)闭证。

闭证的主要症状是突然昏仆,不省人事,牙关紧闭,口噤不开,两手握固,大小便闭,肢体强痉。

1)痰热腑实证。素有头痛眩晕,心烦易怒,突然发病,半身不遂。口舌歪斜,舌强语謇或不语,神识欠清或昏糊,肢体强痉,痰多而黏,伴腹胀,便秘。舌质暗红,或有瘀点瘀斑,苔黄腻,脉弦滑或弦涩。

证机概要:痰热阻滞,风痰上扰,腑气不通。

治法:通腑泄热,息风化痰。

方药:桃仁承气汤加减。

头痛、眩晕严重者,加钩藤、菊花、珍珠母平肝降逆;烦躁不安,彻夜不眠,口干,舌红,加生地、沙参、夜交藤养阴安神。

2)痰火瘀闭证。除上述闭证的症状外,还有面赤身热,气粗口臭,躁扰不宁,苔黄腻,脉弦滑而数。

证机概要:肝阳暴张,阳亢风动,痰火壅盛,气血上逆,神窍闭阻。

治法:息风清火,豁痰开窍。

方药:羚角钩藤汤加减。

亦可用醒脑静或清开灵注射液静脉滴注。若痰热阻于气道,喉间痰鸣辘辘,可服竹沥水、猴枣散以豁痰镇惊;肝火旺盛,面红目赤,脉弦劲有力,宜酌加龙胆草、山栀、夏枯草、代赭石、磁石等清肝镇摄之品;腑实热结,腹胀便秘,苔黄厚,宜加生大黄、元明粉、枳实;痰热伤津,舌质干红,苔黄厚者,宜加沙参、麦冬、石斛、生地。

3)痰浊瘀闭证。除上述闭证的症状外,还有面白唇暗,静卧不烦,四肢不温,痰涎塞盛。苔白腻,脉沉滑缓。

证机概要:痰浊偏盛,上蒙清窍,内蒙心神,神机闭塞。

治法:化痰息风,宣郁开窍。

方药:涤痰汤加减。另可用苏合香丸宣郁开窍。

兼有动风者,加天麻、钩藤以平熄内风;有化热之象者,加黄芩、黄连;见戴阳证者,属病情恶化,宜急进参附汤、白通加猪胆汁汤救治。

(2)脱证(阴竭阳亡)。

突然昏仆,不省人事,目合口张,鼻鼾息微,手撒肢冷,汗多,大小便自遗,肢体软瘫。舌痿,脉细弱或脉微欲绝。

证机概要:正不胜邪,元气衰微,阴阳欲绝。

治法:回阳救阴,益气固脱。

方药:参附汤合生脉散加味。亦可用参麦注射液或生脉注射液静脉滴注。

3.恢复期

(1)风痰瘀阻证。

口舌歪斜,舌强语謇或失语,半身不遂,肢体麻木,苔滑腻,舌暗紫,脉弦滑。

证机概要:风痰阻络,气血运行不利。

治法:搜风化痰,行瘀通络。

方药:解语丹加减。

痰热偏盛者,加全瓜蒌、竹茹、川贝母清化痰热;兼有肝阳上亢,头晕头痛,面赤,苔黄舌红,脉弦有力,加钩藤、石决明、夏枯草平肝息风潜阳。

(2)气虚络瘀证。

肢体偏枯不用,肢软无力,面色萎黄。舌质淡紫或有瘀斑,苔薄白,脉细涩或细弱。

证机概要：气虚血瘀，脉阻络痹。

治法：益气养血，化瘀通络。

方药：补阳还五汤加减。

血虚甚，加枸杞、首乌藤以补血；肢冷，阳失温煦，加桂枝温经通脉；腰膝酸软，加川断、桑寄生、杜仲以壮筋骨，强腰膝。

(3) 肝肾亏虚证。

半身不遂，患肢僵硬，拘挛变形，舌强不语，或偏瘫，肢体肌肉萎缩。舌红脉细，或舌淡红，脉沉细。

证机概要：肝肾亏虚，阴血不足，筋脉失养。

治法：滋养肝肾。

方药：左归丸合地黄饮子加减。

若腰酸腿软较甚，加杜仲、桑寄生、牛膝补肾壮腰；肾阳虚，加巴戟天、苁蓉补肾益精，附子、肉桂温补肾阳；夹有痰浊，加菖蒲、远志、茯苓化痰开窍。

四、预防调护

关于中风的预防问题，在祖国医学也早有论述。如朱丹溪提出："眩晕者，中风之渐也。"元·罗天益在《卫生宝鉴·中风门》也提到："凡大指、次指麻木或不用者，三年中有中风之患。"明·李用粹在《证治汇补》也强调："平人手指麻木，不时眩晕，乃中风先兆，须预防之。宜慎起居，节饮食，远房惊，调情志。"

以上论述均表明，应识别中风先兆，及时处理，以预防中风发生。平时在饮食上宜食清淡易消化之物，忌肥甘厚味、动风、辛辣刺激之品，并禁烟酒，要保持心情舒畅，做到起居有常，饮食有节，避免疲劳，以防止卒中和复中。

既病之后，应加强护理。遇中脏腑昏迷时，须密切观察病情变化，注意面色、呼吸、汗出等变化，以防向闭脱转化。加强口腔护理，及时清除痰涎，喂服或鼻饲中药时应少量多次频服。恢复期要加强偏瘫肢体的被动活动，进行各种功能锻炼，并配合针灸、推拿、理疗、按摩等。偏瘫严重者，防止患肢受压而发生变形。语言不利者，宜加强语言训练。长期卧床者，保护局部皮肤，防止发生压疮。

五、预后转归

中风病的病死率与病残率均高，其转归预后与体质的强弱、正气的盛衰、邪气的浅深、病情的轻重及治疗的正确及时与否、调养是否得当等关系密切。中经络无神志障碍，而以半身不遂为主，病情轻者，3~5 d 即可稳定并进入恢复期，半月左右可望痊愈；病情重者，若调治得当，约于 2 周后进入恢复期，预后较好。在做好一般护理的基础上，要根据各证候的病机特点重视辨证施护。但有少数中经络重症，可在 3~7 d 内恶化，不仅偏瘫加重，甚至出现神志不清而成中脏腑之证。中脏腑者神志一直昏迷，一般预后不佳。中脏腑之闭证，经抢救治疗而神志转清，预后较好。若由闭证转为脱证，是病情恶化之象，尤其是在出现呃逆、抽搐、戴阳、呕血、便血、四肢厥逆等变证时，预后更为恶劣。中风后遗症多属本虚标实，往往恢复较慢且难于完全恢复。若偏瘫肢体由松弛转为拘挛，伴舌强语謇，或时时抽搐，甚或神志失常，多属正气虚乏，邪气日盛，病势转重。若时有头痛、眩晕、肢体麻木，则有复中的危险，应注意预防。

第九节 痫病

一、概述

痫病是由先天或后天因素，使脏腑受伤，神机受损，元神失控所导致的，以突然意识丧失，发则仆倒，不省人事，两目上视，口吐涎沫，四肢抽搐，或口中怪叫，移时苏醒，醒后一如常人为主要临床表现的一种发作性疾病。又称为"痫证""癫痫""羊痫风"。

自新生儿至老年均可发病。我国患病率为0.7％且80％在18岁以前发病。男性略多于女性，约(1.15～1.7)∶1。70％左右为强直—阵挛型。《内经》初步记载了本病的临床表现，且正确地认识到本病与先天因素有关。《素问·奇病论》记载："人生而有病癫疾者……病名为胎病，此得之在母腹中时，其母有所大惊，气上而不下，精气并居，故令子发为痫疾也"。《诸病源候论·痫候》说："其发病状，或口眼相引而目睛上摇，或手足掣纵，或背强直，或颈项反折。"

宋金元时代，对本病的发病机理阐述较深刻。张子和认为，本病常由肝经热盛引起。朱丹溪强调痰迷孔窍引发本病。如《丹溪心法·痫》："无非痰涎壅塞，迷闷心窍。"明代医家对癫、狂、痫作了明确的划分。王肯堂在《证治准绳·癫痫狂总论》说："究其独言癫者，祖素问也；言嫌痫、言癫狂者，祖灵枢也。要之癫狂痫，大相径庭非名殊而实一之谓也。""痫病发则昏不知人，眩仆倒地，不省高下，甚而瘛纵抽掣，目上视，或口眼歪斜，或口作六畜之声。"

对于治疗，虞抟在《医学正传·癫狂痫证》指出："痫病主乎痰，因火动之所作也。治法，痫宜乎吐。"对于实证，他选录了龙脑安神丸、二白丸、朱砂滚痰涎丸、碧霞丹、控涎丹、牛黄泻心汤、牛黄清心丸。《临证指南医案·癫痫》龚商年按："痫之实证，用五痫丸以攻风，控涎丸以劫痰，龙荟丸以泻火；虚者，当补助气血，调摄阴阳，养营汤、河车丸之类主之。"

王清任认为痫病的发生与元气虚，"不能上转于脑髓"，与脑髓瘀血有关，并创龙马自来丹、黄芪赤风汤主之。

本节之内容，以癫痫大发作的证治为主，但对小发作等类型也可通用，包括西医之原发性与继发性癫痫。

本病的病因可分为先天因素和后天因素。先天因素有胎气受损，孕母受惊或过分劳累而体虚导致小儿禀赋不足；父母禀赋虚弱或父母本患癫痫导致精气不足。后天因素主要有三方面：一是七情失调；二是由于外感六淫，往往病邪虽去而痫证独留，长久不愈；三是跌仆损伤，瘀血内留成痫。本病的病机关键是痰浊内阻，脏气不平，阴阳偏盛，神机受累，元神失控。病机特点是顽痰阻闭心窍，肝经风火内动。

(一)七情失调

大惊大恐，气机逆乱，肝肾受损，阴不敛阳而生热生风。《素问·举痛论》："恐则气下""惊则气乱"。

(二)先天因素

在母腹中时，其母有所大惊，惊则气乱，胎气逆乱，脏气不平出生后易于发病。妊娠期间，母体多病，服药不当，损及胎儿也成为发病的潜在因素。

(三)脑部外伤

跌仆撞击，出生时难产，脑窍受损，瘀血阻络，经脉不畅，脑神失养，神明失常。

(四)其他

六淫之邪所干、饮食失调、患他病后脏腑受损而积疾内伏或劳累过度、生活起居失宜,触动积疾,生热动风,闭塞心窍,上扰脑神发为痫病。

本病病理因素以痰为主常因风、火触动痰浊,痰瘀内阻,蒙蔽清窍而发病。基本病理因素为风、火、痰、瘀,病位主要在心肝,与五脏有关,但与脾肾密切相关。发作时痰浊阻闭心窍,肝经风火内动;间歇期、久病不愈则耗伤精气,心肾亏虚,或气血不足,心脾两虚。发病初期痰瘀阻窍,痰火炽盛为实证,易于康复;日久不愈,损伤正气,虚实夹杂则难以治愈。

二、病证鉴别

(一)痫病与中风

两者均有突然仆倒、昏不知人的主症,但本病为反复发作性疾病,发作持续的时间较短,突然仆倒不省人事,同时伴口吐涎沫,两目上视,口中作怪叫等症,不发作时可如常人;而中风病多发于中老年人,发病急骤,突然仆倒不省人事,多有半身不遂、口舌歪斜等后遗症。

(二)痫病与厥证

厥证发病急骤,除见突然仆倒、昏不知人的主症外,还有面色苍白、四肢厥冷,而无口吐涎沫、两目上视、四肢抽搐和口中怪叫之见症,一般神昏时间较短,临床上不难区别。

三、辨证论治

(一)辨证要点

1. 辨病情轻重

判断本病之轻重决定于两个方面:一是病发持续时间之长短,一般持续时间长则病重,短则病轻;二是发作间隔时间之久暂,即间隔时间久则病轻,短暂则病重。

2. 辨证候虚实

痫病之风痰闭阻、痰火扰神属实,而心脾两虚、肝肾阴虚属虚。发作期多实或实中挟虚,休止期多虚或虚中挟实。阳痫发作多实,阴痫发作多虚。

(二)治疗原则

病发即急,以开窍醒神豁痰治其标;平时病缓则去邪补虚以治其本,是谓本病之大法。临证时前者多以豁痰息风、开窍定痫法,后者宜健脾化痰,补益肝肾、养心安神法治之。而调养精神、注意饮食、劳逸适度实属重要。

(三)证治分类

1. 发作期

(1)阳痫。

病发前多有眩晕,头痛而胀,胸闷乏力,喜伸欠等先兆症状,或无明显症状,旋即仆倒,不省人事,面色潮红、紫红,继之转为青紫或苍白,口唇青紫,牙关紧闭,两目上视,项背强直,四肢抽搐,口吐涎沫,或喉中痰鸣,或发怪叫,甚则二便自遗。发作后除感到疲乏、头痛外,一如常人。舌质红,苔白腻或黄腻,脉弦数或弦滑。

证机概要:痰浊素盛,肝阳化风,痰随风动,风痰闭阻,上干清窍。

治法:急以开窍醒神,继以泻热涤痰息风。

方药:黄连解毒汤送服定痫丸加减。

急以针刺人中、十宜、合谷等穴以醒神开窍；灌服黄连解毒汤，方以黄芩、黄连、黄柏、栀子清上中下三焦之火，并以此汤送服定痫丸，有豁痰开窍，息风止痉之功；本型可配合清开灵注射液静脉滴注，清热化痰开窍。

（2）阴痫。

发痫则面色晦暗青灰而黄，手足清冷，双眼半开半合，昏聩，偃卧，拘急，或抽搐时作，口吐涎沫，一般口不啼叫，或声音微小。醒后周身疲乏，或如常人。舌质淡，苔白腻，脉多沉细或沉迟。

证机概要：素体阳虚，痰浊内盛，闭阻清窍。

治法：急以开窍醒神，继以温化痰涎。

方药：五生饮加减。

急以针刺人中、十宣穴开窍醒神。灌服五生饮，可合二陈汤健脾除痰，以截生痰之源。

2. 休止期

（1）痰火扰神证。

急躁易怒，心烦失眠，咯痰不爽，口苦咽干，便秘溲黄。病发后，症情加重，甚则彻夜难眠，目赤，舌红，苔黄腻，脉多沉弦滑而数。

证机概要：痰浊蕴结，气郁化火，痰火内盛，上扰脑神。

治法：清肝泻火，化痰开窍。

方药：龙胆泻肝汤合涤痰汤加减。

肝火动风之势者，加天麻、石决明、钩藤、地龙、全蝎，以平肝风。

（2）风痰闭阻证。

发病前多有眩晕，胸闷，乏力，痰多，心情不悦。舌质淡，苔白腻，脉多弦滑有力。

证机概要：痰浊素盛，肝阳化风，痰随风动，风痰闭阻，上干清窍。

治法：涤痰息风镇痫。

方药：定痫丸加减。

眩晕、目斜视者，加生龙骨、生牡蛎、磁石、珍珠母重镇安神。

（3）气虚血瘀证。

头部刺痛，精神恍惚，心中烦急，头晕气短，唇舌紫暗或舌有瘀点、瘀斑，脉弦而涩。

证机概要：气虚运血乏力，瘀阻脑络，脑神失养。

治法：补气化瘀，定风止痫。

方药：黄芪赤风汤送服龙马自来丹、加减。

（4）心脾两虚证。

反复发作不愈，神疲乏力，面色苍白，体瘦，纳呆，大便溏薄。舌质淡，苔白腻，脉沉弱。

证机概要：痫发日久，耗伤气血，心脾两伤，心神失养。

治法：补益心脾为主，辅以理气化痰。

方药：归脾汤合温胆汤加减。

痰浊盛而恶心呕吐、痰涎者，加胆南星、姜竹茹、瓜蒌、石菖蒲、旋覆花化痰降浊；便溏者，加炒砂仁、炒扁豆、炮姜等健脾止泻；夜游者，加生龙骨、生牡蛎、生铁落等镇心安神。

（5）肝肾阴虚证。

痫病频作，神思恍惚，面色晦暗，头晕目眩，两目干涩，耳轮焦枯不泽，健忘失眠，腰膝酸软，大便干燥。舌红苔薄黄,脉沉细而数。

证机概要:痫病日久,伤及阴血,肝肾阴虚,不能上荣于脑。

治法:滋养肝肾。

方药:大补元煎加减。

头晕目眩重者,加生龙骨、生牡蛎、钩藤、石决明等平镇肝阳;五心烦热者,加知母、黄柏、银柴胡、地骨皮等滋阴泻火。

四、预防调护

(1)保持心情开朗愉悦,饮食有节,注意养生,保护阴精,增强战胜疾病的信心,有助于预防本病。

(2)患者的病室应保持安静、舒适,避免噪声,光线柔和。保证充足的睡眠,注意劳逸结合。

(3)饮食以清淡易消化为宜,多吃蔬菜、水果,忌烟酒、油腻、辛辣之品,少食海腥发物,虚证眩晕者可配合食疗,加强营养。

(4)眩晕发作时应卧床休息,闭目养神,少作或不作旋转、弯腰等动作,以免诱发或加重病情。

(5)重症患者要密切注意血压、呼吸、神志、脉搏等情况,以便及时处理。

五、预后转归

痫病的转归与预后取决于患者的体质强弱、正气盛衰与感邪轻重。本病证有反复发作的特点,病程一般较长,少则一两年,多数患者终身难愈。体质强、正气尚足的患者,如治疗恰当,痫发后再予以调理,可控制发作,但难以根治;体质较弱,正气不足,痰浊沉痼者,往往迁延日久,缠绵难愈,预后较差。若反复频繁发作,少数年幼患者智力发育受到影响,出现智力减退,甚至成为痴呆。或因发作期痰涎壅盛、痰阻气道,易造成痰阻窒息等危证,必须及时进行抢救。

痫病初发后病程在半年以内者,尤应重视休止期的治疗和精神、饮食的调理。若能防止痫病的频繁发作,一般预后较好;若调治不当或经常遇到情志不遂、饮食不节等诱因的触动可致频繁发作,病情由轻转重。

第十节 痴 呆

一、概述

痴呆是由髓减脑消、神机失用所导致的一种神志异常的疾病,以呆傻愚笨、智能低下、善忘等为主要临床表现。轻者可见神情淡漠,寡言少语,反应迟钝,善忘。重者则终日不语,或闭门独居,或口中喃喃独语,言辞颠倒,行为异常,忽笑忽哭,分辨不清昼夜,外出不知归途,不欲食,不知饥,二便失禁等,生活不能自理。本病是中老年人的多发病。痴呆又名呆病、昏聩、老人病等。

明以前对痴呆的专论极少,对痴呆的认识不很明确。明·张景岳首次在《景岳全书·杂证漠》中立"癫狂痴呆"专论,指出了本病由郁结、不遂、思虑、惊恐等多种病因积渐而成,临床表现具有"千奇万怪""变易不常"的特点,并指出本病病位在心以及肝胆二经,关于预后则认为,本病"有可愈者,有不可愈者,亦在乎胃气元气之强弱"。清·陈士铎《辨证录》立有"呆病门",提出因肝气郁、胃气衰、痰积于胸中,盘据于心外,使神明不清,而成呆病。陈氏还提出本病治法"开郁逐痰,健胃通气",并立洗心汤、转呆丹、还神至圣汤等,至今仍十分常用。

西医之老年性痴呆(真性老年性痴呆)、早老性痴呆(阿尔兹海默氏痴呆)、血管性痴呆、混合性痴呆、脑叶萎缩症等出现的以智能减退为主要临床特征,均可参照本病论治。

本病是一种全身性疾病,病因以内因为主,其发病由于七情内伤,久病耗损,年迈体虚,而致气、血、痰、郁、瘀等病邪为患,渐使脑髓空虚,或气血不足,肾精亏耗,痰瘀互结,脑髓失养。

(一)脑髓空虚

由于年老肾衰,久病不复等,导致脑髓空虚,则神机失用,而使智能、思维活动减退,甚至失常。

(二)气血不足

多因年迈久病,耗伤气血,或脾胃虚衰,气血生化乏源,导致心之气血虚衰,神明失养而心神涣散,呆滞善忘。

(三)肾精亏损

年老、久病,致肾精亏损,脑髓失充,神机失控,阴阳失司而呆滞愚钝,动作笨拙。

(四)痰瘀痹阻

七情所伤,气机不畅则血涩不行,蒙蔽清窍;或不能转输运化水湿,酿生痰湿,痰蒙清窍;或瘀血内阻,脑脉不通,或日久生热化火,神明被扰,则性情烦乱,忽哭忽笑,变化无常。

本病的基本病机是髓海不足,神机失用,虚证多由精、气、血亏损,髓海失充而成;实证多因气、火、痰、瘀内阻于脑,上扰清窍而得。病位在脑,与心、肝、脾、肾功能失调密切相关,病理性质多属本虚标实。

总之,本病的发生,不外乎虚、痰、瘀,并且三者互为影响。虚指气血亏虚,脑脉失养;阴精亏空,髓减脑消。痰指痰浊中阻,蒙蔽清窍;痰火互结,上扰心神。瘀指瘀血阻痹,脑脉不通;瘀血阻滞,蒙蔽清窍。

二、鉴别诊断

(一)痴呆与癫病

癫病以沉默寡言、情感淡漠、语无伦次、静而多喜为特征,俗称"文痴",以成年人多见。而痴呆则属智能活动障碍,是以神情呆滞、愚笨迟钝为主要临床表现的神志疾病,多发于老年人。另一方面,痴呆的部分症状可自制,治疗后有不同程度的恢复。重症痴呆患者与癫病在精神症状上有许多相似之处,临床难以区分。精神检查、CT、MRI检查等有助于鉴别。

(二)痴呆与健忘

健忘是指记忆力差、遇事善忘的一种病证。而痴呆则以神情呆滞、反应迟钝、动作笨拙为主要表现,其不知前事或问事不知等表现,与健忘之"善忘前事"有根本区别。痴呆根本不知前事,而健忘则晓其事而易忘,且健忘不伴有神志障碍。健忘可以是痴呆的早期临床表现,这时可不予鉴别。由于外伤、药物所致健忘,一般经治疗后可以恢复。精神检查、CT、MRI检查有助于两者的鉴别。

三、辨证论治

(一)辨证要点

1. 辨明虚实与主病之脏腑

本虚者,辨明是气血亏虚,还是阴精衰少;标实者,辨明是痰浊或痰火为病,还是瘀血为患。本虚标实,虚实夹杂者,应分清主次。并注意结合脏腑辨证,详辨主要受病之脏腑。

2. 本病的虚实之间可以转化

属实证的痰浊、瘀血日久,若耗伤气血,损及心脾肝肾,转化为虚实夹杂之证。而虚证病久,气血亏乏,脏腑功能受累,气血运行失司,或积湿为痰,或留滞为瘀,也可见虚中夹实之证。故临床以虚实夹杂多见。

(二)治疗原则

虚者补之,实者泻之,因而补虚益损,解郁散结是其治疗大法。同时在用药上应重视血肉有情之品的应用,以填精补髓。此外,移情易性,智力和功能训练与锻炼有助于康复与延缓病情。对脾肾不足,髓海空虚之证,宜培补先天、后天,使脑髓得充,化源得滋。凡痰浊、瘀血阻滞者,当化痰活血,配以开窍通络,使气血流通,窍开神醒。

(三)证治分类

1. 髓海不足证

智能减退,记忆力和计算力明显减退,头晕耳鸣,懒情思卧,齿枯发焦,腰酸骨软,步行艰难,舌瘦色淡,苔薄白,脉沉细弱。

证机概要:肾精亏虚,髓海失养。

治法:补肾益髓,填精养神。

方药:七福饮加减。

本方填补脑髓之力尚嫌不足,可选加鹿角胶、龟板胶、阿胶、紫河车等血肉有情之品,以填精补髓;还可以本方制蜜丸或膏滋以图缓治,也可用河车大造丸大补精血。

2. 脾肾两虚证

表情呆滞,沉默寡言,记忆减退,失认失算,口齿含糊,词不达意,伴气短懒言,肌肉萎缩,食少纳呆,口涎外溢,腰膝酸软,或四肢不温,腹痛喜按,泄泻。舌质淡白,舌体胖大,苔白,或舌红,苔少或无苔,脉沉细弱。

证机概要:气血亏虚,肾精不足,髓海失养。

治法:补肾健脾,益气生精。

方药:还少丹加减。

气短乏力较著,甚至肌肉萎缩,可配伍紫河车、阿胶、川断、杜仲、鸡血藤、何首乌、黄芪等以益气养血;若脾肾两虚,偏于阳虚者,出现四肢不温,形寒肢冷,五更泄泻等症,方用金匮肾气丸温补肾阳,再加紫河车、鹿角胶、龟板胶等血肉有情之品,填精补髓;若伴有腰膝酸软,颧红盗汗,耳鸣如蝉,舌瘦质红,少苔,脉弦细数者,是为肝肾阴虚,可用知柏地黄丸滋养肝肾。

3. 痰浊蒙窍证

表情呆钝,智力衰退,或哭笑无常,喃喃自语,或终日无语,伴不思饮食,脘腹胀痛,痞满不适,口多涎沫,头重如裹。舌质淡,苔白腻,脉滑。

证机概要:痰浊上蒙,清窍被阻。

治法：健脾化浊，豁痰开窍。

方药：洗心汤加减。

脾气亏虚明显者，可加党参、茯苓、黄芪、白术、山药、麦芽、砂仁等健脾益气之品，以截生痰之源；若头重如裹、哭笑无常、喃喃自语、口多涎沫者，痰浊壅塞较著，重用陈皮、半夏，配伍胆南星、莱菔子、佩兰、白豆蔻、全瓜蒌、贝母等豁痰理气之品；若痰郁久化火，蒙蔽清窍，扰动心神，症见心烦躁动，言语颠倒，歌笑不休，甚至反喜污秽等，宜用涤痰汤涤痰开窍，并加黄芩、黄连、竹沥以增强清化热痰之力。

4. 瘀血内阻证

表情迟钝，言语不利，善忘，易惊恐，或思维异常，行为古怪，伴肌肤甲错，口干不欲饮，双目暗晦，舌质暗或有瘀点瘀斑，脉细涩。

证机概要：瘀血阻滞，脑脉痹阻。

治法：活血化瘀，开窍醒脑。

方药：通窍活血汤加减。

若久病气血不足，加党参、黄芪、熟地、当归以补益气血；瘀血日久，瘀血不去，新血不生，血虚明显者，可加当归、鸡血藤、三七以养血活血；瘀血日久，郁而化热，症见头痛、呕恶、舌红苔黄等，加丹参、丹皮、夏枯草、竹茹等清热凉血、清肝和胃之品。

四、预防调护

(1) 精神调摄，智能训练，调节饮食起居既是预防措施，又是治疗的重要环节。

(2) 对由其他疾病所致的痴呆，应积极查明病因，及时治疗。

(3) 良好的环境和有规律的生活习惯及饮食调养等一般处理，颇为重要，适当的医护措施可促进其一般健康水平和延缓其精神衰退进程。

(4) 对轻症患者应进行耐心细致的智能训练，使之逐渐掌握一定的生活及工作技能；对重症患者则应注意生活照顾，防止其因大小便自遗及长期卧床引发压疮、感染等。还要防止患者自伤或伤人。

五、预后转归

本病的各种证候之间存在着必然联系。属实证的痰浊、瘀血日久，若损及心脾，则脾气不足，或心阴亏耗；若伤及肝肾，则阴精不足，脑髓失养，转化为痴呆的虚证。而虚证病久，气血亏乏，脏腑功能受累，气血运行失司，或积湿为痰，或留滞为瘀，又可见虚中夹实证。总之，本病临床虚实夹杂多见，虚与实可相互转化，且实证亦多为标实而其本虚已见。

痴呆的病程多较长，虚证患者若长期服药，积极接受治疗，部分精神症状可有明显改善，但不易根治。实证患者，及时有效地治疗，待实邪去，部分患者可获愈。虚中夹实者，则往往病情缠绵，更需临证调理，方可奏效。

第八章 精神科疾病

第一节 精神分裂症

精神分裂症是由一组症状群所组成的临床综合征,它是多因素的疾病。我国于1982年对全国12个地区精神疾病流行病学的协作调查发现,在15岁及以上人口中,精神分裂症在城市不论时点还是总患病率均明显高于农村,前者为6.07‰和7.11‰,后者为3.42‰和4.26‰,差别有显著性。工业化10年后(1993年)用同样的调查程序、工具,对其中7个地区进行调查,发现城市总患病率仍明显高于农村:城市总患病率为8.18‰,时点患病率为6.71‰;农村总患病率为5.18‰,时点患病率为4.13‰。目前病因不很明确,但个体心理的易感素质和外部社会环境的不良因素对疾病发生发展的影响已被大家所共识。精神分裂症多起病于青壮年,病程多迁延。表现有感知、思维、情感、意志行为等方面的障碍和精神活动不协调,一般无意识障碍和智能障碍。该病神经生化假说主要有多巴胺功能亢进假、谷氨酸生化假说及多巴胺系统和谷氨酸系统功能不平衡假说。

一、临床表现

精神分裂症临床表现通常分为感知觉障碍、思维障碍、情感障碍及意志和行为障碍4个方面。

(1)感知觉障碍:最突出的感知觉障碍是幻觉,是常见症状之一,但不是特征性症状。以幻听最为常见,幻听内容有争论性、评论性或命令性。

(2)思维障碍。

1)思维联想障碍:表现为思维联想过程缺乏连贯性和逻辑性,是精神分裂症最具有特征性的症状。在意识清晰情况下出现思维松弛、思维破裂;在无外界因素影响下,突然出现思维中断、思维云集;思维逻辑障碍主要为逻辑倒错、病理性象征性思维、语词新作、诡辩症;有的表现为思维贫乏。

2)思维内容障碍:主要表现为各种各样的妄想、特征性的思维障碍、突如其来的病理体验或直接感受。精神分裂症具有特征性的妄想,包括:妄想性知觉、妄想性心境、妄想性记忆。对精神分裂症具有重要诊断意义的妄想还有:被害妄想、关系妄想、夸大妄想、影响妄想、被控制感、被洞悉感、嫉妒妄想、钟情妄想、疑病妄想、非血统妄想。

3)思维体验障碍:表现为思维云集、思维插入、思维扩大或被广播、内向性思维、被动体验。

(3)情感障碍:最常见的是情感淡漠,患者对外界刺激缺乏相应的情感反应,对周围发生的事物漠不关心,面部表情呆板,内心体验贫乏;或情感体验与当时的外界刺激及患者的思维内容不相协调,表现为情感倒错、表情倒错,情感反应不协调是精神分裂症的重要特征。

(4)意志和行为障碍:意志减退,严重的意志缺乏,表现为:孤僻、退缩、被动、缺乏主动性、社会功能下降;愚蠢怪异行为、矛盾意向、意向倒错;紧张综合征:违拗、被动服从、木僵、蜡样屈曲(空气枕),紧张性兴奋,激越和冲动控制能力减退,部分患者意志活动增强(偏执型)。

此外,还表现为定向、记忆和智能、自知力改变:意识清晰,时间、空间和人物定向一般正常,通常没有记忆和明显的智能障碍,部分患者有认知功能减退。多数患者有不同程度的自知力损害,不承认患有精神病,不知道病态表现何在,不主动求医,拒绝治疗,治疗依从性差。

二、精神分裂症分型

根据临床现象将精神分裂症分为以下几个亚型。

(1)偏执型:最常见,以相对稳定的妄想为主,往往表现多疑,内容荒谬离奇,多伴有幻觉(特别是幻听)。言语、情感、意志、行为障碍不突出。起病多在30岁以后。较少出现显著的人格改变和衰退,但幻觉妄想症状可长期保留,预后多较好。

(2)紧张型:以明显的精神运动紊乱为主,外观呆板。可交替出现紧张性木僵与紧张性兴奋,或被动性顺从与违拗,即所谓紧张综合征。紧张型目前在临床上有减轻趋势,预后较好。

(3)青春型:主要是青春期发病,起病多较急。以联想障碍为主,突出表现为精神活动的全面紊乱。思维松散、破裂,可伴有片段的幻觉、妄想;情感肤浅、不协调,或喜怒无常;动作行为怪异,不可预测,缺乏目的。病情较易恶化,预后欠佳。

(4)单纯型:起病缓慢,持续发展。退缩、懒散是其突出表现。早期多表现类似"神经衰弱"的症状,如主观的疲劳感、失眠、工作效率下降等,逐渐出现日益加重的孤僻退缩、情感淡漠、思维贫乏、懒散、丧失兴趣,生活毫无目的。往往患病多年后才就诊。治疗困难,预后较差。

如果患者的临床表现同时具备1种以上亚型的特点,又没有明显的分型特征,临床上将其归入"未定型"(也称为未分化型或混合型)。一些患者症状部分控制或病情基本稳定后,出现抑郁状态,称为精神分裂症后抑郁。精神分裂症患病后的转归,可进一步分为缓解期、残留期、慢性期和衰退期。

三、精神分裂症的诊断

1.诊断标准

根据国际疾病分类第10版(ICD-10)精神分裂症的症状学诊断标准如下。

(1)症状标准:具备下述a~d中的任何一组(如不甚明确常需要两个或多个症状)或e~i至少两组症状群中的十分明确的症状。

a.思维鸣响、思维插入、思维被撤走及思维广播。

b.明确涉及躯体或四肢运动,或特殊思维,行动或感觉的被影响、被控制或被动妄想;妄想性知觉。

c.对患者的行为进行跟踪性评论,或对患者加以讨论的幻听,或来源于身体某一部分的其他类型的幻听。

d.与文化不相称且根本不可能的其他类型的持续性妄想,如具有某种宗教或政治身份、超人的力量和能力(例如能控制天气,或与另一世界的外来者进行交流)。

e.伴转瞬即逝或未充分形成的无明显情感内容的妄想,或伴有持久的超价值观念,或连续数周或数月每日均出现的任何感官的幻觉。

f.思潮断裂或无关的插入语,导致言语不连贯,或不中肯或语词新作。

g.紧张性行为,如兴奋、摆姿势、或蜡样屈曲、违拗、缄默及木僵。

h.阴性症状,如显著的情感淡漠、言语贫乏、情感迟钝或不协调,常导致社会退缩及社会功能下降,但须澄清这些症状并非由抑郁症或神经阻滞剂治疗所致。

i.个人行为的某些方面发生显著而持久的总体性质的改变,表现为丧失兴趣、缺乏目的、懒散、自我专注及社会退缩。

(2)严重程度标准:自知力障碍,并有社会功能严重受损或无法进行有效交谈。

(3)病程标准:符合症状标准和严重标准至少已持续1个月。若同时符合分裂症和情感性精神障碍的症状标准,当情感症状减轻到不能满足情感性精神障碍症状标准时,分裂症状需继续满足分裂症的症状标准至少2周以上,方可诊断为分裂症。

(4)排除标准:存在广泛情感症状时,就不应该做出精神分裂症的诊断,除非分裂的症状早于情感症状出现;分裂症的症状和情感症状两者一起出现,程度均衡,应诊断分裂情感性障碍;严重脑病、癫痫、药物中毒或药物戒断状态应排除。

2.诊断要点

诊断精神分裂症通常要求在1个月或以上时期的大部分时间内确实存在属于上述a~d中至少1个(若不甚明确常需两个或多个症状),或e~h中来自至少两组症状群中的十分明确的症状。符合此症状要求但病程不足1个月的状况(无论是否经过治疗)应首先诊断为急性精神分裂症样精神病性障碍,若症状持续更长时间再重新归类为精神分裂症。

ICD-10中精神分裂症的分型如下。

F20.0:偏执型精神分裂症

F20.1:青春型精神分裂症

F20.2:紧张型精神分裂症

F20.3:未分化型精神分裂症

F20.4:精神分裂症后抑郁

F20.5:残留型精神分裂症

F20.6:单纯型精神分裂症

F20.8:其他精神分裂症

F20.9:精神分裂症,未特定

可采用第五位编码对精神分裂症性障碍的病程进行分类,列示如下。

F20.X0:持续性

F20.X1:发作性,伴有进行性损害

F20.X2:发作性,伴有稳定性损害

F20.X3:弛张发作性

F20.X4:不完全性缓解

F20.X5:完全性缓解

F20.X8:其他

F20.X9:观察期尚不足1年

四、治疗原则

精神分裂症以药物治疗为主,并且与疾病相关知识教育、社会心理干预、心理治疗、家庭治疗等方式结合起来以促进患者的全面康复,也就是整体性治疗。

整体性治疗主要面向两大群体,一方面是患者,另一方面是患者的家庭或主要照料者。

1. 抗精神病药物选择原则

(1)一旦确定精神分裂症的诊断,即开始药物治疗。根据临床症状群的表现,可选择一种新型药物,如利培酮、奥氮平、喹硫平、齐拉西酮或阿立哌唑,也可选择传统药物如氯丙嗪、奋乃静、氟哌啶醇或舒必利,如果经6~8周疗效不佳,也可选用氯氮平。以单一用药为原则。治疗个体化,因人而异。

(2)经上述治疗疗效仍不满意者,考虑两种药物合并治疗,以化学结构不同、药理作用不尽相同的药物联用比较合适;达到预期治疗目标后仍以单一用药为宜。

(3)从小剂量起始逐渐加到有效推荐剂量,药物滴定速度视药物特性及患者特质而定。维持剂量可酌情减少,并需足疗程治疗。

(4)积极认真定期评价疗效以调整治疗方案。认真观察评定药物不良反应,并做积极处理。

(5)根据当今国外包括美国、欧洲、世界精神卫生协会(WPA)治疗规则系统的建议,一般推荐第二代抗精神病药物,如利培酮、奥氮平、喹硫平等,作为一线药物选用,第一代及第二代抗精神病药物的氯氮平,作为二线急性治疗的常用药物使用。

2. 急性期治疗常用药物

(1)氯丙嗪。

适应证:治疗急、慢性精神分裂症,心境障碍的躁狂发作,急性应激障碍以及具有幻觉、妄想、兴奋、躁动等症状的其他精神病。

禁忌证:有过敏史者,严重心、肝、肾及昏迷患者禁用。

剂量和疗程:初始剂量75~150 mg/d,1周内增至剂量200~300 mg/d,治疗剂量400~800 mg/d,分次口服。兴奋不合作者可给予肌内注射,肌内注射每次25~50 mg,每天2次或3次。

不良反应和处理。椎体外系反应:震颤麻痹、静坐不能等;抗胆碱能作用:口干、便秘、视物模糊等;心血管系统:心动过速、直立性低血压、心电图改变等;肝功能异常,内分泌紊乱等。

(2)奋乃静。

适应证:对幻觉、妄想、思维障碍有效。

禁忌证:基底神经节病变、帕金森病、帕金森综合征、青光眼、昏迷及对吩噻嗪类过敏者禁用。

剂量和疗程:口服,初次剂量2~4 mg/d,每日3次,治疗量30~60 mg/d。不良反应和处理:椎体外系反应:震颤、运动不能、肌张力增高、痉挛性斜颈、动眼危象、静坐不能;长期用药可发生迟发性运动障碍,抗胆碱能反应,内分泌及代谢紊乱等。

(3)三氟拉嗪。

适应证:用于治疗精神分裂症,尤其是对精神分裂症妄想型和紧张型效果较好。对于幻觉、妄想、木僵、淡漠退缩作用较好。

禁忌证:心血管疾病、肝肾功能不全、癫痫与脑器质性疾病患者应慎用。

剂量和疗程:治疗量20~40 mg/d,最大量60 mg/d,分次口服。

不良反应和处理:具有明显椎体外系反应,以类震颤麻痹、静坐不能、肌张力障碍最为常见。减少剂量或应用抗震颤麻痹药物可以减轻。

(4)氟奋乃静。

适应证:适应证同三氟拉嗪。

禁忌证:参阅奋乃静。

剂量和疗程:治疗量 20～40 mg/d,维持剂量 10～20 mg/d。

不良反应和处理:具有很强的椎体外系反应,其中动眼危象、痉挛性斜颈、静坐不能、震颤、肌强直常见。肌内注射东莨菪碱,口服苯海索,症状可缓解。长期服用可出现迟发性运动障碍。可有内分泌代谢紊乱。

(5)氟哌啶醇。

适应证:用于治疗精神分裂症、情感性障碍,对控制急性精神运动性兴奋,消除幻觉、妄想、焦虑等症状疗效较好。

禁忌证:对本品过敏及帕金森病、帕金森综合征和中枢神经抑制状态者应禁用。

剂量和疗程:初始剂量,每次 2 mg,每日 2～3 次口服。逐渐加量,治疗剂量 20～40 mg/d,维持剂量 10～20 mg/d。控制兴奋可给予肌内注射,最大日量不超过 40 mg,小剂量开始,逐渐加量,分次给予,每日可 2～4 次肌内注射,每次 5～10 mg。

不良反应和处理:以震颤、运动不能、肌强直、静坐不能、动眼危象、痉挛性斜颈、扭转性痉挛为主。

(6)硫利达嗪。

适应证:适用于治疗伴有焦虑、抑郁、激越、紧张的精神分裂症、躁狂症。

禁忌证:器质性心脏病患者禁用。昏迷、白细胞减少者禁用。对吩噻嗪类过敏者禁用。

剂量和疗程:治疗量 200～600 mg/d,分次口服。

不良反应和处理:常有口干、视力模糊、眩晕、昏睡、鼻塞、直立性低血压。心电图异常发生率较高。长期大量服用可引起色素性视网膜病变,减药或停药后可恢复。

(7)舒必利。

适应证:适用于精神分裂症各种类型,对木僵、幻觉、妄想、淡漠孤僻、接触被动等症状有较好的疗效。

禁忌证:患有嗜铬细胞瘤者禁用。

剂量和疗程:治疗量 600～1 200 mg/d,最高 1 600 mg/d,分次口服。维持剂量 200～400 mg/d。

不良反应和处理:以睡眠障碍,轻度椎体外系反应较常见。对内分泌有影响。可出现焦虑、烦躁、口渴、出汗、排尿困难等。

(8)氯氮平。

适应证:能够有效缓解精神分裂症阳性症状和阴性症状,对难治性和慢性精神分裂症疗效优于传统抗精神病药。

禁忌证:造血功能障碍、中枢神经处于抑制状态者禁用。

剂量和疗程:治疗量 300～400 mg/d,分次口服,维持剂量 300～400 mg/d,分次口服。

不良反应和处理:常见流涎、便秘、嗜睡、乏力、恶心、腹胀、头晕、心动过速。长期应用产生过度镇静,血糖、血脂代谢异常,大剂量可诱发癫痫发作,口干、视物模糊,长期使用可致强迫症状,该药能引起致命的粒细胞缺乏症。

(9)利培酮。

适应证:精神病性阳性症状、阴性症状、情感症状和认知功能障碍。

禁忌证:对本品过敏者及哺乳期妇女禁用。

剂量和疗程:起始剂量 1 mg/d,逐渐加量至 2～6 mg/d,分 2 次服用,维持剂量 2 mg/d。

不良反应和处理:失眠、焦虑、激越、头痛、头晕、口干,也可见困倦、体重增加,椎体外系反应等。如有必要对症处理。

(10)喹硫平。

适应证:精神病性阳性症状及阴性症状,对情感症状亦有疗效。

禁忌证:对本品过敏者及哺乳期妇女禁用。

剂量和疗程:起始剂量为 50 mg/d,逐渐加量,最高剂量不超过 750 mg/d。一日 2 次口服,饭前或饭后服用。

不良反应和处理:常见不良反应为镇静、头晕、口干、便秘、直立性低血压,肝酶异常,轻微体重增加等。

(11)奥氮平。

适应证:精神病性阳性症状及阴性症状,对情感症状亦有疗效。

禁忌证:对本品过敏者禁用;有闭角型青光眼患者禁用。

剂量和疗程:建议起始剂量为 5～10 mg/d,治疗剂量为 5～20 mg/d,宜晚上顿服。维持剂量为 5 mg/d。

不良反应和处理:常见明显不良反应为嗜睡和体重增加,其他不良反应包括头晕、食欲增强、水肿、直立性低血压以及轻度而短暂的抗胆碱能作用,包括便秘和口干等。如有必要对症处理。

(12)阿立哌唑。

适应证:对改善精神病性阳性症状和阴性症状都有显著效果。

禁忌证:对本品过敏者及哺乳期妇女禁用。

剂量和疗程:起始剂量为 10～15 mg/d,每日 1 次,用药 2 周内不应增加剂量,2 周后根据个体的疗效和耐受情况逐渐递增剂量,治疗剂量为 10～30 mg/d。

不良反应和处理:常见不良反应有头痛、焦虑、失眠、恶心、呕吐、便秘、静坐不能、震颤、皮疹、鼻炎、视力模糊等。

(13)氨磺必利。

适应证:用于治疗急性精神分裂症,控制阳性症状,显著改善情感淡漠、意志缺乏。具有抗抑郁作用。

禁忌证:孕妇、哺乳期妇女、嗜铬细胞瘤、乳癌患者禁用。

剂量和疗程:治疗剂量为 400～800 mg/d,最大剂量为 1 200 mg/d,分次口服。

不良反应和处理:睡眠障碍、体重增加、泌乳、闭经、神经过敏及轻度椎体外系反应。

(14)齐拉西酮。

适应证:治疗急、慢性精神分裂症,可改善阳性、阴性症状及情感症状。

禁忌证:①有 Q-T 间期延长病史,包括先天性长 Q-T 间期综合征患者禁用;②有心律失常病史者;近期出现急性心肌梗死者及失代偿性心力衰竭者禁用;③对本品过敏者禁用;④哺乳期妇女禁用。

剂量和疗程:治疗起始剂量为每次 20 mg,每日 2 次。间隔 2 天或以上逐渐增加到 80 mg,一日 2 次。常用治疗剂量为 80～160 mg/d。

不良反应和处理：常见头痛、嗜睡、鼻塞、疲乏、恶心和消化不良，偶见失眠、心动过速、直立性低血压、便秘和体重增加。

(15)帕利哌酮。

适应证：治疗精神分裂症，可改善阳性、阴性症状，情感障碍，认知功能障碍及激越、攻击行为。

禁忌证：对本品和利培酮或制剂中任何成分过敏者禁用。

剂量和疗程：起始剂量为 3 mg/d，急性期治疗剂量为 6 mg/d，最大剂量为 12 mg/d。晨起顿服。

不良反应和处理：开始服用时可出现轻度恶心、呕吐或腹痛，可引起直立性低血压。常见头晕、疲乏、头痛、胃痛、口干、体重增加、失眠、焦虑、静坐不能、内分泌紊乱。

3. 恢复期治疗

恢复期治疗（巩固期治疗）仍以药物治疗为主；以原有效药物、原有效剂量坚持继续巩固治疗；疗程至少 3～6 个月，治疗场所可继续住院结合试出院以适应社区生活；或出院门诊定期随访治疗；或社区治疗。同时配合家庭教育和对患者的心理治疗。

4. 维持期治疗

根据个体及所用药物情况，确定是否减少剂量，把握预防复发所需剂量；疗效稳定，无特殊不良反应，尽可能不换用药物；疗程视患者个体情况而定，一般不少于 2～5 年，治疗场所主要在门诊随访和社区随访治疗；加强对患者及家属的心理治疗。

维持治疗的剂量为最低治疗有效量。剂量太小，达不到治疗效果。剂量大，易产生不良反应。多数为急性治疗期最大量的 1/3～1/2，如果患者病情稳定可减至更少。总之，维持治疗的剂量和时间应个体化，与病期、复发史、缓解程度、环境、病前性格、既往用药的剂量和时间有关，需综合考虑。

长效抗精神病药在维持治疗阶段，起着非常重要的作用，可增加患者治疗的依从性。注射治疗 2～4 周一次，包括氟奋乃静癸酸酯、哌普嗪棕榈酸酯、氟哌啶醇癸酸酯、三氟噻吨癸酸酯等。

口服长效制剂为五氟利多，每周服一次，治疗量为每周 20～100 mg，维持量为每周 20～40 mg，疗效与其他抗精神病药相似。

5. 慢性患者的治疗

慢性患者病程多迁延，症状未能完全控制，常残留阳性症状及情感症状，包括抑郁及自杀。阴性症状和认知功能受损可能是主要临床表现。治疗中应达到：进一步控制症状，提高疗效。可采用换药、加量、合并治疗方法。加强随访，以便随时掌握病情变化，调整治疗。治疗场所可以在门诊、社区或医院的康复病房，或精神病康复基地。同时进行家庭教育。

6. 难治性精神分裂症患者的治疗

难治性精神分裂症是指按通用方法进行治疗而不能获得理想疗效的一群患者。包括：过去 5 年内对 3 种药物剂量和疗程适当的抗精神病药物（3 种中至少有两种化学结构是不同的）足量足疗程治疗反应不佳；或不能耐受抗精神病药物的不良反应；或即使有充分的维持治疗或预防治疗，病情仍然复发或恶化的患者。

治疗策略：重新审定诊断，进一步了解患者既往用药史及掌握有关影响因素，着重考虑用药个体化，必要时监测药物血浆浓度；重新制定治疗方案，更换合适的药物，足量足疗程治疗。

药物治疗疗程一般不少于2~5年。

7. 电抽搐疗法

电抽搐治疗或无抽搐电痉挛治疗不是精神分裂症的一线治疗方案,但对于伴有紧张综合征、严重兴奋躁动、冲动行为、自杀企图、严重拒食、严重的外逃企图者可首选电抽搐治疗。治疗后应以抗精神病药物维持治疗,减少复发率。

适应证如下。

(1)严重抑郁,有强烈自伤、自杀行为或明显自责自罪者。

(2)拒食、违拗和木僵者。

(3)极度兴奋躁动、冲动伤人者。

(4)抗精神病药物治疗无效或对药物不能耐受者。

8. 心理治疗

对精神分裂症患者进行心理治疗,主要目的不是去改变幻觉妄想和其他精神症状,而是提高患者对疾病的认识水平,提高自我保健的能力,在有效预防复发的基础上,力争社会功能的全面康复。

临床治愈是精神分裂症患者治疗的最终目的,也是医患及患者家属和社会的共同期望和需要。系统及彻底的药物治疗能使75%的首发精神分裂症患者得到恢复。但是心理治疗在精神分裂症患者的巩固期及维持期也非常重要,增强患者对治疗的依从性,保证药物的维持治疗,降低复发率,而且有助于解决患者的心理需要和心理问题,全面提高社会功能,获得临床治愈。

精神分裂症患者根据所处不同康复阶段,可选择的心理治疗方式有:支持性心理治疗、集体心理治疗、心理咨询与技能训练、认知疗法、家庭治疗等。

第二节 焦虑症

一、概述

焦虑是一种内心紧张不安、不愉快的情绪,是因为预感到似乎将要发生某种危险的情况又难于应对所致。几乎所有的人都曾经有过焦虑的体验,如考试前、乘坐交通工具前的等待、一次重要会见的前夕,常常可能体验到焦虑。严重的急性发作的焦虑则称为惊恐。从某种意义上说正常的焦虑是一种保护性的反应,一定程度的焦虑会使人们紧张,提前做好准备,以应付即将发生的事件。只有当焦虑过度或者与现实极不相称的时候才可能是病理性的,即成为精神医学的问题。焦虑症即焦虑性神经症,以广泛和持续性焦虑或反复发作的惊恐不安为主要临床特征。这种焦虑的产生与恐惧症不同,没有具体的对象,一种并非因实际威胁或危险所引起的提心吊胆、惊恐不安和紧张的心情,并常常伴有自主神经功能紊乱(如头晕、胸闷、心悸、呼吸困难、口干、尿急、出汗)、肌肉紧张和运动性不安的症状或体征。也就是说,患者的焦虑情绪没有客观对象或具体观念,而且其紧张和恐慌的程度与现实环境很不相称。焦虑症在临床上主要表现为两种形式:广泛性焦虑障碍(GAD)与惊恐障碍,后者又被称为急性焦虑发作。

焦虑广泛地见于许多躯体疾病,更是许多精神疾病的突出症状之一。焦虑症的诊断名称是弗洛伊德于1895年从神经衰弱中分离出来并首次命名,当时的焦虑症包括有恐惧症和惊恐发作。此后的100多年来,对焦虑症的诊断名称更换频繁,到目前为止至少也有十几种,诸如心脏神经症、激惹心脏、战士心脏、努力综合征、DaCosta综合征、血管运动性神经症等。至今,虽然对焦虑症的研究比以前系统而深入,但各国的学者对焦虑症的内涵界定不尽相同。比如:美国的诊断分类系统(DSM-IV)中使用焦虑障碍,其中包含了惊恐障碍、广泛性焦虑、恐惧症、强迫症、急性应激障碍、创伤后应激障碍、躯体疾病和成瘾物质所致的焦虑障碍;国际疾病分类第10版(ICD-10)焦虑障碍涵盖了恐怖性焦虑及其他焦虑障碍(惊恐障碍、广泛性焦虑);而中国精神疾病分类与诊断标准第3版(CCMI-3)中的焦虑症只包括广泛性焦虑及惊恐发作。

二、流行病学

我国没有大规模的有关焦虑症流行病学调查。1982年我国12个地区的流行病学调查资料显示,焦虑症(年龄为15~59岁)的时点患病率为1.48/1 000,男性少于女性,约为1:2。美国1994年Kessler的流行病学调查显示,两个类型焦虑症的患病率均较中国高,其中广泛性焦虑症患病率为6.3%(男性为2.0%,女性为4.3%);惊恐发作的患病率3.5%(男性为1.3%,女性为3.2%)。上述结果显示,不同国家之间焦虑症患病率不同,其原因可能与不同的国家使用诊断标准的不一致有关。广泛性焦虑症发病年龄大多在20~40岁,而惊恐发作的发生年龄稍早。

个体素质在很大程度上影响焦虑症的预后,如果治疗及时得当,大多数患者能在半年内好转。一般来说,病前个性无明显缺陷、病前社会适应能力好、病程短、症状较轻者预后好;反之,预后不佳。一部分学者认为,若发作具有下列特征者常提示预后不佳,包括晕厥、激越、人格解体、癔症样症状群及自杀观念。

三、致病机制研究

(一)遗传学假说

已有的研究资料表明,患有惊恐障碍的一级亲属,其惊恐障碍的患病机会要比一般人群的患病率明显升高(约为20%)。研究发现,双生子间惊恐障碍的患病一致率较高,且同卵双生子的共病率为41%,远远高于异卵双生子(4%)的共病率。虽然目前认为基因与引起惊恐障碍有关,但并不是问题的全部,其遗传度约为30%。

(二)神经生物学假说

广泛性焦虑多项研究显示,苯二氮卓GABA能、NE和5-HT等神经递质以及促肾上腺皮质激素释放激素与焦虑的产生、维持和消除均有直接的关系。在精神药理的研究中发现众多影响上述递质的药物对焦虑障碍有治疗作用或诱发加重焦虑。新近的研究认为蓝斑核在焦虑的发生过程中主要是对警觉和信号处理起调节作用,而海马系统在焦虑的产生中具有核心作用。

1989年Gorman等提出了有关惊恐发作的神经生物学假说之后,有关焦虑障碍的神经递质研究逐渐变成一个热门领域,重点多集中在NE、5-HT能神经递质系统,并试图解释药物治疗和认知行为心理治疗为什么都是有效的治疗方式。目前认为,动物对条件性恐怖的刺激反应是由脑内的"恐怖网络"传递的,后者再以杏仁核为中心,并涉及内侧额叶前部皮质和下丘脑互相作用,最后从杏仁核到下丘脑和脑干的投射而产生了条件性恐怖反应。在人类的惊恐发作反应无论是生理和行为后果均与动物表现出惊人的相似性,故此认为患者也可能存在相似的神经网络。其中证据之一是抗抑郁药物可使投射网络系统(从杏仁核到下丘脑和脑干)脱敏;神经影像学研究资料表明,有效的心理社会治疗也可以降低与左侧额叶前部皮质和下丘脑相关的恐怖和认知曲解。其二是遗传因素和应激生活事件与惊恐障碍的发生有关,特别是在青年早期。

(三)乳酸盐假说

对焦虑症的早期研究发现静脉注射乳酸盐可引起惊恐发作。后来又有不少研究者发现:吸入5%的CO_2混合气体或26%~35%的二氧化碳混合物也能引起患者惊恐发作。上述现象的发生机制不明,目前认为的可能机制有:①这些物质使体内产生酸碱平衡紊乱和有氧代谢异常,增加中枢化学感受器敏感性及外周儿茶酚胺释放,过度激活β肾上腺素的功能;②当乳酸盐进入体内后最终代谢成为CO_2和水,CO_2穿过血脑屏障进入脑内使其浓度增加,触发患者出现过度换气,最后由蓝斑核等结构诱发惊恐发作;③这些物质通过作用于心血管的压力感受器,然后由迷走神经将信号传入经孤束核至大脑髓质而产生一系列相应的症状。

(四)惊恐障碍的环境假说

有研究提示早期失去父母的关怀与此后惊恐障碍的形成有关。据报道,10岁前父母去世或与父母分居的成人患惊恐障碍的比例几乎是正常人群(无此经历者)的4~7倍;也有人提出,儿童期与父母分离可能是惊恐障碍的危险因素之一。另外,有证据表明惊恐障碍的患者在起病前较正常对照组有较多的生活事件,由此认为经历创伤性或负性生活事件与惊恐障碍的发生有关。

(五)脑解剖和影像学

有研究认为惊恐障碍与脑干特别是蓝斑的功能异常有关(Gorman等,1989年)。磁共振(MRI)研究发现急性焦虑的患者颞叶尤其是海马存在结构上的改变,如皮质萎缩等。

四、临床表现

(一)惊恐障碍

惊恐障碍(或惊恐发作)即急性焦虑发作。这是一类严重的急性焦虑,发作突然、中止迅速、不可预测,患者常体验到将发生灾难结局性的恐怖与害怕,有濒死感。临床上常常被误诊为心脏病。惊恐障碍占焦虑症的41.3%,临床上并不少见。有学者统计约有20%的成人至少有过一次惊恐发作的体验。但是,仅有1%~3%出现惊恐障碍(反复发作而符合惊恐的诊断标准),女性较男性高2倍。

患者日常生活中无特殊的恐怖性处境时,突然感到一种突如其来莫名的惊恐体验,常常伴濒死感或失控感以及严重的自主神经功能紊乱症状。患者自觉濒临末日、即将死去、将要窒息、快要发疯了或奔走、惊叫、四处呼救、迫切想逃脱,伴有呼吸困难或过度换气、窒息感、胸闷、胸部压紧感或疼痛感、昏厥、视物模糊、心动过速、心悸、头痛、头昏、眩晕、四肢麻木和感觉异常、出汗、潮热或寒颤、全身发抖或全身无力等自主神经功能紊乱症状。其特点是起病急骤,终止迅速。

一般历时5~30 min,很少持续1 h,但不久可反复发作。发作期间始终意识清晰,警觉增高,发作后仍心有余悸,产生预期性焦虑,担心下次再发,无法控制而精神失常,不过此时焦虑的体验不再突出,表现为虚弱无力,若干日后恢复。

(二)广泛性焦虑症

广泛性焦虑症是焦虑症最常见的表现形式,约占焦虑症的57%。常缓慢起病,其主要临床特点是经常或持续存在的、无明确对象或固定内容的焦虑不安,包括紧张、害怕、过分担心等。这些表现与现实环境很不相称,患者常知道是自己过分忧虑,但仍然感到十分痛苦难受且无法摆脱,这种心情几乎占据了个体的整个思维活动,伴有自主神经功能紊乱症状,主要表现交感神经系统功能活动过度的表现,临床上根据不同的症状可概括为以下几种。

1.精神性焦虑

主要是对未来几乎不可能发生的事件,表现出过度担心和害怕。表现出一种无名的或是自由浮动性的焦虑,患者自己根本不知道他们担心或害怕什么;患者的感觉经常是提心吊胆,坐立不安,紧张而不沉稳,心烦意乱,没有耐心,稍遇小事则六神无主,惊慌失措;任何事情均喜欢往坏处去想,连休息时也表现为坐卧不宁,担心横祸飞来。例如经常担心小孩放学会发生车祸,亲人外出会遇上强盗或骗子,甚至小孩哭泣时担心会窒息等。这种焦虑的程度及持续的时间与现时的情况严重不符。多数患者自诉这种焦虑紧张的情绪是自己过分担心所致,而害怕又找不到任何对象,总是担心未来会出现不好的结局,有人将其称为预期性焦虑。这种情绪与烦恼不同,烦恼主要是针对过去的事情后悔和对现实的不满,还有部分患者表现为激惹易怒、无端发火、注意力不集中、记忆减退和工作能力下降;有些患者对周围刺激的耐受性很差(如光线、声音等)。严重者终日惶惶不安似"热锅上的蚂蚁"。

2.躯体性焦虑

主要表现为自主神经功能的障碍和运动不安的症状。自主神经功能症状如口干、出汗、心悸心慌、胸前区不适感、气急或窒息感、尿频尿急、腹部不适、头痛头晕、耳鸣、轻微震颤、皮肤刺痛感,或出现月经不调、阳痿、早泄等症状。运动不安的症状包括舌头、嘴唇、指肌的震颤,搓手顿足,坐卧不宁。有部分患者表现为肢体发抖、肌肉跳动、肌肉血管紧张性疼痛等运动症状。

3.睡眠障碍

常表现为入睡困难、辗转反侧、躺在床上总是担心而难以入眠,可伴有一些不愉快的梦境体验。有的则睡眠间断,出现夜惊、梦魇,常常从睡梦中惊醒而紧张害怕。次日精神不佳、疲乏无力、头脑昏昏沉沉,没有清新的感觉。

4.其他症状

广泛性焦虑的患者经常合并有抑郁、强迫、疲劳等症状。但是,这些症状只是次要的、继发的,而不是主要临床相;否则,应该考虑另一个诊断或者是两个诊断。

五、诊断与鉴别诊断

(一)诊断

1.惊恐障碍

尽管典型的惊恐发作诊断并不困难,但大多数病例并不是一开始就能确诊。其主要原因是由于该疾病需要与许多严重的躯体疾病相鉴别,不能过早地肯定诊断;再者早期患者首次就诊,多数去综合医院的急诊科,容易被通科医生忽视,结果造成误诊;同时也失去了早期发现和治疗的时机,造成疾病的预后较差和患者社会功能的损害。若能及时诊治,多数患者在数周至半年内好转,部分患者表现为慢性发作性病程。预后的好坏与患者的病前个性关系密切,一般认为病前有特殊个性和频发生活事件者预后较差。有资料表明,女性患者、病程短、症状轻、病前性格良好及社会适应能力强等提示预后较好;反之,预后较差。DSM-Ⅳ将惊恐障碍分为两类,即惊恐障碍伴有或不伴有广场恐怖。根据CCMI-3,惊恐障碍的诊断标准如下。

(1)符合神经症的诊断标准(具有神经症的共同特征)。

(2)惊恐发作为主要临床相。发作时主要表现为强烈的恐怖、焦虑,以及严重的自主神经症状,并伴有人格解体、现时解体、濒死恐怖或失控感等痛苦体验。

(3)发作无明显诱因、无特定环境、不可预测。

(4)发作间歇期,除害怕再发外无明显症状。

(5)发作时间短暂(一般不超过2 h),发作期间明显地影响日常活动。

(6)1个月内至少发作3次,或首次发作后继发害怕再发作的焦虑持续1个月。

(7)排除其他精神障碍,如癔症、恐惧症、抑郁症等继发的惊恐发作。

(8)特别应排除心血管疾病、癫痫、内分泌疾病、低血糖和药物戒断反应等所出现的类似发作(继发的惊恐发作)。

2.广泛性焦虑症

广泛性焦虑是一组焦虑的情绪体验并伴有运动系统和自主神经系统的综合征。绝大多数GAD的患者并不认为自己所患的是精神疾病,尽管症状也很严重,或许已经损害了一定的社会功能,而他们仍然不能意识到。因此,多数患者是去综合医院通科就诊而非精神科(或心理咨询室),而来精神病医院(心理咨询机构)就诊的患者多数是经通科治疗效果不佳或无效,或是反复发作的患者。大部分患者都经过较为系统的检查,临床上诊断不太困难。

根据CCMI-3,广泛性焦虑障碍的诊断标准如下。

(1)符合神经症的共同特征。

(2)以持续的广泛性焦虑为主要临床相。表现符合下述两项:①经常或持续的无明确对象或无固定内容的恐怖,或提心吊胆。②伴自主神经症状或运动性不安。

(3)不符合强迫症、恐惧症、抑郁性神经症的诊断标准。

(4)排除甲状腺功能亢进、冠心病、高血压等躯体疾病的继发性焦虑,排除兴奋药物过量,镇静催眠药物或抗焦虑药的戒断反应。

(二)鉴别诊断

在临床实践中的鉴别诊断思路是首先区别焦虑是正常的心理反应还是病理性的情绪,其次要判断焦虑是原发的还是继发的症状(躯体疾病或精神疾病的伴发症状),最后才考虑焦虑症的诊断。

1.躯体疾病伴发的焦虑

临床上许多躯体疾病可伴发焦虑症状,常见的心脏疾病有急性心肌梗死、冠心病、阵发性心动过速、高血压、二尖瓣脱垂、充血性心力衰竭等;内分泌疾病包括甲状腺疾病、低血糖、经前期综合征;临床上很多肿瘤如胰岛瘤、嗜铬细胞瘤;某些神经系统疾病如脑炎、脑血管病、老年性痴呆症、亨廷顿病、偏头痛、抽动障碍、Wilson病及系统性红斑狼疮等;呼吸系统疾病中常见哮喘、肺部梗死或栓塞、阻塞性肺病等。

鉴别诊断的基础是必须熟悉这些疾病的特有症状和体征,方可做出判断。临床上对初次就诊、年龄大、无心理应激因素、病前个性素质良好的患者,要警惕焦虑是否继发于躯体疾病。

鉴别要点包括详细的病史、体格检查、精神状况检查及相关的实验室检查，必要时进行相关疾病的特殊检查，避免误诊。

2. 药源性焦虑

长期使用某些药物以及突然停用或撤药过程中可出现焦虑情绪。如长期应用激素、镇静催眠药、抗精神病药物，某些拟交感药物苯丙胺、可卡因、咖啡因及阿片类物质等。特别是使用成瘾物质后或戒断时均可出现自主神经功能紊乱，甚至出现典型的惊恐发作。临床医生要熟悉药物引起焦虑障碍的特征。

3. 精神障碍伴发的焦虑

在许多精神障碍中常伴有焦虑情绪，如精神分裂症、情感障碍、疑病症、强迫症、恐惧症、躯体形式障碍、创伤后应激障碍等，常可伴焦虑或惊恐发作。其要点如下：在询问病史或精神检查时发现患者除焦虑症状外，还有精神病性症状，原则上应排除焦虑症的诊断。在患情感障碍时抑郁和焦虑经常有共病的现象，当抑郁与焦虑严重程度的主次分不清时，应先考虑抑郁症的诊断，以免耽误抑郁症的治疗而造成自杀等严重的不良后果。其他神经症伴发焦虑时，焦虑症状常是次要或继发的临床相。

4. 广泛性焦虑与神经衰弱的鉴别

焦虑症的紧张性头痛和失眠，常常容易被误诊神经衰弱，这种现象在我国综合医院中比较常见。神经衰弱可伴有焦虑的症状，但不是主要的，既不突出也不持久。神经衰弱的基本症状是脑力活动的减弱，记忆力下降，注意力不集中，易兴奋、易疲劳。而焦虑症是突出的焦虑体验，明显的自主神经系统功能紊乱和运动性不安。

5. 惊恐发作与恐惧症的鉴别

近年来，一些研究认为惊恐障碍与恐惧症可能存在某些特殊的联系。如乳酸钠诱发实验表明，103例恐惧症患者中有63例出现惊恐发作，远远高于正常对照组。另有研究发现惊恐障碍的患者发作时具有一定的情景，并对某些场所、环境产生恐怖和回避。美国的DSM-Ⅳ将这两种疾病组合为：①惊恐障碍伴有广场恐怖；②惊恐障碍不伴有广场恐怖；③广场恐怖不伴有惊恐障碍史。目前国内多数学者仍主张区分这两类疾病，发作时有特定恐怖对象并伴有回避行为的诊断为恐惧症，符合恐惧症诊断的不再诊断为惊恐发作。

六、治疗

（一）心理治疗

1. 一般性心理治疗

心理治疗在焦虑障碍中有着无法替代的作用，因此，一般性心理治疗常采用解释、鼓励以消除患者的疑虑，并给予适当的保证。如保证患者不会"发疯"或不会因焦虑发作而死去。另外，在与患者的交谈和接触中应该建立良好的医患关系（或心理咨询、心理治疗关系）取得患者的信任；在此基础上让患者清楚地了解焦虑症的实质乃功能性疾病而非器质性疾病。而焦虑症患者的躯体症状则更容易让其担心自己的健康状况，并可能误认为焦虑（多种不适感）是因躯体疾病所致，如果没有及时向患者解释清楚，常常会影响疗效。

2. 认知行为治疗

在针对性的心理治疗中，认知行为治疗常被用于焦虑症患者。由于焦虑症患者有一定的个性特征，如对现实不满意、对人生期望过高、凡事往坏处想、总担心结局不妙，而时常处于一种高度警觉状态之中,产生一些歪曲的认知,这是造成疾病迁延不愈的原因之一。同时,患者往往有焦虑引起的肌肉紧张、自主神经功能紊乱引起的心血管系统与消化系统症状,强化歪曲的认识,使得焦虑症状恶性加重。因此,应用认知方法改变患者对疾病性质的歪曲认知,若能适时给予行为治疗,如放松训练、系统脱敏等处理焦虑引起的躯体症状,可收到事半功倍之效。

中国道家认知治疗是建立在老子和庄子哲学理论基础上的我国本土化的心理治疗方法,其中提倡及采用的清静无为、顺应自然的处世和养生之道,乐观的人生观念,能帮助改善患者的焦虑情绪。

3.行为治疗

其理论基础来源于经典或操作条件反射,主要目的是运用行为方法和技巧,改善异常的焦虑和行为。

临床上常用于治疗焦虑的方法有放松疗法、系统脱敏治疗、冲击疗法(也称满灌疗法)等。值得注意的是放松治疗,无论是对广泛性焦虑还是急性惊恐发作均是有益的。当个体全身松弛时,生理警觉水平全面降低,心率、呼吸、脉搏、血压、肌电、皮电等生理指标出现与焦虑状态逆向的变化。

众多的研究提示,全身的肌肉松弛与心理放松呈现正相关,如生物反馈治疗、音乐治疗、瑜伽术、静气功等均有一定的放松效果。

(二)药物治疗

1.苯二氮䓬类

苯二氮䓬类药物是临床上最常用的抗焦虑药,抗焦虑作用强、起效快、安全,很少有药物间的相互不良作用。其药理作用是缓解焦虑、松弛肌肉、镇静、镇痛及催眠。研究显示,它对抗抑郁药有增效作用。

根据半衰期的长短可将其分为长程作用药、中程作用药及短程作用药。一般来说,发作性焦虑选用短程作用药物;持续性焦虑则多选用中、长程作用的药物。治疗时一般从小剂量开始,逐渐加大到最佳有效治疗量,维持2~6周后逐渐减少药量,停药过程不应短于2周,以防症状反跳。

新型抗焦虑药物丁螺环酮没有镇静、抗惊厥和肌肉松弛作用,是一个较为理想的抗焦虑药物,其药理机制不明。可能作用于海马的$5-HT_{1A}$受体及DA受体,降低5-HT功能而产生抗焦虑作用。大剂量时具有一定的抗抑郁作用。用于广泛性焦虑症,开始剂量可从每日10~15 mg,分次口服,每周可增加10~30 mg。抗焦虑的有效剂量为每日15~45 mg,一般不宜超过每日60 mg。用量达每日60~90 mg时有一定的抗抑郁疗效。老年患者应减量使用。起效比苯二氮䓬类缓慢,连续应用至少6周以上才能判断该药是否有效。

2.β肾上腺素能受体阻滞剂

最常用为普萘洛尔。这类药物对于减轻焦虑症患者自主神经功能亢进所致的躯体症状如心悸、心动过速、震颤、多汗、气促或窒息感等有较好的疗效,但对减轻精神焦虑和防止惊恐发作效果不明显。临床上一般与苯二氮䓬类药物合用。常用量为每次10~30 mg,每日3次。注意有哮喘史者禁用。

3.抗抑郁药物

由于抗抑郁剂的三环类如多塞平、氯米帕明和选择性5-羟色胺再摄取抑制剂(SSRIs)类抗抑郁剂对某些焦虑患者有良效且无成瘾性,所以临床上常常使用。近年来抗抑郁新药的不断开发上市,为我们选择药物提供了较大的空间,如文拉法辛、米氮平、噻奈普汀钠等药物均有一定的抗焦虑作用。不过,有些患者服用 SSRIs 类可引起焦虑、失眠,这类患者就不宜使用。

联合用药:选择性 5-羟色胺再摄取抑制剂和丁螺环酮抗焦虑作用起效慢,故临床上早期多合并用苯二氮卓类抗焦虑药,然后逐渐停用苯二氮卓类药物。很少单独应用苯二氮卓类药物作为一种长期的治疗手段,以防依赖和耐药。

第三节 抑郁症

一、概述

抑郁障碍(dexpressive disorder)是较常见的精神障碍之一,指各种原因引起的以显著而持久的心境低落为主要临床特征的一类心境障碍。抑郁症(major depressive disorder,MDD)是抑郁障碍的典型类型,临床上主要表现为心境低落,与其处境不相称,程度可从闷闷不乐到悲痛欲绝,甚至发生木僵,部分患者会出现明显的焦虑和运动性激越,严重者可出现幻觉、妄想等精神病性症状。部分患者存在自伤、自杀行为,甚至因此死亡。抑郁症单次发作至少持续 2 周以上,常病程迁延,反复发作,大多数发作可以缓解,部分可有残留症状或转为慢性,从而造成严重的社会功能损害。在整个临床相中,不应该出现符合躁狂、轻躁狂发作诊断标准的症状群(综合征),一旦出现,就应诊断为双相障碍。

二、临床表现

抑郁症是以心境低落、兴趣和愉快感丧失、精力不济或疲劳感为核心症状,伴有一系列精神运动症状、认知障碍、自主神经功能的紊乱以及躯体症状。患者感到高兴不起来,无法体会到愉快感,甚至会莫名其妙出现悲伤。兴趣丧失,对以往的爱好提不起兴趣。活动减少,常常整日呆坐,虽然内心希望能做自己应该做的事,但动力缺乏,无法像往常一样完成日常事务。常有无价值感,自责,严重时可出现自罪妄想,有些患者可能出现与心境不协调的妄想。有时伴焦虑情绪,坐立不安,来回走动,导致注意力不集中更加突出。反应迟缓,感到思考能力下降,记忆力下降,对答速度减慢,动作反应也迟缓,严重时甚至出现不言不动的木僵状态。典型的情绪症状具有晨重夜轻的规律,同时伴睡眠浅、早醒等睡眠问题,以及食欲下降、体重减轻、性功能障碍、便秘、疼痛、心动过速、肌张力障碍等躯体症状。多数患者的精神运动性症状等临床表现与心境低落的核心症状相协调。

三、诊断要点

1.诊断标准

在 ICD-10 中,抑郁发作是指首次发作的抑郁症和复发的抑郁症,不包括双相抑郁。患者通常具有心境低落、兴趣和愉快感丧失、精力不济或疲劳感等典型症状。病程持续至少 2 周。

其他常见症状:①集中注意和注意的能力降低;②自我评价降低;③自罪观念和无价值感(即使在轻度发作中也有);④认为前途暗淡悲观;⑤自伤或自杀的观念或行为睡眠障碍;⑦食

欲下降。

根据抑郁发作的严重程度,将其分为轻度、中度、重度三种类型。

(1)轻度抑郁:具有至少2条典型症状,再加上至少2条其他症状,且对患者的日常工作和社交活动有一定困难,患者的社会功能受到影响。

(2)中度抑郁:指具有至少2条典型症状,再加上至少3条(最好4条)其他症状,且对患者工作、社交或家庭活动有相当困难。

(3)重度抑郁:是指3条典型症状都存在,并加上至少4条其他症状,其中某些症状应达到严重的程度;症状极为严重或起病非常急骤时,依据不足2周的病程做出诊断也是合理的。除了在极有限的范围内,几乎不可能继续进行社交、工作或家务活动。

2.鉴别诊断

(1)继发性抑郁障碍:脑器质性疾病、躯体疾病、某些药物和精神活性物质等均可引起继发性抑郁障碍,例如:老年性痴呆的早期与抑郁障碍有时很难区别,无论是血管性痴呆还是Alzheimer病均有抑郁的表现,但随着时间的推移,痴呆患者的慢性脑病综合征越来越明显,有痴呆的人格改变,影像学检查可见脑皮质的萎缩;癫痫性病理性心境恶劣。此种情绪障碍的起始、终止均较急遽,缺乏典型的心境低落和运动性抑制症状,而以紧张、恐惧和烦闷为主,相关脑电方面的检查有助于鉴别;风湿性脑病、甲状腺功能低下、药源性抑郁状态(如利血平所致的抑郁)等都有可能导致抑郁症状,需要详细了解病史及进行躯体、神经系统检查,有助于鉴别诊断。

继发性与原发性抑郁障碍的鉴别要点包括:①前者有明确的器质性疾病或有服用某种药物或使用精神活性物质史,体格检查有阳性体征,实验室及其他辅助检查有相应指标的改变;②前者可出现意识障碍、遗忘综合征及智能障碍,后者除谵妄性躁狂发作外,一般无意识障碍、记忆障碍及智能障碍;③器质性和药源性抑郁障碍的症状随原发疾病的病情消长而波动,原发疾病好转,或在有关药物停用后,情感症状相应好转或消失;④前者既往无心境障碍的发作史,而后者可有类似的发作史。

(2)精神分裂症:伴有精神病性症状的抑郁发作或抑郁性木僵需与精神分裂症或其紧张型鉴别。鉴别要点如下。①原发症状:抑郁障碍以心境低落为原发症状,精神病性症状是继发的;精神分裂症通常以思维障碍和情感淡漠、不协调为原发症状,而抑郁症状是继发的;②协调性:抑郁障碍患者的思维、情感和意志行为等精神活动之间尚存在一定的协调性,精神分裂症患者的精神活动之间缺乏这种协调性;③病程:抑郁障碍多为间歇性病程,间歇期基本正常;而精神分裂症的病程多数为发作进展或持续进展,缓解期常有残留精神症状或人格的缺损;④病前性格、家族遗传性、预后和药物治疗的反应等均可有助于鉴别。

(3)焦虑障碍:抑郁障碍和焦虑障碍常共同出现,但它们是不同的临床综合征,常共有几种症状,例如躯体不安、注意力集中困难、睡眠紊乱和疲劳。焦虑障碍的焦虑症状较为突出,当有潜在抑郁障碍时鉴别诊断较为复杂;焦虑障碍患者的情感表达以担忧、害怕为主,有明显的自主神经功能失调及运动性不安,患者的自知力良好,症状波动性大,求治心切,病前往往有明显引起高级神经活动过度紧张的精神因素。抑郁障碍常出现头晕、头疼、无力和失眠等躯体化主诉或者躯体化焦虑的临床现象,易误诊;但是抑郁障碍以心境低落为主要临床相,患者自我感觉不佳,觉得痛苦、厌倦、疲劳,躯体化症状较重的患者也可伴有疑病症状,需要根据症状的主次及其出现的先后顺序来进行鉴别。

(4)创伤后应激障碍:创伤后应激障碍常伴有抑郁,与抑郁症的鉴别要点在于:前者常在严重的、灾难性的、对生命有威胁的创伤性事件,例如强奸、地震、被虐待后起病,以焦虑、痛苦、易激惹为主的情感改变,情绪波动性大,无晨重夜轻的节律改变,情绪多为怨天尤人,而很少责备自己;精神症状与心理因素联系紧密,临床症状充分反映心因内容,易受外界影响;精神活动迟钝不明显;睡眠障碍多为入睡困难,有与创伤有关的噩梦、梦魇,与抑郁发作以早醒多见不同。此外,患者常重新体验到创伤事件,有反复出现的闯入性回忆、易惊等。

四、治疗原则

抑郁发作的治疗要达到三个目标:①提高抑郁障碍的临床治愈率,最大限度减少病残率和自杀率;②提高生存质量,恢复社会功能,达到真正意义的治愈,而不仅是症状消失;③预防复发。

抑郁症为高复发性疾病,目前倡导全程治疗。抑郁障碍的全程治疗分为急性期、巩固期和维持期。急性期8～12周,主要目标应该是完全缓解,即抑郁症状全部消失。治疗"有效"(症状程度减轻)还不够,因为残留症状是复发和长期预后不良的危险因素。巩固和维持期治疗(6～24个月)的目的是使社会功能和生活质量完全回到病前状态,同时防止症状复发。

1. 药物治疗

抗抑郁药物是当前治疗各种抑郁障碍的主要药物,能有效解除抑郁心境及伴随的焦虑、紧张和躯体症状,有效率约为50%。

抗抑郁药的治疗原则如下。

(1)充分的评估与监测:对诊断、症状及其特点、治疗以及影响药物治疗的躯体状况、患者社会功能、生活质量及药物经济负担等进行充分的评估。定期应用实验室检查及精神科量表(自评量表和他评量表)进行治疗反应及耐受性、安全性方面的量化监测。

(2)药物治疗时机的选择:对于本人不愿接受药物治疗或专业医务工作者认为不需要治疗干预也可以康复的轻度抑郁障碍患者,需要谨慎等待,通常应该在2周内进一步评估以决定是否用药。中重度抑郁障碍患者应尽早开始药物治疗。

(3)个体化合理用药:应根据临床因素对抗抑郁药物进行个体化选择,因人而异,合理用药。如:考虑药物疗效或不良反应的性别差异选择药物种类;考虑不同年龄患者的代谢差异调整药物剂量;对于有自杀意念的患者避免一次处方大量药物,以防意外;考虑患者既往用药史,优先选择既往药物疗效满意的种类。

(4)抗抑郁剂尽可能单一使用:对难治性病例可以联合用药以增加疗效;伴有精神病性症状的抑郁症,建议联合使用抗精神病药物。

(5)尽早获得改善,剂量逐步递增及适时调整:抗抑郁剂疗效最早在治疗起始1～2周便能够显现。症状的早期改善可以成为最终是否缓解的一个指标。尽可能应用最小有效量,以减少不良反应,提高服药依从性。如果在服用抗抑郁剂2周后没有明显改善,可以考虑根据不良反应和耐受情况适当调整患者的治疗方案:当剂量还没有达到上限时,提高药物剂量是合理的选择;对表现出部分疗效的患者,可以考虑维持相同剂量的抗抑郁剂治疗至4周。

(6)抗抑郁剂的换药原则:对于依从性好的患者,如果抗抑郁剂的剂量达到通常有效剂量之上甚至最大耐受剂量,并维持此剂量至少4周仍无效,即可确定药物无效并考虑换药。换药并不局限于在不同种类之间,也可以在相同种类间进行。

(7) 联合治疗、强化治疗原则：当换药治疗无效时，可考虑两种作用机制不同的抗抑郁剂联合使用以增加疗效，其中最可靠的证据支持一线药物联合米氮平、米安色林或安非他酮治疗。一般不主张联用两种以上抗抑郁剂。也可以考虑强化治疗，添加锂盐、甲状腺素或非典型抗精神病药常常有效。

(8) 停药原则：对复发风险很低的患者，维持期治疗结束后在数周内逐渐停药，如果存在残留症状，最好不停药。应强调患者在停药前应该征求医师的意见。在中止治疗后 2 个月内复发风险最高，应在停药期间坚持随访，仔细观察停药反应或复发迹象，在需要时可快速回到足量治疗。

(9) 加强宣教原则：治疗前向患者阐明药物性质、作用和可能发生的不良反应及对策，争取他们的主动配合，保证依从性。

(10) 治疗共病原则：积极治疗与抑郁发作共病的焦虑障碍、躯体疾病、物质依赖等。

目前临床上一线的抗抑郁药主要有：选择性 5-羟色胺再摄取抑制剂（SSRIs，代表药物氟西汀 20～60 mg/d，帕罗西汀 20～60 mg/d，舍曲林 50～200 mg/d，氟伏沙明 50～300 mg/d，西酞普兰 20～60 mg/d，艾司西肽普兰 10～20 mg/d）、5-羟色胺和去甲肾上腺素再摄取抑制剂（SNRIs，代表药物文拉法辛 75～300 mg/d 和度洛西汀 60～120 mg/d）、去甲肾上腺素和特异性 5-羟色胺能抗抑郁药（NaSSA，代表药物米氮平 15～45 mg/d）等。传统的三环类、四环类抗抑郁药和单胺氧化酶抑制剂由于不良反应较大，临床应用明显减少。

2. 物理治疗

长期以来，治疗抑郁障碍的主要手段为药物治疗和心理治疗，但是调查显示有 60% 的患者对于药物和心理治疗产生一些不良反应，大约有 20% 患者在长期追访中无明显的治疗效果。物理治疗能减少患者治疗时间，减少患者经济负担，同时具有较少的不良反应，目前受到更多患者的欢迎。目前主要的物理治疗包括改良电抽搐治疗（MECT）、重复经颅磁刺激治疗（rMTS）、迷走神经刺激疗法（VNS）、脑深部刺激疗法（DBS）、脑电生物反馈治疗等。

3. 心理治疗

对有明显社会心理因素作用的抑郁症患者，在药物治疗的同时常需联合心理治疗。支持性心理治疗，通过倾听、解释、指导、鼓励和安慰等帮助患者正确认识和对待自身疾病，主动配合治疗。认知治疗、行为治疗、人际心理治疗、婚姻及家庭治疗等一系列的心理适应功能，提高患者家庭和婚姻生活的满意度，从而能减轻或缓解患者的抑郁症状，调动患者的积极性，纠正其不良人格，提高患者解决问题的能力和应对处理应激的能力，促进其康复，预防复发。

第四节 恐惧症

一、概述

恐惧症又名恐怖症、恐怖性神经症，是一种以过分地不合理地惧怕外界客体或处境为主的神经症。临床分为三类：特定恐惧症（特殊恐怖症、简单恐怖症）、场所恐惧症（广场恐怖症）、社交恐惧症（社交恐怖症、社交焦虑症）。

二、临床表现

恐惧症的临床表现有两个核心特征：①患者对会产生焦虑症状的情景或对象有回避行为。只要有可能，患者尽量回避可能引起恐惧的对象，即回避反应。②在将要遭遇到这些情景时表现预期性焦虑。

不管何种恐惧症，接触恐惧的对象时均出现明显的焦虑症状，伴有自主神经症状，如心悸、呼吸困难、胸闷、胸部不适、头晕、出汗、恶心、便意、尿频等。焦虑症状程度轻重不一，可以从一般的焦虑紧张到极度的恐惧害怕，产生惊恐发作。病程长者可伴有抑郁、睡眠障碍、物质滥用等。

三、诊断要点

1.《中国精神障碍分类与诊断标准》（第3版）（CCMD-3）关于恐惧症的诊断标准

(1) 符合神经症的共同特点。

(2) 以恐惧为主，同时符合以下5项中的4项症状：①对某些客体或处境有强烈的恐惧，且恐惧的程度与实际危险不相称；②发作时有焦虑和自主神经症状；③出现回避行为；④明知恐惧是过分的不合理的，但仍无法控制；⑤对恐惧的情景和事物的回避行为目前是或曾经是突出的症状。

(3) 病程持续6个月以上。

(4) 恐惧导致患者痛苦及社会功能损害。

(5) 排除广泛性焦虑障碍、疑病症、抑郁障碍、精神分裂症等，排除躯体疾病。

2. 美国《精神障碍诊断与统计手册》（第5版）关于特定恐惧症的诊断标准

(1) 对于特定的事物或情况（如飞行、高处、动物、接受注射、看见血液）产生显著的害怕或焦虑。

注：儿童的害怕或焦虑也可能表现为哭闹、发脾气、惊呆或者依恋他人。

(2) 恐惧的事物或情况几乎总是能够促发立即的害怕或焦虑。

(3) 对恐惧的事物或情况主动地回避，或是带着强烈的害怕或焦虑去忍受。

(4) 这种害怕或者焦虑与特定的事物或情况所引起的实际危险以及所处的社会文化环境不相称。

(5) 这种害怕、焦虑或回避通常持续至少6个月。

(6) 这种害怕、焦虑或回避引起有临床意义的痛苦，或导致社交、职业或其他重要功能方面的损害。

(7) 这种障碍不能用其他精神障碍的症状来更好地解释，包括：（如在广场恐怖症中的）惊恐样症状或其他功能丧失症状；（如在强迫症中）与强迫思维相关的事物或情况；（如在创伤后应激障碍中的）与创伤事件相关的提示物；（如在分离焦虑障碍中的）离家或离家依恋者；或（如在社交恐怖症中的）社交情况等所致的害怕、焦虑和回避。

3. 美国《精神障碍诊断与统计手册》（第5版）关于社交焦虑障碍的诊断标准

(1) 个人面对一种或多种可能被他人审视的社交场合产生显著的焦虑和害怕，担心自己举止窘迫或做出令人难堪的事情（或表现出焦虑症状）。

注：若为儿童，可能是与所熟悉的、年龄相仿的人交往过程中发生问题，或在同伴中出现焦

虑,而不是与成人的交往问题。

(2)个体害怕会表现出焦虑症状导致负性评价。

(3)社交场合下,几乎总是能够促发害怕或焦虑。

注:儿童的焦虑可能表现为哭闹、发脾气、惊呆、依恋他人、畏缩,或不敢在社交情况中说话。

(4)主动回避社交情况,或者带着强烈的害怕或焦虑去忍受。

(5)这种害怕或焦虑与社交情况和社会文化环境所造成的实际威胁不相称。

(6)这种害怕、焦虑或回避通常持续至少 6 个月。

(7)这种害怕、焦虑或回避导致有临床意义的痛苦,或导致社交、职业或其他重要功能方面的损害。

(8)这种害怕、焦虑或回避不是由于某种物质(如药物滥用或药品)或躯体疾病所致的直接生理效应。

(9)这种害怕、焦虑或回避不是由于其他精神障碍,如惊恐障碍、躯体变形障碍、孤独谱系障碍。

(10)如果持续存在帕金森病、肥胖、因烧伤或受伤导致的毁容,这种害怕、焦虑或回避应该与以上问题明显不相关或过度。

4.美国《精神障碍诊断与统计手册》(第 5 版)关于广场恐怖症的诊断标准

(1)在以下五种环境中的两个及以上感到恐惧/焦虑:①乘坐公共交通工具(如汽车、公交、火车、轮船、飞机);②在开放的空间(停车场、集市或桥梁);③在封闭的空间(商店、剧院、电影院);④排队或在人群中;⑤独自离家。

(2)患者恐惧或者回避以上情况,因为想到一旦出现惊恐样症状或其他失去功能或窘迫的症状时害怕难以逃离或得不到帮助。

(3)广场恐惧情况几乎总是促发害怕/焦虑。

(4)个体总是主动回避广场恐惧情况,或者就此提出要有人陪伴,或者带着强烈的害怕或焦虑去忍受。

(5)这种害怕或焦虑与社会文化环境所造成的实际危险不相称。

(6)这种害怕、焦虑或回避通常至少持续 6 个月。

(7)这种害怕、焦虑或回避导致临床意义的痛苦,或社交、职业或其他重要功能方面的损害。

(8)即使有其他躯体疾病(如炎性肠病、帕金森病),这种害怕、焦虑或回避也是明显过度的。

(9)这种害怕、焦虑或回避不能用另一种精神障碍所解释,如特殊恐惧症的特定环境,并不是仅在于社交场合,与强迫症的强迫症状无关,非继发于躯体变形障碍的躯体变形,非继发于创伤性应激障碍的创伤事件,非分离性焦虑障碍的分离焦虑。

四、治疗原则

药物治疗和心理治疗均有疗效。理想的方法是两者结合。

1.心理治疗

目前公认的方法有认知行为治疗、暴露疗法等。暴露疗法是恐惧症治疗中最早使用,也是常用的心理治疗方法。结合系统过敏方法,通常可以使恐惧的强度和伴随的社交焦虑都能有很大的改善,但通常恐惧症状并不能完全消失,结局有赖于必要的长期反复练习。

2.药物治疗

常用的药物有抗焦虑药物、具有抗焦虑作用的抗抑郁药物和β受体阻滞剂等。抗焦虑药物包括苯二氮卓类药(常用的有阿普唑仑),5-HT_{1A}激动剂(常用的有丁螺环酮、坦度螺酮)可以缓解焦虑症状。具有抗焦虑作用的抗抑郁药物包括SSRIs、SNRIs等新一代抗抑郁药物,以及传统三环类和四环类抗抑郁药物。具体使用详细见抑郁症药物治疗。β受体阻滞剂仅对躯体焦虑症状有效。

第九章　内分泌患者的护理

第一节　尿崩症患者的护理

尿崩症(DI)是由于下丘脑—神经垂体病变引起精氨酸加压素(AVP,又称血管升压素,ADH)严重缺乏或部分缺乏(称中枢性尿崩症,CDI),或肾脏对 AVP 不敏感,致肾远曲小管和集合管对水的重吸收减少(称肾性尿崩症,NDI),从而引起的以多尿、烦渴、低比重尿和低渗尿为特征的一组综合征。

尿崩症可发生于任何年龄,但以青少年为多见,且男性多于女性。另外,根据 ADH 缺乏的程度可分为完全性和部分性尿崩症。

一、临床表现

尿崩症的主要临床表现为多尿、烦渴与多饮,起病常较急,一般起病日期明确。患者尿量明显增加,一般每日排尿量变化不大,一昼夜多为 5~10 L,尿比重低,多在 1.001~1.005,尿渗透压在 100~300 mmol/L,低于血浆渗透压。儿童患者易有夜间遗尿。

尿量多少与 ADH 缺乏的程度有关,同时也与尿中溶质量有关,高盐、高蛋白质饮食使尿中溶质增加,尿量更大。由于大量排出低渗尿液,机体失水,血容量减少,血浆渗透压则升高,引起烦渴,大量饮水,喜凉饮,以保持血浆渗透压不至于过高,血容量接近正常。

患者皮肤黏膜干燥、虚弱、倦怠、失眠、记忆力减退、心悸、便秘,进餐必须是稀食。通常情况下,由于大量饮水补充体液,健康可不受影响,仅影响夜间睡眠。当病变累及口渴中枢时,口渴感消失,或由于脑创伤致意识丧失或麻醉手术等情况下,若不及时补充足量水分可致严重缺水,血浆渗透压与血清钠浓度明显升高而危及生命,多见于继发性尿崩症。

下丘脑、垂体手术引起的尿崩症于手术后当时或几天内发生。若仅仅是因为麻醉和手术使 ADH 释放暂时受抑制,多尿现象常于 1 周内消失。若手术损伤破坏了下丘脑、视上核或神经垂体束则发生永久性尿崩症。也有一部分患者开始由于 ADH 释放受抑制发生多尿,大约持续 1 周,待 ADH 释放功能恢复时又好转,但贮备的 ADH 全部释放完毕则出现永久性尿崩症。

肾上腺皮质激素与 ADH 拮抗,抑制 ADH 释放,并增加溶质的排出,当尿崩症合并垂体前叶功能减退时,由于垂体前叶分泌的促肾上腺皮质激素 ACTH 减少使肾上腺皮质激素缺乏,上述的各种作用因而减弱可使尿崩症症状改善。而在给尿崩症患者补充肾上腺皮质激素后,有可能多饮多尿症状反加重。尿崩症在妊娠中期常加重,是由于这时肾上腺皮质激素增加,抑制 ADH 的分泌并拮抗其作用,同时由于肾上腺皮质激素及甲状腺激素增加,使尿中溶质排出增多致尿量更增。分娩后尿崩症减轻,婴儿吸吮乳头也促使 ADH 释放。

二、辅助检查

典型尿崩症的诊断不难。其特点是:①尿量多,一般 4~10 L/d;②低渗尿,尿渗透压小于血浆渗透压,一般低于 200 mmol/L,尿比重多在 1.001～1.005;③禁水试验不能使尿渗透压和尿比重升高;④ADH 或去氨加压素(DDAVP)治疗有明显效果。

凡有多尿、烦渴、多饮者首先应检查有无糖尿病等(由于大量溶质排出)引起的渗透性利尿。若尿糖检查阴性,血糖不高,且尿比重很低,在 1.001～1.005 则应考虑尿崩症的可能性。

利用血浆、尿渗透压测定可以诊断尿崩症,方法安全可靠。

1. 禁水试验

(1)原理:正常人禁止饮水一段时间后,由于体内水分减少,血浆渗透压升高,AVP 分泌增加,促进远端肾小管对水的重吸收,故尿浓缩,尿量减少,尿比重及渗透压升高。尿崩症患者由于缺乏 AVP,禁水后尿量仍多,尿比重及渗透压仍低。

(2)方法:本试验应在严密观察下进行。禁水前测体重、血压、尿量与尿比重或渗透压,禁水时间为 8～12 h,禁水期间每 2 h 排尿一次,测尿量、尿比重或渗透压,每小时测体重与血压。如患者排尿较多,体重下降 3%～5% 或血压明显下降,应立即停止试验,给患者饮水。

(3)结果分析:①正常人禁水后尿量明显减少,尿比重>1.020,尿渗透压>800 mmol/L,不出现明显失水;②尿崩症患者禁水后尿量仍多,尿比重<1.010,尿渗透压低于血浆渗透压;③部分性尿崩症患者禁水后尿量部分减少,尿比重为 1.010～1.020,尿渗透压可大于血浆渗透压。

2. 禁水—加压素试验

(1)原理:禁水一定时间后,当尿液浓缩至最大渗透压而不能再上升时,注射加压素。正常人禁水后血浆渗透压升高,AVP 大量释放,体内已有足够的 AVP,所以注射外源性加压素后,尿渗透压不再升高,而尿崩症患者由于体内 AVP 缺乏,注射加压素后,尿渗透压可进一步升高。

(2)方法:禁水时间视患者多尿程度而定,一般为 4～18 h,当尿渗透压达到高峰平顶,继续禁水而尿渗透压不再增加时,抽血测血浆渗透压,然后皮下注射加压素 5 U,注射后 1 h 和 2 h 排尿,测尿渗透压,对比注射前后的尿渗透压。

(3)结果分析:禁水后注射加压素的反应:①正常人尿渗透压不再升高,仅少数人可稍升高,但不超过 5%;②尿崩症患者尿渗透压可进一步升高,较注射前至少升高 9% 以上,AVP 缺乏的程度越重,增加的百分比越多;③肾性尿崩症患者无反应,尿量无减少,尿渗透压无改变。

3. 高渗盐水试验

正常人在静脉滴注高渗盐水后,血浆渗透压升高,AVP 大量释放,尿量明显减少,尿比重升高,而尿崩症患者尿量不减少,尿比重不升高,但注射加压素后尿量明显减少,尿比重明显升高,此方法用于与精神性烦渴多尿的鉴别,目前临床上已少用。

4. 血浆 AVP 测定

正常人血浆 AVP 值为 2.3～7.4 pmol/L,禁水后可明显升高。本病患者则低于正常水平,禁水后也不升高或升高不多。肾性尿崩症患者往往升高。

5. 影像学检查

(1)磁共振扫描:正常人可在神经垂体区域显示 T1 相高增强信号,本症患者这种高增强信号消失。

(2)中枢性尿崩症的病因诊断:尿崩症诊断确定之后,必须尽可能明确病因。应进行下丘脑至蝶鞍部位 CT 扫描或 MRI 检查,以发现颅内占位病变,颅咽管瘤是继发性尿崩症常见的原因,常有钙化阴影。

三、治疗原则

轻症患者,每日尿量在 3～4 L,不影响生活及工作,可不必治疗,但应减少饮食中的食盐量,避免高蛋白以减少渗透性利尿。药物治疗应用鞣酸加压素作用时间长,间隔 3～4 d 注射一次,宜从小剂量开始,并同时限制饮水量,以防水中毒发生,长期应用疗效逐渐降低。垂体后叶素水剂作用时间短,需 1 d 多次注射,很不方便。去氨加压素粉剂自鼻腔吸入,长期应用刺激鼻黏膜发生萎缩,影响疗效。此外,还有口服醋酸去氨加压素片剂。垂体后叶素有升压作用,且含催产素,不能用于孕妇。人工合成的去氨加压素(DDAVP)由鼻黏膜吸入,作用强,维持时间长,升压作用小,不含催产素。

非垂体后叶激素类药物也为临床常用。安妥明、氯磺丙脲等通过刺激 ADH 分泌或加强 ADH 的效用以改善多尿现象。服氯磺丙脲可发生低血糖,必须小心。氢氯噻嗪对中枢性和肾性尿崩症均有一定疗效,该药抑制钠回吸收,使体内轻度缺钠,加强水回吸收,使用时要同时限制钠入量。氢氯噻嗪可致低血钾,需注意补充。氢氯噻嗪对肾性尿崩症也有效。

继发性中枢性尿崩症应首先考虑病因治疗,如果不能根治,可选择上述药物治疗。

四、护理评估

1. 健康史

在评估尿崩症患者时,应注意评估患者的典型症状,如烦渴、大量饮水程度。既往有无本病的诱发因素,如手术治疗、头部受伤以及服用过药物(如锂盐)等。另外,还应注意患者有无脱水症状,如皮肤弹性下降、口干等。

2. 身体状况

评估患者是否有多尿、烦渴、多饮的表现;患者是否表现为皮肤黏膜干燥、虚弱、倦怠、失眠、记忆力减退、心悸、便秘。

3. 心理—社会状况

尿崩症患者因经常口渴、多尿,频繁饮水而产生恐惧、焦虑和无助,在对患者进行评估的同时,向患者进行解释说明,缓解患者的不良心理状况。

五、护理诊断

(1)体液不足与内分泌调节功能障碍、下丘脑—神经垂体部位病变引起多尿有关。

(2)知识缺乏与对本疾病知识缺乏了解有关。

六、护理措施

1. 一般护理

尿崩症患者由于尿量较多、烦渴明显,可提供患者喜欢的冷饮料,如冷开水,以保证患者摄入足够的水分。不要过多摄入含糖量高的饮料,以防止血糖升高,血浆渗透压升高,产生利尿效果。

2. 病情观察

(1)准确记录患者尿量、尿比重、饮水量,观察液体出入量是否平衡,以及体重变化。如患者出现乏力、食欲缺乏、便秘、发热、皮肤干燥、倦怠、睡眠不佳等症状;头痛、恶心、呕吐、胸闷、虚脱、昏迷、血压下降等现象,遵医嘱予胃肠补液,监测尿量、尿比重、体重等指标。

(2)对各种症状严重的尿崩症患者,在治疗时给予及时纠正高钠血症,积极治疗高渗性脑病,正确补充水分,恢复正常血浆渗透压。但如果原来的高渗状态下降过快,易引起脑水肿,因此在补液治疗时,应控制输液速度,不可输注过快,在给患者输注含糖液体时,应观察患者神志,监测血糖,以免高血糖发生和渗透性利尿,如果患者血糖升高,主诉头晕、恶心等不适,应及时通知医生。

3. 对症护理

(1)对于多尿、多饮者应预防脱水,根据患者的需要供应水。监测尿量、饮水量、体重,从而监测液体出入量,正确记录,并观察尿色、尿比重、血电解质、血浆渗透压等情况。

(2)若患者夜间因多尿而出现失眠、疲劳以及焦虑等,应给予护理照料。

(3)保持皮肤、黏膜的清洁。

4. 用药护理

尿崩症为终身疾病,需长期用药,其中以去氨加压素为最佳。使用方法为口服或喷鼻,使用时应向患者及家属介绍药物的基本知识和治疗方法,该药不良反应为头痛、腹痛、皮肤潮红,治疗时如果不限制水分的摄入,可能导致水分滞留,体重增加,血钠减少,严重时会产生头痛、恶心及其他低钠血症症状,重者可出现痉挛现象。因此,服用该药应每日监测体重、血电解质等变化。对于使用氢氯噻嗪治疗的患者应指导患者低钠饮食,由于该药有排钾作用,使用期间应定时监测血钾,以防发生低钾血症。

5. 禁水加压试验护理

(1)评估患者基础生命体征(脉搏、呼吸、血压、体温),每小时监测并记录。

(2)试验过程中让患者绝对禁水(包括不能洗手等方式接触水)。

(3)严密监测患者禁水期间的病情,每小时监测体重、血压、尿量、尿比重、尿渗透压和血浆渗透压。

(4)遵医嘱予患者皮下注射垂体后叶素。继续每小时监测尿量、尿比重、尿渗透压。

6. 心理护理

详细评估患者及家属对疾病的心理冲突程度及对接受治疗的心理状态,通过护理活动与患者建立良好的护患关系,鼓励患者及时治疗,解除顾虑和恐惧,增强信心。

七、健康教育

(1)患者由于多尿、多饮,要嘱患者在身边备足温开水。

(2)注意预防感染,尽量休息,适当活动。

(3)指导患者记录尿量及体重的变化。

(4)遵医嘱用药,用药期间出现不良反应应及时就诊,不得自行停药。

(5)门诊定期随访。

第二节 垂体瘤患者的护理

垂体位于颅内蝶鞍内,呈卵圆形,约 1.2 cm×1.0 cm×0.5 cm 大小,平均重量为 700 mg。女性妊娠时呈生理性肥大。垂体具有复杂而重要的内分泌功能,分为腺垂体(垂体前叶)和神经垂体(垂体后叶)。

垂体瘤是一组发生在垂体前叶和垂体后叶颅咽管上残余细胞的肿瘤,是常见的鞍区良性肿瘤,发生率居颅内肿瘤的第 3 位。近年来随着医学检查技术的发展,垂体瘤的发病率明显增加,有学者估计其发病率为 0.02%,临床有明显症状者约占颅内肿瘤的 10%。垂体瘤可发生在任何年龄,以 31~40 岁者居多,21~30 岁和 41~50 岁者次之。催乳素瘤女性的发病率明显高于男性,女性高达 1/1 050,男性也高达 1/2 800,而其他各型垂体瘤无明显性别差异。垂体瘤患者可于起病后不同时期有轻重不等的临床表现。

一、临床表现

(一)内分泌亢进征象

有内分泌功能垂体瘤在早期即可出现症状。

1. PRL 瘤

PRL 瘤多见于 20~40 岁,女性患者显著多于男性,国外报道育龄妇女是男性的 14.5 倍。女性患者 PRL 微腺瘤占 2/3,大腺瘤占 1/3;绝经后女性初诊时主要为大腺瘤。

(1)女性 PRL 腺瘤:主要以 PRL 增多雌激素减少所致闭经、泌乳、不孕为临床特征。

(2)男性 PRL 瘤:并不少见。由于临床症状隐匿,早期诊断较为困难,往往发展至大腺瘤时才做出诊断。

2. GH 腺瘤

由于 GH 分泌过多,早期数毫米微腺瘤即可致代谢紊乱,引起骨骼软组织和内脏过速生长等一系列变化。

(1)生长过度:儿童或青少年生长异常迅速,持续长高至骨骺闭合时身高达 2 m 或以上者,尤其伴性腺发育不良,男性睾丸、阴茎幼稚,女性阴道、大阴唇发育差,乳房发育不良,应检查 GH 水平。

(2)肢端肥大:常是患者最早出现的临床表现,多见于 30~50 岁,患者自觉相貌有改变,手套、帽子、鞋子、戒指变小等。

3. ACTH 腺瘤

任何年龄均可发病,以 20~40 岁居多。①肥胖:是最常见的临床表现,占 85%~96%。典型患者呈以躯干为主的向心性肥胖,满月脸、水牛背、锁骨上窝脂肪垫增厚和腹壁脂肪肥厚;也有某些患者表现为全身肥胖。多数患者体重增加,少数患者体重不增加,但也总有向心性肥胖和特征性的面部征象;②皮肤紫纹:发生率约占 50%,多见于年轻患者,常见于腹部、股内侧、臀部;紫纹越宽、颜色越深诊断意义越大;③多毛:见于 65%~75% 的女性患者,但程度一般不重,表现为眉毛浓黑、面颊毳毛增多、阴毛增多呈男性分布;④高血压:75%~85% 的患者有高血压,50% 以上患者舒张压>100 mmHg;⑤精神症状:见于 85% 的患者,可表现为情感障碍(抑郁症、欣快)、注意力和理解力减退和自主神经功能障碍(失眠、性欲减退)等。

4. TSH 腺瘤

TSH 腺瘤罕见，不到垂体瘤的 1%，临床表现为甲亢症状。

5. GnH 腺瘤

GnH 腺瘤很罕见，早期可无症状，发展逐渐表现为阳痿、闭经、性欲减退或丧失、睾丸萎缩、精子数目减少等。

（二）压迫症状

肿瘤向鞍外扩展压迫邻近组织结构可引起压迫症状，这类症状最多见，往往为患者就医的主要原因。

(1) 头痛：垂体瘤早期约有 2/3 患者头痛，主要位于眶后、前额和双颞部，程度轻，持续性隐痛或间歇性发作。引起头痛的主要原因是鞍隔与周围硬脑膜因肿瘤向上生长而受到牵拉所致。

(2) 视力减退、视野缺损：垂体腺瘤向鞍外生长压迫视神经和视交叉，可出现不同程度的视力减退、双颞侧视野缺损和眼底病变，严重者可双目失明。眼底检查可见神经色泽变淡，视神经乳头原发性萎缩。

(3) 其他脑神经受累：向外发展压迫或进入海绵窦可使Ⅲ、Ⅳ、Ⅴ脑神经受累，造成一侧眼球运动障碍和突眼等症；肿瘤累及麦氏囊影响第Ⅴ脑神经可引起继发性三叉神经痛、面部麻木和感觉异常等；肿瘤破坏鞍底或蝶窦可有脑脊液鼻漏；肿瘤影响下丘脑可引起嗜睡、不规则发热、多食等，可有肥胖生殖无能症。

（三）垂体前叶功能减退的表现

垂体瘤患者的垂体激素分泌减少的表现一般较轻，进展较慢，直至腺体有 3/4 被毁坏后，临床上才出现明显的垂体前叶功能减退症状。有时垂体激素分泌减少也可成为本病的突出表现，在儿童期尤为明显，表现为身材矮小和性发育不全。肿瘤还可影响到下丘脑及垂体后叶，血管加压素的合成和排泄障碍引起尿崩症。在出现垂体前叶功能减退症的垂体瘤患者中，性腺功能减退约见于 3/4 的患者，不出现严重的应激状态，肾上腺皮质功能通常可以维持正常，但由于垂体 ACTH 储备不足，在应激时可出现急性肾上腺皮质功能减退称之为肾上腺危象。

（四）垂体卒中

垂体瘤易发生瘤的出血称之为垂体卒中，其发生率为 5%~10%。垂体卒中起病急剧，表现为额部或一侧眶后剧痛，可放射至面部，并迅速出现不同程度的视力减退，严重者可在数小时内双目失明，常伴眼球外肌麻痹，尤以动眼神经（第Ⅲ对脑神经）受累最为多见，也可累及滑车神经（第Ⅳ对脑神经）和面神经。有的患者出现急性垂体功能衰竭的表现。

（五）多发性内分泌病Ⅰ型

垂体瘤合并胰岛细胞瘤、甲状旁腺肿瘤和类癌瘤等称为多发性内分泌病Ⅰ型。

二、辅助检查

1. 内分泌腺体功能检查

内分泌腺体功能检查是诊断垂体瘤的重要依据。

(1) 垂体激素基础值测定和动态试验：测定相应激素基础值是早期诊断的重要佐证，一般应检查 6 种腺垂体激素水平（包括 PRL、GH、ACTH、TSH、FSH、LH 等），当某一激素水平有变化时应检测其靶腺或靶器官、组织激素的水平。肿瘤细胞的激素分泌呈自主性，除血液循环激素水平升高外,在早期就开始有昼夜分泌节律紊乱的特点。由于腺垂体激素分泌的影响因素多,呈脉冲式释放,需多次测定,测定结果只作为筛选指标,有时需结合动态试验综合评价垂体内分泌功能状态。有人曾提到血 PRL>200 ng/mL 有确诊 PRL 瘤的价值。

(2)腺垂体功能试验:功能性腺瘤应立足于本激素升高的基础上来鉴定升高的性质是否表达了瘤体的自主性。

2.放射学检查

除了蝶鞍 X 线片和薄层断层蝶鞍摄影外,CT 和 MRI 的应用对垂体瘤的早期诊断有很大帮助。

(1)蝶鞍 X 线片:瘤体直径<5 mm 的微腺瘤蝶鞍可正常,但部分微腺瘤,特别是接近垂体表面的局限性小结节,可使局部骨质变薄,正位像鞍底左右不对称,局限性凹陷,侧位像鞍底呈双边轮廓。GH 腺瘤有的鞍底增厚,蝶鞍呈方凹型。本法简单、普及、价廉,不失为一项常规检查,也是决定进一步检查的基础,但结果正常不否定垂体瘤存在。

(2)薄层断层蝶鞍摄影:采用间距 2 mm 薄层断面,可发现鞍底有局部骨质吸收变薄,囊泡状膨出,鞍底倾斜,骨质破坏等微小改变,对早期诊断鞍内肿瘤帮助更大。蝶窦形态及其纵隔变异等情况亦比平片更清晰,但放射剂量偏大,对患者有一定危害。

(3)蝶鞍区 CT 扫描:CT 可显示肿瘤密度、大小、形态和发展方向,是目前诊断垂体瘤的主要方法。采用高分辨率 CT 直接增强,薄层 1.5 mm 断面,做蝶鞍区冠状位扫描和矢状位重建及轴位检查,可提高微腺瘤的发现率。但对<5 mm 的微腺瘤 CT 增强其发现率仅 30%。

(4)MRI:垂体瘤的影像学检查宜首选 MRI,其可发现直径大于 3 mm 的垂体微腺瘤,而且可显示下丘脑结构,能更好地显示肿瘤及其与下丘脑组织的解剖关系,对于临床判断病变有肯定的价值。

垂体微腺瘤典型表现为 T_1 低信号,T_2 高信号,还可见垂体上缘膨凸,以冠状面显示最佳,但少数也有短或等 T_1 与 T_2。MRI 增强薄层断层扫描对<5 mm 微腺瘤发现率为 50%~60%。但要了解蝶鞍区骨质改变不如 X 线和 CT。

三、治疗原则

1.手术治疗

经蝶鞍手术,下列情况应做手术治疗:①视力、视野受损;②脑神经受压,出现复视和眼球运动受限;③肿瘤体积大;④出现垂体卒中;⑤颅内压升高;⑥放疗后复发;⑦诊断性探查。

2.放射治疗

放射治疗对无功能性垂体瘤有一定效果。放疗适应证有:①肿瘤体积较小,视力、视野未受影响;②患者全身情况差、年老体弱、有其他疾病、不能耐受手术者;③手术未能切除全部肿瘤,有残余肿瘤组织者,术后加做放疗。

3.激素替代治疗

有腺垂体功能减退者,应补充外源性激素,纠正内分泌紊乱。需手术或放射治疗者,在施行这些治疗前先用药物纠正内分泌紊乱,改善全身代谢情况,增强体质和抵抗力。

四、护理评估

1.健康史

了解患者身体外形改变发生的时间与特点。了解患者性功能异常的发生过程,了解女性患者的月经史及生育史,男性患者有无阳痿等。了解患者的视力情况,有无近视及程度。

2.身体状况

患者有无体形的变化、面容的变化及皮肤、黏膜的变化,有无女性患者闭经、溢乳,有无男性乳房发育等。

3.心理—社会状况

了解患者是否因身体改变或性功能障碍而产生焦虑、抑郁、自卑等。

五、护理诊断

(1)疼痛与肿瘤分泌过多激素及压迫周围组织有关。

(2)自我形象紊乱与疾病所致身体病理性改变有关。

(3)焦虑与健康状况改变有关。

(4)活动无耐力与疾病所致乏力有关。

(5)有受伤的危险与肿瘤压迫视神经导致视力下降有关。

(6)有感染的危险与激素分泌过多导致血糖升高、易发生感染有关。

六、护理措施

1.疼痛的护理

(1)评估患者疼痛的诱发因素、疼痛部位、性质、频率。评估患者对于控制疼痛使用过的方法的有效性。

(2)与患者共同讨论能够缓解疼痛的方法,如放松、深呼吸、转移注意力等。

(3)遵医嘱予患者止痛药,并向患者讲解药物的作用、不良反应以及如何尽量减少不良反应的发生,用药后评价效果。

2.饮食护理

库欣病患者由于皮质醇分泌增多,患者可发生继发性糖尿病,因此对于血糖异常的患者应给予糖尿病饮食,限制每日总热量,鼓励患者饥饿时可进食含糖量少的蔬菜,如黄瓜、番茄等。

3.自我形象紊乱的护理

(1)鼓励患者说出对疾病导致的身体外形改变的感受以及患者预期希望有哪些改变,如体重、胸围、腰围等。

(2)通过健康指导,使患者理解身体外形改变的原因,并逐步让患者接受目前的外形改变。

(3)指导患者在能够耐受的条件下进行正确的运动。

4.活动和安全护理

(1)评估患者活动能力。与患者共同讨论能够采取的活动,并共同制订合理的活动计划及目标,避免因活动出现不适。

(2)库欣病患者由于骨质疏松,可发生病理性骨折,为患者提供一个安全的活动环境,并指导患者在一个安全的环境内进行活动,以防受伤。

5.预防感染

为患者提供清洁的病室环境,勤通风,指导患者注意个人卫生,预防感染。

6.焦虑的护理

(1)评估患者的应对方式、压力来源和适应技巧。

(2)与患者及其家庭成员共同探讨患病过程中的心理状况,提高家庭支持。

(3)指导患者家属避免对患者使用批评性语言,多给予鼓励和称赞。

七、健康教育

(1)应与患者一起讨论改善疼痛的方法,以及出院后患者如何进行有效的缓解,为患者提供缓解疼痛的方法:如何进行放松;保证身体的舒适;合理使用止痛药物等。

(2)应与患者交流感受,鼓励患者说出感受,教给患者应对不良心理状况的方法,如倾诉、转移注意力、听音乐等。

(3)保证患者能够了解并说出使用的药物的作用和不良反应。

(4)对于出院的患者做好出院前的指导,包括饮食、活动、用药、随诊等。

第三节 腺垂体功能减退症患者的护理

垂体或下丘脑的多种病损可累及垂体的内分泌功能,当垂体的全部或绝大部分被毁坏后,可产生一系列的内分泌腺功能减退的表现,主要累及的腺体为性腺、甲状腺及肾上腺皮质,临床上称为腺垂体功能减退症。产后大出血多见,可造成垂体缺血坏死。其次为垂体肿瘤、严重感染、头颅创伤等。

一、临床表现

1.一般表现

女性多见,临床表现差异很大,易延误诊断,补充缺乏激素后症状可迅速缓解。

2.功能缺陷

可为单一垂体激素(常见的为促性腺激素和催乳素)系统的功能缺陷,也可为多种垂体激素系统的功能缺陷。

(1)性腺功能减退:常最早出现。女性有产后大出血、休克及昏迷病史,表现为产后无乳、乳腺萎缩、长期闭经与不孕、性功能减退等;阴道分泌物减少,外阴、子宫和阴道萎缩,毛发脱落,尤以阴毛、腋毛为甚。成年男子性欲减退、阳痿,睾丸松软缩小,胡须、腋毛和阴毛稀少等。

(2)甲状腺功能减退:成年患者常表现为代谢降低、活动能力减弱等;儿童表现为生长发育迟缓。患者表现为畏寒、嗜睡、思维迟钝及精神淡漠、皮肤干燥粗糙、少汗、食欲缺乏、便秘及心率减慢。严重者可有黏液性水肿面容、精神失常等。

(3)肾上腺皮质功能减退:患者表现为极度疲乏、食欲缺乏、恶心、呕吐、体重减轻及血压偏低等。黑色素细胞刺激素减少使皮肤色素脱失、面色苍白。对胰岛素敏感性提高而出现血糖降低,伴生长激素缺乏时可加重低血糖发作。

3.希恩综合征

患者多有围生期大出血病史,全垂体激素缺乏症状,但无颅内占位性病变表现。

4.垂体内或其附近肿瘤压迫

患者常同时存在垂体激素系统功能缺陷和颅内压迫症状,严重者甚至出现垂体卒中(瘤体内出血)。

二、辅助检查

(1)性腺功能测定:性激素(雌二醇、血睾酮)水平降低。
(2)甲状腺功能测定:①总 T_4(TT_4)、游离 T_4(FT_4)降低;②总 T_3(TT_3)、游离 T_3(FT_3)正常或降低。
(3)肾上腺皮质功能测定:①血浆皮质醇浓度降低,但节律正常;②24 h 尿 17-羟皮质类固醇及游离皮质醇减少;③口服葡萄糖耐量试验显示血糖呈低平曲线改变。
(4)腺垂体激素测定:FSH、LH、TSH、ACTH、PRL 及 GH 血浆水平低于正常低限。
(5)垂体储备功能测定:垂体病变者 TRH、PRL、LRH 兴奋试验常无增加,延迟上升者常为下丘脑病变。
(6)其他检查:X 线、CT、MRI。

三、治疗原则

腺垂体功能减退症状治疗是长期的,必须持之以恒。

1.一般处理

生活要有规律,避免劳累;给予高热量、高蛋白、高维生素及适量钠、钾等饮食;积极进行对症处理,如抗感染、通便、纠正精神失常、止吐等。

2.激素替代治疗

①可的松治疗;②甲状腺素制剂应与可的松同服,否则可引起肾上腺危象发生;③育龄期如行人工月经周期治疗,男性可肌内注射丙酸睾酮,促进蛋白合成。

3.危象处理

①迅速应用葡萄糖;②大量应用氢化可的松;③对症处理如抗休克、抗感染或保暖;④禁用吗啡、哌替啶、巴比妥类药物。

四、护理评估

1.健康史

询问患者有无垂体、下丘脑病变,如垂体肿瘤、Sheehan 综合征、下丘脑肿瘤、炎症、浸润性病变,有无蝶鞍区手术、创伤或放射性损伤等。

2.身体状况

(1)性腺功能减退:评估成年患者是否表现为第二性征和性功能改变;儿童是否表现为第二性征不发育。
(2)甲状腺功能减退:评估成年患者是否表现为代谢降低、活动能力减弱等;儿童是否表现为生长发育迟缓。
(3)肾上腺皮质功能减退:评估患者是否表现为精神淡漠,血压偏低,软弱乏力,体重减轻,皮肤粗糙干燥、色素脱失,消化道症状和发生低血糖。
(4)垂体危象:评估患者是否表现为高热、循环衰竭、休克、恶心、呕吐、头痛、神志不清、谵妄、抽搐及昏迷等。

3.心理—社会状况

评估患者是否因腺垂体功能减退出现闭经、性功能减退、生长发育障碍、记忆力减退、精神萎靡及乏力等症状,影响家庭生活与社交活动,评估患者是否经常出现悲观、忧郁和焦虑等心理。

五、护理诊断

(1)活动无耐力与肾上腺皮质功能减退、甲状腺功能减退有关。
(2)便秘与甲状腺功能减退有关。
(3)性功能障碍与促性腺激素分泌不足有关。
(4)潜在并发症:垂体危象、低血糖、垂体卒中。
(5)体温过低:与继发性甲状腺功能减退有关。

六、护理措施

1.饮食护理

垂体功能减退的患者常表现软弱乏力、畏食、恶心、呕吐、体重减轻;皮肤粗糙干燥、色素减退、苍白、少汗、弹性差;乳晕颜色浅淡等症状。要指导患者进食高热量、高蛋白、高维生素、清淡、易消化饮食,食物中要富含膳食纤维以促进肠蠕动,预防便秘。进餐时不宜过饱,可少食多餐,但应定时进餐,必要时监测血糖,预防低血糖发生。

2.运动指导

垂体功能减退的患者往往精神淡漠,血压偏低,反应迟钝,记忆力和注意力减退,动作缓慢,对周围环境的感知能力下降,不能及时感知环境中的危险因素或发生直立性低血压而造成患者意外。护理时要注意为患者提供安全的环境,病情严重者留陪伴,并向患者和家属告知相关注意事项,经常巡视病房,满足患者的需要。指导康复期患者适当运动,但要注意安全,避免劳累,保证有充足的休息和睡眠时间。

3.病情观察

(1)观察患者神志、体重、睡眠、排便及活动状况。
(2)观察患者有无头痛、视野变化、视力变化。
(3)准确记录每日出入量。

4.症状护理

(1)甲状腺功能减退的患者常表现畏寒,要注意保暖。维持室内温度在20 ℃~28 ℃、相对湿度在50%~60%,定时通风换气,使患者感觉舒适。要注意监测患者的生命体征变化,如体温偏低,可加盖棉被或用热水袋,但要注意防止烫伤。

(2)肾上腺皮质功能减退的患者皮肤粗糙干燥、色素减退、苍白、少汗、弹性差,要注意保持患者皮肤清洁卫生,避免受伤,干燥粗糙的皮肤涂抹润肤品保护,贴身应穿棉质透气的衣物,避免化纤类,避免穿紧身衣。

5.激素替代治疗的护理

垂体功能低下的患者多采用相应靶腺激素替代治疗,包括糖皮质激素、甲状腺素、性激素等。需长期甚至终生服药。护理时要注意:

(1)治疗过程中应先补充糖皮质激素,然后再补充甲状腺素,以免诱发肾上腺危象。
(2)遵医嘱正确服用激素类药物,服用方法模仿生理分泌节律,剂量随病情变化而调节,应激状态下需适当增加剂量。
(3)老年人、冠心病、骨密度低的患者需服用甲状腺素时,宜从小剂量开始,缓慢递增剂量,以免增加代谢率而加重肾上腺皮质负担,诱发危象。同时要监测有无心绞痛等不良反应。

(4)正确留取标本,及时复查激素水平,指导临床治疗。

(5)注意观察药物的不良反应。

6.手术治疗的护理

对于垂体瘤压迫导致垂体功能低下的患者,除催乳素瘤外均宜首先考虑手术、化疗或放疗。

(1)术前护理

1)术前指导和心理疏导。

2)协助患者维持良好的饮食、休息、睡眠等。

3)术前禁食 8~10 h,禁饮 6~8 h。

4)根据术式不同做好术前准备。①经蝶切除微腺瘤手术:剃胡须、剪鼻毛,做好口腔、鼻腔的护理;②开颅手术:安置胃管,剃发。

(2)术后护理

1)卧位。①幕上开颅术患者:卧向健侧,避免切口受压;②幕下开颅术:早期取无枕卧位或侧俯卧位;③经口鼻蝶窦入颅术:半卧位,以利伤口引流。

2)饮食:有吞咽困难、饮水呛咳者严格禁饮禁食,可采用鼻饲法:供给营养,待吞咽功能恢复后逐渐练习进食。

3)引流管的护理。①术后早期:创腔引流瓶高度与头部创腔保持一致,以保证创腔内有一定压力而避免脑组织移位;②48 h 后:可略放低引流瓶以利于较快引出液体,减少局部残腔;③3~4 d 后:一旦血性脑脊液转清,即可拔管。

4)并发症的护理:密切观察患者的生命体征和症状,倾听患者的主诉,观察引流液的性质、颜色和量,及时发现颅内压增高、脑脊液漏、尿崩症等并发症并予以处理。

5)基础护理:做好患者的生活护理,保持口腔、鼻腔的清洁卫生。

7.心理护理

(1)患病后,患者身心变化较大,对之前的工作和社会角色适应力下降,会感到力不从心,对前途丧失信心,产生焦虑、恐惧等不良心理。要正确评估患者的心理状态,接受其表现的焦虑、恐惧或抑郁,关心、体贴、尊重、支持患者,鼓励患者诉说使其烦恼的因素。向患者及其家属详细解释病情,提供有关的信息咨询服务,帮助患者树立战胜疾病的信心,消除不良心理状态。

(2)患病后患者不同程度出现第二性征消退,生理周期改变和性欲减退、性交痛,女性出现阴道分泌物减少,男性存在勃起障碍等影响夫妻生活。在取得患者同意的情况下,在隐蔽舒适的环境下与患者一起分析、讨论压力的来源,向患者讲解不良情绪对疾病的影响,指导患者采取合适的应对方法。

(3)动员患者的社会支持系统,如丈夫(妻子)和儿女的支持。

(4)请治疗效果好的患者现身说法,协助患者营造良好的病房氛围。

七、健康教育

1.加强检查和教育,预防垂体功能减退症

(1)加强产前检查,积极防治产后大出血及产褥热。

(2)严密观察垂体瘤手术、放疗的患者,及时复查激素水平。

(3)指导患者保持情绪稳定,注意生活规律,避免过度劳累。

(4)预防外伤和感冒,少到公共场所或人多之处,注意皮肤的清洁卫生,以防发生感染;冬天注意保暖;更换体位时动作应缓慢,以免发生昏厥。

2.饮食指导

指导患者进食高热量、高蛋白、高维生素、易消化的饮食,少量多餐,以增强机体抵抗力。

3.观察与随访

指导患者定期随访,如果出现垂体危象的征兆,如感染、发热、外伤、腹泻、呕吐、头痛等情况时,应立即就医。外出时随身携带识别卡,以防意外发生。

八、垂体危象

垂体功能减退性危象简称为垂体危象,是腺垂体功能减退症严重的并发症,是内分泌科急危重症之一,常在应激状态下发生,其临床表现复杂多样,在非专科医院及基层医院很容易被误诊,若不及时抢救,往往危及患者生命。

1.诱因

严重感染、腹泻、呕吐、脱水、饥饿、寒冷、急性心肌梗死、脑卒中、严重低血糖、手术、外伤、麻醉及使用镇静剂、催眠药等。

2.发病机制

(1)先天遗传性垂体瘤为成人最常见原因,肿瘤可分为功能性的和无功能性的。肿瘤增大可压迫正常垂体组织,使其功能减退或功能亢进,与腺垂体功能减退症合并存在。

(2)下丘脑病变,如炎症、浸润性病变(淋巴瘤、白血病)等,可直接破坏下丘脑神经内分泌细胞,释放激素分泌减少,蝶鞍区手术、放疗和创伤;垂体瘤切除可能损伤正常垂体组织,术后放疗更加重垂体损伤。严重头部损伤可引起颅底骨折、损毁垂体柄和垂体门静脉血液供应。

(3)鼻咽癌放疗也可损坏下丘脑和垂体致缺血性坏死;妊娠期腺垂体增生肥大,血供丰富,围生期因某种原因引起大出血、休克、血栓形成,使腺垂体大部分缺血坏死和纤维化,临床称为希恩(Sheehan)综合征。

(4)感染,如巨细胞病毒、艾滋病病毒、结核杆菌等感染引起的脑炎、脑膜炎、流行性出血热、梅毒等,损伤下丘脑和垂体;糖皮质激素长期治疗可抑制下丘脑 CRH-垂体 ACTH,突然停用后可出现医源性腺垂体功能减退;垂体卒中可见于垂体内突然出血、瘤体突然增大,压迫正常垂体组织和邻近视神经视束,呈现急诊垂体危象。

3.临床表现

(1)高热型:体温>40 ℃。

(2)低温型:体温<30 ℃。

(3)低血糖型:血糖可<2.8 mmol/L。

(4)低血压、循环衰竭型。

(5)水中毒型。

(6)混合型。

各种类型有相应的症状,突出表现为循环系统、消化系统和神经精神方面的症状,如高热、循环衰竭、休克、恶心、呕吐、头痛、神志不清、谵妄、抽搐、昏迷等严重危险状态。

4.治疗

所有病例明确诊断后根据危象的病因和类型,加强针对性治疗。

(1) 补充葡萄糖:先给予静脉推注50%葡萄糖40~60 mL,抢救低血糖,继之改为10%葡萄糖维持输入,切忌间歇静脉滴注高渗糖,避免刺激胰岛素释放加重低血糖症。

(2) 应用皮质激素:氢化可的松第1个24 h用量200~300 mg,以解除急性肾上腺功能减退征象,以后渐减量,1周内过渡到口服。危象解除后,继续应用小剂量糖皮质激素及甲状腺素口服替代治疗。如果为育龄期妇女,还加用人工月经周期药物口服以保持第一性征及有较高的生活质量。

(3) 加强垂体危象诱因控制及对症支持治疗:有感染者应积极抗感染;有循环衰竭者按休克原则治疗,纠正酸碱平衡及电解质紊乱;水中毒者应利尿;低温与甲状腺功能减退有关,可以补充小剂量甲状腺激素,并用物理手段逐渐加温。禁用或慎用麻醉剂、镇静药、催眠药或降糖药。

(4) 治疗过程中应注意以下几点:①对水中毒、失钠、低体温型患者糖皮质激素剂量不可过大,因为使用肾上腺皮质激素使肾小球滤过率增加,排钠增加。不补充钠可引起低钠昏迷和加重水中毒;②补液量应根据病情调整,一般不低于体重的6%,由于低血糖较多见,故第1个1 000 mL液体应含葡萄糖50 g以上,水中毒型患者应尽量控制补液;③垂体危象的低钠多为慢性,补钠时应缓慢,低血钠的纠正应在3 d以上,每天血钠提高<10 mmol/L,血钠达125 mmol/L可不予治疗;④补充甲状腺激素应在糖皮质激素之后,否则加重肾上腺皮质功能衰竭。低温型患者在使用糖皮质激素的同时补充甲状腺激素。

5.急救和护理

(1) 备齐急救物品,积极配合抢救。

(2) 一旦发生垂体危象,立即报告医生并协助抢救。①迅速建立静脉通道,遵医嘱给予静脉注射50%的葡萄糖40~60 mL以抢救低血糖,然后静脉滴注5%葡萄糖盐水500~1 000 mL+氢化可的松50~100 mg,以解除肾上腺功能减退危象;②循环衰竭者快速补液,按抗休克原则治疗;③败血症者及时抽取血培养,进行药敏试验和静脉使用抗生素抗感染;④水中毒者加强利尿,可给予泼尼松或氢化可的松;⑤低体温与甲状腺功能减退有关,可给予小剂量甲状腺素,并采取保暖措施使患者体温回升。高温者给予降温治疗;⑥慎用麻醉剂、镇静剂、催眠药和降糖药等,以防止诱发昏迷。

(3) 保持呼吸道通畅,给予氧气吸入。

(4) 严密监测病情:①监测患者意识状态、生命体征的变化,注意有无低血糖、低血压、低体温等情况;②评估患者神经系统体征及瞳孔大小、对光反射的变化。

(5) 做好基础护理:①低体温者注意保暖;②高温者给予冰袋等物理降温或遵医嘱使用退热药;③做好口腔护理、皮肤护理,保持排尿通畅,防止尿路感染。

6.健康教育

预防发生危象。

(1) 坚持正规的激素治疗,不能随意减量或停药,发生感染或其他应激状态时及时就诊,在医生指导下调整用药。

(2) 适当锻炼,增强体质,冬天注意保暖,避免发生感染。

(3) 注意饮食和卫生,避免腹泻、呕吐、脱水、饥饿。

(4) 患者发生急性心肌梗死、脑卒中、严重低血糖、手术、外伤时要及时调整治疗方案。

(5) 禁用或慎用麻醉剂、镇静剂、催眠药和降糖药等,以防诱发昏迷。

(6)患者出现高热、循环衰竭、休克、恶心、呕吐、头痛、神志不清、谵妄、抽搐、昏迷症状时要及时就诊和处理。

第四节 肾上腺皮质功能减退症患者的护理

肾上腺皮质激素是维持生命的基本要素,在肾上腺皮质激素中最重要的是皮质醇、醛固酮和雄性类固醇激素。当两侧肾上腺绝大部分被破坏,出现种种皮质激素不足的表现,称肾上腺皮质功能减退症(ACI),也叫艾迪生病。按病因可分为原发性和继发性,按病程可分为慢性和急性。急性肾上腺皮质功能减退又称为肾上腺危象,多表现为循环衰竭、高热、胃肠功能紊乱、惊厥、昏迷等症状,病势危急,须及时抢救。

ACI多见于成年人,男性多于女性,自身免疫所致者,女性多于男性。临床表现以虚弱乏力、体重减轻、色素沉着、血压下降等为特征。

一、临床表现

(1)早期症状不典型:可能在多年后才引起注意。偶有部分病例,因感染、外伤、手术等应激而诱发肾上腺危象,才被临床发现。

(2)色素沉着:皮肤和黏膜色素沉着,多呈弥散性,以暴露部、经常摩擦部位和指(趾)甲根部、瘢痕、乳晕、外生殖器、肛门周围、牙龈、口腔黏膜、结膜为明显。部分患者可有片状色素脱失区。继发性肾上腺皮质功能减退症患者的MSH和ACTH水平明显降低,故均无色素沉着现象。

(3)乏力:乏力程度与病情轻重程度相平行,轻者仅劳动耐量差,重者卧床不起。是电解质紊乱、脱水、蛋白质和糖代谢紊乱所致。

(4)胃肠道症状:出现食欲缺乏、恶心、呕吐、上腹、右下腹或无定位腹痛,有时有腹泻或便秘。多喜高钠饮食,经常伴有消瘦。消化道症状多见于病程长、病情严重者。

(5)心血管症状:由于缺钠、脱水和皮质激素不足,患者多有低血压(收缩压及舒张压均下降)和直立性低血压,心脏较小,心率减慢,心音低钝。

(6)低血糖表现:由于体内胰岛素拮抗物质缺乏和胃肠功能紊乱,患者血糖经常偏低,但因病情发展缓慢,多能耐受,症状不明显。仅有饥饿感、出汗、头痛、软弱、不安。严重者可出现震颤、视物模糊、复视、精神失常,甚至抽搐、昏迷。本病对胰岛素特别敏感,即使注射很小剂量也可以引起严重的低血糖反应。

(7)精神症状:精神不振、表情淡漠、记忆力减退、头昏、嗜睡。部分患者有失眠、烦躁,甚至谵妄和精神失常。

(8)肾上腺危象:患者抵抗力低下,任何应激性负荷如感染、外伤、手术、麻醉等均可诱发急性肾上腺皮质功能减退性危象。

(9)原发病表现:如结核病、各种自身免疫疾病及腺体功能衰竭综合征的各种症状。

(10)其他:对麻醉剂、镇静剂甚为敏感,小剂量即可致昏睡或昏迷。性腺功能减退,如阳痿、月经紊乱等。

二、辅助检查

1. X 线检查

若腹部平片及肾上腺 CT 扫描示肾上腺区有钙化阴影，则可肯定肾上腺结核所致艾迪生病的诊断。此外，肾上腺 CT 扫描如发现双肾上腺萎缩，也有助于自身免疫性肾上腺炎的诊断。若能测定血中抗肾上腺抗体，则对自身免疫性肾上腺炎是一个很好的指标。胸部除注意肺部有无病灶外，尚应注意心脏大小；必要时应摄头颅片。

2. 血液检查

嗜酸性粒细胞计数、血细胞比容，血尿素氮、钠、钾、氯及血糖，必要时行糖耐量试验、血浆皮质醇测定及其昼夜节律、促皮质素放射免疫测定。

3. 血、尿皮质醇水平测定

多数患者血、尿皮质醇及尿 17-羟皮质类固醇测定低于正常，也可在正常低限，故需多次测定。

4. ACTH 试验（促肾上腺皮质激素兴奋试验）

ACTH 试验是艾迪生病确诊的重要指标，可测定肾上腺皮质分泌皮质醇的储备功能。方法：将促肾上腺皮质激素 25 U 加入 5％葡萄糖液 500 mL 中每天匀速静脉点滴 8 h，共 3 d，于对照日及刺激第 1 d、第 3 d 分别留 24 h 尿测定尿游离皮质醇或 17-羟皮质类固醇水平。艾迪生病患者基础对照值低于正常及促肾上腺皮质激素刺激 3 d 后仍无显著上升反应，而正常人促肾上腺皮质激素刺激 1 d 后即可比对照日上升 1～2 倍。如果病情较重者，应同时用地塞米松治疗，以防止发生肾上腺危象。

5. 血浆促肾上腺皮质激素及其相关肽 N-POMC 的测定

用放射免疫法测定血浆促肾上腺皮质激素及相关肽 N-POMC 水平，可较正常人高 5～50 倍，而继发性肾上腺皮质功能低下者一般低于正常或在正常低限，故此项检查对艾迪生病的诊断有极重要意义。

三、治疗原则

一旦确诊，应立即治疗，并终生用药。

1. 常规治疗

即补充日常状态下，维持正常功能的生理剂量的肾上腺皮质激素，部分患者需同时补充糖及盐皮质激素。

氢化可的松最符合生理性，应为首选。给药方式应符合皮质激素的昼夜分泌节律，清晨服 2/3，下午服 1/3，故氢化可的松早晨服 20 mg，下午 5～6 点服 10 mg，或醋酸可的松早晨 25 mg，下午 12.5 mg。如患者血钠及血压偏低，则加用 9α-氟氢可的松，上午一次口服 0.05～0.1 mg，同时患者应有充分的食盐摄入量。

2. 应激时治疗

肾上腺皮质功能减退症患者在应激状态时，由于抵抗力低下，肾上腺皮质储备功能减低，因此需增加肾上腺皮质激素的补充量，视应激程度轻重增加氢化可的松。每天 50～200 mg，不能进食及病情重者可用静脉滴注。同时需去除诱因，应激过后，再逐渐减至原来的基础用量。

3.病因治疗

若为结核患者,应给予积极的抗结核治疗。若为自身免疫性肾上腺且伴有其他脏器的自身免疫疾病,应给予相应的治疗。若肾上腺病变为恶性肿瘤转移所致,应寻找原发病灶,进行相应治疗。

四、护理评估

1.健康史

在评估时应了解患者疾病诱发因素,如既往有无结核感染史、有无长期服用激素治疗、外伤史及手术史等。

2.身体状况

评估患者是否有逐渐加重的全身不适、乏力、倦怠、食欲减退、恶心、体重下降、头晕和直立性低血压等症状,观察患者皮肤黏膜色素沉着情况,注意观察患者有无肾上腺危象的发生。

3.心理—社会状况

本病由于肾上腺皮质激素缺乏,患者中枢神经处于抑郁状态,易产生情绪低落、抑郁淡漠,或有违拗症、注意力不集中、多失眠。有时因血糖过低而发生神经精神症状,严重者有昏厥,甚至昏迷。应评估患者对疾病的认知程度、心理承受程度以及经济状况等。

五、护理诊断

(1)体液不足:与醛固酮分泌不足引起的水钠排泄增加,胃肠功能紊乱引起恶心、呕吐、腹泻有关。

(2)营养失调:低于机体需要量与糖皮质激素缺乏导致食欲下降、消化功能不良有关。

(3)活动无耐力:与皮质醇激素缺乏导致的肌无力、疲乏有关。

(4)自我形象紊乱:与垂体 ACTH、黑色细胞刺激素和促脂解素分泌增多,以及皮质醇缺乏有关。

(5)知识缺乏:与缺乏服药方法、预防肾上腺危象的知识有关。

(6)潜在并发症:肾上腺危象、水、电解质紊乱。

六、护理措施

1.饮食护理

ACI 患者由于肾上腺皮质激素分泌不足,患者常有食欲减退、嗜咸食、体重减轻、恶心、呕吐、胃烧灼感、消化不良、腹泻、腹胀及腹痛等症状,影响患者进食,护理上应注意。

(1)进食高糖类、高蛋白、高钠饮食。在病情许可的情况下,鼓励患者多摄取水分,一般每天摄入 3 000 mL 以上;注意避免进食含钾丰富的食物,防止高血钾的发生,以免诱发心律失常。

(2)摄入足够的食盐(每天 8~10 g)以补充失钠量。如果出现大量出汗、呕吐、腹泻等应增加食盐的摄入量。

2.活动指导

ACI 患者常感乏力,易疲劳、反应迟钝,常因血压低而出现头晕、视物模糊或直立性低血压。活动指导时要注意。

(1)给予安全的环境,保证患者充分休息。

(2)病情许可的情况下选择适当的活动方式和量,注意安全,以不感疲倦为宜。
(3)指导患者在起床下床活动或改变体位时动作宜慢,防止发生直立性低血压。

3.病情观察
(1)记录每天出入量,观察患者皮肤颜色、湿度和弹性,注意有无脱水表现。
(2)监测血糖、电解质;监测心脏变化,注意有无心律失常。
(3)观察患者有无恶心、呕吐、腹泻情况并记录。
(4)观察血压及肢体有无水肿。

七、健康教育

1.预防发生
(1)加强营养及体育锻炼,增强机体抵抗力,避免感染结核等。
(2)早期发现:若患者皮肤色素沉着、乏力、消瘦、头晕、视物模糊、直立性昏厥,应尽早检查。确诊本病后,立即给予高盐饮食及激素替代治疗。
(3)去除病因。积极预防应激(如感染、外伤),避免危象发生。

2.饮食指导
(1)指导患者进食高糖类、高蛋白、高钠饮食。
(2)在病情许可的情况下,鼓励患者多摄取水分,一般每天摄入 3 000 mL 以上。
(3)注意避免进食含钾丰富的食物,防止高血钾的发生,以免诱发心律失常。
(4)摄入足够的食盐(每天 8~10 g)以补充失钠量。如果出现大量出汗、呕吐、腹泻等应增加食盐的摄入量。

3.用药指导
(1)教会患者认识所服用药物的名称、剂量、用法及不良反应。
(2)指导患者认识到随意停药的危险性,必须严格按医嘱服用药物,不得随意减量或停药。

4.观察与随访
(1)指导患者定期随访。
(2)如果出现肾上腺危象征象时立即就医。
(3)外出时携带识别卡片,发生意外时及时得到救助。

第五节 原发性醛固酮增多症患者的护理

原发性醛固酮增多症简称原醛症,是由于肾上腺的皮质病变引起醛固酮分泌增多,导致水钠潴留、血容量增多、肾素—血管紧张素系统活性受抑制所致,属于不依赖肾素—血管紧张素的盐皮质激素过多症。

原醛症的主要临床特征为高血压、低血钾、肌无力、多尿、血浆肾素活性受抑制及醛固酮水平升高。原醛症是一种继发性高血压症,以往对高血压伴低血钾者进行检查,此症患病率占高血压患者的 0.4%~2%。近年来采用血浆醛固酮/血浆肾素活性比值对血钾正常的高血压病患者进行筛查,发现约10%为原发性醛固酮增多症。

一、临床表现

1. 高血压

高血压为最早且最常见的表现,早于低血钾3~4年出现。几乎见于每一病例的不同阶段,一般不呈恶性演变,但随着病情进展,血压逐渐升高,大多数在170/100 mmHg左右,高时可达210/130 mmHg,以舒张压升高较明显,一般不十分严重,患者诉头痛、头晕、耳鸣等,可有弱视及高血压眼底病等,酷似一般高血压病,高血压可能是由于钠重吸收增加,细胞外液容量增多所致,依赖性高血压,对降压药疗效较差,有肾小动脉硬化症和慢性肾盂肾炎者高血压更顽固。

2. 神经—肌肉功能障碍

(1)阵发性肌无力和麻痹:甚为常见,表现为血钾越低,肌病越重。

1)诱因:劳累、服失钾性利尿剂(如氢氯噻嗪、呋塞米等)、受寒、紧张、腹泻、大汗等多种应激因素。肌肉软弱麻痹常突然发生,可于任何时间出现,往往在清晨起床时突然感觉两下肢不能自主移动。

2)临床表现:发作轻重不一,重者常累及两上肢,以至全身。有时会累及呼吸肌,发生呼吸肌麻痹。初发时常伴有感觉异常,如蚁走感或麻木或肌肉隐痛,常继以弛缓性瘫痪,反射常降低,一般系双侧对称性,持续时间可从数小时至数天,甚至数周,多数为4~7 d。发作自每年几次至每周每天多次不等,轻者神志清醒,重者可模糊甚至昏迷。一般可自行恢复,但重者必须及早抢救,给予口服或静脉滴注钾剂后,麻痹即暂时缓解。一般脑神经支配的肌肉不受影响。

(2)阵发性手足搐搦及肌肉痉挛:约有1/3患者出现手足搐搦及肌肉痉挛,伴以束臂加压征(Trousseau征)及面神经叩击征(Chvostek征)阳性,可持续数天至数周,可与阵发性麻痹交替出现,发作时各种反射亢进。在低钾严重时,由于神经—肌肉应激性降低,手足搐搦可比较轻微或不出现,而经过补钾,应激功能恢复,手足搐搦变得明显。此组表现与碱中毒时游离钙降低有关,加以低镁血症使手足搐搦更明显。

3. 心脏表现

由于低钾对心肌的影响,可发生心律失常,以期前收缩、阵发性室上性心动过速较常见,最严重时可发生心室颤动。心电图呈低血钾图形,Q-T间期延长,T波增宽或倒置,U波明显,T、U波融合成双峰。由于患者合并高血压,故后期常伴心肌肥厚,心脏扩大,甚至发生心力衰竭综合征。近年来引人注目的是醛固酮与器官纤维化,尤其是心肌纤维化的发生发展有密切关系。本病患者的心脏异常除上述因素外还可能有其他因素的参与。

4. 泌尿系统表现

由于长期大量失钾,肾小管功能紊乱,浓缩功能降低,患者常诉多尿,尤其夜尿增多,以致失水而引起烦渴、多饮,尿量增多,每天可达3 000 mL,比重偏低,常在1.015以下,但垂体后叶素(ADH)治疗无效。患者常易并发尿路感染、肾盂肾炎。久病者可因肾小动脉硬化而发生蛋白尿与肾功能不全症。

5. 其他

儿童患者可因长期缺钾等代谢紊乱而出现生长发育障碍。本病的特点是不出现水肿,但病程长者可因肾功能不全或伴有心力衰竭而出现水肿。缺钾时胰岛素的释放减少,有时可出现糖耐量降低。

二、辅助检查

(一)实验室检查

多数患者血钾低于正常,一般为 2~3 mmol/L;尿钾排出增多,在低血钾情况下,每日尿钾排出量仍>25 mmol。血钠一般在正常高限或略高于正常,血镁可低于正常。尿钾多>25 mmol/24 h。血浆醛固酮明显升高,尿醛固酮大多高于正常(21.32 mmol/24 h)。血浆肾素—血管紧张素低于正常。动脉血气分析可有血 pH 值和 CO_2 结合力略高于正常,病程久并伴肾功能损害的患者,CO_2 结合力可在正常范围。

(二)特殊检查

1.平衡餐试验

普食条件下将患者每日钠、钾摄入量分别控制在 160 mmol 和 60 mmol,共 8 d,于第 5、6、7 d 抽血测血 Na^+、血 K^+、CO_2 结合力,并分别留 24 h 尿测尿 Na^+、K^+、pH 值,第 8 d 于早晨 8 时抽血测血醛固酮及留 24 h 尿测尿醛固酮。

原醛症患者血钠为正常高水平或略高于正常,尿钠<150 mmol/24 h,亦可 160 mmol/24 h,表现"脱逸"现象。血钾<3.5 mmol/L,尿钾>30 mmol/24 h。血 CO_2 结合可高于正常,呈碱血症,而尿 pH 值呈中性或弱碱性。

2.低钠试验

每日钠摄入量限制在 10~20 mmol,钾摄入量为 60 mmol,连续 7 d,每日测血压,第 5、6、7 d 各测血 Na^+、血 K^+、CO_2 结合力,并留 24 h 尿测尿 Na^+、K^+、pH 值。第 7 d 同时测血醛固酮及 24 h 尿醛固酮排出量。在此期间,原醛症患者尿钾排出量明显减少,血钾有所升高,尿钠数日内迅速减少,降至 10~20 mmol/24 h,达到平衡。血及 24 h 尿醛固酮无显著改变。

3.高钠试验

每日摄入钠 240 mmol,钾仍为 60 mmol,连续 7 d,每日测血压,第 5、6、7 d 抽血测血 Na^+、血 K^+、CO_2 结合力,并留 24 h 尿测尿 Na^+、K^+、pH 值。第 7 d 同时测血及 24 h 尿醛固酮。

原醛症患者尿钾排量增多,血钾下降,血压升高,症状及生化变化显著,血及 24 h 尿醛固酮不受抑制。对低血钾不明显的患者可做此试验,若临床及生化表现明显,则不做此试验,以免加重病情。

三、治疗原则

1.手术治疗

醛固酮瘤的根治方法术前口服螺内酯纠正低血钾、降低血压。

2.药物治疗

药物治疗适用于不能手术的肿瘤以及特发性增生型患者,应定期随访检查。常用药物有螺内酯、钙通道阻滞剂、血管紧张素转换酶抑制剂、糖皮质激素等。

四、护理评估

1.健康史

应注意评估患者有无家族史,高血压、低血钾病史,如血压升高、乏力、肌肉麻痹、夜尿增多,严重时患者会出现周期性麻痹等病史。

2.身体状况

评估患者是否有阵发性肌无力和麻痹、阵发性手足搐搦及肌肉痉挛等症状,评估患者是否有期前收缩、阵发性室上性心动过速等较常见心脏表现,是否有烦渴、多饮、尿量增多等泌尿系统表现。

3.心理—社会状况

疾病可致低血钾软瘫发作,因此应注意患者是否存在对疾病的恐惧发作、易紧张、无助感。

五、护理诊断

(1)焦虑与早期诊断不明确、不了解治疗计划以及预感对机体功能的影响和死亡威胁有关。

(2)头痛与血压升高有关。

(3)活动无耐力与血钾降低有关。

(4)知识缺乏与缺乏原发性醛固酮增多症治疗的相关知识有关。

六、护理措施

1.饮食护理

过量醛固酮引起体内高钠低钾,血容量增多,血压升高,心脏负荷增加。

(1)减少钠盐摄入,对血压特别高、血钠高者宜用低盐饮食,每日钠摄入量限制在 80 mmol 左右。

(2)多吃新鲜蔬菜、多饮牛奶,补充钙和钾盐。

(3)减少脂肪摄入。

(4)限制饮酒。

2.运动指导

由于血压升高,患者常诉头昏、头痛,病程长者可出现脑、心、肾并发症。肌无力及周期性麻痹与血钾降低程度平行,血钾愈低肌肉受累愈重,尤其是在劳累或服用氢氯噻嗪、呋塞米等促进排钾的利尿药后。麻痹以下肢多见,严重时累及四肢。低钾严重时,由于神经肌肉应激性降低,手足搐搦可较轻或不出现,而在补钾后,手足搐搦往往变得明显。护理上应注意。

(1)评估患者病情和活动能力,根据病情适当休息,保持病室安静。

(2)保证充足的睡眠。

(3)根据年龄和身体状况选择合适的运动,避免剧烈运动和情绪激动。

3.病情观察

患者典型的临床表现为高血压和低血钾,要注意观察相关症状和体征。

(1)定期监测血压,观察血压是否存在昼夜节律。

(2)观察患者有无头昏、头痛、肌无力、呼吸困难、吞咽困难等。

(3)及时留取各种标本,做电解质及体位试验、赛庚啶试验、地塞米松抑制试验等检查。

4.口服药物的护理

(1)正确服用螺内酯:螺内酯可以纠正患者的低血钾,减轻高血压,是治疗原醛症的一线药物。但长期应用可出现男子乳腺发育、阳痿,女性月经不调等不良反应。在服药过程中要注意监测患者的高血压和低血钾是否得到改善,及时留取患者的血、尿标本复查电解质。不良反应明显者告知医生,必要时可改为氨苯蝶啶或阿米洛利,以助排钠潴钾。
（2）部分患者需同时使用钙通道阻滞剂、血管紧张素转换酶抑制剂或糖皮质激素治疗,要严格遵医嘱用药,监测血压和不良反应。

5. 术前护理

（1）低盐饮食。
（2）遵医嘱螺内酯治疗,以纠正低血钾,减轻高血压,每日螺内酯 120～240 mg,分次服用,待血钾正常,血压下降后,减至维持量时,即进行手术。

6. 术中护理

静脉滴注氢化可的松 100～300 mg。

7. 术后护理

（1）遵医嘱逐步递减氢化可的松用量,直至停药。
（2）观察血压和电解质紊乱是否纠正。

8. 心理护理

（1）医护人员充分理解和尊重患者。
（2）引导患者面对现实,指导患者进行自我心理调节,使患者树立战胜疾病的信心,以最佳的心理状态接受治疗。
（3）告知家属和亲友,要关心爱护患者,给予患者精神和经济上的支持,减轻患者的心理压力。

七、健康教育

（1）进行疾病相关知识教育。根据家属的意见和患者的心理承受能力,以适当的方式和语言与患者讨论病情,对手术患者进行术前和术后健康指导,向患者讲解手术治疗的必要性,术前应做的准备如服用药物控制血压,保证水、电解质平衡,补钾治疗,用药后的不良反应等。使患者配合治疗。
（2）对长期服用药物治疗的患者,指导患者合理遵医嘱用药,定时随诊,监测肝、肾功能和电解质,对于长期服用激素治疗的患者注意讲解激素治疗的不良反应等。
（3）指导患者进行适当的功能锻炼,与患者一起制订活动计划。
（4）嘱患者坚持按时服药,定期复诊。

第六节 嗜铬细胞瘤患者的护理

嗜铬细胞瘤（PHEO）起源于肾上腺髓质、交感神经节或其他部位的嗜铬组织,瘤组织持续或间断地释放大量儿茶酚胺（CA）入血,引起持续性或阵发性高血压和多个器官功能及代谢紊乱。

典型的 PHEO 临床上引起高血压伴有"头痛、心悸、出汗"三联症,诊断不难。但其临床存在许多不典型的表现,如腹痛、呕吐、气促、心力衰竭、低血压甚至猝死,若不及时诊断,贻误治疗,可造成严重的心、脑、肾血管损害,治疗棘手,预后差,最终多可致残、致死。

PHEO约占高血压患者病因的1%(儿童高血压中比例增高),可发生于任何年龄,以20~50岁多见,男女相差无几。少数患者有家族史。

PHEO是内分泌性高血压的重要原因,是可治愈的继发性高血压病因之一,临床诊断关键在于要考虑到其可能性,早期发现、正确诊断、及时治疗。

一、临床表现

1. 高血压

(1)阵发性高血压型:平时血压不高,发作时血压一般在200~250/100~150 mmHg或更高。常伴有心动过速、剧烈头痛、视物模糊、面色苍白、大汗淋漓、精神紧张、恐慌等。严重者可并发急性左心衰竭、心律失常、高血压危象、脑血管意外等。发作历时数十秒到数小时。随病程进展发作次数增多且持续时间延长。

(2)持续性高血压型:持续高血压者的表现酷似高血压病,发展快者似急进型高血压,不同之处是患者有儿茶酚胺分泌过多的某些表现,如头痛、畏热、多汗、肌肉震颤、消瘦、乏力、精神紧张、焦虑、心动过速、心律失常、直立性低血压等。

儿童及青年患者病情发展较快,与急进性高血压相似,短期内可出现眼底病变,多为Ⅲ度,并可有出血、视乳头水肿、视神经萎缩,以致失明。另外,尚可发生氮质血症或尿毒症、心力衰竭、高血压脑病。

嗜铬细胞瘤若得不到及时诊断和治疗,经一定时间(可长达数十年),则可出现诸多高血压心血管系统严重并发症,包括左心室肥大、心脏扩大、心力衰竭、冠状动脉粥样硬化、肾小动脉硬化、脑血管病变等。

2. 低血压及休克

少数患者血压升高不明显,甚至可有低血压,严重者乃至出现休克,另外可有高血压与低血压相交替出现现象,直立性低血压较为多见。

发生低血压的原因为:肿瘤坏死、瘤体内出血,导致儿茶酚胺释放锐减乃至骤停。大量儿茶酚胺引起心肌炎、心肌坏死,从而诱发严重心律失常、心力衰竭或心肌梗死以致心排出量锐减,诱发心源性休克。肿瘤分泌大量肾上腺素,兴奋肾上腺素能β受体,引起周围血管扩张。部分瘤体可分泌较多量多巴胺,多巴胺抵消了去甲肾上腺素的升压作用。大量儿茶酚胺引起血管强烈收缩,微血管壁缺血缺氧,通透性增高,血浆渗出,有效血容量减少,血压降低。

3. 心脏表现

在疾病发展过程中因长期血压过高而引起左心室肥厚、心脏扩大、心力衰竭、冠状动脉粥样硬化性心脏病、心肌梗死。心电图可出现穿壁性心肌梗死图形,这种心电图的表现又可消失。大量儿茶酚胺可引起儿茶酚胺性心脏病,如心律不齐、过早搏动、阵发性心动过速,甚至出现心室颤动。病理解剖结果证实部分患者可发生心肌退行性变,如心肌炎、心肌坏死等多种心肌损害。这可能与激素直接作用于心肌有关。

4. 高代谢综合征

嗜铬细胞瘤同时分泌去甲肾上腺素和肾上腺素,或仅分泌肾上腺素,可表现为高代谢综合征。产热多于散热可导致发热,肝糖原分解加速及胰岛素分泌抑制可引起高血糖、基础代谢率升高、肌肉消耗及疲乏无力等。

二、辅助检查

(一)实验室检查

1. 尿儿茶酚胺

嗜铬细胞瘤持续性高血压及阵发性高血压发作期尿儿茶酚胺常成倍升高,超过正常值(去甲肾上腺素<590 nmol/24 h,肾上腺素<273 nmol/24 h)两倍以上有诊断意义。

2. 尿 VMA

儿茶酚胺最终代谢产物香草基杏仁酸(VMA)常显著升高(正常尿排量为 15~35 μmol/24 h)。

3. 血浆儿茶酚胺

可反映瞬间的血浆浓度,对于嗜铬细胞瘤阵发性高血压发作和激发试验血压升高有很高的诊断价值。正常基础值为 100~500 pg/mL,500~1 000 pg/mL 为可疑诊断,2 000 pg/mL 或基础状态偏高而发作时明显升高,或每半小时持续升高一次,有高度诊断意义。

(二)特殊检查

1. 激发试验

适用于阵发性高血压型间歇期,试验前应停用降压药 1 周以上,试验前后应监测血浆儿茶酚胺浓度。激发试验前先行冷加压试验,嗜铬细胞瘤患者中最高血压较其发作时及激发试验中的水平为低。

血压高于 22.6/13.3(170/100 mmHg)时不宜采用冷加压试验。组胺激发试验取磷酸组胺 0.07~0.14 mg,加生理盐水 2 mL 稀释,静脉注射,以后 15 min 内每分钟各测血压一次。嗜铬细胞瘤患者可于注射后 2 min 内血压急剧升高,收缩压升高 60 mmHg,舒张压升高 40 mmHg。酪胺激发试验取酪胺 1 mg 静脉注射,酪胺可促使嗜铬细胞瘤患者贮存的儿茶酚胺释放,收缩压升高(20 mmHg)。

胰高糖素试验,给患者静脉注射胰高糖素 1 mg,1~3 min 血压明显升高,血浆儿茶酚胺升高 3 倍以上或 2 000 pg/mL。

2. 阻滞试验

适用于持续性高血压型和阵发性高血压发作时。酚妥拉明(苄胺唑啉)为肾上腺素能 α-受体阻滞剂,酚妥拉明试验时,静脉注射 5 mg 后,每分钟测血压一次,共测 15~20 min,嗜铬细胞瘤患者多于注射后 2 min 内血压迅速下降,收缩压下降>30 mmHg,舒张压下降>25 mmHg,且持续 3~5 min 者为阳性。一度下降后迅速回升者为假阳性。正常人及其他高血压患者收缩压下降一般不超过 4.0(30 mmHg)。此试验前应先停用镇静剂、麻醉剂及降压药物(特别是利血平)8~10 d,否则易引起假阳性结果。注意测血压时应固定一侧上臂及取同一姿势测压。久病者如发生肾小球硬化和肾性高血压患者,注射酚妥拉明后血压下降可不明显而发生假阴性结果。

(三)定位诊断

一般多在应用 α-受体阻滞剂控制血压后进行。

1. B 超定位检查

B 超定位检查为首选的无创伤检查,经济方便,阳性率比较高,对直径 1 cm 以上的肿瘤常能显示。

2. CT 扫描

准确度、可靠度及阳性率更高于 B 超，亦为无创伤性检查，90% 以上的肿瘤可准确定位。但在注射造影剂强化检查前应注意先用 α-受体阻滞剂控制血压，否则有引发高血压的可能。

3. 磁共振成像（MRI）

尤其对嗜铬细胞瘤合并妊娠的患者及肾上腺以外的肿瘤，具有较高的诊断价值。

4. 动脉导管术为创伤性检查

自股动脉插管入腹主动脉并在不同水平采血测儿茶酚胺浓度，根据浓度差来推断肿瘤的位置。

5. 间碘苄胍（MIBG）闪烁扫描

同位素标记的 MIBG 因其结构与儿茶酚胺相近，可被交感嗜铬组织和嗜铬细胞瘤细胞摄取和浓集，故可显示嗜铬细胞瘤和恶性嗜铬细胞瘤的转移灶，也能显示其他的 APUD 瘤。本法特异性强，敏感度可达 90%。

三、治疗原则

嗜铬细胞瘤一旦确诊并定位，应及时切除肿瘤，否则有肿瘤突然分泌大量儿茶酚胺（CA），引起高血压危象的潜在危险。

1. 术前准备和药物治疗

（1）α-肾上腺素能受体阻断剂：酚妥拉明适用于治疗高血压危象或手术中控制血压，不适于长期治疗。酚苄明用于术前准备，术前 7～10 d，初始剂量每天 10 mg，口服，平均递增 0.5～1.0 mg/(kg·d)，分为 2 次/天，直至血压接近正常，大多数患者每天需 40～80 mg。服药过程中应严密监测卧、立位血压和心率的变化。应用哌唑嗪时易致严重的直立性低血压，故应在睡前服用，尽量卧床。乌拉地尔（亚宁定）在降压的同时不增加心率。

（2）β-肾上腺素能受体阻断剂：应在使用 α-受体阻断剂的情况下使用 β-受体阻断剂，否则可能导致严重的肺水肿、心力衰竭或诱发高血压危象等。这类药物包括普萘洛尔（心得安）、阿替洛尔、美托洛尔、艾司洛尔等。

（3）其他：①钙通道阻断剂：可用于术前联合治疗，尤其适用于伴冠心病或 CA 心肌病患者，或与 α、β-受体阻断剂合用进行长期降压治疗，常用硝苯地平；②血管紧张素转换酶抑制剂（ACEI）：卡托普利；③血管扩张剂：硝普钠主要用于嗜铬细胞瘤患者的高血压危象发作或手术中血压持续升高者；④儿茶酚胺合成抑制剂：常见的不良反应有嗜睡、抑郁、消化道症状、锥体外系症状（如帕金森病等），减量或停药后上述症状可很快消失。

2. ^{131}I-MIBG 治疗

主要用于恶性及手术不能切除的嗜铬细胞瘤。

3. 嗜铬细胞瘤所致高血压危象的治疗

应首先抬高床头，立即给予静脉注射酚妥拉明 1～5 mg。密切观察血压，当血压降至 160/100 mmHg 左右时，停止注射。继之，以 10～15 mg 溶于 5% 葡萄糖生理盐水 500 mL 中，缓慢滴注。

4. 恶性嗜铬细胞瘤的治疗

恶性嗜铬细胞瘤可以在腹膜后复发或是转移到骨、肺、肝脏等处。复发有可能在第 1 次术后的数年或数十年后才发生，需要长期随诊观察。放疗虽效果不是很好，但对控制骨转移有好

第九章　内分泌患者的护理

处。可以联合应用化疗、^{131}I-MIBG 治疗。

5. 家族性嗜铬细胞瘤的处理

家族性嗜铬细胞瘤通常是多发的或是累及双侧肾上腺，而且复发率高。其治疗还是一个难题。可供选择的方案有对小的、无功能的肿瘤进行随诊观察、肿瘤侧肾上腺切除、预防性双侧肾上腺切除等。在双侧肾上腺全切术后应注意长期皮质激素替代治疗。

6. 术后处理

在肿瘤切除后，患者血压很快下降。若术后仍存在持续性高血压，可能是肿瘤未切除干净或已伴有原发性高血压或肾性高血压。儿茶酚胺在手术后 7~10 d 即可恢复正常水平。因此在术后 1 周时要测定 CA 或其代谢物以明确肿瘤是否完全切除。

对于不能手术的患者或者恶性肿瘤扩散的患者，可以长期药物治疗。多数肿瘤生长很慢。应用肾上腺素能受体阻滞剂以及 α-甲基酪氨酸长期治疗可有效抑制儿茶酚胺合成。

四、护理评估

1. 健康史

询问患者有无疾病的家族史。询问疾病的起病情况与发作形式，有无诱因，主要症状及其特点，血压升高是阵发性还是持续性等。询问患者有无出现头痛、心悸和多汗三联症等。询问患病后检查和治疗经过，当前用药情况等。

2. 身体状况

评估患者高血压的水平，观察心、脑、肾有无继发性的损害，定期监测血压。评估患者全身状况是否耐受手术。阵发性高血压患者评估发作的诱因。本病的临床表现个体差异甚大，从无症状和体征到突然发生恶性高血压、心力衰竭或脑出血等。

3. 心理—社会状况

评估患者对疾病的认知程度、心理承受程度等。患者高血压发作时可有剧烈头痛、濒死感、心悸、大汗淋漓、四肢冰冷、恶心、呕吐等症状，患者可表现为精神紧张、焦虑、无助感。需评估患者情绪状态，能否正确面对疾病，是否有信心配合治疗。

五、护理诊断

(1) 组织灌注无效与去甲肾上腺素分泌过量致持续性高血压有关。

(2) 疼痛、头痛与血压升高有关。

(3) 睡眠型态紊乱与疼痛、焦虑及环境改变有关。

(4) 活动无耐力与疾病、治疗限制有关。

(5) 自理能力缺陷与视力下降、听力下降有关。

(6) 便秘与儿茶酚胺增高使肠蠕动及张力减弱有关。

(7) 焦虑与患病早期病因诊断不明、担心疾病治疗及预后有关。

(8) 潜在并发症：心肌梗死、脑血管意外。

六、护理措施

1. 饮食护理

(1) 根据血糖、糖耐量适时调整饮食，采用低糖、低盐、高热量、高蛋白质、高维生素、易消化饮食。

(2)避免饮用含咖啡因的饮料。

2.休息和运动

(1)急性发作时应绝对卧床休息,保持环境安静,避免刺激。

(2)室内光线宜偏暗,减少探视。

(3)护理人员操作应集中进行,以免过多打扰患者。

(4)高血压发作间歇期患者可适当活动,但不能剧烈活动。

3.病情观察

高血压是本病患者的特征性表现,可表现为阵发性高血压或持续性高血压伴阵发性加剧。要注意以下几点。

(1)密切观察血压变化,注意阵发性或持续性高血压、高血压和低血压交替出现,或阵发性低血压、休克等病情变化,定时测量血压并做好记录,测量时应固定使用同一血压计,嘱患者采用同一体位,并尽可能做到由同一人进行测量。

(2)观察有无头痛及头痛的程度、持续时间,是否有其他伴随症状。

(3)观察患者发病是否与诱发因素有关。

(4)记录液体出入量,监测患者水、电解质变化。

4.用药护理

(1)α-受体阻滞剂在降低血压的同时易引起直立性低血压,增加患者发生意外的危险性。要严密观察患者的血压变化及药物不良反应,指导患者服药后平卧 30 min,缓慢更换体位,防止跌伤等意外。另外,患者还可能出现鼻黏膜充血、心动过速等,要及时发现和处理。

(2)头痛剧烈者按医嘱给予镇静剂。

5.手术患者的护理

(1)术前遵医嘱用药控制血压。

(2)麻醉诱导期、手术过程中尤其在接触肿瘤时,可诱发高血压危象、心律失常和休克。在血压骤升时可采用酚妥拉明静脉注射,然后静脉滴注或以硝普钠静脉滴注控制血压。

(3)嗜铬细胞瘤切除后,血压一般降至 90/60 mmHg。若血压骤降,周围循环不良,应立即给予补充全血或血浆,必要时可用适量去甲肾上腺素静脉滴注,但不可用缩血管药物来代替补充血容量。

6.心理护理

(1)因本病发作突然,症状严重,患者常有恐惧感,渴望早诊断早治疗。

(2)要主动关心患者,向其介绍有关疾病知识、治疗方法及注意事项。

(3)患者发作时,要守护在患者身边,使其具有安全感,消除恐惧心理和紧张情绪。

七、健康教育

1.保持身心愉快

指导患者充分休息,生活有规律,避免劳累,保持情绪稳定、心情舒畅。

2.术后的配合治疗

告知患者当双侧肾上腺切除后,需终身应用激素替代治疗,并说明药物的作用、服药时间、剂量、过量或不足的征象、常见的不良反应。

指导患者定期复诊,以便及时调整药物剂量。

3.携带疾病识别卡

嘱患者随身携带识别卡,以便发生紧急情况时能得到及时处理。

八、高血压危象

高血压危象是指在高血压基础上,某些诱因使周围小动脉发生暂时性强烈痉挛,引起血压进一步地急剧升高而出现的一系列危险表现,是一种致命性的临床综合征。嗜铬细胞瘤可在短时间内分泌大量儿茶酚胺释放入血,导致血压急剧升高,收缩压达200～300 mmHg,舒张压达130～180 mmHg,患者出现神志变化、剧烈头痛、恶心呕吐、心动过速、面色苍白、呼吸困难等。若不及时抢救,可导致死亡。

1.诱因

情绪激动、体位改变、吸烟、饮酒、创伤、排便、屏气、灌肠、扪压肿瘤、腹膜后充气造影、麻醉诱导期、药物(如组胺、胍乙啶、胰升糖素、甲氧氯普胺等)等。有些患者无明显诱因。

2.发病机制

目前多数学者认为高血压危象的发生机制是由于高血压患者在诱发因素的作用下,血液循环中肾素、血管紧张素Ⅱ、去甲基肾上腺素和精氨酸加压素等收缩血管活性物质突然急骤升高,引起肾脏出、入球小动脉收缩或扩张。这种情况若持续性存在,除了血压急剧升高外,还可导致压力性多尿,继而发生循环血容量减少。血容量的减少又反射性引起血管紧张素Ⅱ、去甲肾上腺素和精氨酸加压素生成和释放增加,使循环血中血管活性物质和血管毒性物质达到危险水平,从而加重肾小动脉收缩。

3.临床表现

(1)血压:舒张压＞130 mmHg,血压突然升高。

(2)眼底视网膜病变:出血、渗出或(和)视盘水肿。必要时可散瞳检查。新发的出血、渗出、视盘水肿情况存在则提示高血压急症。

(3)神经系统表现:表现为头痛、嗜睡、抽搐、昏迷。注意评估意识状态、有无脑膜刺激征、视野改变及局部病理性体征等。

(4)心脏:可出现急性左心力衰竭。患者出现呼吸困难。检查可发现心脏扩大、颈静脉怒张、双肺底湿啰音、病理性第三心音或奔马律。

(5)肾脏:患者有少尿、氮质血症、尿毒症的表现。腹部听诊可发现肾动脉狭窄导致的杂音。

(6)肠道:有恶心、呕吐症状。

4.治疗

高血压危象患者需要及早准确评估病情风险。对于高血压亚急症,需要密切监测,调整口服降压药、逐渐控制血压。

对于高血压急症,需要快速、平稳降压,减轻靶器官损害,积极查找病因。当患者发生高血压危象时,应立即抢救,具体措施如下。

(1)给予氧气吸入。

(2)立即应用酚妥拉明1～5 mg以5%葡萄糖稀释后静脉注射,同时严密观察血压变化。当血压下降至160/100 mmHg左右即停止推注,然后以酚妥拉明10～15 mg溶于5%葡萄糖生理盐水500 mL中缓慢静脉滴注,也可舌下含服钙拮抗药物硝苯地平10 mg以降低血压,并继续监测血压变化。

(3)有心律失常、心力衰竭者做相应处理。

5.护理

(1)病情监测:评估患者有无剧烈头痛、面色苍白、大汗淋漓、恶心、呕吐、视物模糊、复视等高血压危象表现,是否出现心力衰竭、肾衰竭和高血压脑病的症状和体征。

(2)急救配合与护理:①卧床休息,吸氧,抬高床头以减轻脑水肿,加用床档以防患者因躁动而坠床;②按医嘱给予快速降压药物如酚妥拉明等;③持续心律(率)、血压监测,每15 min记录一次测量结果;④因情绪激动、焦虑不安可加剧血压的升高,应专人护理,及时安抚患者,告之头痛及其他不适症状可随药物的起效而得到控制,使患者安静;⑤若有心律失常、心力衰竭、高血压脑病、脑卒中和肺部感染者,协助医生处理并给予相应的护理。

6.健康教育

(1)告知患者应调整生活方式以控制血压,如减肥、戒烟、调整饮食结构、减少酒精摄入量、控制情绪、消除社会心理紧张刺激,保持机体内环境的稳定。

(2)根据病情选择合适的运动,如绘画、散步、爬楼梯、慢跑、打太极拳、骑单车等;运动量应循序渐进,以不引起疲劳为宜。

(3)告知药物的名称、剂量、用法、不良反应,遵医嘱服药,若出现头晕、胸闷、血压控制不理想等情况,应及时就诊。

第七节 骨软化症与佝偻病患者的护理

骨软化症和佝偻病是新形成的骨基质不能以正常的方式进行矿化的一种代谢性骨病,其中骨软化症指在骨骺已经闭合的成人发生骨质矿化障碍;佝偻病发生在婴幼儿童,其长骨骨骺未闭合,骨骺软骨及骨的矿化都有缺陷,以骨骺软骨矿化缺陷为主,造成干骺端增宽,影响身高增长。

该病的主要病理改变涉及骨、软骨和甲状旁腺。佝偻病的主要病理改变是骨骺矿化不良,骺板软骨不能矿化,骺板加宽,软骨细胞排列紊乱,正常结构消失。骨软化症的主要病理改变是类骨质增多,矿化不规则。另外,由于存在继发性甲状旁腺功能亢进,可伴有纤维性骨炎、甲状旁腺组织增生。

一、临床表现

1.佝偻病的临床表现

主要是骨骼疼痛、畸形、骨折、骨骺增大和生长缓慢。临床表现和病因关系密切,由于病因不同,佝偻病发病时间不同,表现各异。营养性佝偻病多出现在6~24个月婴儿;遗传性维生素D假性缺乏常在出生后2~3个月;而单纯性低血磷性佝偻病一般在出生后2~5年才有所表现。

佝偻病表现在骨生长和骨转换迅速的部位更为明显,在出生后第1年,生长最迅速的是颅骨、腕骨和肋骨。表现为颅骨质软,指压后可凹陷,呈乒乓球样弹性感觉,颅骨四个骨化中心类骨质堆积向表面隆起形成方颅。严重佝偻病患者和婴幼儿佝偻病可因严重低血钙而出现手足搐搦,甚至可致全身惊厥、喉痉挛,发生窒息而死亡。

佝偻病发生于6个月至2岁的婴幼儿童,常有多汗、睡眠不安、易激惹、肌张力降低、腹大胀气、便秘、头发稀少、枕秃等。患儿出牙、坐、爬、立和走路的年龄均延迟,严重者不能站立。另外,还可有漏斗胸和鸡胸等体征。

2. 骨软化症的临床表现

早期症状可不明显。疼痛一般开始于负重部位,随着骨软化加重,长期负重或活动时肌肉牵拉而引起骨畸形,或压力触及了骨膜的感觉神经末梢引起明显的骨痛。开始间断发生,冬春季明显,妊娠后期及哺乳期加剧。几个月或几年后渐变为持续性,并发展到严重、剧烈的全身骨痛,活动和行走时加重,可出现跛行和鸭步态,弯腰、梳头、翻身都感到困难。严重者骨质进一步软化,也可出现胸廓内陷,胸骨前凸,形成鸡胸,而影响心、肺功能。

长期卧床、坐位可使颈椎变短,腰椎前凸,胸椎后凸,导致脊柱侧弯畸形、驼背,身高缩短。骨质变软长期负重,使骶岬下沉前凸,耻骨前突作鸟喙状,两髋臼内陷,耻骨弓成锐角,骨盆呈鸡心或三叶状畸形,可导致难产。

肌无力也是一突出的症状,特别是在伴有明显低磷血症的患者。手不能持重物或上举,双腿下蹲后不能自行独立站起,常需扶物或靠他人扶起,不能自行翻身坐起,或上述动作需花费很大力气缓慢地做才能完成,其机制与肌细胞内磷耗空有关。长期活动减少可发生失用性肌萎缩,更加重肌无力,并易与原发性肌病相混淆。这种骨质软化的患者,轻微外伤就会导致病理性骨折,特别是肋骨骨折,甚至发生后患者自己可能还不知道。

二、辅助检查

1. 血钙、磷

由于病因和程度不同及有无继发甲旁亢,佝偻病和骨质软化症的血钙、磷可有以下6种变化。

(1)轻度营养性维生素D缺乏性佝偻病时,血钙降低、血磷正常或偏低。

(2)X-连锁低磷血症、肾小管和肿瘤性骨软化症时,血钙正常或偏低、血磷明显降低。

(3)维生素D依赖性佝偻病Ⅰ型和严重的维生素D缺乏性佝偻病伴继发甲旁亢时,血钙、磷均明显降低。

(4)特发性甲旁减和肾性骨病(尿毒症性骨病)时,血钙降低、血磷正常。

(5)家族性碱性磷酸酶过少症时,血钙正常或升高、血磷正常。

(6)中轴性骨质软化症和骨纤维不全症时,血钙、磷均正常。

2. 尿钙、磷

各种原因所致佝偻病和骨质软化症的尿钙各不相同,但绝大多数佝偻病和骨质软化症均有一突出的特征,少数骨细胞和骨质紊乱类的骨软化症尿钙可正常或升高。尿磷变化多不一致,与磷摄入量和有无继发甲旁亢有关。

3. 血碱性磷酸酶(AKP)和尿羟脯氨酸(HOP)

绝大多数佝偻病和骨质软化症常与骨病变的严重程度相关。但在家族性碱性磷酸酶过少症是降低的,在干骺端发育不良和中轴性骨软化症等是正常的。

4. 甲状旁腺激素

佝偻病和骨质软化症患者虽绝大多数均有代偿性甲状旁腺功能亢进,但一般用放免法测 PTH 均在正常范围内,少数患者伴明显的继发性甲旁亢时,可有 PTH 水平轻、中度升高。特发性甲状旁腺功能低下时,PTH 是降低的。

5. 维生素 D 测定

维生素 D 的检查对于鉴别佝偻病和骨质软化症的病因和类型是非常重要的,是各种佝偻病和骨质软化症主要的实验室检查指标。

6. X 线征象

(1)佝偻病:主要病理改变发生在生长旺盛的区域,X 线征象变化也主要在生长最快的干骺端,如股骨远侧、肱骨近端、胫骨和尺骨末端。

(2)骨软化症:轻度者仅显示普遍性骨密度减低,进一步发展可出现骨皮质变薄,密度减低呈绒毛状,腰椎呈双凹变。

7. 骨计量学检查

骨计量学检查是用四环素双标记后行体内骨活检,然后用组织形态学方法定量检测骨计量学参数的一种方法,是诊断佝偻病和骨质软化症的一个重要手段,特别是对于诊断不清而又高度怀疑的患者,可为诊断提供有说服力的形态学依据。

8. 双光子骨密度检查

可做为骨软化治疗后恢复的评定指标,比 X 线检测更为准确。

三、治疗原则

本病的治疗主要是药物治疗,寻找病因,针对病因进行治疗,如分别给予维生素 D 及衍生物、降钙素、磷酸盐等。

对于营养性维生素 D 缺乏性佝偻病和骨软化症,通常小量到中等剂量的维生素 D 治疗就可以治愈。除病因治疗外,主要是补充维生素 D 和钙剂。

1. 维生素 D 治疗

目前常用的维生素 D 制剂有鱼肝油、浓缩鱼肝油、维生素 D_2 和 D_3 及一些维生素 D 活性代谢物和维生素 D 衍生物,一般用母体维生素 D 制剂,即维生素 D_2 或 D_3 就足以有效,二者疗效相同。轻症可用鱼肝油或浓缩鱼肝油,较重的患者需直接肌内注射维生素 D_2 或 D_3。除非患者有严重佝偻病和骨质软化症或伴有严重低血钙,用活性维生素 D 可比母体维生素 D 提前一个月见效。但双氢速甾醇治疗本病疗效较差,该药有类似 PTH 作用,治疗甲旁低疗效更优。

2. 钙剂治疗

营养性维生素 D 缺乏的治疗除补充维生素 D 外,也应同时给一定的钙剂治疗。一是因为有的患者除了存在维生素 D 吸收不良同时伴有钙的吸收障碍,补充维生素 D 虽可促进肠钙吸收,但普通饮食一时难以提供较多的钙。二是因为维生素 D 治疗促进大量钙离子进入骨骼,导致血钙更低,及时补充钙剂可预防手足搐搦的发生。目前国内钙制剂很多,不论使用何种钙剂,均应以补充元素钙的量为准。佝偻病患儿应补元素钙,低血钙明显而无胃肠疾患者,可短期给含钙量高、能产生更多离子钙的食物,也可用 10% 葡萄糖酸钙稀释后缓慢静推或静脉滴注。

3. 其他治疗

天然日光浴和人工紫外线照射（波长 240~315 nm）也是治疗佝偻病和骨质软化症简便和经济的方法。

四、护理评估

1. 健康史

(1) 维生素 D 内分泌系统的紊乱：主要见于维生素 D 缺乏、维生素 D 吸收不良、肾病综合征和维生素 D 代谢障碍。

(2) 磷稳定性的异常：可由于肠道吸收磷减少、肾小管回吸收磷障碍等引起。

(3) 酸中毒：见于肾小管性酸中毒、范科尼综合征。

(4) 钙缺乏：由于饮食摄入钙质不足、钙需要量增加、肠道吸收钙不良、饮食中植酸过多妨碍磷酸和钙的吸收等导致。

(5) 原发性骨基质病变：较罕见。

(6) 矿化的抑制剂的使用：如二膦酸盐制剂等。

在评估时应重点在患者年龄、性别，既往健康状况、营养状况，尤其是维生素 D 和钙剂的摄入是否充足，有无肾病和胃肠道疾病病史、家族史等。

2. 身体状况

评估患者是否有骨骼疼痛、畸形、骨折、骨骺增大和生长缓慢等佝偻病的临床表现，或者是否有骨软化症的临床表现。

3. 心理—社会状况

患者对疾病的反应包括对疾病的认识程度、应对方式、情绪、心理状况有无焦虑、对外形改变有无自卑、家庭经济情况等。

五、护理诊断

1. 疼痛

疼痛与疾病导致骨质改变引起有关。

2. 活动无耐力

活动无耐力与疾病导致骨痛、无力等有关。

3. 营养失调—低于机体需要量

营养失调与疾病所致的维生素 D 和钙、磷代谢障碍有关。

4. 生活自理能力缺陷

生活自理能力缺陷与活动障碍或长期卧床有关。

5. 知识缺乏

知识缺乏与未接受过相关知识教育有关。

6. 自我形象紊乱

自我形象紊乱与疾病所致外形改变有关。

7. 有受伤的危险

受伤的危险与患者骨质疏松易导致病理性骨折有关。

六、护理措施

1. 疼痛的护理

对于主诉疼痛的患者,评估患者的疼痛程度、性质、诱发因素、部位等,协助患者除去诱发因素,提供硬板床,防止因疼痛诱发病理性骨折。为患者提供舒适的休息环境,操作尽量集中,动作轻柔,避免引起患者疼痛。教会患者自我缓解疼痛的方法,如调整呼吸、转移注意力、采用舒适体位等。可遵医嘱予药物止痛,注意观察用药后的效果和药物的不良反应。

2. 活动与安全

评估患者活动能力,影响活动的因素,鼓励患者卧床休息。根据患者病情需要协助日常活动,以减少能量需要。尽量为患者提供方便,将患者安排在靠近洗手间的房间,将生活用品摆放在患者容易取用的地方。为患者提供安全的环境,对于易跌倒的患者应多加观察,嘱其尽量减少下床活动,将呼叫器放于患者易拿到的地方,对于可自己行动的患者,提醒其注意自我安全的防护,可使用助行器防止跌倒或外伤。另外,还需多进行户外活动,保证充足的日光照射。鼓励患者在能力范围内适当活动,促进骨密度的增加,注意安全的防护。

3. 饮食护理

根据患者身高、体重和化验结果评估患者营养状况。对于骨质疏松的患者,指导患者通过饮食补充钙质,除服用药物外还应进食富含钙质的食物,如牛奶、海产品、芝麻酱、坚果类食物。

4. 心理护理

观察患者心理反应,多与患者沟通,鼓励患者表达对疾病治疗、进展和预后的想法,给予解释和帮助患者接受,协助患者制订合理的生活计划,增强患者治疗疾病的信心。

5. 治疗的护理

不同病因导致的骨软化症和佝偻病的治疗不同。应遵医嘱用药,并观察用药后患者反应。

(1) 维生素 D 作用缺乏性佝偻病和骨软化症:应积极处理肠道等原发病,治疗最好肌内注射维生素 D 制剂。服抗癫痫药所致者,应把癫痫药减少至最少种类和最小量。

(2) 维生素 D 依赖性佝偻病:用生理剂量或稍高于生理剂量的维生素 D_3 治疗有效,需终身服药。

(3) 肾性骨营养不良:积极治疗原发性肾病,同时也需补充钙质、维生素 D。

(4) 肿瘤引起的低血磷抗维生素 D 佝偻病或骨软化症:手术治疗肿瘤等原发病。

(5) 肾小管性酸中毒:长期口服枸橼酸合剂纠正酸中毒。补充枸橼酸钾纠正低钾血症,当有佝偻病或骨软化症时服维生素 D_2、骨化三醇,同时口服钙剂。当骨骼病变修复时,补充维生素 D 制剂和钙剂。同时应治疗原发病。

(6) 范科尼综合征:补充中性磷酸盐溶液、维生素 D 和钙剂。如果有酸中毒宜服枸橼酸合剂或碳酸氢钠。继发性者应针对病因进行治疗。

七、健康教育

(1) 向患者讲述疾病有关知识,使患者了解疾病基本知识。

(2) 指导患者合理饮食,适当补钙。

(3) 指导患者进行适当的活动,进行自我保护,防止发生病理性骨折。

第十章 心内科患者的护理

第一节 慢性心力衰竭患者的护理

一、常见护理诊断与医护合作性问题

1. 气体交换受损
气体交换受损与左心衰竭致肺淤血有关。
2. 活动无耐力
活动无耐力与心排出量下降有关。
3. 体液过多
体液过多与右心衰竭致体循环淤血、水钠潴留及肾血流量减少有关。
4. 睡眠型态紊乱
睡眠型态紊乱与心衰致呼吸困难有关。
5. 焦虑
焦虑与病程长、病情反复及担心预后有关。
6. 潜在并发症
洋地黄中毒、电解质紊乱。

二、护理措施

（一）一般护理

1. 环境与体位
病室内要保持安静、舒适，空气新鲜，冬天注意保暖，以防呼吸道感染而加重病情，保持舒适体位，大多数患者取坐位或半坐位以缓解呼吸困难。
2. 休息与活动
休息可减轻心脏负荷，休息的方式和时间需根据患者心功能不全的程度而定，心功能Ⅰ级者不限制一般日常活动，但必须避免剧烈运动和重体力劳动；心功能Ⅱ级者适当限制体力活动，保证充分的睡眠，有利于下肢水肿的消退；心功能Ⅲ级者以卧床休息为主，严格限制体力活动，但允许患者生活自理（如下床排便等）或在他人协助下自理；心功能Ⅳ级者则需绝对卧床休息，生活由他人照顾。对于长期卧床休息的患者，应鼓励其经常变换体位，在床上做肢体被动运动或主动运动，逐步过渡到床边坐起或下床活动，逐渐增加活动量，原则上以不出现症状为限，不要延长卧床时间，以防止形成静脉血栓、肺栓塞、肺部感染、便秘及肌肉萎缩、压疮等并发症。
3. 饮食
患者应少量多餐，进食低盐、高蛋白、高维生素的清淡易消化饮食，限制总热量的摄入，避

免产气的食物及浓茶、咖啡或辛辣刺激性食物；戒烟酒；多吃蔬菜、水果；适当控制液体摄入量，限制钠盐摄入，每日食盐摄入量应在 5 g 以下(以可口可乐饮料瓶盖计,5 g 为半瓶盖)。中度心衰每日摄入量为 2.5~3 g,重度心衰控制在 1 g 以下,除钠盐外,还需控制其他含钠较多的食品,如碳酸饮料、味精、腌制品、酱油、啤酒、皮蛋、发酵面食等。可用糖、醋、蒜调味以增进患者食欲。

4.排便护理

保持大便通畅,指导患者养成定时排便习惯,对长期卧床患者定期变换体位,按摩腹部,每日收缩腹肌数次,防止便秘,必要时给予缓泄剂,勿用力排便,以免增加心肌负荷,诱发或加重心力衰竭。对有便秘者鼓励饮食中增加粗纤维食物。

(二)病情观察

密切观察患者心力衰竭的症状、体征的变化情况,判断呼吸困难有无减轻,水肿有无消退,给氧后发绀有无改善,是否有颈静脉征,肺部啰音变化,心脏及肝脏有无增大,记录 24 h 出入量,准确测量体重并记录,控制输液量及输液速度,滴速以 15~30 滴/分为宜,防止输液过多过快,并告诉患者及其家属此做法的重要性,以防其随意调快滴速,诱发急性肺水肿。

(三)吸氧

遵医嘱根据缺氧的轻重程度给氧。一般给予低流量持续吸氧,流量为 2~4 L/min,注意保持输氧管道的通畅,密切观察患者氧疗的效果并做好记录。

(四)用药护理

遵医嘱用药,注意观察药物的疗效和不良反应。

1.利尿剂

(1)应用利尿剂需定期测量体重,非紧急情况,给药时间宜选择早晨或日间,避免夜间排尿过频而影响患者的休息。用药后准确记录尿量,以判断利尿效果。

(2)监测电解质变化情况,袢利尿剂和噻嗪类利尿剂最主要的不良反应是低钾血症,从而诱发心律失常或洋地黄中毒,所以应监测血钾及有无乏力、腹胀、肠鸣音减弱等低钾血症的表现,同时多补充含钾丰富的食物,必要时遵医嘱补充钾盐。口服补钾宜在饭后进行,以减轻胃肠道不适。

保钾利尿剂主要不良反应有胃肠道反应、嗜睡、乏力、皮疹,长期应用可引起高钾血症,肾功能不全及高钾血症者禁用。

2.洋地黄制剂

(1)服用洋地黄类药物如地高辛时,应嘱患者按时、按量服用,如果漏服,则下一次不要补服,以免过量而中毒。

(2)护士给药前应检查心率、心律情况,若心率低于 60 次/分,或节律不规则,应暂时停止给药,并报告医生。

(3)静脉注射用药宜稀释后缓慢注射,一般需 10~15 min,并同时监测心率、心律及患者反应。

(4)及时发现并处理洋地黄的中毒反应。

3.β受体阻滞剂

β受体阻滞剂有负性肌力和负性频率作用,可加重支气管哮喘及慢性阻塞性肺病,使用过程中应监测患者的心音、心率、心律和呼吸等。

4. ACEI

ACEI 的不良反应有体位性低血压、肾功能一过性恶化、高血钾及干咳,使用过程中应监测患者血压变化,观察是否发生其他不良反应并及时处理。

(五)心理护理

由于病程长、病情反复,患者会焦虑不安,护士应关心、体贴患者,鼓励患者说出自己内心的感受,加强与患者的沟通,交谈中注意态度和语言,尽可能避免一切不良刺激,协助解决患者思想上或生活中的疑虑和困难,并做好家属工作,增强患者战胜疾病的信心。指导患者进行自我放松,如深呼吸、听轻音乐、转移注意力等。

三、健康教育

1. 疾病知识指导

向患者及家属讲解有关疾病知识,指导患者积极治疗原发病,避免引起心衰的诱发因素,如感染、过度劳累、情绪激动、钠盐摄入过多等。

育龄妇女应在医师指导下妊娠与分娩。

2. 休息与运动指导

根据心功能情况合理安排工作、活动和休息。保证充足睡眠,活动应循序渐进,活动量以不引起症状为原则。

3. 饮食与营养指导

饮食宜低盐、低脂、高蛋白质、高维生素、清淡易消化,少量多餐,多食蔬菜、水果,防止便秘,戒烟戒酒,避免浓茶、咖啡及辛辣刺激性食物。

4. 用药指导

告诉患者及家属药物的名称、剂量、用法、不良反应及注意事项,强调严格遵医嘱服药,不得随意增减或撤换药物,服地高辛时应会识别其中毒反应并及时就诊,服用 ACEI 制剂时防止出现体位性低血压。

5. 自我监测病情指导

教会患者及其家属监测病情变化,学会测脉搏、血压及测体重,当出现呼吸困难进行性加重,尿少、体重短期内迅速增加、水肿等表现时应及时就诊。

第二节 心律失常患者的护理

一、常见护理诊断与医护合作性问题

1. 焦虑

焦虑与心悸导致患者紧张不安有关。

2. 活动无耐力

活动无耐力与心律失常引起心排出量减少有关。

3.有受伤的危险
有受伤的危险与严重心律失常导致昏厥有关。

4.潜在并发症
心力衰竭、猝死。

二、护理措施

(一)一般护理

1.休息与体位
对无器质性心脏病者或症状较轻者,应鼓励患者适当活动,患者出现胸闷、心悸、头晕等症状时,应卧床休息,保证充分的睡眠,采取舒适体位,尽量避免左侧卧位,以防患者感到心脏的搏动而使不适感加重。

2.饮食护理
避免饱餐及摄入刺激性食物,如咖啡、浓茶、戒烟、限酒,给予高纤维素饮食,防止便秘。

(二)病情观察
密切观察病情变化:①定期测量心率、心律及脉搏。对于房颤患者,测量脉搏时间为1 min,并同时测心率;②如果患者发生较严重心律失常时,需连接心电监护仪,密切监测生命体征的变化,并注意观察心律失常的类型、发作次数、持续时间、治疗效果等情况。当患者出现频发、多源性室性期前收缩、RonT 现象、室性期前收缩、二度及二度以上房室传导阻滞时,应及时通知医生并配合处理;③监测血电解质变化,尤其是血钾。

(三)抢救配合
对急危重症患者要积极配合医生进行抢救:①当患者发生严重心律失常时,嘱患者卧床休息,保持环境安静;②给予鼻导管吸氧;③立即建立静脉通道,遵医嘱给予抗心律失常药,注意药物的剂量、给药速度及给药途径,观察药物疗效和不良反应,用药期间严密监测心电图及血压,及时发现因用药物而引起的新的心律失常;④准备好各种抢救仪器(如除颤器、临时起搏器、心电监护仪等)和其他抢救药品。

(四)用药护理
严格按医嘱给予抗心律失常药,密切观察药物疗效和不良反应。注意用药过程中与用药后的心率、心律、血压、脉搏、呼吸及意识的变化。

(五)心理护理
多关心、体贴患者,鼓励患者说出内心的感受;告诉患者较轻的心律失常通常不会威胁生命,而负性情绪会诱发或加重心律失常;指导患者使用放松技术。

三、健康教育

1.疾病知识指导
向患者及家属讲解心律失常有关知识,指导患者积极防治原发病,避免各种诱发因素。

2.饮食指导
戒烟,避免摄入刺激性食物和饮品,如咖啡、浓茶、可乐、烈性酒等。

3.休息与运动
指导患者适当休息和活动,生活规律,剧烈运动有诱发心律失常的危险,建议做较轻微的运动或最好在家人陪同下运动,心动过缓者避免屏气、用力动作,如用力排便,以免加重心动过缓。

4. 用药指导

向患者说明药物的名称、剂量、用法、作用及不良反应,嘱患者遵医嘱用药,不得随意增减药物剂量,并密切观察药物的不良反应。

5. 自我监测指导

教会患者及其家属测量脉搏的方法,以利于自我监测病情,教给家属心肺复苏术,以备紧急情况下使用。

第十一章 康复治疗及护理

第一节 物理因子疗法

物理因子疗法,简称"理疗",是指应用电、光、声、磁、水和温度等物理因素来预防和治疗伤病的方法。常用的物理因素有电、光、声、磁等。以下主要介绍常用的理疗方法。

一、电疗法

电疗法(electrotherapy)是指利用电能作用于人体,以预防和治疗疾病的方法。常用的医用电疗法有直流电疗法、低频电疗法、中频电疗法和高频电疗法等。

(一)直流电疗法

直流电是一种电流方向不随时间而变化的电流。应用直流电作用于人体来治疗疾病的方法称为直流电疗法。利用直流电将药物离子通过皮肤、黏膜、伤口等导入人体内进行治疗的方法称为直流电药物离子导入疗法(iontophoresis)。其优点是兼有药物与直流电的双重作用,可导入药物的有效成分,病灶局部浓度较高,且药物离子在体内蓄积时间较长。但缺点是导入的药量较少,透入表浅。

1. 治疗作用

缓解痉挛、镇痛、消炎、消肿、松解粘连、软化瘢痕、促进骨折愈合、治疗静脉血栓等。

2. 临床应用

直流电疗法适应范围较广,如深浅静脉血栓、营养不良性溃疡、神经炎、慢性关节炎、瘢痕粘连、溃疡病、慢性盆腔炎、角膜炎、骨折延迟愈合等。禁用于急性化脓性感染、急性湿疹、脏器衰竭、出血倾向等。

3. 直流电疗法的护理

配合保持皮肤完整,避免造成皮肤灼伤;治疗后(尤其是正极下皮肤较为干燥)局部可用润肤剂,如有皮肤过敏可在治疗后局部加肤轻松软膏涂敷。

(二)低频电疗法

应用频率 1 000 Hz 以下的脉冲电流治疗疾病的方法称为低频脉冲电疗法(low frequency electrotherapy)。其主要作用为促进血液循环和代谢、止痛,以及对神经肌肉产生较强的刺激。常用的治疗方法有经皮神经电刺激、功能性电刺激、神经肌肉电刺激、感应电疗法和间动电疗法。

1. 经皮神经电刺激疗法

经皮神经电刺激疗法(transcutaneous electrical nerve stimulation,TENS)是指利用特定的低频脉冲电流作用于体表刺激感觉神经而达到镇痛作用的一种治疗方法。具有镇痛的作用,适用于各种疼痛。禁用于带有心脏起搏器、皮肤病、颈动脉窦区、孕妇的腹腰骶部、认知障碍者。

2.功能性电刺激疗法

功能性电刺激疗法(functional electrical stimulation,FES)是指应用低频脉冲电流作用于丧失功能的器官或肢体来代替或矫正其功能的一种治疗方法。此处重点介绍神经肌肉功能性电刺激(NES),即对神经肌肉应用电刺激以补偿或纠正肢体功能。

治疗作用:使肌肉收缩,补充丧失的肢体功能,促进肢体功能及心理状态的恢复。适用于偏瘫、脑性瘫痪、截瘫等所致肢体功能障碍,马尾或脊髓损伤后的排尿功能障碍。禁用于带有心脏起搏器者、下运动神经元损伤者、意识不清、关节挛缩畸形者。

3.神经肌肉电刺激疗法

神经肌肉电刺激疗法(neuromuscular electrical stimulation,NMES)是指应用低频脉冲电流刺激失神经支配的肌肉以恢复其功能的一种治疗方法。通过对失神经肌肉的电刺激,使肌肉产生节律性的收缩,以改善血液循环和营养代谢,达到延缓肌肉萎缩、防止纤维化和挛缩的作用。本法适用于各类周围神经麻痹、废用性肌肉萎缩。禁用于痉挛性瘫痪及上述直流电疗法禁忌证。

4.感应电疗法

感应电疗法(fradaotherapy)是指应用电磁感应原理产生的低频脉冲电流进行治疗疾病的一种方法。其具有兴奋神经肌肉的作用,并可改善局部血液循环和营养。主要适用于废用性肌萎缩、肌张力低下、弛缓性便秘、癔症性瘫痪等。禁用于肌肉痉挛、严重心力衰竭,其他禁忌证同上述直流电疗法。

5.注意事项

在治疗前应说明治疗时可能出现的感受和反应,解除患者对治疗的恐惧等不良心理反应。协助患者做好治疗前的准备。治疗部位局部如果有创伤或遇其他有创检查(如穿刺、注射)之后24 h内不宜进行此疗法。

(三)中频电疗法

应用1~100 kHz的电流治疗疾病的方法称为中频电疗法(medium frequency electrotherapy),采用交流电无电解,对皮肤无刺激,使用安全,比低频更容易作用于深部组织,具有兴奋神经肌肉组织、镇痛和改善血液循环等作用。

1.等幅中频电疗法

等幅中频电疗法是指应用频率为1~20 kHz等幅中频正弦电流治疗疾病的方法,又称音频电疗法(audiofrequency therapy)。适用于术后粘连、瘢痕增生、关节炎、关节痛。禁用于恶性肿瘤、出血倾向、急性炎症、植入心脏起搏器、局部有金属者等。

2.调制中频电疗法

调制中频电疗法(medium frequency sinusoidal electrotherapy)是指使用低频调制的中频电流治疗疾病的方法,又称脉冲中频电疗法。适用于关节周围组织劳损、神经肌肉电刺激、神经痛,其禁忌证与等幅中频电疗法相似。

3.干扰电疗法

应用两组不同频率(4 000±100 Hz)的正弦电流交叉输入人体,其电力线的交叉部位形成干扰场,在组织的深部产生差额变化0~100 Hz的低频调制中频电流即干扰电流,以这种电流治疗疾病的方法称为干扰电疗法(interference electrotherapy),适用于颈椎病、周围神经麻痹、关节和软组织损伤、内脏平滑肌张力低下、关节炎等。禁忌证同等幅中频电疗法。

4.注意事项

与低频电疗法相似。

(四)高频电疗法

应用频率高于100 kHz电磁振荡电流治疗疾病的方法称为高频电疗法(high frequency electrotherapy),按波长可分为长波、中波、短波、超短波、微波5个波段。近年来,短波、超短波、微波疗法得到广泛研究和应用。

1.治疗作用

通过温热效应改善组织血液循环,达到镇痛、缓解肌肉痉挛等作用。非热效应具有提高免疫力、消炎镇痛、促进组织生长修复的作用。

2.临床应用

适用于急慢性炎症、感染、损伤、慢性疼痛、软组织劳损。禁用于妊娠、出血倾向、心肺功能衰竭、恶性肿瘤、植入心脏起搏器及带有金属异物者。

3.注意事项

发热,当日体温超过38℃者应停止治疗。女性经期内不宜进行下腹部高频电疗。治疗部位如局部有创伤或遇其他有创检查(如穿刺、注射)之后24 h内不宜进行此疗法;若治疗部位有伤口渗出时,应先处理伤口再行治疗。治疗中要注意特殊部位的保护,如眼、生殖器和小儿骨骺端。告诉患者在治疗过程中要多注意电极下的感觉,如果有局限性疼痛或烧灼感,要告知操作人员,及时中断治疗并检查,避免造成意外的伤害和痛苦。治疗结束后,注意局部皮肤的清洁和保护,并告诉患者不要抓挠治疗部位的皮肤。

二、光疗法

光疗法(light therapy)是指应用人工光源或日光的辐射能来防治疾病的方法。常用的方法有红外线疗法、紫外线疗法和激光疗法等。

(一)红外线疗法

应用波长范围为400～760 nm的红外线治疗疾病的方法,称为红外线疗法(infrared therapy)。主要生物学基础是热效应,一般红外线波长越短,对组织穿透力就越强。但红外线可引起眼部的损害,如畏光、视力模糊等,严重者可导致白内障和眼底灼伤的危险,因此要注意对患者眼睛的保护。

1.治疗作用

改善组织血液循环和代谢;促进炎症消退;缓解肌肉痉挛;镇痛;加速组织再生与修复。

2.临床应用

适用于亚急性或慢性软组织损伤,关节炎慢性期、神经炎、溃疡等。禁用于高热、恶性肿瘤、有出血倾向、活动性肺结核。感觉障碍者慎用。

3.注意事项

防过敏:照射前应了解患者近期是否服过光过敏剂如碘剂、磺胺药;有皮疹和光过敏者禁忌照射。防烫伤:尤其对植皮术后、新鲜瘢痕处、感觉障碍者(如老人、儿童、瘫痪患者等)更应注意。护眼:急性创伤24～48 h内局部不宜用红外线照射。

(二)紫外线疗法

应用波长范围为180～400 nm的人工紫外线治疗疾病的方法,称为紫外线疗法

(ultraviolet therapy)。由于紫外线被皮肤吸收后产生的光化学效应,可出现红斑反应、色素沉着、脱皮等,同时对眼睛也有刺激作用,如保护不当可引起急性结膜炎(电光性眼炎),故在病灶局部照射时,应将灯管垂直对准病灶中心,距离 50 cm,并用毛巾盖好不需照射的部位。

1. 治疗作用

有消炎(尤其对化脓性炎症有显著效果)、止痛、杀菌、促进伤口愈合、提高免疫力等作用。

2. 临床应用

适用于皮肤皮下急性化脓性感染、急性关节炎、佝偻病、银屑病、变态反应性疾病。禁用于全身性皮炎、红斑狼疮、光敏性皮炎、肝肾功能不全等,其他禁忌证同红外线疗法。

3. 注意事项

告知患者避免直视光源,照射时应注意保护患者及操作者的眼睛,以免发生电光性眼炎。对患者进行头、面、肩、胸部治疗时,应戴墨镜,或以毛巾、纸巾或浸水棉花覆盖眼部保护眼睛。注意个人防护,紫外线照射时灯管中心应与治疗部位皮肤垂直,严密遮盖非照射部位,以免超面积超量照射。光照射 24 h 内局部不做热敷。

(三)激光疗法

应用激光治疗疾病的方法称为激光疗法(laser therapy),其主要有热效应、机械效应、电磁效应和光化效应。医用激光器一般有氦氖激光器、二氧化碳激光器、氩离子激光器等,激光治疗仪分为低、中、高 3 种不同能量。

1. 治疗作用

低能量激光有消炎、镇痛、加速伤口和溃疡的修复愈合、促进毛发生长及断离神经再生,调节神经与免疫功能的作用。中能量激光具有止痒、镇痛、消炎、消肿、促进伤口愈合的作用。高能量激光具有烧灼和切割作用,如"激光刀"。

2. 临床应用

低能量激光适用于治疗身体各部位浅表炎症与溃疡、过敏性鼻炎、婴儿腹泻等;中能量激光适用于治疗扭伤、关节炎、支气管炎、压疮、神经性皮炎等;高能量激光适用于手术切割或止血,治疗皮肤赘生物、色素痣、宫颈糜烂等。激光疗法禁用于恶性肿瘤(光敏治疗时除外)、皮肤结核、高热、出血倾向,脏器功能衰竭者。

3. 注意事项

烧灼治疗后应保持局部干燥,避免局部摩擦,尽量使其自然脱痂。治疗时请患者不要随意移动体位,并经常询问、观察反应,以免触及辐射器而烫伤。照射治疗时,不得直视光源,医护人员和患者要戴防护目镜,以防激光损伤眼睛。夏季做完治疗后要多休息,多饮水。

三、超声波疗法

应用超声波治疗疾病的方法称为超声波疗法(ultrasound therapy),常用频率为 800~1 000 kHz。超声波作用于人体可产生细微按摩效应、温热效应和理化效应。

(一)治疗作用

小剂量有镇痛、刺激结缔组织再生作用;中小剂量有加速真皮再生、促进骨痂生长、增强胃肠蠕动、改善心肌供血的作用;中剂量具有解除痉挛、松解粘连和软化瘢痕的作用。

(二)临床应用

适用于神经炎、神经痛、瘢痕增生、体表组织粘连、软组织扭挫伤、支气管炎等。禁用于高热、恶性肿瘤、出血倾向、活动性肺结核、重度心肺功能障碍、孕妇腹部或儿童骨骺部位等，此外，患者的头、眼、生殖器部位慎用。

(三)注意事项

体温 38 ℃以上者应暂时停止治疗，治疗部位进行有创检查(如穿刺、注射)之后 24 h 内也不宜进行治疗。

青霉素等可致敏的抗菌药物吸入前应做药物过敏试验，皮试阴性后方可治疗。饭后或体力劳动后 1.5 h 内一般不宜做超声波雾化治疗。注意机器和声头的散热，如过热应暂停一段时间后再使用。超声波雾化用的药液应新鲜配置，并选用对黏膜无刺激性的药物。

第二节　作业治疗

作业治疗(occupational therapy,OT)是指通过有目的的选择性作业活动治疗躯体和精神疾患，使患者在作业活动中获得功能锻炼，最大限度地促进躯体、心理和社会等方面功能恢复的一种治疗方法。因此，作业疗法的目的是以作业活动为载体，通过其来改善患者的功能，而并非完成作业活动本身。作业治疗是康复治疗的重要组成部分，它对预防劳动能力的丧失，预防残疾的发生和发展有重要意义。

一、作业疗法的种类

(一)按作业名称分类

可分为黏土作业、计算机操作、编织作业、治疗性游戏、手工艺作业、制陶作业、日常生活活动、认知作业、书法、绘画、文书类作业、园艺、电器装配与维修、木工、金工、皮工等。

(二)按作业治疗内容分类

可分为日常生活活动能力训练、娱乐和工艺活动、职业前训练活动、矫形器、自助具的配制与使用、假肢的使用训练、感觉运动功能、心理性的作业治疗、功能性的作业治疗。

(三)按治疗目的和作用分类

可分为减轻疼痛的作业、增强肌力的作业、改善关节活动度的作业、训练协调能力的作业、增加耐力的作业、提高日常生活活动能力的作业、调节精神和转移注意力的作业。

二、作业疗法的治疗作用

(一)提高生活自理能力

通过生活自理能力的训练，提高患者的独立活动能力、自我生活能力、适应生活环境及工具使用的能力等。

(二)恢复认知和感知功能

通过认知和感知作业治疗，提高脑的高级功能能力，减轻残疾者的心理异常和行为异常。

(三)增强躯体感觉和运动功能

通过感觉和运动功能的作业治疗，改善患者活动能力，使残余功能最大限度地发挥。

(四)调节和改善心理状态

通过作业治疗建立生活信心,改善心理,培养重返社会的意识。

(五)促进工作能力的恢复

通过作业治疗帮助患者进行相应的职业能力训练。

三、临床应用

作业疗法的适应证非常广泛,凡需要改善伤残所致的功能障碍,如上下肢运动功能(尤其是上肢和手的功能)、感知与认知功能、日常生活能力和劳动能力,以及心理状态调节和环境适应等都可进行作业疗法训练。常见的适应证有以下几个方面。

(1)骨关节系统疾病:如骨折、关节损伤、截肢、人工关节置换术、肩周炎、类风湿性关节炎等。

(2)神经系统疾病:如颅脑损伤、脑血管意外、脊髓损伤、中枢神经退行性变、老年性认知功能障碍等。

(3)精神神经疾病:如精神分裂症康复期、神经症、焦虑症、抑郁症等。

(4)儿科疾病:如肢体残疾、发育缺陷、学习困难等。

(5)内科疾病:如肺心病、冠心病、糖尿病、肿瘤(相对稳定期)等。

四、作业疗法的内容

作业疗法的内容主要包括日常生活活动训练、工作与娱乐训练或活动。康复施行者根据患者年龄、性别、职业、生活环境、个人爱好、身体状况和残疾程度的评定结果,拟定作业治疗计划或阶段性实施方案。作业治疗应遵循重复性、安全性、能量消耗和力所能及的原则。选择要有科学性、治疗性、针对性、实用性、趣味性。作业治疗处方包括作业治疗的项目、目的、方法、强度、持续时间、频率和注意事项等。常用的训练内容有以下几方面。

(一)日常生活活动训练

日常生活活动(activities of daily living,ADL)训练是作业治疗主要的内容之一,根据患者的具体情况,指导和训练患者一些日常生活活动技巧和方法,必要时帮助患者配置辅助器具。

ADL训练的内容包括自我生存、转移、人际交流、家务和社会生活,可分为基本日常生活活动训练和工具性日常生活活动训练两个层次。前者反应较粗大的运动功能,主要在医疗机构中应用;后者反应较精细的功能,多在社区老年人和残疾人中应用。

1. 基本日常生活能力训练

基本日常生活能力(basic activities of daily living,BADL)训练主要是为患者进行最基本的生存活动技能的训练,包括:①活动,如床上翻身、转移等;②自我照顾,如穿脱衣、进食、如厕等;③交流,如写字、打电话;④环境设施的使用,如钥匙、电器开关、水龙头等。

2. 工具性日常生活活动训练

工具性日常生活活动(instrumental ADL,IADL)训练是为患者进行更多解决问题的能力(即生活能力和社会能力)的训练,包括:①家务劳动,如做饭、洗衣、打扫卫生;②社会生活技巧,如购物、使用交通工具等;③安全意识,如危险意识、打报警电话等;④个人健康保健,如就医、服药等;⑤环境设施及工具的使用,如使用冰箱、微波炉、吸尘器等,也包括使用改造后的切菜板、开瓶器、洗衣机、长把的簸箕等方法的训练。

(二)功能性的作业治疗

1. 脊柱伸展、旋转、侧屈运动

患者可选择磨砂板、刨木、传球、插板等活动。

2. 肩肘屈伸功能

患者可选择刨木、拉锯、磨砂板、拍球、插板等活动。

3. 肩关节外展和内收功能

患者可选择磨砂板、粉刷等活动。

4. 手腕的运动

患者可选择钉钉子、打乒乓球、书法绘画等活动。

5. 手指精细运动

患者可选择捏橡皮泥、编织、刺绣、弹琴、打字、结绳等活动。

6. 髋膝屈伸功能

患者可选择骑功率自行车、上下楼梯等运动。

7. 足踝的运动

患者可选择踏缝纫机、骑功率自行车等运动。

(三)休闲性的作业治疗

主要适用于大关节、大肌群或内脏功能障碍者,娱乐活动可增加患者内在的价值感和自尊心,可增进与家人、朋友的关系。

1. 文媒活动

鼓励患者参加集体表演活动,不仅有助于患者身体功能的改善,而且可以帮助患者克服消极情绪,增加患者之间的交流。

2. 娱乐活动

根据患者的兴趣喜好,组织患者看电视、听收音机、玩扑克、打麻将、做游戏、运动(游泳、打球等)、绘画、下棋、园艺、编织等,以提高患者的功能,并学习一定的知识和技能。

(四)就业前的作业治疗

就业前的作业治疗是以真实或仿真的工作活动为手段,为最大程度使患者重返工作而专门设计的有目标的个体化治疗程序。训练中要教给患者减轻工作中不适的技巧和自我保护的技巧。

1. 体能训练

选择可增加患者的体力、耐力、协调性和关节活动范围等为目的的训练方法。

2. 职能训练

根据患者的爱好或今后可能从事的工作进行职能训练,尝试在不同的岗位和工作场所中,使用实际工具或模拟的工作仪器,训练患者的工作能力和应变能力。

3. 工作态度训练

训练过程中,注意观察患者的工作态度,根据实际情况调整并鼓励,结合心理治疗,树立回归社会、重返工作岗位的信心。

第三节 骨质疏松的康复护理

在康复医疗实践中,骨质疏松是常见的问题之一,常常作为某些疾患或残疾的并发症而出现,若不加注意,可导致骨折等严重后果,影响患者的康复结局。

一、概述

骨质疏松(osteoporosis,OP)是一种全身慢性代谢性骨疾病,实际上是一个病理学名称,是指以骨量减少、骨的显微结构异常、骨骼脆性增加,从而导致骨骼发生骨折的危险性升高为特征的一种临床现象。临床主要表现为关节疼痛、脊柱弯曲,轻微外力即可发生骨折。但发病机制尚未完全明了,可能与雌激素的缺乏、环境的影响、甲状旁腺功能失衡有关。

骨质疏松也可认为是一种骨病,即当具备上述现象,患者又伴发有因骨质疏松引起的某些临床症状,如腰背疼痛时称为骨质疏松症。本病是各种骨病中最为常见的一种。

骨质疏松早期可无任何症状,有很多直到发生疏松骨的骨折后才被发现。一般而言,该类患者可表现有骨痛、脊椎压痛、疲劳、易于骨折、压缩畸形等,在坐、站和搬运物体时均可发生疼痛,严重者可有躯体活动(如行走、弯腰等)和日常生活活动(如各种家务活动)等方面的困难。

二、骨质疏松的评估

1. 病史

通过询问患者既往病史及日常生活习惯,对当前身体状况进行评估,有助于判断致病的原因。引发骨质疏松的主要危险因素如下。

(1)日常生活因素:酗酒、吸烟、缺乏日晒、活动减少等。

(2)钙吸收异常:低钙高蛋白饮食、年龄增长导致钙吸收能力下降、维生素 D 缺乏、服用制酸剂等。

(3)肝、肾疾病导致肝肾功能不全。

(4)内分泌因素:降钙素缺乏、雌激素缺乏、雄激素减少。

(5)性别及种族因素:女性多于男性,白种人多于黄种人和黑种人。

2. 临床特点

(1)疼痛是最常见的症状,尤其以腰背痛为多见,肩关节和足跟痛也较为常见。

(2)椎体压缩性骨折,常见于老年人,因此导致驼背变矮。

(3)多发性骨折,如股骨颈骨折、桡骨骨折等。

(4)实验室检查显示,骨密度减低、骨量测定异常等。

三、预防及康复护理

1. 预防

(1)初级预防:近年来的研究表明,在正常的生长发育过程中,那些能达到较高的峰值骨量的人,其以后发生骨质疏松的可能性较低。所谓峰值骨量(peak bone mass,PBM),是指正常生长过程中所达到的骨质含量的最高水平,它受多种因素的影响,如遗传、营养、激素水平、运动等。骨质疏松初级预防的目的,实际上就是通过采取各种措施使峰值骨量达到尽可能高的水平,如加强营养、保持足够的钙与维生素 D 的摄入、适当地进行体育运动等。

（2）二级预防：二级预防的目的在于尽可能地防止骨质的丢失和骨质疏松症的发生。在临床康复实践中，可能导致骨质丢失的原因包括由各种伤、病所致的肢体制动和长期卧床等。与此相对应的预防措施包括尽量缩短制动和卧床期限，使用各种治疗性运动方法，如急性期的等长肌肉收缩运动、负重训练、脊髓损伤患者下肢的功能性电刺激及运动等。同时，某些药物治疗也可起到防治骨质丢失的作用，如服用降钙素、钙制剂、二膦酸盐等。

2.骨质疏松的治疗与康复护理

骨质疏松病因复杂，往往需要根据病情采取补充钙和维生素D、运动疗法、心理疗法和应用抗骨质疏松症药物等联合措施，才能有效地防治本病并促进其康复。

（1）心理护理：骨质疏松对患者的心理和社交功能会产生不良影响。例如，它可使患者产生恐惧心理，害怕摔跤、骨折，易产生沮丧和愤怒情绪。因此，护理人员应关心患者，给予理解、安慰，鼓励其适当地进行运动，树立恢复健康的信心，积极配合治疗和护理。

（2）饮食护理：指导患者注意合理膳食及营养，多食用含钙、磷高的食品，如鱼、虾、虾皮、海带、乳制品、骨头汤、鸡蛋、豆类、粗杂粮、芝麻、瓜子、绿叶蔬菜等。不吸烟、不饮酒、少喝咖啡、浓茶及含碳酸饮料，尽可能将峰值骨量提高到最大值。

（3）鼓助患者进行运动训练：坚持科学的生活方式，如坚持体育锻炼，多接受日光浴。在情况允许时尽早开始运动，有助于改善其总体健康水平和躯体功能状态，对骨质疏松起到预防和治疗的双重作用。长期卧床者，早期以帮助患者进行被动练习为主，维持关节活动和全身循环系统的功能；病情允许坐起时，可协助患者在床上进行主动练习；对于能够步行的患者，护理人员可协助其进行肢体治疗性步行；肌力较好的，应进行负重练习和抗阻练习，但需注意负重的重量及抗阻阻力大小应适当；要循序渐进，次数强度由少到多，不可急于求成，对严重骨质疏松症者不能做如跳跃等剧烈运动，可以参加如散步、体操、太极拳等运动。注意防止疏松骨发生骨折。训练常用的方法有被动运动、助动运动、主动运动和抗阻运动。

（4）药物及物理治疗：抑制骨吸收的药物主要有钙剂、雌激素、降钙素、维生素D、异丙氧黄酮类和二膦酸盐类药物。促进骨形成的药物，包括有甲状旁腺激素、生长激素及骨生长因子、氟化物、维生素K_2、孕激素和同化皮质激素等。改善骨质量的药物主要有降钙素、活性维生素D衍生物、第二、三代二膦酸盐等。其他还可根据具体情况应用超声波、微波、针灸、红外线、中药等。

（5）疼痛的护理：骨质疏松往往伴有疼痛，可在医生的指导下应用镇痛药物，也可应用物理治疗（如湿热敷、电刺激镇痛疗法等）进行控制，对于骨变形和骨折患者可使用各种矫形器、支架等以缓解疼痛。

（6）预防并发症：骨质疏松症最易发生的并发症是骨折，常因跌倒或用力不当而引起，应加强护理和预防。①应让患者意识到合理的饮食和运动的重要性以及某些药物的疗效，教会其正确的活动方式；②可教会患者使用一些日常生活活动辅助器具，如长柄取物器、穿鞋器、浴室防滑垫等；③对有平衡障碍的患者，应进行平衡功能训练，在活动时最好有人监护，也可在墙上安装扶手以供抓握等。

参 考 文 献

[1] 周新丽,张春,王军,等.临床内科常见病诊疗学[M].长春:吉林科学技术出版社,2012.
[2] 于文,刘淑红,杨志宏,等.实用内科临床诊疗[M].长春:吉林科学技术出版社,2012.
[3] 吕永慧,宋卫兵.消化系统疾病临床治疗与合理用药[M].北京:科学技术出版社,2010.
[4] 刘海峰,王伟岸.消化系急症[M].北京:科学技术文献出版社,2012.
[5] 吴永贵,王爱玲.当代内科学进展[M].合肥:安徽科学技术出版社,2015.
[6] 葛均波.内科学[M].第8版.北京:人民卫生出版社,2013.
[7] 姜安丽.新编护理学基础[M].第2版.北京:人民卫生出版社,2012.
[8] 邵迥龙,等.内科疾病临床诊疗[M].石家庄:河北科学技术出版社,2013.
[9] 罗杰.实用内科诊疗常规[M].武汉:湖北科学技术出版社,2010.
[10] 胡大一,高占成.呼吸内科[M].北京:北京科学技术出版社,2010.
[11] 赵献龙.内科常见中西医病诊疗精要[M].北京:人民军医出版社,2010.
[12] 李仲智,申昆玲.内科诊疗常规[M].北京:人民卫生出版社,2010.
[13] 周大桥.中医内科诊疗思维[M].北京:人民军医出版社,2011.
[14] 王吉耀,等.内科学[M].第2版.北京:人民卫生出版社,2012.
[15] 王诚.实用精神疾病康复手册[M].北京:人民军医出版社,2015.